国家内镜诊疗技术临床应用规范化培训系列教材

泌尿外科内镜诊疗技术

国家卫生和计划生育委员会医政医管局 指导
国家卫生计生委人才交流服务中心 组织编写

人民卫生出版社

图书在版编目(CIP)数据

泌尿外科内镜诊疗技术/国家卫生计生委人才交流服务中心组织编写. —北京:人民卫生出版社,2017
国家内镜诊疗技术临床应用规范化培训系列教材
ISBN 978-7-117-24181-6

Ⅰ.①泌… Ⅱ.①国… Ⅲ.①泌尿系统疾病-外科学-内窥镜检-技术培训-教材 Ⅳ.①R699

中国版本图书馆 CIP 数据核字(2017)第 038643 号

国家内镜诊疗技术临床应用规范化培训系列教材
泌尿外科内镜诊疗技术

组织编写: 国家卫生计生委人才交流服务中心
出版发行: 人民卫生出版社(中继线 010-59780011)
地　　址: 北京市朝阳区潘家园南里 19 号
邮　　编: 100021
E - mail: pmph @ pmph. com
购书热线: 010-59787592　010-59787584　010-65264830
印　　刷: 北京盛通印刷股份有限公司
经　　销: 新华书店
开　　本: 850×1168　1/16　**印张:** 22
字　　数: 651 千字
版　　次: 2017 年 12 月第 1 版　2017 年 12 月第 1 版第 1 次印刷
标准书号: ISBN 978-7-117-24181-6/R · 24182
定　　价: 198.00 元
打击盗版举报电话:010-59787491　E-mail:WQ @ pmph. com
(凡属印装质量问题请与本社市场营销中心联系退换)

国家内镜诊疗技术临床应用规范化培训系列教材编委会

泌尿外科内镜诊疗技术

《泌尿外科内镜诊疗技术》编委会

名誉主编　郭应禄

主　　编　孙颖浩　那彦群

副 主 编　邢念增　黄　健

编　　者（按姓氏笔画排序）

马潞林	北京大学第三医院
王　平	中国医科大学附属第四医院
王东文	山西医科大学第一医院
王行环	武汉大学中南医院
王林辉	上海长征医院
王国民	复旦大学附属中山医院
孔垂泽	中国医科大学附属第一医院
邓耀良	广西医科大学第一附属医院
邢念增	首都医科大学附属北京朝阳医院
朱　刚	中国医学科学院肿瘤医院
许克新	北京大学人民医院
孙颖浩	中国人民解放军第二军医大学
那彦群	北京大学吴阶平泌尿外科医学中心
杜传军	浙江大学医学院附属第二医院
李汉忠	北京协和医院
李建兴	北京清华长庚医院
张　勇	河北医科大学第二医院
张　骞	北京大学第一医院
陈　山	首都医科大学附属北京同仁医院
欧彤文	首都医科大学宣武医院
金　杰	北京大学第一医院
周利群	北京大学第一医院
袁建林	第四军医大学西京医院
夏术阶	上海交通大学附属第一人民医院

泌尿外科内镜临床诊疗技术项目专家组名单

姓　名	单　位	备注
郭应禄	北京大学第一医院	顾问
孙颖浩	中国人民解放军第二军医大学	组长
邢念增	首都医科大学附属北京朝阳医院	副组长
黄　健	中山大学孙逸仙纪念医院	副组长
马潞林	北京大学第三医院	成员
王　平	中国医科大学附属第四医院	成员
王东文	山西医科大学第一医院	成员
王林辉	上海长征医院	成员
王国民	复旦大学附属中山医院	成员
王剑松	昆明医学院第二附属医院	成员
云志中	内蒙古自治区人民医院	成员
孔垂泽	中国医科大学附属第一医院	成员
邓耀良	广西医科大学第一附属医院	成员
师宏斌	宁夏大学总医院	成员
朱　刚	中国医学科学院肿瘤医院	成员
刘修恒	武汉大学人民医院	成员
许克新	北京大学人民医院	成员
孙兆林	贵州省人民医院	成员
李汉忠	北京协和医院	成员
李建兴	北京清华长庚医院	成员
邹晓峰	赣南医学院第一附属医院	成员
汪　清	新疆维吾尔自治区人民医院	成员
张　旭	中国人民解放军总医院	成员
张　勇	河北医科大学第二医院	成员
张　骞	北京大学第一医院	成员
欧彤文	首都医科大学宣武医院	成员
周利群	北京大学第一医院	成员
袁建林	第四军医大学西京医院	成员

姓　名	单　位	备注
夏术阶	上海交通大学附属第一人民医院	成员
顾　民	江苏省人民医院	成员
徐万海	哈尔滨医科大学附属第四医院	成员
徐忠华	山东大学齐鲁医院	成员
高　旭	上海长海医院	成员
高　新	中山大学附属第三医院	成员
高振利	烟台毓璜顶医院	成员
梁朝朝	安徽医科大学附属第一医院	成员
程　跃	宁波市第一医院	成员
程继文	广西医科大学附属肿瘤医院	成员
曾国华	广州医科大学附属第一医院	成员
魏　强	四川大学华西医院	成员

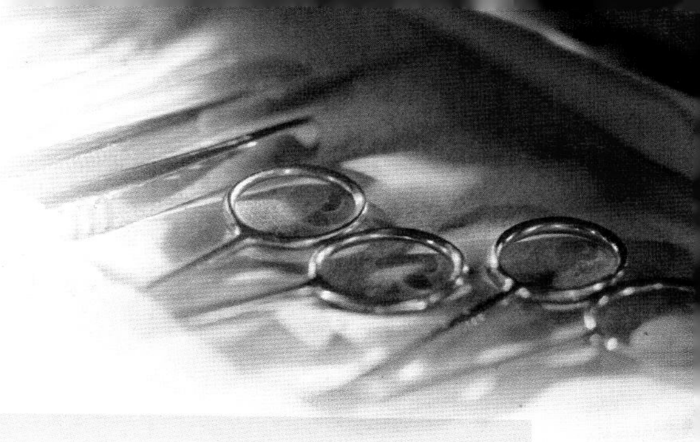

序　1

一直以来在临床诊疗领域存在三大重点问题：出血、疼痛、感染。随着诊疗技术和医学材料的发展，这些问题都陆续得到了很好的控制和解决，特别是以内镜为代表的微创诊疗技术地出现，有效地缓解了出血、疼痛和感染的问题，为患者提供了微创、安全、有效的治疗手段。自20世纪改革开放以来，随着我国经济发展水平的不断提高，内镜诊疗技术传入我国并得到了快速发展，现已成为我国医疗机构众多临床专业日常诊疗工作中不可或缺的重要技术手段，为保障人民群众身体健康和生命安全发挥了重要作用。

内镜诊疗技术涉及临床诸多专业领域，部分技术专业性很强、操作复杂、风险高、难度大。长期以来，各地在内镜诊疗技术临床应用水平、内镜医师培养等方面参差不齐，发展十分不平衡。有的医疗机构在自身条件和技术能力尚不满足的情况下，盲目开展新技术和复杂技术，忽视了技术的复杂性和高风险性，对患者的身体健康和生命安全带来隐患。

随着深化医药卫生体制改革工作不断深入，基本医疗保障制度不断健全，人民群众看病就医需求得到快速释放。内镜诊疗技术作为适宜医疗技术，城乡需求都比较大，应当在规范管理的前提下进行推广。国家卫生计生委十分重视以内镜技术为代表的微创诊疗技术管理工作，先后下发了《内镜诊疗技术临床应用管理暂行规定》以及普通外科、泌尿外科、妇科等10个专业13类内镜诊疗技术管理规范，初步建立起我国内镜诊疗技术临床应用准入管理制度。今后一段时期，要继续完善内镜技术临床应用管理机制，加强内镜诊疗技术质量管理与控制，健全医师内镜技术规范化培训体系，进一步推广适宜的内镜诊疗技术，促进学科持续、科学发展。

为做好内镜技术规范化培训工作，国家卫生计生委医政医管局委托国家卫计委人才交流服务中心组织专家，在借鉴西方发达国家内镜诊疗技术临床应用管理经验的基础上，结合我国实际，历时两年，攻坚克难，数易其稿，完成了内镜诊疗医师规范化培训系列教材编写工作。该教材凝聚了全国知名专家的智慧和心血，重点对四级内镜诊疗技术进行了详尽讲解，供医务人员在内镜诊疗技术临床管理和实践中使用。在此，谨向本书的出版表示热烈的祝贺，并向付出艰苦、细致、创造性劳动的各位医学专家和相关工作人员表示衷心地感谢！

小镜子里有大学问，微“境界”里有大视野。希望各位临床工作者能够从中受益，不断提高我国内镜诊疗技术临床应用水平，满足人民群众日益增长的医疗服务需求。

国家卫生和计划生育委员会医政医管局

2016年1月

泌尿外科内镜诊疗技术

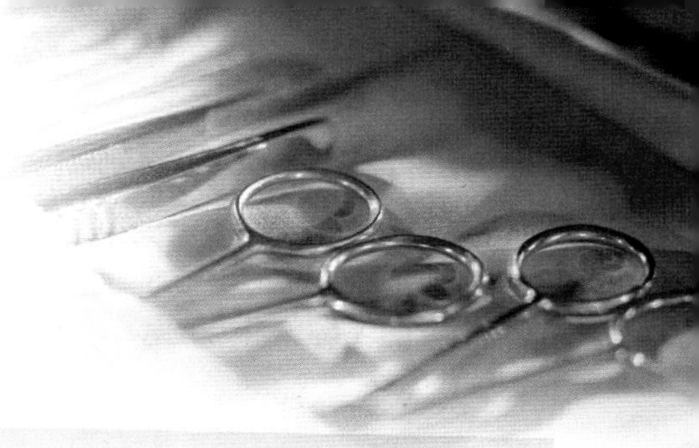

序　2

内镜诊疗技术是现代外科发展特别是微创外科的重要内容，受到国家卫生计生委领导的高度重视，由医政医管局委托内镜专家组组织全国泌尿外科内镜专家编写了《泌尿外科内镜诊疗技术》规范化培训教材。作为国家内镜诊疗技术临床应用规范化培训系列教材的一部分，《泌尿外科内镜诊疗技术》秉承了推动内镜规范化诊疗、促进内镜从业人员规范化培训的宗旨，通过加强规范化管理，达到提高泌尿外科内镜诊疗水平和培养泌尿外科内镜专业人才的目的。

作为一本泌尿外科专科医师培训指定用书，本教材严格按照内镜医师培训大纲的要求和内容展开，主要针对泌尿外科内镜四级标准技术内容进行编写，涵盖专科从业人员日常诊疗规范及基本知识技能。针对泌尿外科常见疾病的内镜诊疗特点、适应证选择、操作规范、技术要点、并发症处理等进行了详细讲解。作为泌尿外科首部内镜技术培训标准化教材，本书将作为泌尿外科内镜医师培训、考核的重要参考依据。

“天空任鸟飞、海阔凭鱼跃”，在科技高度发展的今天，泌尿外科微创技术日新月异，我们无法预测未来将会有多少新技术和新器械出现以改变现有泌尿外科诊疗模式。年轻的泌尿外科医师可以借助互联网、多媒体等多元化途径来学习泌尿外科新的技术和理念。然而对处在这个时代的泌尿外科医师而言，掌握泌尿外科内镜各项技术，拥有规范化的内镜操作技能，才能从容的迎接未来新技术带来的各种挑战。

在“十三五”人才发展规划的初始之年，希望泌尿外科同道共同努力，以提升泌尿外科人才培养水平为目的，推动泌尿外科内镜技术培训走向规范化、精细化、系统化和国际化的发展模式。

郭应禄

2017 年 11 月

泌尿外科内镜诊疗技术

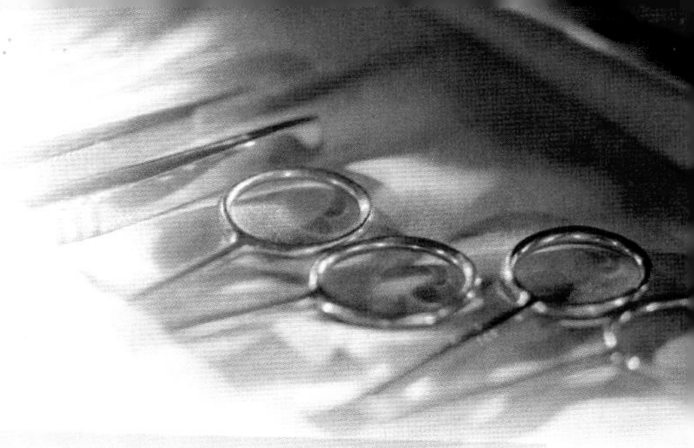

前　言

随着医疗模式的转变和医学技术水平的提升，微创化、无创化诊疗已成为现代外科发展的必然趋势。以内镜、腔镜等为代表的内镜技术构成了微创外科最重要的组成部分。泌尿系统的自然腔道解剖结构，使得内镜技术在泌尿系统疾病诊疗中拥有独特优势。泌尿外科成为应用内镜外科技术普及率最广、开展术式最全的学科之一，目前90%的泌尿外科疾病可以通过以自然腔道或人工腔道的内镜技术完成检查、诊断、治疗。尽管国内泌尿外科内镜技术开展较晚，但是在老一代泌尿外科先辈的开拓引领下，经过一代又一代的泌尿外科学者的不断创新发展，中国泌尿外科内镜技术已然达到国际先进水平。

然而随着内镜技术在泌尿外科的广泛开展，同时也带来了内镜诊疗技术临床应用水平发展不平衡，内镜医师培养标准参差不齐等一系列新的问题和挑战。为此，我们在国家卫生和计划生育委员会医政医管局指导下，由国家卫生计生委人才交流服务中心组织编写完成了《泌尿外科内镜诊疗技术》规范化教材。本教材以推动泌尿外科内镜规范化诊疗、完善泌尿外科内镜从业人员培训体系为宗旨，通过加强内镜诊疗技术临床应用管理，规范内镜诊疗技术临床应用，尤其是泌尿外科内镜四级手术的培训和规范，促进泌尿外科内镜诊疗技术的普及和推广，保障医疗质量和医疗安全。

教材汇聚了国内40余位著名的泌尿外科内镜专家的经验和智慧，历时两年反复推敲修改最终定稿完成。教材紧贴国内泌尿外科内镜培训发展现状，同时借鉴国际先进的内镜培训经验，依照大纲要求，精心设计教材内容，深入浅出的讲解技术要点，图文并茂的进行实例展现。《泌尿外科内镜诊疗技术》规范化教材既是泌尿外科内镜医师培训的标准化教材，也是在探索符合中国内镜培训规范化的一种新的尝试。

由于是初次编写，特别是其内容限于四级标准技术内容，因此不少常用内镜技术未包括在内，全书内容显得有些不完整感，特此说明。希望出版后广大医务工作者结合需求提出具体要求和意见，以利于再版时修正补充，以促进我国腔镜技术快速发展，为提高医疗质量、维护生命健康做出贡献。

孙颖浩

2017年9月

泌尿外科内镜诊疗技术

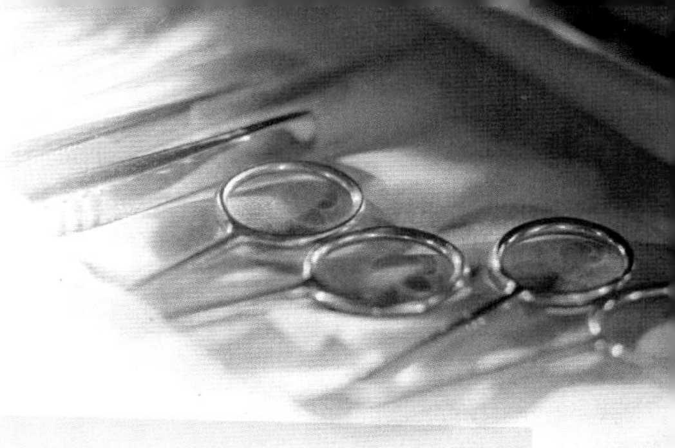

目　录

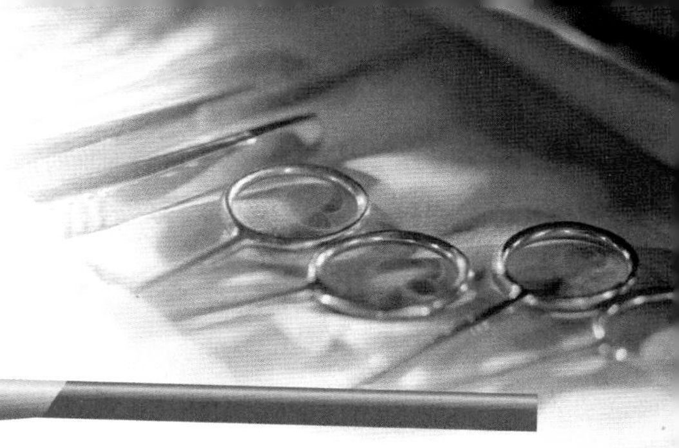

第一章

总　论

第一节　泌尿外科内镜发展

一、经尿道内镜发展与现状

泌尿外科微创诊疗技术起源于经尿道的内镜诊断治疗术，而其又可以追溯到古代的导尿术。导尿管的历史可追溯到公元前3000年的埃及，后来希腊、罗马、中国都有应用导尿管的记载。唐朝孙思邈的《备急千金要方》中记载："凡尿不在胞中，为胞屈辟，津液不通，以葱叶除尖头，纳阴茎孔中深三寸，微用口吹之，胞胀，津液大便通愈"。之后各种类型的导尿管相继问世，为众多尿潴留患者解除病痛。而金属导尿管的出现，使人们产生通过它窥视与外界相通脏器内部情况的希望，最终膀胱镜诞生了，并由此开启了现代泌尿外科微创诊疗技术的大门。

近200多年来，随着科技的发展，内镜操作器械的不断研发，经尿道内镜技术已逐渐由单纯的观察诊断，发展成既能进行诊断又能治疗的技术，成为泌尿外科诊疗技术不可缺少的部分。由于泌尿内镜的发展，不但现代泌尿外科的诊断水平得到了极大提高，而且改变了传统单纯依靠开放手术治疗泌尿外科疾病的模式，创立了腔内泌尿外科学。可以说，没有泌尿外科内镜的发展，就没有现代泌尿外科。

（一）尿道膀胱镜技术

尿道内腔镜的研制和应用已经历了200多年的历史。1806年德国医生Philip Bozzini利用蜡烛照明设计出世界上最早的膀胱镜"光的传导器"，第一次用金属管将外部的烛光引入膀胱内并观察到其内部情况，但是由于光线太暗、视野过小、观察距离短，观察效果很不满意。1876年德国医生Max Nitze在膀胱镜前端安置铂丝，通直流电发白炽光，成功地观察到了膀胱腔内，虽然解决了光亮问题，但产生了大量的热甚至会灼伤膀胱和尿道。1879年，Joset Leiter将三棱镜接在Max Nitze膀胱镜的物镜上，通过直角棱镜光学系统，扩大了观察范围，称为Nitze-Leiter膀胱镜。100多年以来，尽管膀胱镜不断得到改进，但其原理和结构与Nitze-Leiter膀胱镜基本相似。因此，Nitze-Leiter膀胱镜的问世，奠定了现代泌尿外科内腔镜的基础。紧接着人们针对膀胱镜的光源、灌流通道及观察角度、方向等方面不断做出了改进，直到1895年Casper制出了第一台具备实用价值的可进行输尿管插管的膀胱镜。1897年Albarran，Wosidlo等相继制出可同时行双侧输尿管插管的内镜，可分别取双侧肾的尿液进行检查，使之更加实用。1908年以后才有真正的经尿道碎石器及取异物钳。此后经尿道内镜的发展更为迅速。

从结构来分，尿道膀胱镜有硬性和软性两种。硬性尿道膀胱镜经100多年的不断改进，现已得到广泛应用。20世纪80年代以来，随着医用光学技术的发展，软性尿道膀胱镜的视野范围、光亮度等方面不断地得到改进，其性能在某些方面优于硬性尿道膀胱镜。尿道膀胱镜是泌尿外科必备的内腔镜设备之一，可以用来在直视下对膀胱和尿道进行解剖学和大体病理观察，并可获得活检标本进行组织病理学检查；也可以通过输尿管插管进行逆行造影和留取上尿路尿样做细胞学检查等来了解上尿路病变，从而明确临床诊断。通过膀胱镜还可以对某些尿路疾病进行简单地治疗，如尿道狭窄内切开，下尿路异物和结石的取出、放置，输尿管支架治疗或预防输尿管狭窄等。

（二） 经尿道膀胱手术

1853 年法国学者 Desormeaux，实施了第一台真正意义上的内镜手术，利用内镜取出一例尿道乳头状肿瘤；随后奥地利皮肤科医生 Grunfeld 设计出众多内镜器械，包括内镜环形螺纹，内镜剪、钳和刀，完善内镜下尿道手术，并于 1881 年世界上首次经尿道手术移除了一例膀胱乳头状肿瘤。1910 年 Beer 首先应用高频电流电极，通过膀胱镜操作通道插入膀胱内，电灼膀胱乳头状肿瘤取得成功。1932 年 McCarthy 制造了一种电切镜，其外有 Bakelite 鞘作绝缘装置，同时纤维光导系统提供了一个很好的手术视野，可使观察物放大，一些细小的膀胱肿瘤在开放手术时不容易见到，而在内镜下清楚可见。1935 年 Greenberg 首先应用电切镜经尿道切除了较小的膀胱肿瘤。1938 年 Ballenger 报道对大的侵犯到膀胱外的膀胱肿瘤也可采用经尿道膀胱肿瘤电切术（TURBt）进行姑息性治疗。

随着经尿道电切器械的不断改进和完善，TURBt 已经成为治疗表浅膀胱尿路上皮肿瘤的金标准，具有创伤小，术后恢复快，而且具有不存在开放手术腹壁种植的危险等优点。原则上低分级、低分期的表浅性膀胱尿路上皮肿瘤，都适合经尿道电切，低分级是指 Ⅰ ~ Ⅱ 级分化的移行细胞癌；低分期一般为临床分期为 Tis、Ta、T_1、T_2期。

（三） 经尿道前列腺手术

经尿道前列腺电切技术始于 20 世纪 30 年代，1925 年美国 ACMI 公司发明了第一台用于切割前列腺的电刀，经 Stern 等人的临床应用，确立了经尿道前列腺电切术（TURP）。随着经尿道电切设备的不断改进和更新，以及术者技术的进步和经验的积累，TURP 逐渐在泌尿外科领域广泛应用，目前已成为良性前列腺增生手术治疗的金标准。1994 年 ACMI 公司针对环状电切袢止血效果差的弊病，用一种新的钨合金材料将环状电切袢制成铲状电极，因其工作时使部分前列腺组织气化，称之为经尿道前列腺气化切除术（TUVP）。1998 年英国 Gyrus 公司将一种全新的等离子体技术用于前列腺切除，由于它由一工作电极和一回路电极组成，称为双极气化。1995 年新西兰 Gilling 及其同事首次报道了钬激光前列腺切除，钬激光光纤从组织退后几毫米，光束变得发散并且在不接触的模式下可进行有效地止血。随后又出现了铥激光前列腺剥橘式切除术和绿激光前列腺气化术。现阶段广泛认为，单极电凝是处理 30 ~ 80ml 前列腺和中重度下尿路症状的标准方法，双极电凝的短期效果要优于单极电凝。钬激光前列腺剜除术和激光气化术是 TURP 的替代方式。考虑到术中的安全性，激光气化要优于 TURP；对比远期并发症，钬激光前列腺剜除术要优于 TURP。

（四） 经尿道输尿管硬镜

1912 年 Young 首次应用 9. 5F 小儿膀胱镜观察到一例患儿因后尿道瓣膜导致的扩张输尿管，这是第一次所谓的“输尿管镜检”，但由于设备的限制，此项技术一直未能广泛开展。直到 1960 年 Hopkins 发明了 rod-lens（柱状镜）系统，大大改善了内镜的采光情况，才促进了输尿管镜的进一步发展。1977 年 Goodman 首次在 3 名成年人中应用小儿膀胱镜观察输尿管下段。1979 年 Lyon 和 Richard Wolf 公司合作研制了 23cm 长的输尿管硬镜，使得输尿管硬镜能够对男性患者的输尿管进行检查。在此之前，输尿管硬镜只能用于女性输尿管下段的检查。1980 年 Perez-Castro 制造了第一条直径为 11F 的 Karl-Storz 输尿管硬镜，使用此镜对输尿管进行了检查，并治疗输尿管结石的患者。1989 年第一条半硬性输尿管镜用于临床，输尿管镜技术开始在临床迅速普及。1984 年开始于中国北京、广州、上海陆续开展输尿管镜取石术。

现阶段半硬镜已基本取代硬镜，其口径也不断减小，其尖端直径大多在 6 ~ 8F，细镜避免了事先的输尿管扩张，进镜的成功率更高，操作更安全。目前，输尿管硬镜能够安全适用于远端和近端输尿管结石的治疗。对于小于 1cm 的近端输尿管结石可首选 SWL,而对于远端输尿管结石以及大于 1cm 的近端输尿管结石,输尿管镜可以对其进行安全有效地处理。同时,硬镜也是上尿路腔内疾病重要的检查手段。

（五） 经尿道输尿管软镜

1960 年 Marshall 在输尿管切开取石术中首次应用 ACMI 公司的被动弯曲输尿管软镜观察肾盂。1971 年,Tagaki 等在 Olympus 公司的帮助下研制出了第一条主动弯曲的直径 6F、长 75cm 的纤维光导输尿管软镜,该镜子的头端有一 2. 5cm 长可调节角度的装置,在 X 线辅助下能够进入肾盂进行观察。但由于当时的软性输尿管镜没有灌洗系统,视野小、光亮度差、插入困难,不能同时处理上尿路疾病。直到 20 世纪 80 年代后,纤维软镜才开始在临床上逐步被推广应用。近些年来,软镜弯曲性能逐渐提升,最新一代软镜已达到 300°的弯曲,增强了肾内的操作性能。ACMI、Olympus 和 Storz 相继研制出以 CMOS 或 CCD 为尖端芯片的电子输尿管软镜,以其更清晰的图像,更轻的重量,有逐渐取代纤维输尿管软镜之势。光学性能的提升,二次被动弯曲性能的提升,主动弯曲的引入,输尿管导入鞘以及套石取石器械的发展,使得输尿管软镜诊断和治疗上尿路的应用范围广为扩展。

随着输尿管镜制造技术水平逐步提高,输尿管镜直径趋于缩小,目前已有小直径(6. 9F)而大工作通道(3. 6F)的输尿管软镜问世,各种相应配套设备的不断出现,输尿管软镜广泛应用于上尿路疾病的诊断与治疗。对于大于 1cm 的输尿管上段结石,1. 5 ~ 2. 0cm 的肾脏结石,单发、直径小于 1cm、无浸润生长的低级别肾盂尿路上皮肿瘤,输尿管软镜技术具有重要的地位。

（六） 经尿道精囊内镜

随着对男性尿道操作的逐渐深入,人们逐渐地把微创的视线转移到了同样开口于尿道的精囊。1994 年 Razvi 等第一次报道了应用 6. 9F 半硬性输尿管镜经尿道引流精囊囊肿。1996 年日本学者 Shimada 等首次在体外应用内镜观察前列腺及膀胱切除术后所得到的精囊标本的内部情况。随后的 1997 年 Okubo 等成功地在体内应用 6F 半硬性输尿管镜观察到了精囊。Yang 等则首次经尿道、射精管开口逆行插入输尿管镜,诊断精囊疾病,并提出精囊镜的概念,总结出精囊镜诊断精囊疾病是安全和可行的。这些诊断性的研究为以后应用精囊镜治疗顽固性血精打下了很好的基础。2005 年 Ozgok 等应用 6. 9F 输尿管软镜和 15. 5F 硬性尿道镜取石成功,同年 Cuba 等报道了第 1 例通过精囊镜应用钬激光粉碎精囊结石。目前,精囊镜技术主要用于血精的诊治,疗效满意。

如果说 20 世纪麻醉、无菌、营养、器官移植、腹腔镜技术等的出现成为外科发展的里程碑,那么 21 世纪的外科将在肿瘤的基因诊断与治疗、器官克隆与移植、修复外科与微创外科等方面有飞速发展。泌尿外科技术向着更微创,甚至无创的方向发展。随着内镜技术的不断成熟和相关配套器械的不断研发,经自然腔道途径——经尿道内镜诊治技术的发展空间将越来越大,在泌尿外科的地位将越来越重要。

（孙颖浩）

参考文献

1. Hohenfellner. R,Stolzenburg J. -U. Manual Endourology. Training for Residents[M]. Springer,Berlin,2005,108-114.
2. Stephen Y. Nakada, Magaret S. Pearle. Advanced Endourology: The Complete Clinical Guide[M]. Humana Press, 2006, 26-30.
3. 郭应禄. 泌尿外科内镜诊断治疗学[M]. 北京:北京大学医学出版社,2004:110-111.
4. 孙颖浩. 激光技术在我国腔内泌尿外科应用的现状[J]. 中华泌尿外科杂志,2005,26(1):15-16.
5. Andreas A,Skolarikos. Current status of ureteroscopic treatment for urolithiasis[J]. Int J Urology,2009,16:713-717.
6. Demetrius H. . An update on ureteroscopic instrumentation for the treatment of urolithiasis[J]. Current opinion in Urology, 2004,14:99-106.
7. Chow GK,Patterson DE,Blute ML,et al. Ureteroscopy: effect of technology and technique on clinical practice[J]. J Urol,

2003,170(1):99-102.

8. Chiu KY, Cai Y, Marcovich R, et al. Comparison of the mechanical, flow, and optical properties of contemporary flexible ureteroscopes[J]. Urology, 2003, 62:800-804.

9. Rehman J, Monga M, Landman J, et al. Characterization of intrapelvic pressure during ureteropyeloscopy with ureteral access sheaths[J]. Urology, 2003, 61:713-718.

二、经皮肾镜技术发展与现状

(一) 经皮肾镜技术的发展历史

经皮肾镜技术是腔内泌尿外科技术的重要部分,在临床上的主要应用为经皮肾镜取石术(percutaneous nephrolithotomy, PCNL),是经皮肤建立到达肾集合系统的手术通道并置入内镜,对肾、输尿管内结石进行碎石和取石的手术方法。1941 年, Rupol 和 Brown 首先利用内镜经开放手术留置的肾造瘘口取出残留结石。1955 年, Goodwin 首先报道完成并提出经皮肾穿刺造瘘(percutaneous nephrostomy, PCN)。1976 年, Fernstrom 和 Johannson 建立经皮肾通道取石成功,首次完成 X 线荧光透视下经皮肾穿刺取石术。后来经过多次改进,1981 年, Wichhman 和 Kellett 将该手术命名为"percutaneous nephrolithotomy, PCNL 或 PNL"。国外小通道 PCNL 报道最早见于 1997 年,2001 年 Lahme 等提出扩张经皮通道为 F14~16 进行 PCNL,并命名为"minimally invasive percutaneous nephrolithotomy, MPCNL"。我国于 20 世纪 80 年代中期引进传统经皮肾镜技术,并首先在广州等地取得成功,后逐步在全国范围内推广。1992 年,国内吴开俊、李逊等创造性地提出"经皮肾造瘘、二期输尿管取石"方法,将一期经皮肾造瘘通道扩张至 F14~16,后来李逊等又在此基础上提出一期直接建立 F14~16 通道,率先提出微通道经皮肾镜取石术(MPCNL),并不断完善改进为中国式 MPCNL。

近年来,经皮肾镜技术在多个方面都在不断创新进展。B 超、X 线、CT 等技术在 PCNL 穿刺引导定位方面的应用得到进一步完善;微通道 PCNL、标准通道 PCNL 广泛应用,结石清除率高,损伤更小;超声联合气压弹道碎石、激光碎石等新一代腔内碎石器械的出现,大大加快了碎石速度,安全性更高;无管化 PCNL 使患者更为舒适,更利于术后恢复;近年来有学者应用经皮肾镜技术,治疗特殊的上尿路肿瘤等非结石疾病,使经皮肾镜的临床应用范围更为广泛。

(二) 经皮肾镜取石术概述

1. PCNL 适应证及禁忌证　参考我国泌尿外科泌尿系结石疾病诊治指南,目前经皮肾镜取石术适应证及禁忌证总结如下:

经皮肾镜取石术适应证:

(1) 结石情况:所有需要开放手术干预的肾结石,包括完全性和不完全性鹿角形结石,大于 2cm 的肾结石,有症状的肾盏内结石、憩室结石,ESWL 治疗失败的结石;输尿管上段 L4 平面以上、梗阻较重或长径大于 1.5cm 的输尿管结石;因息肉包裹或输尿管迂曲,ESWL 或者输尿管镜治疗失败的输尿管结石;质地坚硬的结石,如胱氨酸、一水草酸钙等,ESWL 难以粉碎;质软的结石,如尿酸、磷酸镁铵等,由于可能透 X 线,使 ESWL 定位困难,或者因质地疏松对 ESWL 有抵抗性。

(2) 解剖结构特殊:马蹄肾、异位肾、融合肾、孤立肾、移植肾、肾盂输尿管连接部狭窄、输尿管迂曲狭窄等解剖异常合并肾结石。

(3) 患者因素:飞行员等特殊行业人员,肥胖的患者,既往肾脏手术史的患者,脊柱侧弯等骨骼异常的患者,体内异物表面形成的结石,肠代膀胱或输尿管等尿流改道手术史的患者等。

经皮肾镜取石术的禁忌证:

1) 未纠正的全身出血性疾病;

2) 严重心脏疾病和肺功能不全,不能耐受手术者;

3) 未控制的糖尿病和高血压病患者;

4) 盆腔游走肾或重度肾下垂的患者;

5) 脊柱严重后凸或侧弯畸形、极肥胖或不能耐受俯卧位者为相对禁忌证,可采用其他体位进行手术；

6）服用阿司匹林、华法林等抗凝药物的患者，需停药1～2周，复查凝血功能恢复正常才可手术。

2. PCNL主要操作步骤

（1）穿刺引导定位：建立理想的肾穿刺通道，需要借助有效的辅助定位技术引导穿刺过程，B超和X线C形臂机是两种常用的经典定位方法，通过相应的定位操作，选择合适的穿刺点、穿刺方向以及穿刺深度，手持穿刺针刺入目标盏。术前输尿管插管建立人工肾积水有利于B超引导下进行穿刺，经尿道行输尿管插管后向肾盂内注入造影剂则方便在X线引导下进行穿刺。近年来，CT、输尿管镜、腹腔镜、立体定位穿刺仪等定位技术也逐渐应用于临床并取得显著进展。

（2）选择穿刺入路：经皮肾穿刺入路主要有肾下盏入路，通常经第12肋下穿刺后组肾下盏建立通道；肾中盏入路，通常经第12肋上穿刺后组肾中盏建立通道；肾上盏入路，通常经肋上入路穿刺后组肾上盏，但因易损伤胸膜、肺脏，应严格掌握适应证；对于复杂上尿路结石，有时需建立多个通道。

各种入路均有优势与不足，但建立理想的经皮肾通道，都应遵循以下原则：尽可能选择肾盏穹隆部穿刺；选择盏颈宽、长度短的肾盏入路；选择与皮肤距离最短的肾盏穿刺；尽可能与目标肾盏的径向为直线；选择的穿刺盏能到达尽可能多的目标肾盏。

（3）建立通道：经皮肾穿刺成功后（有尿液经穿刺针流出或吸出），通过穿刺针置入导丝，应用通道扩张器沿导丝将经皮肾通道扩张至需要的口径，常用的扩张器有Amplatz筋膜扩张器、金属扩张器、气囊扩张器等，扩张方法主要有顺序递增扩张法、两步扩张法等，扩张至理想口径后置入工作鞘，即完成经皮肾通道的建立。

（4）腔内碎石取石：建立通道后，随即置入腔内碎石器械粉碎并取出结石，常用的有气压弹道碎石器、超声碎石器等，几乎可以快速高效地粉碎任何成分的结石，且较为安全。随着EMS碎石清石系统、激光碎石系统的出现和不断改进，碎石速度进一步加快，结石清除率和安全性也进一步提高。碎裂的细小结石可以通过灌注泵冲出，也可由负压吸引吸出，较大的碎石可用取石钳或取石网取出。

（5）术后引流处理：PCNL术后通常留置输尿管支架管2周至1个月，引流尿液，可预防尿外渗，防止结石碎片下移至输尿管，对输尿管有支撑作用，防止因黏膜损伤形成粘连、狭窄，根据术中情况也可适当延长留置时间。相应的不良反应为：刺激输尿管黏膜出现血尿、腰痛，刺激膀胱三角区产生膀胱刺激征，如果尿液反流或者引流不畅可导致感染。

PCNL术后常规留置肾造瘘管引流尿液，并起到压迫止血的作用，但也会引起疼痛、出血、感染等不良反应，一般术后3～7天即可试行夹闭肾造瘘管，如无异常可拔除。近年来，有人提出无管化经皮肾镜取石术，术后不留置输尿管支架管和肾造瘘管，或者仅留置输尿管支架管而不留置肾造瘘管，使患者更为舒适，缩短住院时间，但须严格掌握适应证，否则会发生较严重并发症。

3. PCNL的临床应用　经皮肾镜取石术作为一种安全有效的上尿路结石治疗方法，手术成功率高，结石清除率高，在国内外广泛应用于临床，且随着穿刺定位技术、碎石设备、手术技巧及术后处理观念的不断发展和完善，经皮肾镜取石术在临床上的应用更加成熟。

根据国外文献报道，大部分PCNL结石清除率可达75%以上，与开放手术结石清除率相差不大，但是开放手术的并发症发生率远高于PCNL，且患者住院时间更长，舒适度更差。根据近年来国内文献报道，大部分PCNL手术结石清除率在80%以上，并发症发生率低，结石复发率低。由于术者经验、医院设备等差别客观存在，国内外文献报道PCNL结石清除率及并发症发生率差异较大，部分PCNL结石清除率可高达90%以上。而且对特殊类型的肾结石（如鹿角型肾结石，肾盏憩室内结石，脊柱畸形、肥胖等特殊患者合并肾结石，孤立肾、多囊肾等解剖学特殊合并结石）的治疗，PCNL具有很大优势。

4. PCNL的并发症　PCNL目前被公认为安全性较高，并发症的发生率与手术者的技术和经验、手术硬件设施等有很大关系，不同文献研究报道的各并发症发生率及严重程度相差较大，但常见的并发症主要有出血、感染、肾脏及周围脏器损伤，其余较少见的并发症还有输尿管撕脱、输尿管狭窄、结石游走至集合系统外、腹腔积液、乳糜尿等。

（1）出血是 PCNL 最常见的严重并发症：穿刺点选择不当是引发出血的重要原因，如果经肾盏漏斗部穿刺，损伤肾段动脉或叶间血管的概率将会增加；反复穿刺、反复扩张通道、过度摆动镜鞘，都可损伤肾段动脉或叶间血管引起出血，甚至导致肾实质或肾盏撕裂、肾盂肾盏穿孔等；扩张通道过多，手术时间过长，患者合并动脉硬化、糖尿病、凝血功能障碍等疾病也是造成出血的原因；出血也可发生在术后几天、数周甚至半年，这种迟发性出血多由动静脉瘘和假性动脉瘤等导致。

PCNL 合并出血多为静脉性出血，术中通过冲洗、镜鞘压迫，多数静脉性出血可自行停止；出血较多、持续出血而影响术野时，可应用止血药物，如仍有出血应停止手术，置入造瘘管并夹闭，通过肾内血块压迫自行止血，也可应用气囊压迫止血；术后静脉性出血可夹闭肾造瘘管，通过肾盂内高压可达到压迫止血的目的。

文献报道 PCNL 合并动脉性出血的发生率为 0.3% ~2.3%，治疗措施包括气囊导管压迫、镜下止血、选择性肾动脉造影栓塞术、开放手术止血，严重者需切除肾脏，其中选择性肾动脉造影及栓塞术是术后动脉性出血的最佳治疗方法。PCNL 合并肾周血肿也较常见，可通过 B 超、CT 等诊断，小血肿可自行吸收，大血肿需行穿刺或置管引流，血肿进行性增大时需行选择性肾动脉造影栓塞术。肾破裂较为罕见，应及早剖腹探查修补裂口，如无法修补则切除肾脏。

（2）感染是 PCNL 另一严重的并发症：文献报告 PCNL 术后发热发生率为 18% ~25.8%，但术后发热并不均由感染引起，血肿吸收、组织损伤释放炎症因子入血均可引起发热。PCNL 术后出现感染的常见原因有：

1）疾病因素：感染性结石，结石合并尿路感染，合并肾积脓，术前留置支架管，存在尿路梗阻；

2）手术因素：手术时间长，术中损伤肠道、肺脏等邻近器官引发感染，尿外渗，术中灌注量大、灌注压高；

3）术后因素：肾造瘘管引流不畅，尿路梗阻未解除，尿液反流到上尿路；

4）患者因素：免疫力低下患者、高龄患者、女性患者出现感染的风险增加。

由于疾病本身、手术操作等原因，感染较严重时可发生全身炎症反应综合征（SIRS），出现全身多器官功能受损，严重者甚至可发展为尿源性脓毒血症伴休克。文献报道经皮肾镜碎石术引发的 SIRS 发生率高达 25%，其中 0.5% 的患者发展为尿源性脓毒血症，甚至可危及生命，因此，应高度重视预防 PCNL 术后感染，预防措施有：

1）围术期预防性应用广谱抗生素，有助于降低感染发生率；

2）合并尿路感染的患者，术前应用抗生素抗感染治疗至少 1 周，根据尿培养药敏试验结果选择合适的抗生素；当合并肾积脓等严重感染时，应先行肾造瘘引流，感染控制后再行手术；

3）术中尽可能减小灌注压，缩短手术时间，减少肾盂内的反流吸收；

4）术后保持肾造瘘管和导尿管通畅，减小肾盂内压力；

5）术后严密观察体温、心率、血压等生命体征，及时对症处理。

（3）肾脏及其周围脏器损伤

1）肾脏损伤：术中穿刺不当、镜鞘摆动过度以及碎石设备，均可导致肾实质损伤，肾盂、肾盏等集合系统穿孔，出现肾周血肿、尿外渗、尿瘘、肾周尿性囊肿、感染、肾周围脓肿等并发症，严重时可出现肾裂伤，应及时放置双 J 管引流、保持肾造瘘管通畅等措施对症处理。

2）胸膜及肺脏损伤：胸膜损伤是 PCNL 最常见的周围脏器损伤，包括胸腔积液、血胸、气胸、胸腔积脓、混合性损伤（如血气胸）等，主要临床表现为胸痛及呼吸困难。据文献报道，胸膜和肺损伤多数发生在肋上入路，其中经第 11 肋上入路损伤胸膜的概率高于经第 12 肋上入路，吸气相穿刺损伤胸膜的概率要高于呼气相穿刺。建立肾上盏、肾中盏通道时容易损伤胸膜，应特别注意。

肝脾损伤发生率较低，可发生于经第 11 肋与第 12 肋之间穿刺的吸气相，若经第 10 肋与第 11 肋之间穿刺，则损伤率升高。其余较少见的 PCNL 合并周围脏器损伤还包括结肠损伤、十二指肠损伤、肾静脉损伤、下腔静脉损伤。

（三） 经皮肾镜取石术近年来的主要进展

1. PCNL术中引导穿刺定位技术进展　一直以来，B超、X线都是最常用的术中引导穿刺定位方法。

欧美国家以X线作为主要的定位方式，其优势在于：通过造影可直观的了解肾盂、肾盏、结石位置等单靠B超很难准确判断的肾内情况；X线下能实时监控穿刺针、导丝、扩张器等进入的深度和位置，随时做出调整；X线引导下可建立多个经皮肾通道取石，而B超探头需要接触人体，已经建好的通道操作鞘有时会影响下一个通道建立时的定位操作。

我国泌尿外科医生主要以B超作为定位方式，其优势在于：B超不会对医务人员及患者产生放射伤害；B超比X线更易于对肾脏进行多切面、多角度扫描，穿刺中后盏显示更好，穿刺更准确；B超可以清晰地显示X线透视下无法显示的肾实质厚度、实质内囊肿、肾周围脏器等信息，减少损伤其他脏器的风险。

由于B超定位和X线定位具有一定的互补性，近年来联合应用两种技术引导穿刺更多的应用于临床，并有文献证实较单用任一种方法可取得更为满意的效果。目前国内外均有临床研究证实，B超联合C臂X线定位经皮肾穿刺治疗肾结石，尤其在复杂肾结石、集合系统变异较大、肾旋转不良、马蹄肾等特殊情况下，可取得较为满意的临床疗效，且治疗的可靠性和安全性明显提高。

CT常用于经皮肾镜取石术的术前检查，在一些特殊情况下，采用B超或X线定位难以成功时，有人通过CT定位引导经皮肾穿刺，引导穿刺更为精确。近年来，有报道显示，应用立体定位穿刺仪，通过术前CT检查的定位数值指导穿刺，是一种数字化精确的穿刺技术，也可建立理想的穿刺通道，仍在进一步发展中，以减小由于呼吸、体位等因素造成的误差。随着输尿管软镜、腹腔镜技术的逐渐发展和日益成熟，输尿管软镜、腹腔镜引导下穿刺也得以实施，穿刺定位精确，几乎在直视下完成，建立的经皮肾通道通常都比较理想，且对肾脏及周围的脏器损伤小，可减少出血，降低手术风险，具有很大的优势，其进一步的发展及推广非常值得期待。

2. 经皮肾通道的选择　根据手术需要建立合适的经皮肾通道，是提高PCNL手术清石率、减少并发症发生率的关键。

（1） 大通道、标准通道、微通道：传统的PCNL采用的经皮肾通道较大，在欧美国家经皮肾通道通常扩张至F30或F32，术野开阔、清晰，取石时间短，但肾脏损伤和出血的风险较高，国内较少采用，仅选择用于较大的鹿角型肾结石。

自20世纪90年代由吴开俊、李逊等人提出，经过近几年的发展，国内微通道PCNL多采用F14～F18口径的通道，配合使用口径较小的输尿管硬镜或微型肾镜，使用高压脉冲灌注泵冲出碎石。这种改良的微通道PCNL出血少，取石率更高，在国内广泛应用。国外的微通道PCNL适应证有限，通常仅用于小结石或者儿童，或作为大通道的辅助通道。

有学者将大通道的口径缩小为F20～F24，介于大通道和微通道之间，称之为标准通道，相比于微通道PCNL，术中出血并没有明显增加，但是可以明显加快取石速度。

（2） 微通道与标准通道的选择：相对于传统大通道PCNL，微通道PCNL和标准通道PCNL手术创伤更小。国内多采用微通道PCNL和标准通道PCNL，国外多采用标准通道PCNL。

微通道PCNL对肾实质的创伤轻、出血少，并发症相对减少，手术安全性高。纤细的输尿管镜和微型肾镜摆动范围更大，可以到达肾盂和大部分肾盏，也可到达肾盏憩室，理论上的手术适应证范围更大。但微通道也限制了碎石工具的应用，对于较大的结石或一些复杂性结石，取石时间长，结石清除率低，且术中的高压灌注易引起感染、电解质平衡紊乱等并发症。

标准通道PCNL口径为F20～24，使用新型标准经皮肾镜，其操作孔直径达F10.8，能应用钬激光、超声碎石、气压弹道碎石等多种碎石器械，尤其是第四代超声碎石清石系统在术中可保持肾盂内低压，标准PCNL具有低压灌注、清石效率高、手术时间短、感染率低等优点。国外泌尿外科医生多认为微通道 PCNL 应作为标准 PCNL 的补充。

一般而言，微通道 PCNL 手术操作通道比标准通道 PCNL 更小，理论上穿刺扩张过程中对肾脏的损伤应该更小。但在临床实践中，标准通道 F24 对应的直径为 8mm，微通道 F18 对应直径为 6mm，仅相差 2mm。国内动物实验结果表明，标准 PCNL 与微通道 PCNL 对肾实质的损伤程度两者类似。临床数据表明，微通道 PCNL 并发症发生率较标准通道 PCNL 略低，但对于较大的结石或者鹿角形结石等复杂结石，标准通道 PCNL 具有手术时间短，结石清除率高等优点，是更为合理地选择。在选择方面，应根据结石情况，结合术中情况与术者经验选择最为合适的通道。李建兴等学者提出“二步法”，先建立 F14～18 微通道，根据术中情况必要时再扩张至 F20～24 标准通道。

3. PCNL 碎石取石工具进展　液电碎石器是最早投入临床使用的腔内碎石器，安全性低，在动物试验中观察到易致膀胱穿孔、热损伤等组织损伤，目前临床已经较少应用。超声碎石和气压弹道碎石一度成为最常用的腔内碎石工具，至今仍广泛应用于临床。

（1）超声碎石：由超声发生器、换能器、探头、负压泵等组成。产生的超声波通过探头转化为震动，探头与结石直接接触，引起钻孔效应粉碎结石，对于正常的有弹性的组织损伤极小，安全性高。目前多应用中空探头，一方面通过负压抽吸结石碎片，另一方面用作水循环通道冷却探头，防止震动产生的热量损伤组织，临床应用广泛。超声碎石效率较高，但对于胱氨酸等较硬的结石，单纯超声碎石效率不高。

（2）气压弹道碎石：通过产生的压缩气体反复撞击探针，使探针产生高速往返运动击打粉碎结石。碎石速度快，效率高，无热损伤，对软组织损伤小，安全性高，可粉碎包括胱氨酸、一水草酸钙等在内的任何结石，且价格低，临床应用广泛，缺点是碎石过程中对结石的冲击会导致结石移动，稳定性不够，且只能用于硬镜。

（3）EMS 碎石清石系统：EMS 是近年来新研发的新型碎石设备，瑞士第四代 EMS 系统的研发，进一步加快了碎石速度，安全性也更高。它是将气压弹道和超声联合应用成为一种更完美的碎石系统，气压弹道探针与中空的超声探杆随意组合，同时进行气压弹道碎石和超声碎石，碎石同时负压吸引清除碎石颗粒。临床试验数据表明，EMS 和单用超声碎石或气压弹道碎石相比，结石清除效率明显提高，手术时间缩短，且对组织无明显损伤，无热损伤，结石无位移，安全性高，碎石过程中的负压抽吸使肾盂保持负压状态，在合并感染的结石治疗中，可避免内、外毒素的吸收，降低感染发生率。但设备昂贵，超声杆长时间发热易损坏。

（4）双导管超声碎石：是最近几年新开发的碎石设备。内管为超声碎石管，外管为浮动碎石管，单一能源产生超声和冲击两种频率，外管在内管上自由滑动对结石产生较大的冲击力，结石清除效率高，结石残留少，手术时间缩短，对组织损伤小，无热损伤，安全性高。设备昂贵，超声探杆长时间发热易损坏。

（5）激光碎石：激光碎石早在 20 世纪 70、80 年代就用人尝试应用，但并不成熟，随着技术进一步的发展，钬激光成为目前临床应用较为成熟有效的激光碎石工具，波长为 2100nm，可有效的粉碎任何成分的结石，碎石效率高，并且可根据术中需要来调节能量大小和脉冲频率，钬激光对组织的穿透深度仅为 2～4mm，安全性较高，但碎石过程中产热，可对组织产生热损伤，需持续冲水降温，临床应用时，可通过加用套管固定或者应用光纤引导器等其他方法，确保光纤能紧靠结石，较为安全。虽然对任何成分结石都有效，但单独应用钬激光碎石的手术时间较长，与其他碎石方法联合应用效果明显。

U-100 双频双脉冲激光是近年来出现的先进的固体激光碎石器，通过发出两种波长的激光产生机械能冲击波击碎结石，能有效快速地粉碎各种成分结石，不会对组织造成损伤，术中不产热，安全性极高。

4. 无管化 PCNL 的临床应用　为提高患者舒适度，缩短患者住院时间，近年来提出无管化 PCNL，即术后仅留置输尿管支架管而不留置肾造瘘管，甚至输尿管支架管与肾造瘘管均不留置（即完全无管化)。但在应用中要严格掌握适应证,以避免严重并发症的发生。

无管化 PCNL 的适应证为:

(1) 小于 3cm 的结石患者。

(2) 不合并感染的结石。

(3) 术中建立单一通道,通道较小。

(4) 术中出血少,无集合系统穿孔,无重度肾积水。

(5) 无需二期手术。

(6) 除严格掌握适应证,应根据术中具体情况决定是否可行无管化 PCNL。

无管化的概念最早由 Wickham 于 1984 年提出,后来多数学者认为无管化 PCNI 具有冒险性,会导致尿外渗等并发症的发生。多年来,PCNL 术后均常规留置肾造瘘管以避免并发症。但近年来,随着 PCNL 技术的不断进展,关于无管化 PCNI 成功的报道逐渐增多,认为对经选择的患者行 PCNL 而不留置造瘘管是安全的,并不会引起严重并发症,且能明显改善患者术后生活质量。第一次真正完全无管化的经皮肾镜取石术的报道由 Karami 等于 2004 年完成,通过对比 30 例无管 PCNL 和 30 例常规 PCNL 的临床疗效,认为对适应证内的患者行完全无管化的 PCNL 是安全可行的,并不会引起严重的并发症。

无管化 PCNL 的成功除了严格选择患者以外,也在于术者熟练掌握 PCNL 技术,减小术中对肾盂、集合系统的损伤,其中最为关键的是术中止血。近年来的国内外均有文献报道严格掌握适应证的无管化 PCNL,术后出血、严重感染、输尿管梗阻、结石残留等并发症的发生率与常规 PCNL 并无太大差异,但是无管化 PCNL 有发生未知结石残留的可能性,且无法行二期手术。目前无管化 PCNL 的应用越来越受到临床医生的重视,其优点在于减轻造瘘管造成的疼痛,缩短住院时间,方便行动,瘢痕较小,减少感染机会等;其缺点在于有迟发性出血的可能,输尿管引流不畅时可引起尿外渗,只能用于特定的患者,无法行二期手术。

(四) 经皮肾镜技术应用于其他疾病的治疗进展

经皮肾镜技术在临床上的主要应用为经皮肾镜取石术,用于治疗上尿路结石疾病,随着 PCNL 技术的进展和不断成熟,也逐渐应用于上尿路结石以外的其他上尿路疾病的治疗,尤其是一些特殊的发生在上尿路的尿路上皮癌。

对于发生在上尿路的尿路上皮癌,肾输尿管全长切除+膀胱袖状切除术一直以来都是公认的标准治疗方法,但是对于一些特殊的尿路上皮癌的患者,如孤立肾、双侧肾脏尿路上皮肿瘤、对侧肾功能不全等,保留肾脏的治疗方法对于改善患者的生存质量、延长患者生存期更为重要。近年来,PCNL 越来越广泛的应用于这一类患者的治疗,并取得了成功。从 20 世纪 80 年代至今,国内外均有报道应用经皮肾镜技术治疗发生在上尿路的尿路上皮癌,多建议用于治疗低级别的、非浸润性的浅表尿路上皮癌,可取得较好的治疗效果,患者可获得较为满意的生存质量与生存时间。有学者建议术后可辅助化疗,可进一步延长患者生存时间。对于高级别的、浸润性的、晚期的尿路上皮癌,经皮肾镜技术的治疗效果还有待于进一步讨论,相信随着经皮肾镜技术的发展,一定会为更多的此类肿瘤患者带来希望。

(五) 经皮肾镜技术未来发展展望

经皮肾镜技术目前广泛应用于临床,作为治疗泌尿系结石的重要方法,各方面的发展已较为成熟。但是随着科技的不断进展和治疗理念的不断创新,经皮肾镜技术在未来必将还会有新的进展。

在术中穿刺定位技术方面,目前应用较多、较成熟的 B 超和 X 线所呈现的都是二维的平面图像,CT 三维重建观察结石与集合系统情况也一般在术前完成。随着定位技术的发展,未来术中若能在三维成像技术引导下完成穿刺,为术者提供集合系统与结石情况的立体图像,就能更好地掌握穿刺的方向和深度,使穿刺更为精确,减少对肾实质、血管及周围脏器的损伤,提高手术安全性。

未来在碎石、取石方面，腔内碎石工具的发展，应致力于进一步加快碎石速度，提高结石清除率，减少组织损伤，提高安全性，同时应注意碎石的有效排出，降低结石残留的可能；注意减小肾盂内压，减少因反流而导致的发热、感染以及电解质紊乱等并发症的发生。在未来软镜的使用可能会更为成熟。相比于硬镜，软镜的灵活性更高，可通过镜体的弯曲观察到硬镜所不能观察到的肾盏，提高结石清除率，减少结石残留。随着越来越多的可以配合软镜使用的碎石工具的出现，软镜下碎石的速度也会进一步加快，结石清除率也会进一步提高。

为了提高患者的舒适度，经皮肾镜有两个发展趋势。一是经皮肾通道更加微创化，在保证结石清除率和手术时间的前提下，进一步减小对肾脏的损伤；二是在严格掌握适应证的前提下，应用无管化经皮肾镜取石术，可提高患者舒适度，减少住院时间。而无管化经皮肾镜能否成功实施，与结石本身、是否合并感染、术中具体情况直接相关，并且与术者的操作也有很大关系，尤其是术中止血，将来可能会出现更有效的术中止血方法，减少术后出血等并发症的发生，同时也可使无管化经皮肾镜的应用更加安全。

经皮肾镜技术目前的发展较为成熟，但在多个方面仍有很大的发展潜力和提升空间，我们期待着在不远的将来，通过不懈的努力，使经皮肾镜技术更加完善，更好地为患者服务，解除病痛折磨。

（陈山　郑国洋）

参考文献

1. Wickham JE, Kellett MJ. Percutaneous nephrolithotomy[J]. Br J Urol, 1981, 53(4): 297-299.
2. 李逊，曾国华，袁坚，等. 经皮肾穿刺取石术治疗上尿路结石(20 年经验)[J]. 北京大学学报(医学版)，2004，36(2)：124-126.
3. 曾国华，李逊. 经皮肾镜取石术[M]. 北京：人民卫生出版社，2011.
4. Al-Kohlany KM, Shockeir AA, Mosbah A, et al. Treatment of complete staghorn stones: A prospective randomized comparison of open surgery versus percutaneous nephrolithotomy[J]. J Urol, 2005, 173(2): 469-473.
5. Resorlu B, Kara C, Oguz U, et al. Percutaneous nephrolithotomy for complex caliceal and staghorn stones in patients with solitary kidney [J]. Urol Res, 2011, 39(3): 171-176.
6. Michel MS, Trojan L, Rassweiler JJ, et al. Complications in percutaneous nephrolithotomy[J]. Eur Urol, 2007, 51: 899-906.
7. 吴开俊. 经皮肾镜取石术值得关注的问题[J]. 中华泌尿外科杂志，2008，10(29)：653 -655.
8. Lahme S, Zimmermanns V, Hochmuth A, et al. Minimally invasive PCNL(mini-pere). Alternative treatment modality or replacement of conventional PCNL? [J]. Urologe A, 2008, 47(5): 563-568.
9. Fernandez GI, Santos AD, Manes GL, et a1. Mini—percutaneous pereutaneous nephrolithotomy: technique andindications[J]. Arch Esp Urol, 2005, 58: 55-60.
10. 李逊. 经皮肾镜取石术的微创理念[J]. 中华腔镜泌尿外科杂志(电子版)，2010，4(3)：1-3.
11. Palou J, Piovesan LF, Huguet J, et al. Percutaneous nephroscopic management of upper urinary tract transitional cell carcinoma: recurrence and long—term fo1low—up[J]. J Urol, 2004, 172: 66—69.
12. 肖博，肖春雷，马潞林. 经皮肾镜技术治疗上尿路肿瘤的初步经验[J]. 中华泌尿外科杂志，2011，32(6)：383-386.

三、腹腔镜技术的发展和现状

腹腔镜技术的发展离不开外科手术的演变。据记载，1881 年奥地利医师比尔若斯首先打开患者的腹腔，完成了外科手术。从那时起，外科手术逐渐成为治疗疾病的重要手段，掀开了医学史上的新篇章。经过 100 多年的发展，外科手术不断地尝试新方法、新技术，一次次打破“禁区”，挽救了无数患者的生命，给人类带来了福音。然而，外科医师追求卓越，追求更理想的手术效果、更小的创伤和更大的适用范围，对开放手术并不满足，而微创手术成为了外科医师追求的目标。

（一） 腹腔镜技术的发展

早在 1901 年，德国外科医师 Georg Kelling 使用膀胱镜对狗进行了腹腔镜探查术，并试图通过对腹腔内充气制造气腹压力进行止血，但他进行的探查并没被当时的人们所接受。直至 1987 年，法国医师 Phillipe Mouret 在腹腔镜下实施了世界上第一例胆囊切除，并获得成功。次年，Francis Dubeis 也在腹腔镜下完成了胆囊切除，并首先报道和发表文章，一举轰动了世界。在医学界被认为腹腔镜技术代表了微创时代的正式开始，是外科学史上新的里程碑。20 多年来，实践证明腹腔镜手术可以获得与开放手术同样的手术效果，而且具有伤口小且美观，术中出血较少，术后伤口疼痛轻、恢复快，以及住院天数短的优点。因此，腹腔镜技术是目前外科领域最为推崇的微创治疗手段之一。

腹腔镜技术在泌尿外科的应用是从精索静脉高位结扎术、肾囊肿去顶术、输尿管切开取石术、盆腔淋巴结活检等开始；1991 年 Clayman 进行了世界上第一例腹腔镜肾切除术，经过 20 多年的发展，泌尿外科腹腔镜手术已有长足的进步，不但肾切除术、肾输尿管切除术、肾上腺切除术等已广泛开展，而且活体供肾取肾术、肾盂成形术、根治性肾切除术、肾部分切除术、根治性前列腺切除术和腹膜后淋巴结清扫术等也已技术成熟，见下表。从 1992 年起北京大学泌尿外科研究所、复旦大学附属中山医院泌尿外科的医师先后在中国开始应用腹腔镜技术治疗泌尿系统疾病，开展从简单到复杂的手术，并连续举办国家级继续教育学习班推广此项技术。目前腹腔镜技术已在全国普及。

表：世界上首例主要的泌尿外科腹腔镜手术一览表

年份	作者	手术名称
1991 年	Clayman	腹腔镜肾切除术
1992 年	Schuessler	腹腔镜根治性前列腺切除术
1993 年	Sancheg	腹腔镜根治性膀胱切除术
1994 年	Janetschek	腹腔镜肾上腺肿瘤剜除术
1995 年	Winfield	经腹腔入路腹腔镜部分肾切除术
1997 年	Gill	经腹膜后入路腹腔镜部分肾切除术

归纳起来，目前泌尿外科腹腔镜手术已从单纯的器官毁损性切除术到复杂的器官功能保留和重建手术，从上尿路手术到位于盆腔深部的下尿路手术，从最初的经腹腔或经腹腔后入路到目前的多种入路并存发展，这些充分反映了泌尿外科腹腔镜手术正逐步走向成熟，并趋于规范化和标准化。尽管如此，在泌尿外科领域中，人们对有些手术仍存在争议。

腹腔镜手术开展以来，传统的腹腔镜技术遇到两个重要的问题，即手术者无法使用双眼直观(3D)手术操作和手术操作灵巧性、精确度下降，尤其是使用器械时活动自由度的限制为缝合等操作造成不便，眼、手并不能很好协调，这些都明显地限制了较复杂的手术顺利进行。由于手术者要一边注视屏幕，一边用细长的“筷子”般的器械施行手术，操作既困难又不舒服。由于手术者从初学腹腔镜技术到能运用自如地完成较复杂的腹腔镜手术需要很长的学习曲线，仅少数医师可开展难度高而精细的腹腔镜手术。就全国范围来看，至今能开展复杂手术的医疗机构仍非常少。

正如工业生产依靠机器人作业，突破了人类先前无法达到的成就，机器人外科手术系统应运而生，成为外科医师处理复杂、精细手术的最佳选择。在 20 世纪 90 年代，机器人的智能化程度越来越高，从那时起外科机器人装置开始进入临床医学领域，使腹腔镜技术得到进一步的提升，微创外科发生又一次变革，进入了机器人辅助手术阶段，它成为外科学史上又一个里程碑。1994 年美国加州的 Computer Motion 公司首先推出“伊索”(AESOP)外科机器人装置，它引入了视觉技术、语音控制，单个机械臂具有 6 个自由度，可在腹腔镜手术中用于扶镜，稳定性比一个有经验的助手更好。随后，该公司又推出世界上第 1 台有 3 个机械臂、具有 7 个自由度的外科机器人装置，即“宙斯”(ZEUS)机器人外科手术系统。2001 年 9 月 7 日，Marescaus J 等在美国纽约为身在法国斯特拉斯堡的 1 例患者进行了胆囊切除手术，这是世界上第一次通过大西洋海底宽带光纤电缆的远程通讯技术与机器人外科手术系统结合进行的远程手术。目前全世界使用最多的是“达芬奇”(da Vinic)机器人外科手术系统，它与早期的“伊索”和“宙斯”不同，成为当今主流。达芬奇机器人外科手术系统 1998 年由美国 Intuitive

Surgical 公司研制成功,2000 年 7 月经 FDA 批准。该系统由 3 个部分组成,即术者控制台、患者手术车和设备视频车。

技术上它具有更多的特点和优势:①图像更清晰。提供 3D 手术视野,可放大 10~15 倍,使手术者拥有与人眼一样的立体式感觉,清晰而准确地进行组织定位和器械操作。②操作更精细。Endowrist 仿真手腕手术器械可提供 7 个自由度的活动,模拟人的手指的灵活度,同时能识别和过滤手颤抖信号,可进行人手不能触及的狭小空间的精细手术操作。③学习曲线较短。④减轻术者疲劳,术者的坐姿符合人体工程学的设计,有利于进行长时间复杂的手术。⑤安全性更高。⑥使远程手术成为可能。

达芬奇机器人外科手术系统在泌尿外科的应用范围,目前认为机器人辅助腹腔镜根治性前列腺切除术是局限性前列腺癌外科手术治疗的金标准。此外,肾部分切除术、肾盂成形术、根治性膀胱切除术等同样具有明显的优势。随着机器人辅助腹腔镜手术的广泛开展,其适应证还会不断拓宽。在腹腔镜手术中,镜下缝合、分离、切除是整个手术的关键部分,其中机器人辅助的内镜下缝合技术和组织分离技术有其独特的优势,并已经发展成熟。同时,双极电凝止血起了很大作用。机器人外科手术作为一项崭新的高科技手术,其优点是肯定的,但尚存在一些缺点,例如设备昂贵、维护成本较高以及操作缺乏力反馈信息传递等。总之,机器人外科手术系统诞生于 20 世纪 90 年代,而发展将在 21 世纪,现在全球已装机近 3000 台,它为外科手术的发展提供了更为广阔的空间,该技术与其他技术如单孔腹腔镜手术、激光和冷冻等相结合,必将使外科手术发生质的飞跃,是今后外科手术发展的方向。

(二) 腹腔镜技术的应用现状

腹腔镜技术经过 20 多年的发展,以腹腔镜手术为代表的微创手术在泌尿外科领域正逐步走向成熟,将取代传统开放手术的趋势越来越明显。其手术适应证不断拓宽,几乎覆盖泌尿及男性生殖系统的所有手术,手术方式层出不穷,微型化、简单化、多元化,为腹腔镜技术发展和应用提供了更大的空间。

1. 泌尿外科常用的腹腔镜手术　腹腔镜精索静脉高位结扎术、肾囊肿去顶术等相对较简单的手术已在开展腹腔镜手术的医疗机构中普遍开展,并成为初学者起步手术种类。目前开展较多的常用手术如下:

腹腔镜肾上腺切除术已成为良性肾上腺外科疾病治疗的金标准,而对肾上腺恶性肿瘤的治疗采用腹腔镜手术已不再是禁忌,国内外文献都有报道。

腹腔镜单纯性肾切除术是大多数无功能良性肾疾病首选的外科治疗方法,可采用经腹腔途径,也可采用经腹膜后途径。由于此方法的日臻完善,腹腔镜活体供肾切除术已得到应用和推广,移植肾存活率高,功能好,供者术后痛苦减少,恢复快,切口美观。

腹腔镜根治性肾切除术用于治疗局限性肾癌($T_1 \sim T_{3a}N_0M_0$)已成为标准术式。它与开放性手术具有相同的远期疗效,而且其创伤小,术后痛苦轻,恢复快。对于体积较大的肾肿瘤还可采取手助腹腔镜方式。对于上尿路上皮癌如肾盂癌,则采用腹腔镜根治性肾输尿管全长切除术,包括经尿道袖套状切除输尿管开口部位的膀胱壁。

腹腔镜保留肾单位手术主要用于位置表浅、外生为主、位于肾周和直径小于 4cm 的肾肿瘤,而孤立肾、双肾肿瘤或有肾功能不全的肾肿瘤更是它的绝对适应证。文献报道,腹腔镜保留肾单位手术治疗小而局限的恶性肾肿瘤可以取得与根治性肾切除术同样的疗效。但是,此手术中要实施肾蒂控制、肾脏低温、肾实质止血、肾盂肾盏重建以及肾实质缝合等,技术上有较大难度。目前,氩气刀、激光、止血凝胶以及缝合技术的改进,特别是利用机器人辅助腹腔镜技术,使此手术变得更为简便、安全、减少并发症。术中腔内超声技术应用可增加术中肿瘤定位的准确性和手术的安全性。

腹腔镜肾盂成形术主要应用于治疗各种原因引起的肾盂输尿管连接部梗阻。该手术包括离断性肾盂成形术、Foley Y-V 成形术和 Fenger 成形术等。和开放性手术相比,采用腹腔镜手术具有明显的微创优势，并且成功率更高。目前常用经腹膜后途径完成。

腹腔镜根治性前列腺切除术主要适用于局限性前列腺癌（$T_{1b} \sim T_2$）。入路有经腹腔途径和经腹膜外途径两种。由于前列腺位置深，腹腔镜能够提供放大的手术视野，可清楚显示开放手术不易显露的部位，有利于保护神经血管束和缝合膀胱尿道，故此手术充分体现了腹腔镜手术的微创优势，且能达到与开放性手术相同的疗效。随着机器人辅助手术的逐步推广和应用，机器人辅助腹腔镜根治性前列腺切除术已成为治疗局限性前列腺癌的金标准。

其他腹腔镜功能重建性手术还应用于腹腔镜输尿管再植术、重复肾半肾切除术、输尿管切开取石术、腔静脉后输尿管矫形术，睾丸固定术、膀胱颈悬吊术等。

2. 泌尿外科探索的腹腔镜手术　机器人辅助腹腔镜手术在2000年首次应用于泌尿外科，目前已在发达国家得到迅速推广和应用；其在肾上腺、肾、输尿管、膀胱和前列腺等手术中得到初步应用，其中最具优势的手术是前列腺癌根治性手术，手术时间短、并发症少、术后尿控和勃起功能良好等。在美国大部分前列腺癌根治术已由机器人辅助来完成，并将机器人辅助腹腔镜根治性前列腺切除术作为治疗局限性前列腺癌的金标准。我国大陆现有达芬奇机器人18台，仅有几家综合性医院泌尿外科能够进行机器人辅助腹腔镜泌尿外科手术，目前尚处于起步阶段。解放军总医院、复旦大学附属中山医院泌尿外科已成功开展机器人辅助腹腔镜泌尿外科手术，其中根治性前列腺切除均已超过100例。随着科技的发展，机器人的体积不断缩小，费用逐步降低，人们观念的不断进步，微创将深入人心，医生和患者将会越来越接受机器人辅助手术，这必将使机器人辅助手术在泌尿外科领域的应用得到推广和普及。

单孔腹腔镜手术（又称单切口腹腔镜手术）目前主要有两种建立通道的方式：一种是采用特殊的通道建立装置，通过一个通道而置入腹腔镜和多个不同的操作器械，另一种是在单切口置入多个5mm Trocar。2007年报道了首例单孔腹腔镜肾切除术，至今泌尿外科领域已完成手术包括肾上腺切除术、肾部分切除术、根治性肾切除术、肾盂成形术、输尿管切开取石术、睾丸固定切除术、精索静脉曲张切除术、肾楔形活检术、肾冷冻消融术等。克里弗兰临床中心还实施了单孔腹腔镜回肠代输尿管重建术、根治性前列腺切除术以及扩大淋巴结清扫的根治性膀胱切除术等复杂的手术。这些手术也获得了与常规腹腔镜手术相当的疗效。然而，单孔腹腔镜手术也存在一些临床问题，如腹腔镜、操作器械之间距离太近，已发生相互之间的碰撞、干扰，限制了操作空间和操作灵活性，增加了手术者的操作难度。此外，取出较大的手术标本已成为一个难题。这些问题都有待探索和解决。

针式腹腔镜是指直径<3mm的腹腔镜及其配套器械，又称微型腹腔镜或迷你腹腔镜。与普通腹腔镜相比，针式腹腔镜手术可以获得更可观的效果，术中出血更少，术后疼痛更轻，术后恢复期和住院时间更短，甚至部分手术可以在门诊开展。但是，由于腹腔镜镜头的视野小、清晰度低，会影响手术操作。主要应用于肾囊肿、隐睾、精索静脉曲张、肾上腺疾病、淋巴囊肿等的治疗及肾输尿管全切除术时输尿管远端和膀胱的处理。随着技术的进步和器械的改进，针式腹腔镜手术仍值得探索，以发挥其独特的优势。

经自然腔道的腹腔镜手术在泌尿外科的应用尚处于起始的探索阶段，大多数手术还局限于动物模型的实验性研究。2002年首次报道在猪动物模型上成功完成了经阴道肾切除术。泌尿外科经自然腔道的腹腔镜手术还存在一些技术上的困难，如通道的建立与关闭，可能需要多科合作才能完成。其手术效果、安全性等均有待进一步评估。

（三）结语

纵观外科手术的演变，从外科手术的第1代（开放性手术）到第2代（各种内镜和腹腔镜手术），人们花了100年左右的时间，而从第2代发展到第3代（机器人时代），仅用了20多年的时间，可见人类科学技术发展之快。现在，以腹腔镜手术为代表的微创技术——机器人辅助手术，又进入了一个重要阶段。它将是今后外科领域的主要发展方向。为了医学的进步，要有新的开拓，要上新的台阶。除了越来越多的先进设备和材料整合到腹腔镜技术，人员的培训模式也会随之诞生，腹腔镜技术将会有更多术式在机器人辅助下进行。机器人时代已经到来，泌尿外科医生将面临机器人辅助腹腔镜手术的挑战，其前景更加美好。

（王国民）

参考文献

1. Cuschieri A, Dubois F, Mouiel J, et al. The European experience with laparoscopic cholecystectomy[J]. Am J Surg, 1991, 161(3): 385-387.
2. Challacombe BJ, Khan MS, Murphy D, et al. The history of robotics in urology [J]. World J Urol, 2006, 24(2): 120-127.
3. Thaly R, Shah K, Patel VR. Applications of robots in urology [J]. J Robot Surg, 2007, 1(1): 3-17.
4. Marescaux J, Leroy J, Gragner M, et al. Transatlantic robot-assisted Telesurhery [J]. Nature, 2001, 413(6854): 379-380.
5. Ballanyne GH, Mall F. The da Vinci telerobotic surgerical system: the virtual operative field and telepresense surhery[J]. Surg Clin North Am, 2003, 83(6): 1293-1304.
6. Rane A, Kommu S, Eddy B, et al. Clinical evaluation of a novel laparoscopic port(R-port) and evalution of the single laparoscopic port procedure(SLiPP)[J]. J Endourol, 2007, 21(Suppl 1): A22-23.
7. 王国民. 微创外科在泌尿外科的应用与前景[J]. 中华泌尿外科杂志, 2005, 26(3): 151-153.
8. 张旭, 傅斌. 腹腔镜技术在泌尿外科中的应用进展[J]. 临床外科杂志, 2007, 15(1): 29-32.
9. 王国民. 外科机器人技术引领未来手术[J]. 复旦学报, 2013, 40(6): 631-634.
10. 孙立安, 王国民, 徐志兵, 等, 机器人辅助腹腔镜根治性前列腺切除术 130 例[J]. 中华腔镜外科杂志(电子版), 2013, 5: 357-361.

四、泌尿内镜手术培训

在医学领域，学术和行政机构（培训、考核、执业和认证等）以及一些商业组织（医疗保险），对于模拟作为教育和培训的重要性已经普遍接受。由于模拟科技的不断进步，外科教育和培训正在发生许多改变，将其与外科教育和培训体系进行整合，可以提高外科医生技术的质量、降低技术成熟的时间，并且最终提高患者总体的安全性。

外科模拟培训虽然还没有明确定义，但中心含义是指医学生、外科住院医和已经执业的外科医生在一种“安全”的环境中获取关键技能的方式，所谓“安全”是指不会危及到患者的安全。持续一百多年的传统外科教育是以患者为训练载体的模式，强调教授“正确”的知识和技能，但缺乏通过“错误”进行教育的模式。在技能的训练过程却充满了“错误和失误”，此时模拟的最大优势得以突显，即允许学习者自行探索，并在“允许失败”的情景下反复训练。模拟为技能自主性形成以及通过模拟积累经验提供了重要机会。

现代外科模拟技术则直接起源于一次大战以来的飞行模拟，1980 年早期和中期，Gaba 和 DeAnda 率先研发出计算机模拟人用于麻醉培训，随后计算机为基础的外科模拟向其他专科推进。到 1987 年，Lanier 创立并推广了虚拟现实技术（VR），并催生了外科虚拟现实模拟器（VRS），即 Delph 和 Rosen 制作的腿部手术 VRS。Satava 研发了首个普通外科 VRS。2008 年发表的系统性回顾总结为：从现有证据可以看出，以模拟为基础的培训确实可以将获得的技能转化到手术室中。因此，以模拟为基础的培训模式为学习者进入手术室前获取技能提供了安全、有效和人道的途径。

近年来，随着模拟技术的迅速发展和多种因素的影响，外科培训在世界范围内产生了重大变化，而且微创外科手术技能要求更高，进一步推动了培训模式的改变。培训课程的设计和验证也在得到重视，一些官方组织和专业学会已将其作为资质准入的依据。

作为外科的重要专科之一，泌尿外科已经进入微创手术时代，手术技能培训的模式随着科技的进步而发生本质性的转变。现阶段，泌尿外科专科医生的培养应该遵循：接受理论学习后进行模拟培训并通过考核，再进入临床基地训练；结束后，参加理论和技能的综合考核，最终取得相应的专业技术资质。从 2010 年 10 月开始，中华医学会泌尿外科学分会利用北京大学吴阶平泌尿外科医学中心的内镜模拟培训中心，系统地组织并展开了以模拟为基础的泌尿外科内镜技能培训工作，培训项目包括膀胱镜、经尿道前列腺切除、硬性输尿管镜、腹腔镜、经皮肾镜和软性输尿管镜，以及泌尿系结石和单孔腹腔镜技术等多种和多期培训班，并且成功组织了 2 届全国泌尿外科青年医生技能大赛和 2 届国际泌尿外科青年医生模拟技能比赛，积累了大量的模拟培训教学经验和丰富的学员训练数据。

（那彦群）

参考文献

1. Gibber M, Kayeb R, Fried MP. Simulation in the Surgical World[J]. Otolaryngol Clin N Am, 2009; 42(5):891-900.
2. Meier AH. Running a Surgical Education Center: From Small to Large[J]. Surg Clin N Am, 2010, 90(3):491-504.
3. Gaba DM, DeAnda A. A comprehensive anesthesia simulation environment: re-creating the operating room for research and training[J]. Anesthesiology, 1988, 69(3):387-394.
4. Sturm LP, Windsor JA, Cosman PH, et al. A Systematic Review of Skills Transfer After Surgical Simulation Training[J]. Ann Surg, 2008, 248(2):166-179.
5. Bashankaev B, Baido S, Wexner SD. Review of available methods of simulation training to facilitate surgical education[J]. Surg Endosc, 2011, 25(1):28-35.
6. 那彦群，张弋. 内镜手术时代泌尿外科手术技能培训模式的转变[J]. 中华泌尿外科杂志，2011，32(7):437-438.
7. Zheng B, Tien G, Atkins SM, et al. Surgeon's vigilance in the operating room[J]. Am J Surg, 2011, 201(5):673-677.
8. 张弋，朱鹤，柳金顺，等. 虚拟模拟器在经尿道前列腺切除术培训中的有效性评价[J]. 中华泌尿外科杂志，2011，32(7):486-489.
9. 蔡建良，张弋，孙国锋，等. 腹腔镜虚拟模拟培训系统在腹腔镜初学者缝合技能训练中的作用[J]. 中华外科杂志，2012，50(12):1096-1098.
10. Vassiliou MC, Dunkin BJ, Marks JM, et al. FLS and FES: Comprehensive Models of Training and Assessment[J]. Surg Clin N Am, 2010, 90(3):535-558.

第二节 泌尿系腔内解剖

一、下尿路腔内解剖

（一）尿道腔内解剖

男性尿道成人长度约 16～20cm，自外向内可分为阴茎部、球部、膜部和前列腺部。阴茎部和球部尿道合称为前尿道，膜部和前列腺部尿道合称为后尿道。

男性尿道在解剖上有三个狭窄、三个膨大和两个弯曲，三个狭窄部即尿道外口、尿道膜部和尿道内口。三个膨大部即尿道舟状窝、尿道球部和尿道前列腺部。两个弯曲即凹向上的耻骨上弯和凹向下的耻骨前弯。

1. 前尿道　包括阴茎部和球部尿道，自尿生殖隔下筋膜至尿道外口，长度约 15cm，全长由尿道海绵体包绕。尿道外口是尿道最细的部分，尿道外口后的膨大即舟状窝。阴茎部尿道（图 1-2-1）又称悬垂部尿道，活动性好，不易受伤。Littre 导管可以在阴茎部尿道看到，黏膜柔软，粉红色；球部尿道起于耻骨弓下，止于尿生殖膈，从耻骨下经过，位置固定，易发生损伤。球部尿道近端管腔较远端大。

2. 后尿道　包括膜部和前列腺部尿道。膜部尿道（图 1-2-2）是穿过尿生殖膈的尿道段，位于尿生殖膈上、下筋膜之间，长度为 1.2～2cm，由尿道外括约肌所包绕，是尿道最狭窄的部分，位置固定而薄

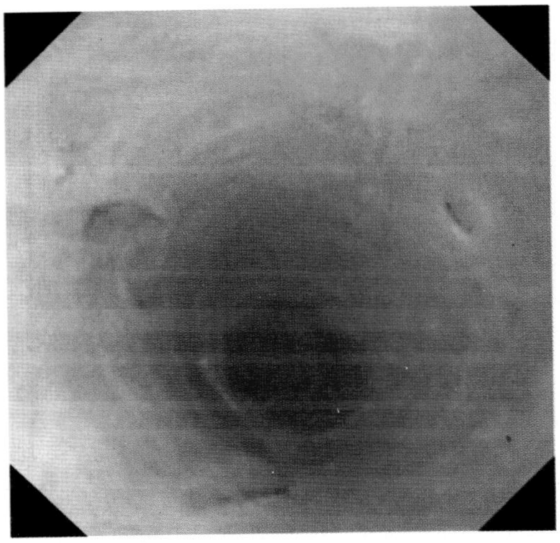

图 1-2-1 阴茎部尿道

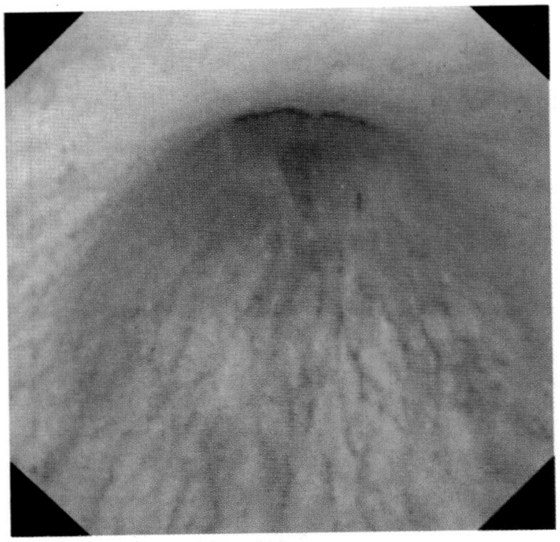

图 1-2-2 膜部尿道

弱，骨盆骨折时常合并膜部尿道的损伤，会阴部受外力挤压如骑跨伤时，膜部尿道最易受伤。尿道内器械检查时，操作不当也可致损伤。

前列腺部尿道（图 1-2-3）长度为 3～4cm，由前列腺包围，管腔呈梭形，是尿道最宽的部分。患者年龄不同，前列腺尿道的情况也有差异。前列腺增生的患者，前列腺侧叶或中叶的增生和挤压尿道，前列腺部尿道延长并变得狭细。尿道后壁中线纵行隆起为尿道嵴，嵴的中部圆丘样突起是精阜，精阜是前列腺尖部的标志。精阜正中的隐窝，为前列腺囊，囊的两侧分别有一个射精管的开口。前列腺增生时，增生的前列腺叶挤压甚至凸出超过精阜。

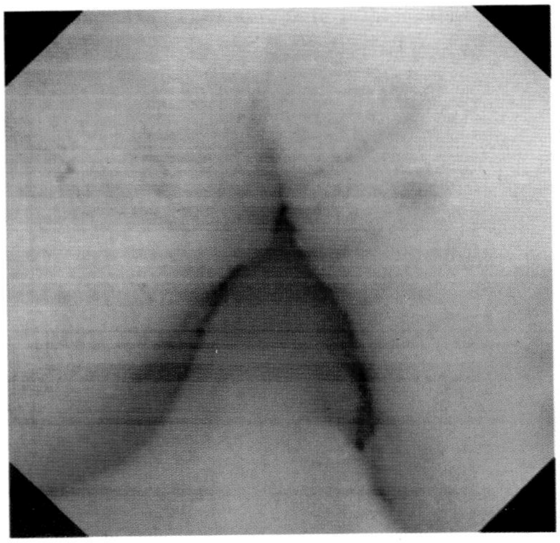

图 1-2-3 前列腺部尿道

女性尿道解剖

女性尿道平均长度为 3.5cm，直径约为 8mm，解剖特点为短而直，解剖位置在阴道之前耻骨联合之后，自膀胱颈部开始向下向前止于尿道外口。由于女性尿道解剖的特点，膀胱镜及输尿管镜检查较男性患者容易操作。

（二） 膀胱腔内解剖

镜下膀胱可以分为三部分：膀胱颈，三角区，膀胱壁（底部、外侧壁、前壁、顶部）。

1. 膀胱颈 圆形的开口，前列腺增生的患者，由于前列腺侧叶或中叶的增生和挤压使膀胱颈变形为三角形。

2. 三角区 镜下观察三角区（图 1-2-4）相对高起，无论膀胱是否充盈，表面黏膜总是平滑的。上界或底边是输尿管间嵴，底边的两端是两个环绕输尿管口的上极，三角区的尖延展通过膀胱颈口，胚胎起源上男性在精阜处，女性在尿道外口。三角区的大小和形状在儿童期近似等边三角形，成年人则被拉长。

3. 膀胱壁 镜下观察表面呈粉红色，膀胱空虚时形成皱褶，充盈时皱褶消失。

输尿管口（图 1-2-5）是膀胱内重要的解剖标志，位于输尿管间嵴两端，呈斜行裂隙状。开口随着输尿管蠕动开放喷尿，频率约每分钟 2～10 次。膀胱空虚状态时，两侧开口距离约 2.5cm。

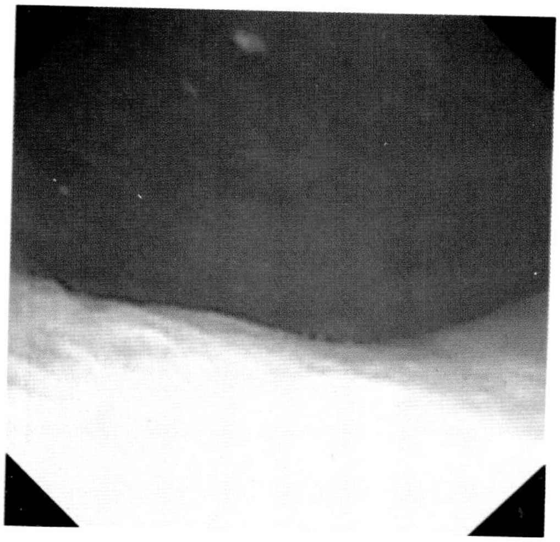

图 1-2-4 膀胱三角区

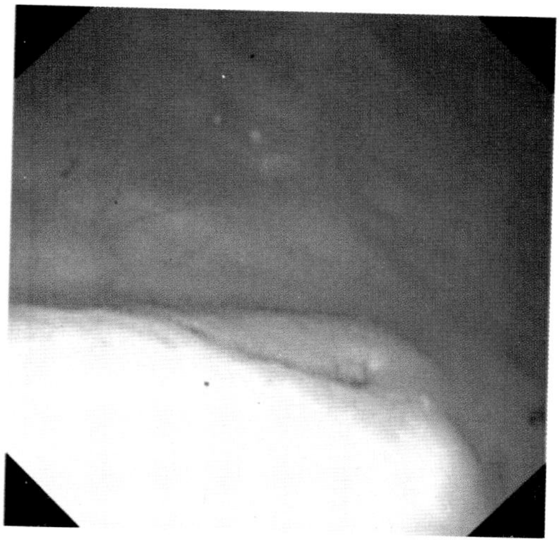

图 1-2-5 输尿管口

二、上尿路腔内解剖

（一） 输尿管腔内解剖

成人输尿管长一般为 22～30cm，右侧较左侧短约 1cm。输尿管全长管径不均匀，平均管径 0.4～1cm，有三个生理性狭窄：肾盂输尿管连接部，输尿管跨越髂血管处和输尿管壁内段（最狭窄处）。

输尿管的行程：

解剖学将输尿管分为腹部、盆部和壁内段三段，这是腔内操作实用的分段法，以肾盂输尿管连接部、髂血管和膀胱壁为标志，腹段和盆段以髂动脉为界。

壁内段（图 1-2-6）：外上向内下斜穿膀胱壁，长约 1.5～2cm。输尿管斜行穿入膀胱的角度变化很大，90°～135°不等。老年男性因前列腺增生，膀胱三角区被抬高后此角度更大。女性输尿管进入膀胱的角度略小于男性。

按照输尿管镜操作的顺序：从输尿管开口进入输尿管约 1.5～2cm 可见到输尿管管腔相对狭窄环，通过壁内段后的输尿管管腔相对宽敞。输尿管开口和壁内段在进镜时易损伤形成假道、穿孔或输尿管黏膜剥脱、撕裂。

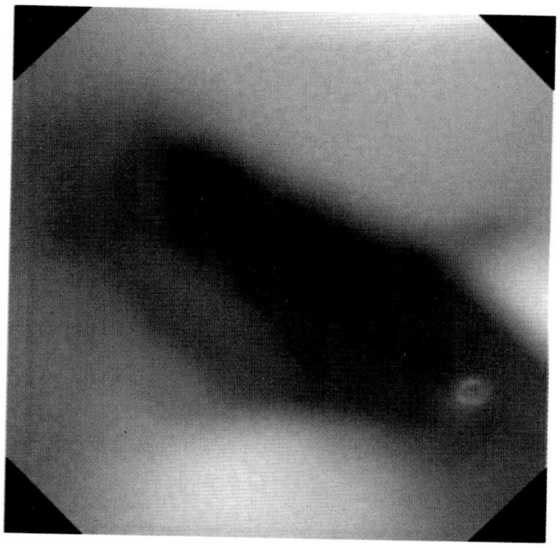

图 1-2-6 壁内段

进入输尿管下段，向后外方向上行进入输尿管的骨盆曲，之后转向后内方向上行，直至见到输尿管的第二个生理性狭窄（跨越髂血管）（图 1-2-7），其后壁可见明显的搏动。此处输尿管走行呈 S 形弯曲（界曲），顺管腔由内向前外跨过狭窄环，再转向内后方进入输尿管腹段。

腹段输尿管内后壁有时可见搏动，上行直至一弯曲（肾曲），可见一环形隆起，此处为输尿管的第一个生理性狭窄（肾盂输尿管连接部）（图 1-2-8），顺管腔由外转向内上方通过该狭窄进入肾盂（图 1-2-9）。

（二） 肾腔内解剖

肾集合系统解剖变异很明显，肾盏的数目、漏斗的形态、肾盂的大小和形态在正常人里变异也很大。

1. 肾乳头　肾髓质锥体的尖部。每个肾乳头都

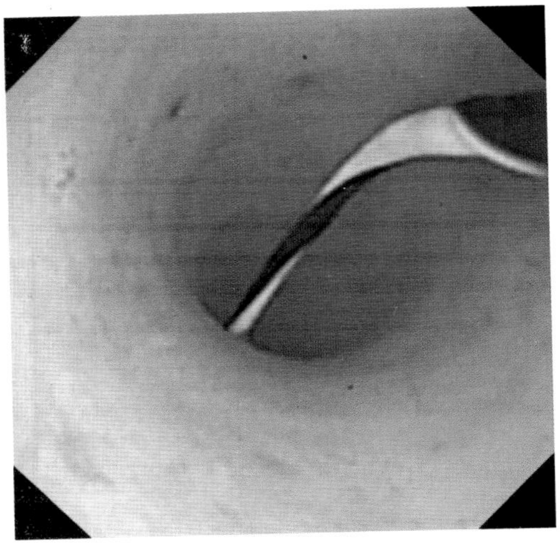

图 1-2-7 输尿管的第二个生理性狭窄（跨越髂血管）

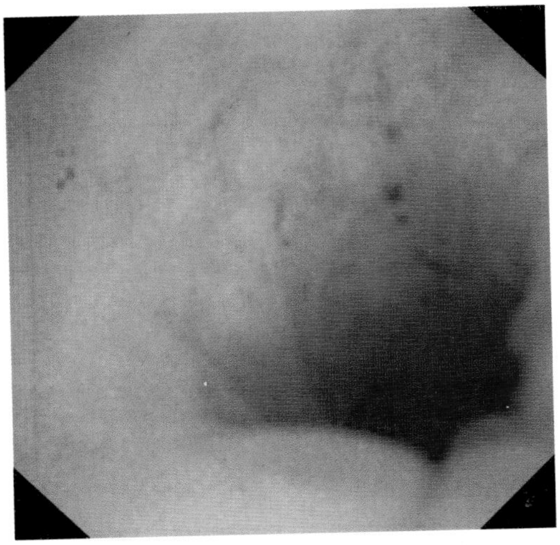

图 1-2-8 输尿管的第一个生理性狭窄（肾盂输尿管连接部）

被一个肾小盏包绕。经皮肾镜手术中建立皮肾通道进入集合系统时应通过肾锥体进入肾盏，这样可以避开肾柱和其中的大血管，所以镜下识别锥体和乳头的形态很重要。

2. 肾盏 每个肾脏有 7～9 个肾小盏，由肾盏杯口和肾盏颈组成，为漏斗状小管。每个覆盖于肾乳头上的肾小盏杯口向下变窄形成一个漏斗，漏斗融合形成肾大盏，每个肾脏一般有上、下两个肾大盏或上、中、下三个肾大盏（图 1-2-9、图 1-2-10）。

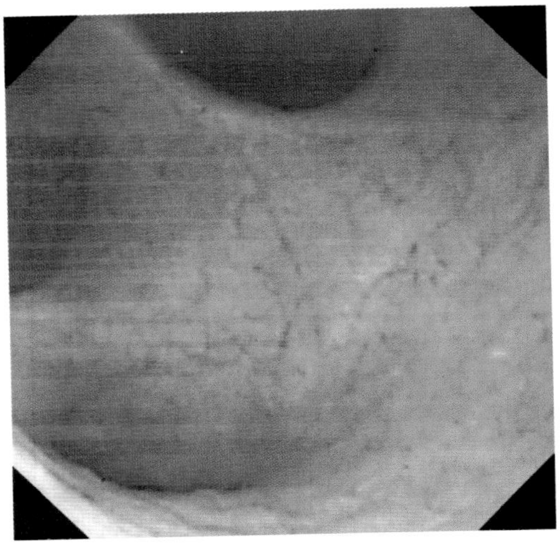

图 1-2-9 肾盂和上、中、下肾大盏

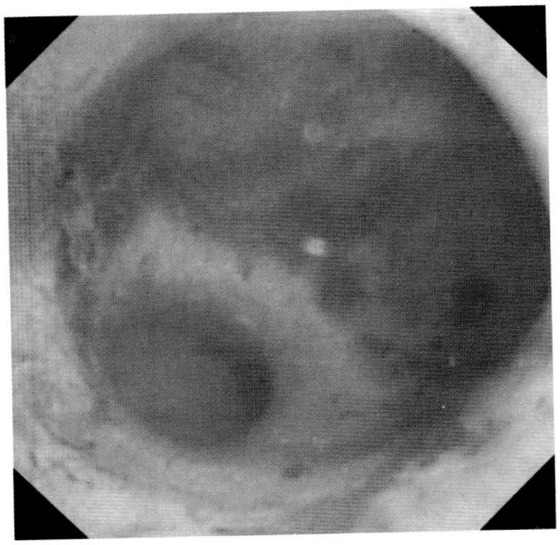

图 1-2-10 肾大盏

上、下极肾小盏通常融合，向两极放射状排列，融合肾盏（图 1-2-11）是肾锥体融合的结果。其余的肾小盏排列成纵行的腹侧（前组）和背侧（后组）前后两排（图 1-2-12）。腹侧肾盏朝向前半肾脏，背侧肾盏朝向后半肾脏。腹、背侧肾盏纵向排列成两排，之间的夹角接近 90°。

肾盏的类型：分为两种

（1）Brodel 型：此型多见，背侧肾盏向外伸长，指向肾脏侧凸面稍后的位置且与肾冠状切面呈 20°夹角。腹侧肾盏较短，指向前半部肾脏凸面位置，与肾脏冠状面所成角度通常为 70°夹角。

（2）Hodson 型：少见，腹、背侧肾盏结构及位置与 Brodel 型相反，腹侧肾盏结构延长向外，与肾脏冠状面成 20°夹角，后排肾盏较短，与肾脏冠状面成 70°夹角。

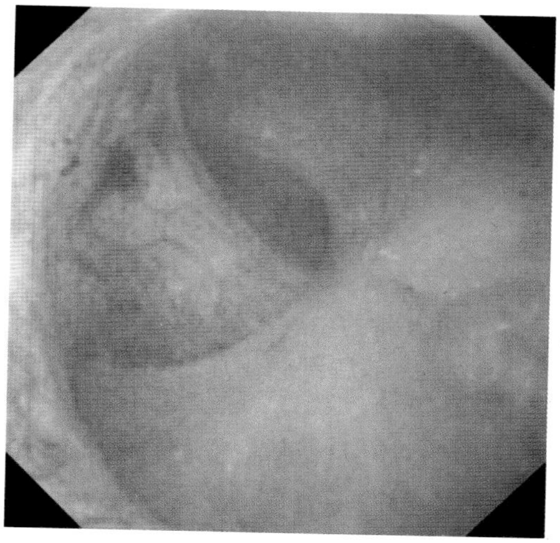

图 1-2-11 融合肾盏

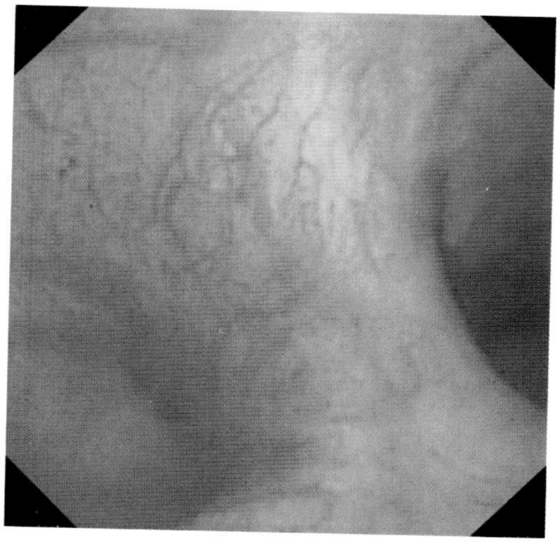

图 1-2-12 其余的肾小盏排列成纵行的前后两排

左侧肾脏更接近于 Hodson 型，而右侧肾脏以 Brodel 型多见。但是仍有 52.9% 的肾脏，其腹、背侧伸展排列是多方向的，并没有以上两种分型那么典型。

肾下大盏漏斗与肾盂夹角大于 90°的有 74%，肾下大盏漏斗宽度≥4mm 的占 60.3%。肾下盏中 56.8% 结构复杂，有多个小盏，43.2% 结构简单，只有中线漏斗和融合盏。

3. 肾盂的分型 根据国内影像学例如 IVP 或者 CTU 的形态，肾盂分为三型。

（1）成熟壶腹型肾盂（83.5%）（图 1-2-13）：肾大盏明显，肾大盏合成壶腹状的肾盂。

（2）胚胎壶腹型肾盂（图 1-2-14）：无肾大盏，肾小盏直接连接于壶腹状的肾盂。

（3）分支型肾盂（图 1-2-15）：肾大盏汇合处不形成膨大的肾盂，直接移行于输尿管。

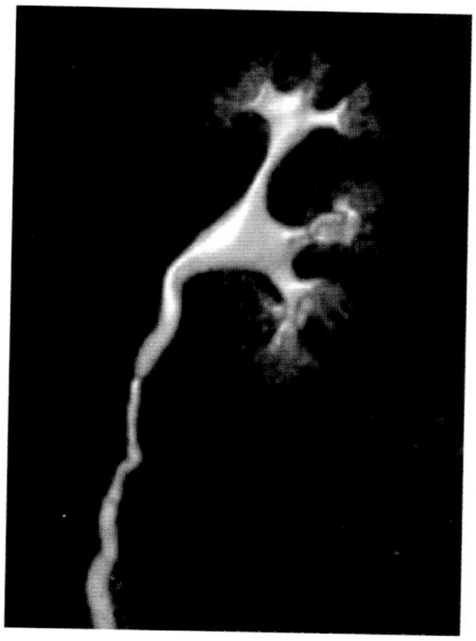

图 1-2-13 成熟壶腹型肾盂

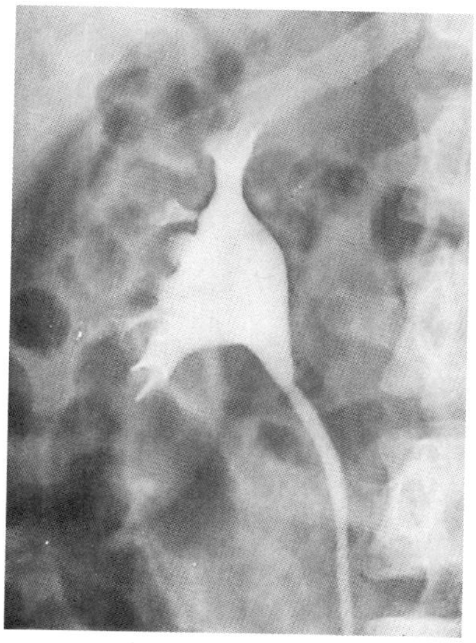

图 1-2-14 胚胎壶腹型肾盂

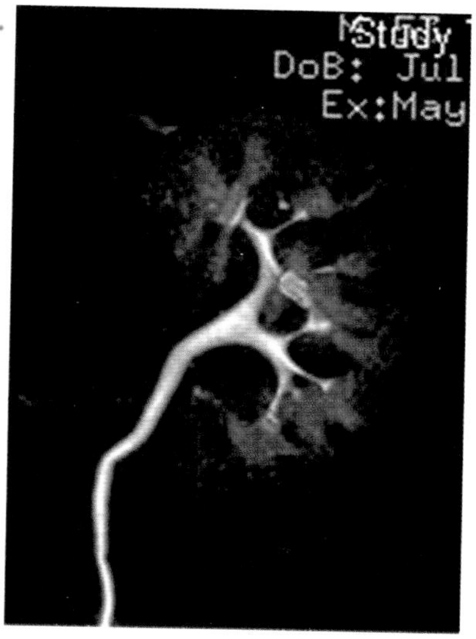

图 1-2-15 分支型肾盂

（李建兴）

第三节 腹腔镜手术解剖

一、腹壁相关解剖

（一）脐部解剖（筋膜分布特点、与后腹膜血管关系）

脐部是腹部重要的体表标志物，也是泌尿外科腔镜手术经腹入路的主要通道之一，在经腹单孔腹腔镜、经脐自然孔道技术中都有特殊的地位。所以熟悉脐周及下腹部解剖对泌尿外科腹腔镜手术有重要的意义。

在成人，脐环位于腹部白线的中部，呈圆形腱环，容纳萎缩的脐带。此处前面为皮肤，后面只有腹横筋膜和壁腹膜，是腹前壁的薄弱之处。

（二）腹壁血管解剖

1. 浅层血管　腹壁浅动脉和旋髂浅动脉是脐周两条比较重要的浅动脉。腹壁浅动脉起自股动脉，越过腹股沟韧带中、内 1/3 交界处，走向脐部（图 1-3-1）。在腹壁浅动脉的外侧，旋髂浅动脉同样起自股动脉，走向髂嵴。

脐周的静脉比较丰富，吻合成网。脐以上的浅静脉经过胸腹壁静脉回流入腋静脉，脐以下的浅静脉经过腹壁浅静脉汇入大隐静脉，再回流入股静脉（图 1-3-2）。

2. 深层血管　腹壁深层的动脉有穿行于腹内斜肌和腹横肌之间的下 5 对肋间后动脉、肋下动脉及 4 对腰动脉。腹上部还有行于腹直肌及腹直肌鞘后层之间的腹壁上动脉。腹下部还有腹壁下动脉及旋髂深动脉，两侧在邻近腹股沟韧带处起自髂外动脉。腹壁下动脉行于腹横筋膜与壁腹膜之间，经深环的内侧向内上穿过腹横筋膜，继而上行于腹直肌与腹直肌鞘后层之间，在脐周与腹壁上动脉相吻合，并与下 2 对肋间后动脉的终末支在腹直肌外侧缘相吻合。旋髂深动脉与腹壁下动脉约在同一水

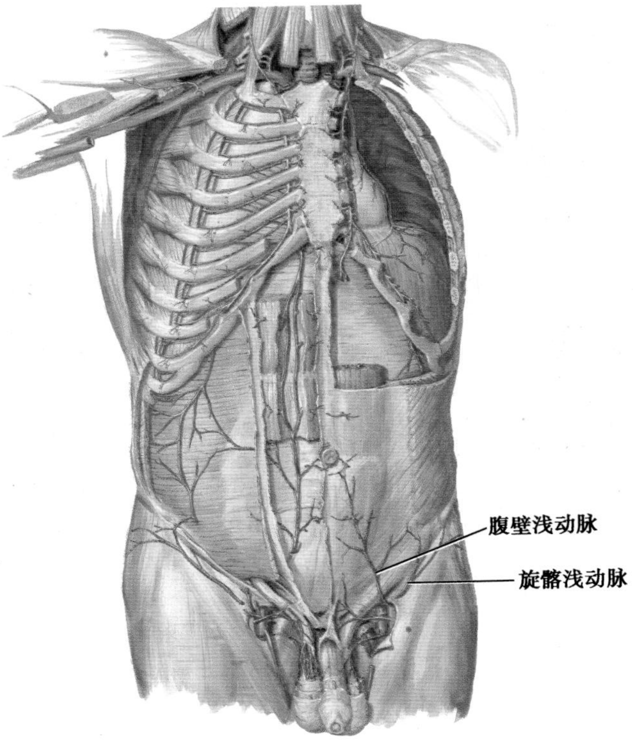

图 1-3-1　腹壁浅层动脉

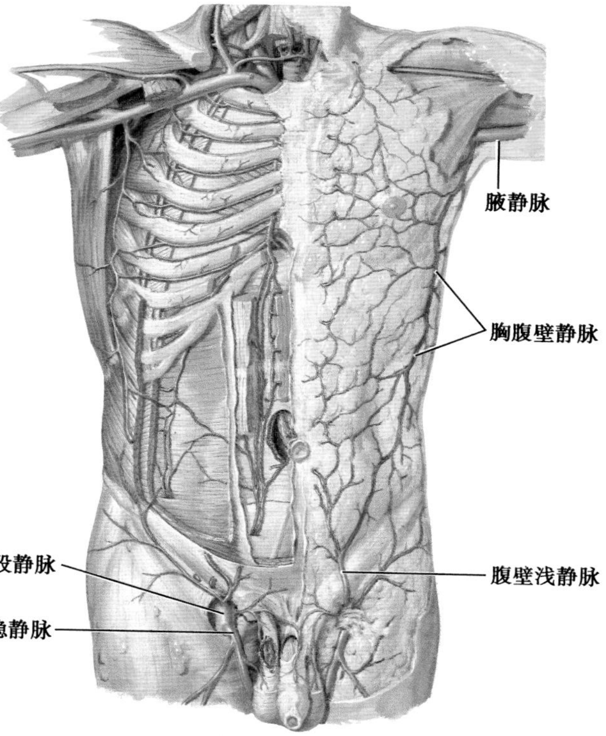

图 1-3-2 腹壁浅层静脉

平发自髂外动脉，向外上方斜行，达髂前上棘，穿腹横肌分布于腹部 3 层阔肌、腰大肌、髂肌等。腹壁的深静脉与同名动脉伴行。

二、腹膜后腔解剖

腹膜后腔是上尿路泌尿外科手术的主要范围。腹膜后腔的后界为腹壁，由腰背筋膜及包绕在一起的骶棘肌和腰方肌组成。腹膜后腔的两侧毗邻腹膜外脂肪，以侧腹壁的腹横肌为界。腹膜后腔的前界是腹膜，上界是横膈，下方与腹膜外盆腔结构毗邻。

后腹壁

1. 后腹壁肌肉组织和腰背筋膜　腰背筋膜包绕骶棘肌和腰方肌，共同组成后腹壁。腰背筋膜起自腰椎的棘突，并向前方和上方伸展，在其向上方伸展时，又分为了前、中、后三层。

腰背筋膜的后层从后面覆盖骶棘肌，同时也是背阔肌的起点。腰背筋膜的中层形成分隔骶棘肌前面与腰方肌后面的筋膜层。腰背筋膜前层覆盖在腰方肌的前面，并成为腹膜后腔的后界。随着向骶棘肌和腰方肌的外侧伸展，腰背筋膜的各层融合在一起，然后与腹横肌相连接。

腰方肌和骶棘肌形成了后腹壁的肌肉部分，填充了第 12 肋、脊柱和髂嵴之间的空间。腰方肌有多项功能：支持第 12 肋以促进膈肌收缩和吸气；在用力呼气时帮助肋间肌的功能；控制躯干的侧弯。骶棘肌同样通过帮助脊柱的伸展起到控制躯干运动的目的。

2. 侧腹壁肌肉组织　三层肌肉构成了侧腹壁肌肉组织，由浅到深分别是腹外斜肌、腹内斜肌和腹横肌（图 1-3-3）。最浅层的腹外斜肌起自下部肋骨，在由外侧方走向中线的同时向下伸展，最后附着于髂嵴和腹直肌前鞘。腹外斜肌的后界在到达腰背筋膜前终止并保持游离。下一层的腹内斜肌同样起自下部肋骨，但其肌纤维由中线走向外下方，最后止附于髂嵴和腰背筋膜。最深层结构为腹横肌和腹横筋膜，腹横肌起自腰背筋膜，其肌纤维向前方和中线行走，到达腹直肌鞘。腹横肌的深层是腹横筋膜，然后是腹膜后腔。侧腹壁肌肉组织的功能是保持腹部和躯干的张力与稳定，控制运动，同时保护腹部脏器。

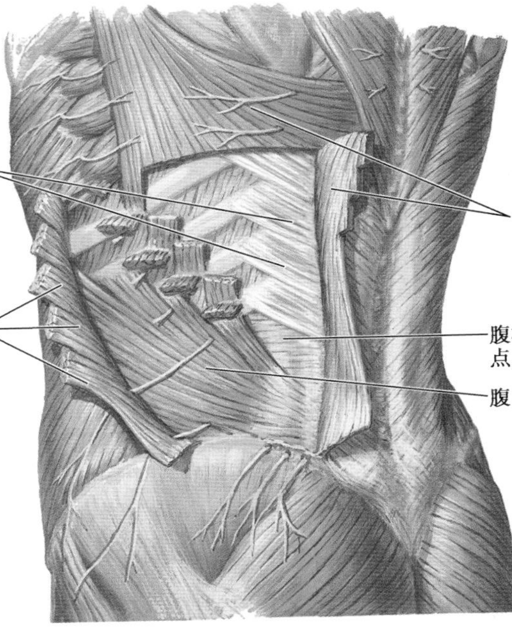

图 1-3-3　侧腹壁肌肉

腹腔内解剖

（一） 肾上腺、肾、输尿管

1. 肾上腺

（1） 大体解剖：肾上腺左右各一，成人每个肾上腺重约 5g，横径为 3～5cm。右肾上腺呈三角形，左肾上腺呈新月形。大体呈橘黄色（图 1-3-4）。

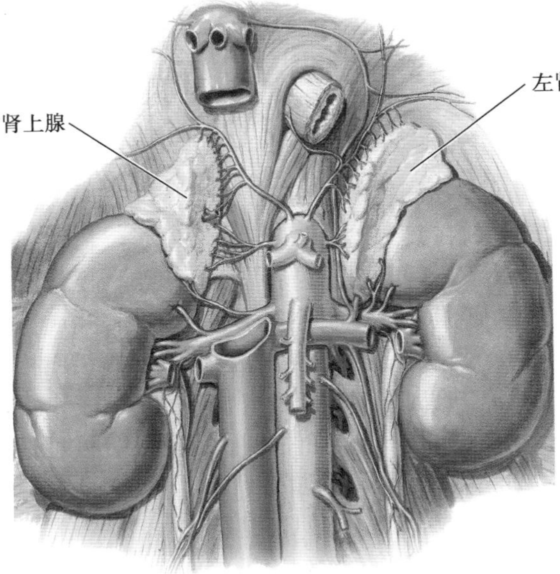

图 1-3-4　肾上腺大体解剖

（2） 位置毗邻：双侧肾上腺均位于 Gerota 筋膜内（图 1-3-5），并被一层结缔组织与其下的肾上极隔开。右侧肾上腺前方为肝右叶，内侧为下腔静脉，后方为膈。左侧肾上腺前方为胰腺、网膜囊和胃，

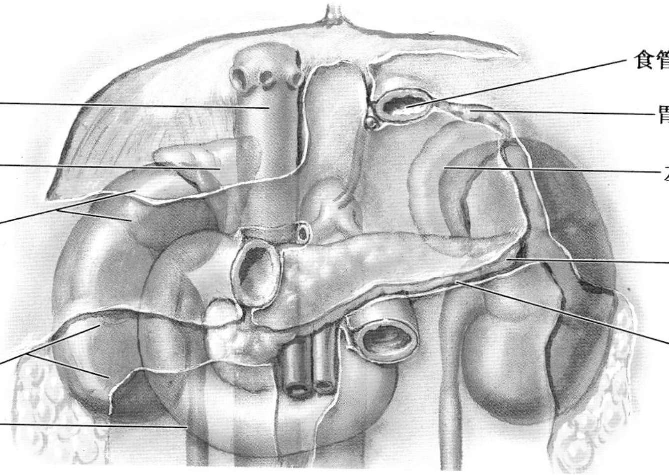

图 1-3-5 肾上腺位置及毗邻

后方为膈，内侧与主动脉相邻，上面与脾脏相邻。

（3）血供：肾上腺的动脉为肾上腺上、中、下动脉（图 1-3-6），分别来自膈下动脉、主动脉腹部和肾动脉。肾上腺静脉一般左右各一，均多位于前中部（图 1-3-7）。右肾上腺的静脉血回流至下腔静脉，左肾上腺的静脉血回流至左肾静脉。

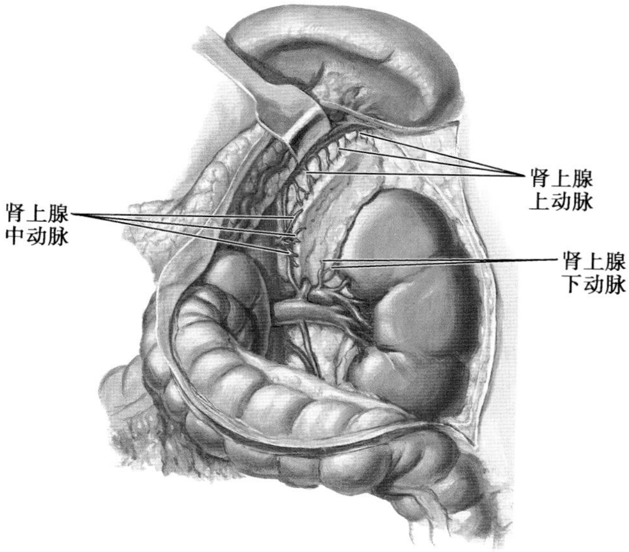

图 1-3-6 肾上腺的动脉供血

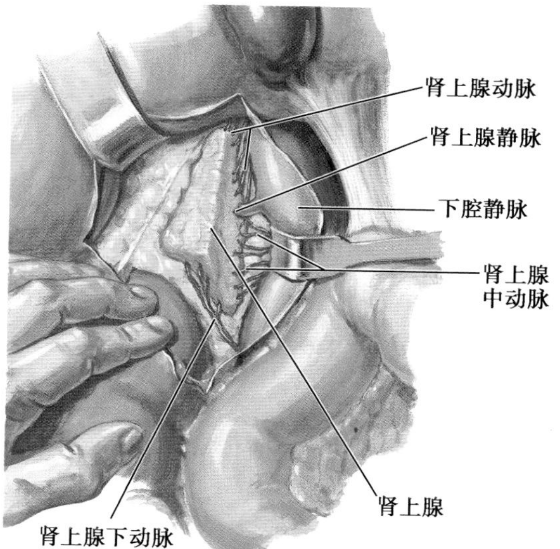

图 1-3-7 肾上腺的静脉回流

（4）淋巴回流：肾上腺的淋巴回流多与静脉伴行，汇入腰淋巴结。

（5）神经：肾上腺的神经主要来自内脏大、小神经的节前纤维（图 1-3-8），经腹腔丛至肾上腺，大部分终于髓质。

2. 肾

（1）大体解剖：肾脏呈斜形附着于腰肌的边缘，成人肾脏重约 150g，长 10～12cm，宽 5～7cm，厚约 3cm。由于肝脏的挤压，右肾略短、稍宽，且位置低于左肾（图 1-3-9）。活体肾脏呈棕红色，被其周围的肾周脂肪、肾血管蒂联合腹肌张力及腹腔内脏器的体积维持于腹膜后腔。肾实质从外周向中心延续，直至肾窦。在肾窦处血管结构和集合系统互相靠近并离开肾脏内侧，其外由肾窦脂肪包绕。在

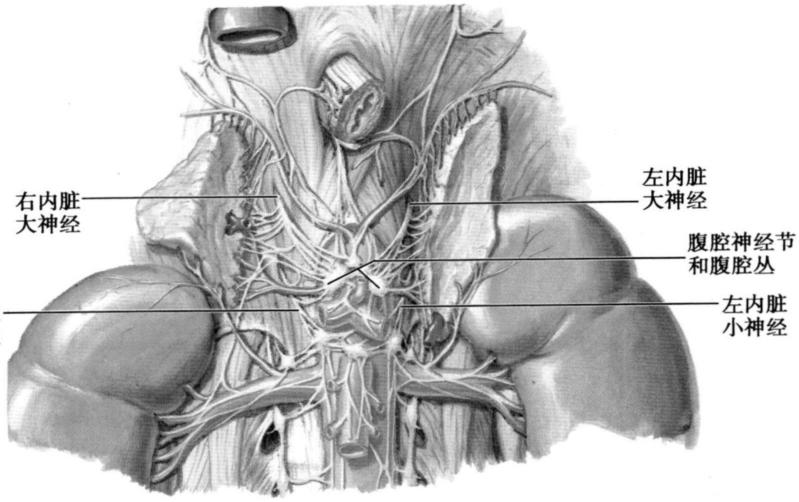

图 1-3-8　肾上腺的神经支配

内侧边界，肾窦缩窄形成肾门。肾动脉、肾静脉和肾盂均从肾门穿过。在肾脏长轴切面上可见肾脏由外面的皮质、中间的髓质及内部的肾盏肾盂构成（图 1-3-10）。

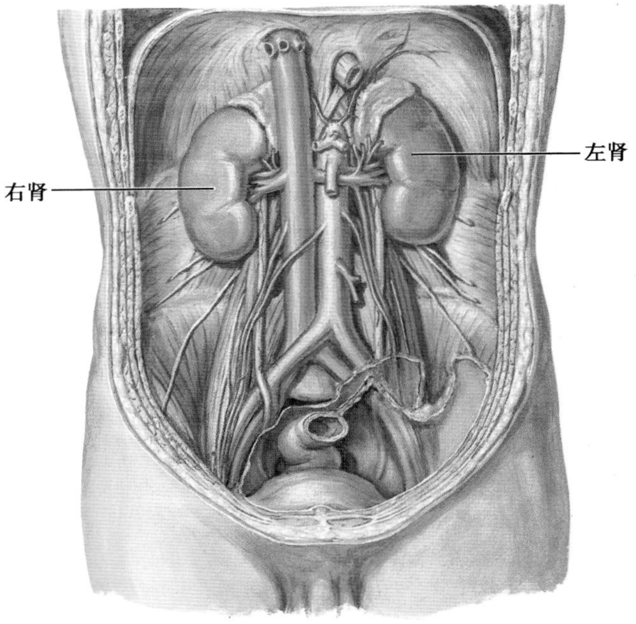

图 1-3-9　肾脏位置示意图

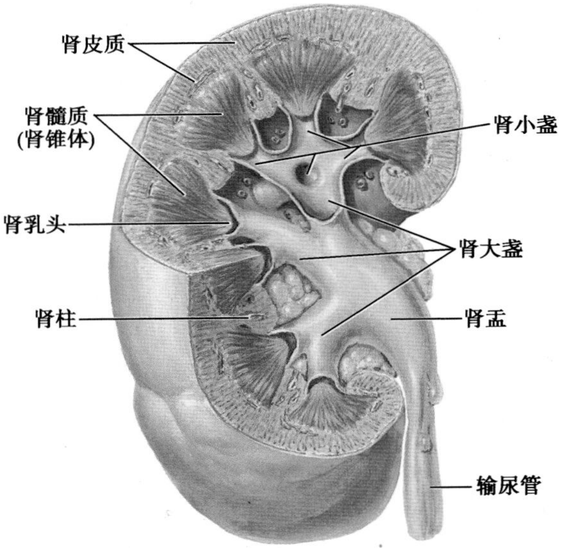

图 1-3-10　肾脏剖面图

（2）位置毗邻：肾脏位于腹腔的后上部、脊柱的两侧，紧贴腹后壁。肾的长轴上端倾向脊柱，下端倾向下外方，每个肾脏的内侧面向前旋转约 30°。左肾上极平第 11 胸椎体下缘，下极平第 2 腰椎体下缘，第 12 肋横过其后面的中部；右肾上极平第 12 胸椎体上缘，下极平第 3 腰椎体上缘，第 12 肋越过其后面的上部。双肾可随呼吸上下移动，但移动范围多不超过一个椎体。膈肌覆盖双侧肾的上三分之一，其下三分之二靠在腰大肌上，其外侧为腰方肌和腹横肌腱膜。在前方，右肾上极紧靠肝脏及右肾上腺，在内侧与十二指肠降部在肾门水平紧靠在一起，下极紧靠结肠肝区；左肾上极与胰尾相邻，脾血管与左肾门和肾上极相邻，肾上极还覆有肾上腺，更靠外上方为脾（图 1-3-11）。

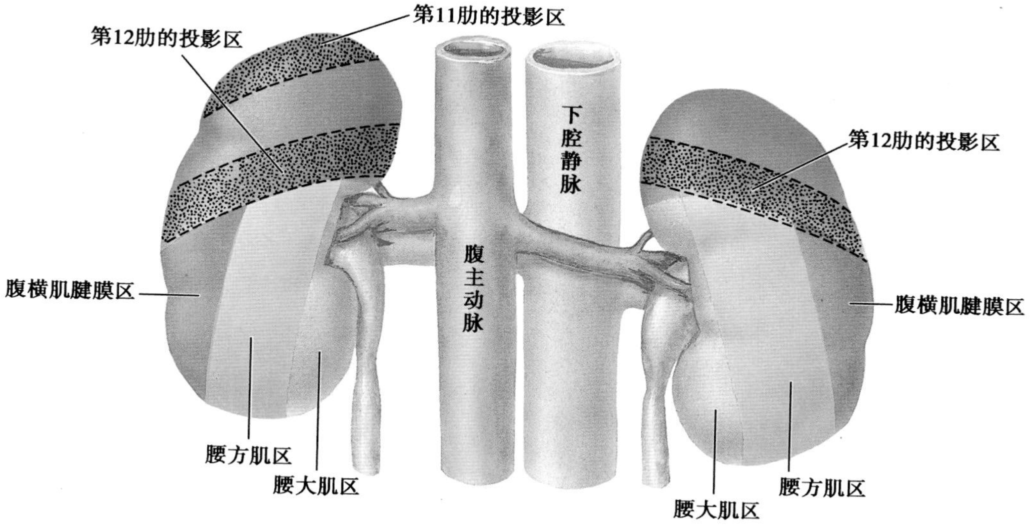

图 1-3-11 肾脏毗邻结构在肾脏的投影图

(3) 肾的被膜:肾的被膜由外向内依次为肾筋膜、脂肪囊和纤维囊(图 1-3-12)。肾筋膜又称 Gerota 筋膜,为腹膜外组织移行而成,分为前、后两层。两侧在上方、外侧相互融合,致 Gerota 筋膜封闭,在内侧前层延伸至腹主动脉和下腔静脉的前面,与大血管周围的结缔组织及对侧肾筋膜前层相连续,后层与腰大肌的筋膜相融合,在下方两层分离形成一个潜在的腔隙,填以脂肪,其间有输尿管通过。肾筋膜与纤维囊间的脂肪组织称为脂肪囊,对肾起弹性垫样的保护作用。纤维囊为肾固有膜,紧包于肾实质的表面,薄而坚韧,由致密的结缔组织和少数弹力纤维构成。

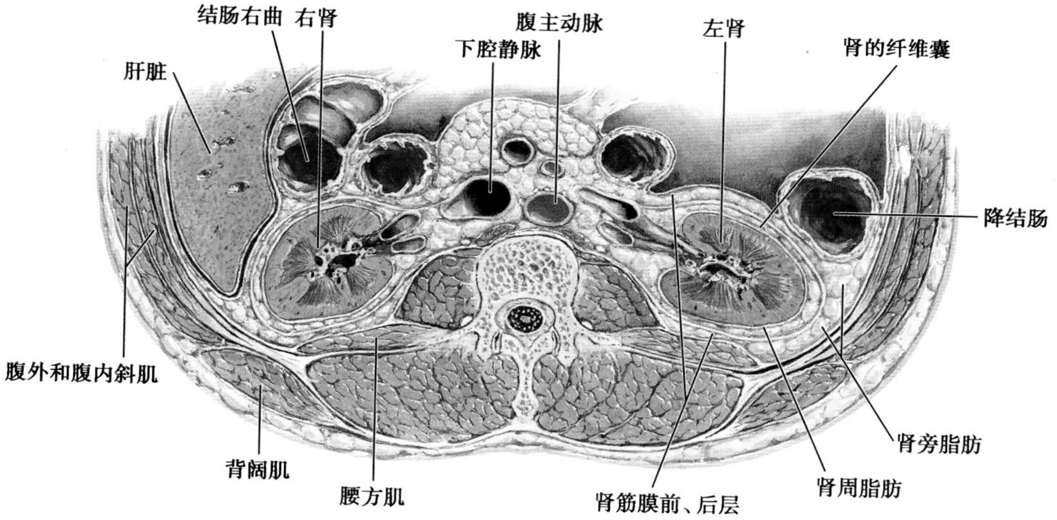

图 1-3-12 肾脏的被膜结构

(4) 血供:肾动脉平第 2 腰椎处起于腹主动脉(图 1-3-13),在肾静脉后方水平走向两侧,左肾动脉发起处略高于右侧,右肾动脉较左侧略长,向右经下腔静脉后方入肾。肾动脉在入肾门之前发出一小支至肾上腺,称为肾上腺下动脉。肾动脉多为每侧 1 支,有时可有 2 支或 3 支(图 1-3-14)。除肾动脉及其分支外,有时可有 1~2 条副肾动脉,不经肾门,直接在肾的上部或下部穿入肾实质内。肾脏小叶间静脉引流球后毛细血管的血液,其后逐渐汇聚为弓状静脉、叶间静脉、叶静脉和段静脉,这些静脉均与各自动脉相伴行。在段静脉之后,静脉汇合成为 3~5 支静脉主干,最后合并形成肾静脉,经肾动脉前方横行向内,注入下腔静脉。左肾静脉较长,还接受左睾丸静脉或左卵巢动脉和左肾上腺静脉。

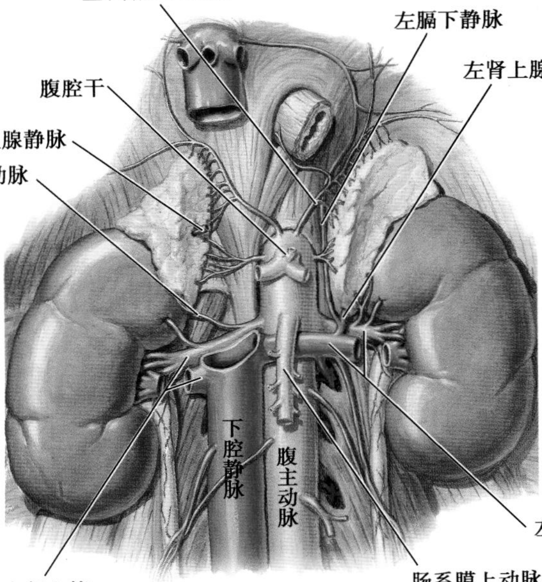

图 1-3-13 肾脏的动脉供血

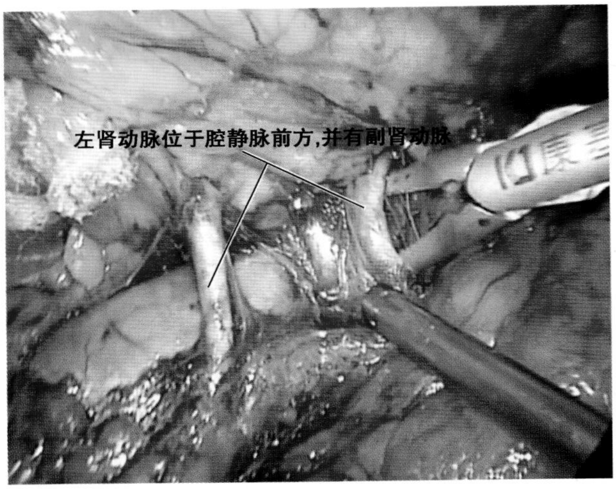

图 1-3-14 肾动脉变异,左肾动脉位于腔静脉前方,并有副肾动脉

3. 输尿管

（1）大体解剖:输尿管为管状结构,长约 30cm,视个体的身高而定。输尿管整体呈一光滑 S 形。骶骨上缘、骶骨下缘将输尿管分为上、中、下三段。亦可按其走行分为腹段、盆段及壁内段。

（2）位置毗邻:输尿管自上起始于输尿管肾盂连接部,在腰大肌的前缘向下走行,并逐渐向中间靠拢,在骶髂关节水平向外走行至坐骨棘附近,并再次转向内侧,最终穿过膀胱的基底。输尿管的起始部位于肾动脉、肾静脉的后方。在沿腰肌下行时,右输尿管毗邻升结肠、盲肠、结肠系膜和阑尾,左输尿管毗邻降结肠、乙状结肠及其肠系膜。约有 1/3 的个体其生殖血管在其前方与之交叉。右输尿管经右髂外动脉起始部的前方,左输尿管经左髂总动脉末端的前方进入盆腔(图 1-3-15)。输尿管在膀胱底外上角处向内下斜穿膀胱壁,开口于膀胱内面的输尿管口。输尿管肾盂连接部、跨越髂血管处、输尿管膀胱连接部为输尿管的三个生理性狭窄。

（3）血供:输尿管的动脉血供主要来源于内侧,其上段主要来自肾动脉;中段主要来自精索内动

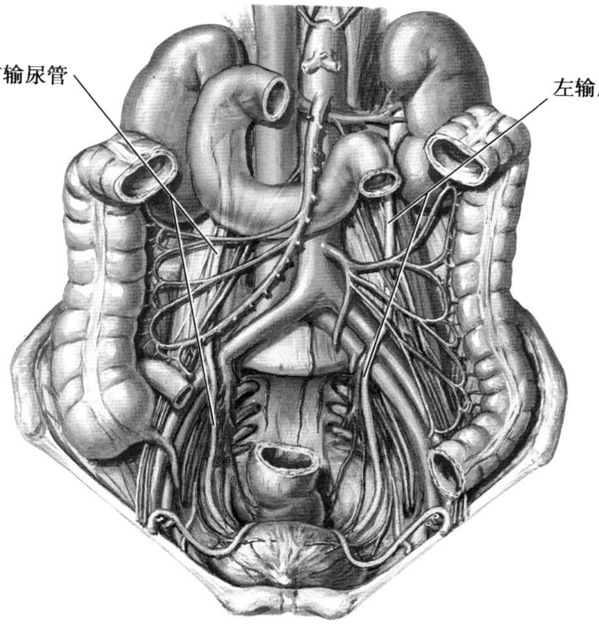

图 1-3-15 输尿管的位置及毗邻

脉或卵巢动脉；下段主要来自髂总动脉、髂内动脉和膀胱动脉的分支，还有来自直肠中动脉、子宫动脉、阴道动脉的分支。动脉血供在输尿管外膜内纵行走行，并形成广泛的血管网。输尿管的静脉回流与相应的动脉伴行。

（4）淋巴回流：上段输尿管的淋巴主要回流至腰淋巴结，中段的淋巴汇入髂内淋巴结和髂总淋巴结，下段的淋巴回流至膀胱和髂内淋巴结。

三、盆腔解剖

（一）膀胱、前列腺的位置及毗邻

1. 膀胱的位置及毗邻 膀胱位于盆腔的前部，耻骨联合的后方。膀胱空虚时呈三棱锥体形，分顶、底、体、颈四部分，各部分分界不明显。膀胱顶朝向耻骨联合，借脐正中韧带与脐部相连，上被腹膜覆盖形成脐中襞；膀胱底朝后下，呈三角形。底的两个外角有输尿管穿入、下角接尿道。顶底之间为膀胱体。膀胱体与尿道相接处为膀胱颈，此处管腔为尿道口。充盈的膀胱呈卵圆形，可上升至耻骨联合以上，至前腹壁的腹膜与腹横筋膜之间。成人膀胱正常容积 350～500ml，最大容积可达 800ml。

男性腹部前壁的腹膜向下至小骨盆腔，覆盖于空虚膀胱的上面和后面，腹膜自膀胱后壁返折至直肠，被覆直肠中 1/3 的前面及上 1/3 的前面和两侧，继续向上延伸为腹后壁的腹膜，在膀胱与直肠之间形成直肠膀胱陷凹，是腹膜腔的最低部位（图 1-3-16）。女性腹部前壁的腹膜覆盖膀胱上面和后面的一部分，向后覆盖子宫大部分、卵巢、输卵管及阴道的最上部，然后返折至直肠，向上与腹后壁腹膜延续，其间形成膀胱子宫陷凹和直肠子宫陷凹（图 1-3-17）。

膀胱的前外侧面为膀胱前间隙，称耻骨后间隙（Retzius 间隙）。此间隙是膀胱和前列腺手术腹膜外入路的分离层面。对于男性，此间隙内有耻骨膀胱韧带、耻骨前列腺韧带、结缔组织和静脉丛；对于女性，耻骨膀胱韧带连至膀胱或尿道前面。耻骨膀胱韧带和耻骨前列腺韧带呈对称分布，中间有阴茎或阴茎背深静脉通过。在膀胱外侧的腹膜下结缔组织中走行有至膀胱的血管和神经，以及部分输尿管、输精管，这些血管、神经和组织组成膀胱外侧韧带，此韧带起于膀胱与前列腺外侧，向外上方连至肛提肌表面的筋膜。膀胱两侧不仅与肛提肌、闭孔内肌、盆壁筋膜相邻，男性膀胱还与输精管相邻，女性还与子宫圆韧带相邻。膀胱的后下壁（膀胱底）与直肠相邻，男性中二者之间有精囊腺、输精管、输

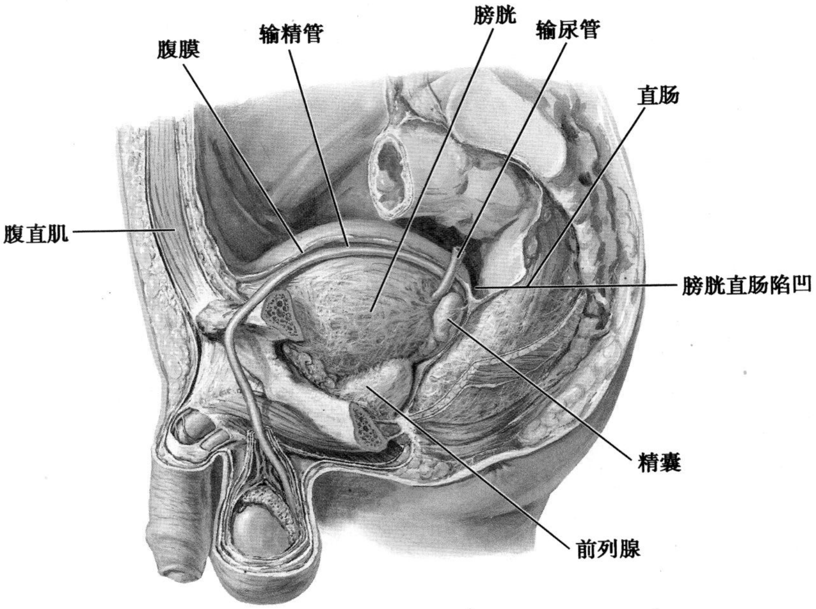

图 1-3-16 男性膀胱位置及毗邻示意图

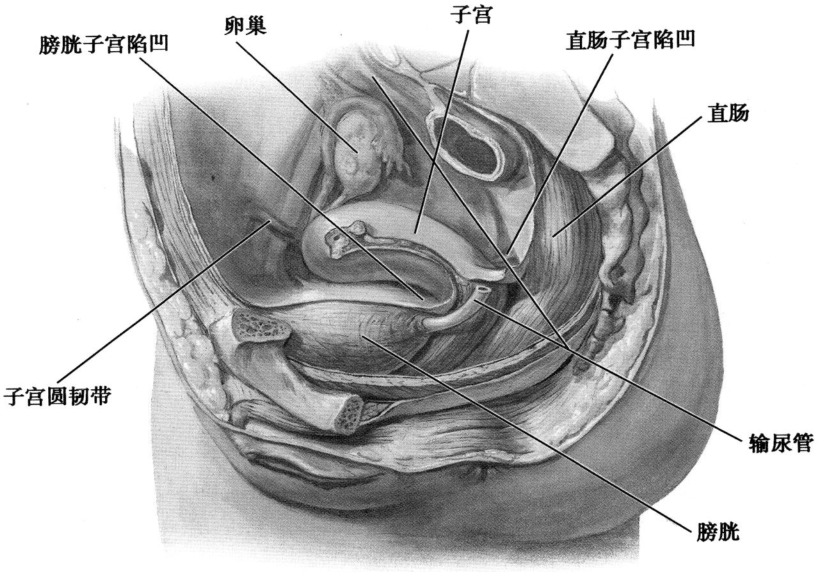

图 1-3-17 女性膀胱位置及毗邻示意图

精管壶腹和腹膜会阴筋膜。在女性中膀胱后面为膀胱子宫陷凹及子宫体，陷凹的下方借疏松结缔组织与阴道和子宫颈紧密结合。膀胱的上面被以腹膜，常附以小肠袢和乙状结肠，有时为横结肠、盲肠和阑尾。膀胱颈在男性邻接前列腺，在女性与尿生殖膈毗邻。

2. 前列腺的位置及毗邻 前列腺外形似板栗，位于真骨盆下部、耻骨联合下缘、耻骨弓的后方、直肠的前方。前列腺近端宽大，朝向上方，稍凹陷，与膀胱颈相贴，称前列腺底部，有尿道在其中穿过；后部有左右射精管贯穿其中。前列腺下端为前列腺尖部，朝向前下方，与膜部尿道及覆盖在其表面的尿道外括约肌相延续，尿道外括约肌位于尿生殖膈内，由于尿道外括约肌与前列腺尖部紧密相邻，在离断前列腺尖部时，容易损伤尿道外括约肌，因此，需要在尿道膜部近端保留一小段尿道，以避免在对尿道和膀胱吻合时损伤尿道外括约肌而造成尿失禁。前列腺底部和尖部之间是前列腺体部，前面隆凸，后面平坦，朝向后下方。在前列腺体部后方邻近膀胱处有双侧输精管斜行穿过并开口于前列腺尿道部后壁的精阜。

前列腺位于膀胱与尿生殖膈之间，前列腺底部与膀胱颈部、精囊和输精管壶腹相邻，前列腺尖部向前下方与尿生殖膈上筋膜相延续（图 1-3-18）。前列腺前方为耻骨联合，二者之间有前列腺静脉丛浅表支及疏松结缔组织；前列腺两侧为肛提肌，其周围有前列腺静脉丛包绕；前列腺后方为直肠壶腹，直肠指诊可触及前列腺的后面。前列腺与直肠之间有直肠膀胱筋膜（Denonvillier's fascia）相隔，Denonvillier 筋膜分为两层，前层是尿生殖膈深层筋膜的延续，筋膜的后层位于直肠前，两层之间为一潜在的无血管区。

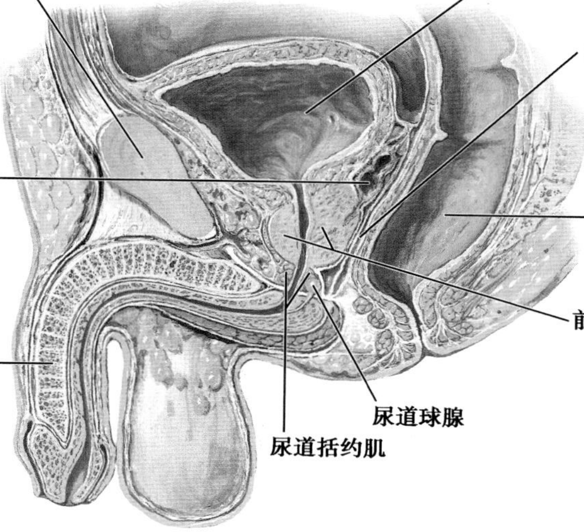

图 1-3-18 前列腺的位置及毗邻示意图

前列腺底上接膀胱颈，两者界限并不明显，手术时需要仔细辨认，两者交界处的后上方有精囊和输精管壶腹，是前列腺根治术时需要一并切除的组织。前列腺尖部与膜部尿道及覆盖其表面的尿道外括约肌相延续，分离前列腺尖部时极易损伤尿道外括约肌，是术后发生尿失禁的主要原因。前列腺前方与耻骨联合相邻，位于耻骨弓后方，两者之间为丰富的结缔组织，其间有前列腺静脉和阴茎背深静脉丛通过，是前列腺手术时容易出血的部位。前列腺的后表面借膀胱直肠陷凹与直肠相邻，前列腺体两侧有肛提肌的耻骨尾骨肌绕过。

前列腺表面有三层重要的筋膜。第一层筋膜紧贴耻骨背侧面及前列腺尖部两侧的盆内筋膜，两者深面为阴茎背深静脉的两个主要分支——左右侧静脉丛。仔细清除盆内筋膜表面的脂肪结缔组织，前列腺尖部两侧的盆内筋膜返折处可以得到清晰的显露，前列腺癌根治手术中需要从这里切开盆内筋膜，以便进一步处理耻骨前列腺韧带并游离前列腺尖部；第二层筋膜是前列腺包膜，也就是盆内筋膜延续过来覆盖于前列腺前面及侧表面的盆筋膜脏层；第三层是前列腺后方和直肠前方的 Denonvillier 筋膜，分为前后两层，前层位于前列腺和精囊后方，是尿生殖膈深层筋膜的延续，向上沿前列腺、精囊和射精管后面延伸，并有血管、神经伴行其中，是阻断局部炎症和癌肿向后方扩散的重要保护屏障；后层位于前列腺与直肠之间。手术分离前列腺后侧时容易导致直肠损伤，因此在 Denonvillier 筋膜的前后层之间分离是最安全的。第 1 层和第 2 层筋膜相互延续，并返折形成两条耻骨前列腺韧带。耻骨前列腺韧带向前附着于耻骨联合外侧耻骨支的下 1/5，向后附着于前列腺与尿道外括约肌的交界处。耻骨前列腺韧带与坐骨棘之间的盆筋膜增厚，形成骨盆弓状韧带，两韧带之间、前列腺包膜下可见阴茎背深静脉的最大分支——浅表支，处理耻骨前列腺韧带时易造成大量的出血。

（二）盆腔血管、淋巴管及神经

1. 膀胱的血管、淋巴管及神经

（1）膀胱的血管：膀胱上动脉由脐动脉未闭合部分发出，通常分出 2 ~ 3 支供应膀胱上外侧面，还发出膀胱输精管动脉和输尿管支供应输精管及输尿管下段。膀胱下动脉通常由阴部内动脉或髂内动脉发出，有时由臀下动脉发出，主要供应膀胱下部和底部，以及近端尿道和前列腺。在女性，子宫和阴道动脉也发分支供应膀胱底。直肠下动脉的膀胱支分别供应膀胱后面和部分精囊腺。闭孔动脉的膀胱支也供应膀胱底（图 1-3-19）。

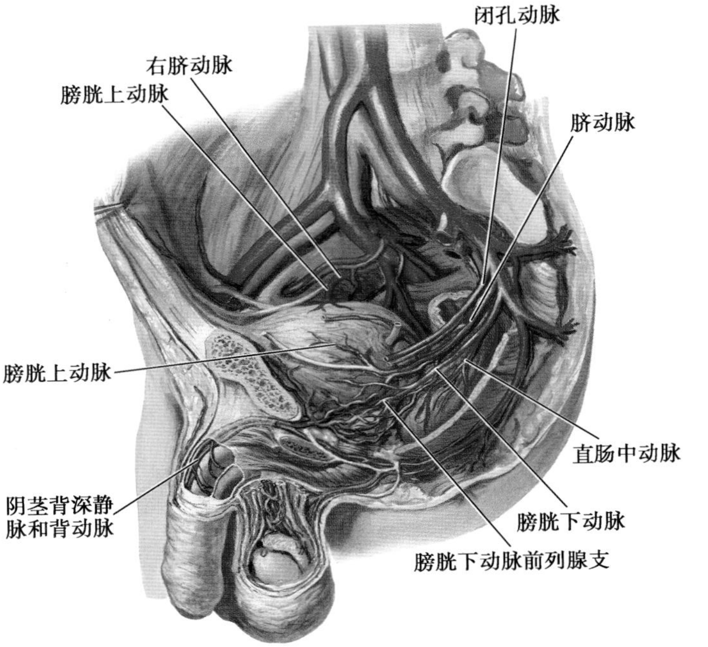

图 1-3-19　膀胱的血管分布

膀胱的静脉不与动脉伴行，在膀胱底构成静脉网，通过前列腺外侧韧带里的膀胱下静脉注入髂内静脉。膀胱静脉网向后，在男性与前列腺和精囊腺的静脉相连构成膀胱前列腺丛。在女性则与直肠丛或子宫阴道丛吻合，向前则与膀胱前间隙内的阴部丛吻合。

（2）膀胱的淋巴管：膀胱前壁的淋巴沿脐动脉到髂内淋巴结。膀胱后壁的淋巴流入髂外淋巴结，也有的注入髂内淋巴结、髂总淋巴结和骶淋巴结。膀胱三角区的淋巴注入髂外淋巴结和髂内淋巴结。膀胱颈的淋巴，有些直接注入主动脉旁淋巴结（腰淋巴结）、主动脉淋巴结或主动脉后淋巴结。

（3）膀胱的神经：膀胱的副交感神经来自骶$_{2\sim4}$脊髓段，组成内脏神经（节前纤维），穿过下腹下丛和膀胱丛到达逼尿肌的神经节，再发出节后纤维支配逼尿肌（图 1-3-20），兴奋时逼尿肌收缩，括约肌松弛，膀胱排空。

膀胱的交感神经主要来自胸$_{11}$ ~ 腰$_{2}$ 脊髓节段，节前纤维经下腹下丛发出突触交换后，节后纤维支配膀胱颈括约肌及逼尿肌，兴奋时逼尿肌松弛，膀胱括约肌收缩，膀胱储尿。尿道外括约肌为随意肌，由阴部神经支配，控制排尿。

2. 前列腺的血管、淋巴管及神经

（1）前列腺的血管：前列腺由膀胱下动脉、直肠下动脉以及阴部内动脉提供血液供应。其中，膀胱下动脉是前列腺最主要的血液供应来源。膀胱下动脉在进入前列腺前又分为 2 组，即前列腺尿道组和前列腺包膜组。尿道组血管于膀胱颈部后外侧与前列腺底部相接处进入前列腺，主要供应膀胱颈部和尿道周围的大部分前列腺腺体（图 1-3-21）。包膜组血管位于盆侧筋膜深面沿盆壁下行，经前

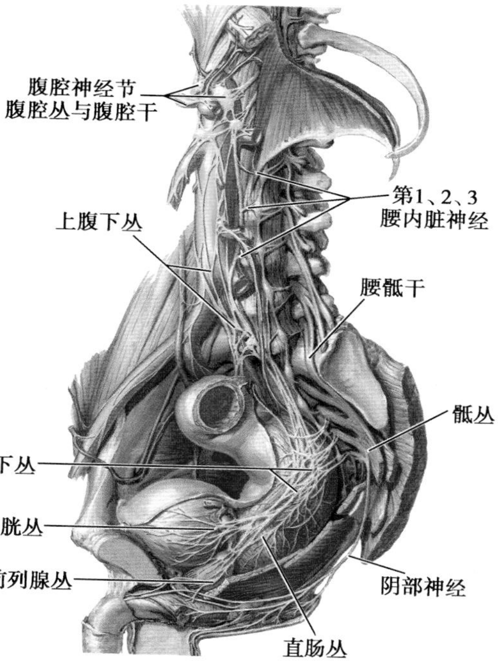

图 1-3-20 膀胱的神经支配

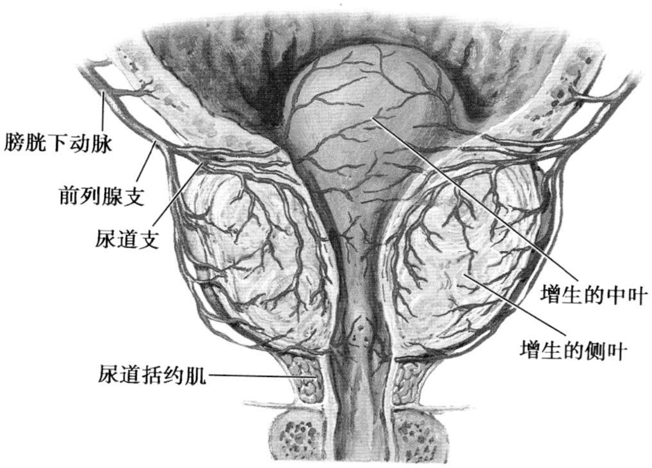

图 1-3-21 前列腺的血管分布

列腺的背外侧下行，发出分支供应前列腺外周部分腺体。在施行前列腺手术时，前列腺窝后缘 5 点、7 点处前列腺动脉的处理对术中控制出血至关重要。前列腺包膜组动脉分支位于盆侧筋膜深面，沿尿道和前列腺的背外侧方以及直肠前侧壁的上方下行，经过前列腺的后侧壁沿途发出分支至前列腺的腹侧和背侧，主要供应前列腺外周部分和前列腺包膜。前列腺包膜组血管与来源于盆腔神经丛的自主神经相伴行，共同组成神经血管束，紧贴前列腺筋膜和 Denonvillier 筋膜的外侧，在切断前列腺尖部和游离前列腺背侧时应紧贴前列腺筋膜，以避免神经血管束的损伤，这对于术后性功能的保留十分重要。

前列腺静脉的主要构成为前列腺静脉丛。阴茎背深静脉在穿过尿生殖膈后分为三个主要分支：浅表支及左、右静脉丛。浅表支走行于耻骨与前列腺之间的耻骨后间隙中，其汇入来自前列腺及膀胱颈中部的血液。左、右静脉丛分别走行于两侧前列腺的背外侧，与阴部静脉、闭孔静脉和膀胱静脉丛有广泛的交通，因此任何静脉分支的破裂都有可能造成盆腔大出血。

（2）前列腺的淋巴管：前列腺的淋巴管于前列腺周围形成前列腺淋巴丛，其淋巴引流分若干组。一组是通过膀胱前及膀胱旁淋巴结引流至髂内淋巴结。另一组汇入骶淋巴结，最终注入髂总淋巴结。还有一组为淋巴管沿髂血管走行并加入髂外淋巴结，这组淋巴结又包括3个淋巴链：外侧链位于髂外动脉的外侧；中链位于髂外静脉的前方；内侧链位于髂外静脉的下方。内侧链中有一附属淋巴结，位于闭孔神经周围，即所谓的闭孔神经淋巴结，一般认为此组淋巴结是前列腺癌淋巴结转移的第一站（图1-3-22）。

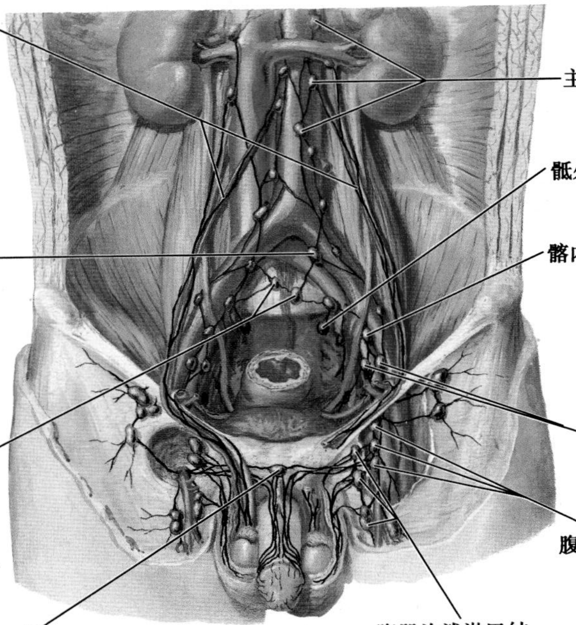

图1-3-22 前列腺的淋巴回流

（3）前列腺的神经：前列腺的神经主要来自盆腔神经丛，神经的分支在前列腺周围组成前列腺神经丛，含有交感与副交感成分。这些来源于盆腔神经丛的支配盆腔内器官和外生殖器的自主神经与前列腺包膜组的动静脉伴行，这些神经支配前列腺、尿道、阴茎海绵体等，不仅与阴茎勃起功能有关，还参与尿控。这些血管、神经共同组成了神经血管束。多数神经纤维于前列腺底部附近离开神经血管束，向内呈展开状进入前列腺筋膜，其中一部分神经纤维继续向内越过前列腺底部进入前列腺中央区，其余神经纤维则前行进入前列腺囊。同时有少部分神经纤维下行至尖部。

（张骞 金杰）

参考文献

1. 高秀来，于恩华. 人体解剖学[M]. 北京：北京大学医学出版社，2002：123-130.
2. 刘斌. 组织学与胚胎学[M]. 北京：北京大学医学出版社，2005：219-227.
3. Herbert Lepor. Prostatic diseases[M]. 北京：科学出版社，2001：1-27.
4. 张旭. 泌尿外科腹腔镜手术学[M]. 北京：人民卫生出版社，2008：120-136.
5. 吴阶平. 吴阶平泌尿外科学[M]. 山东：山东科学技术出版社，2004：51-84.
6. 钟世镇. 泌尿外科临床解剖学图谱[M]. 山东：山东科学技术出版社，2005：207-228.
7. （美）魏恩. 坎贝尔-沃尔什泌尿外科学[M]. 第9版. 郭应禄，周立群，译. 北京：北京大学医学出版社，2009：2809-3281.
8. （美）奈特人体解剖彩色图谱[M]. 第3版. 王怀经译. 北京：人民卫生出版社，2005.

第四节 内镜手术相关麻醉

一、经尿道内镜手术的麻醉

近年来泌尿外科内镜技术不断发展,通过膀胱镜、输尿管镜等技术,可以对尿道、膀胱、输尿管乃至肾脏集合系统的肿瘤、一些先天性疾病、结石、尿瘘、梗阻等多种泌尿外科疾病进行明确诊断,大部分手术如前列腺增生、膀胱肿瘤、输尿管结石等也可经尿道在内镜下完成。

(一) 麻醉选择

膀胱镜检查可采用尿道黏膜表面麻醉。常用1% ~2% 利多卡因或0.25% ~1% 丁卡因,将局部麻醉药数毫升经尿道注入,5 ~10 分钟后能取得满意的麻醉效果。经尿道内镜手术多数选择低位硬膜外阻滞、蛛网膜下腔阻滞或腰-硬联合阻滞。麻醉平面一般控制在T_{10}以下,术中患者保持清醒,通过患者主观的感受可以及早的发现水中毒和膀胱穿孔等并发症。经尿道输尿管镜下肾盂或输尿管上段的手术患者常感觉腰背部胀痛不适,可选择双管法硬膜外阻滞。对有椎管内麻醉禁忌或穿刺不顺利的患者可选择气管内插管全身麻醉。

(二) 麻醉管理

1. 术前治疗并发症　有严重的心、肺、肝、肾功能不全,有出血倾向和神经系统的疾病,有糖尿病、水电解质紊乱等,进行治疗后手术。

2. 呼吸管理　常规吸氧,做血氧饱和度(SpO_2)监测,椎管内麻醉使用辅助用药后或静脉全麻,要注意气道通畅,必要时使用口咽通气管或鼻咽通气管,防止舌后坠引起的呼吸道阻塞。要认真观察,防止呕吐物误吸。气管内插管控制呼吸的患者,要注意调整适当的通气量,保持呼吸道畅通。

3. 循环管理　麻醉前适当扩容,用血浆代用品10ml/kg输注,可用平衡液与5%葡萄糖生理盐水交替使用,维持循环稳定。膀胱、输尿管内镜术创伤很小,出血量极少,可不考虑输血。

4. 术中监测　应常规做心电、无创血压、脉搏、血氧饱和度监测,必要时监测中心静脉压。控制呼吸的还要做呼吸频率、气道压力、分钟通气量、呼气末二氧化碳监测。

(三) 并发症及其处理

1. 经尿道电切综合征(TURS)　也称水中毒综合征,为经尿道前列腺电切术(TURP)的主要并发症。系指大量灌注液经手术创面及切断的前列腺静脉或静脉窦进入血液循环而致血容量急剧增加的水中毒、稀释性低钠血症、循环过负荷、急性肺水肿,并出现中枢神经系统紊乱的表现。椎管内麻醉患者主要临床表现为精神模糊或烦躁不安、视物模糊不清、心率明显增快、血压先高后低、脉搏细弱、呼吸急促困难、发绀、肺水肿、氧饱和度明显下降等。全麻患者的症状无特异性,包括无法解释的血压升高或降低、顽固性心动过缓和心电图改变,如QRS波增宽、ST段抬高、室性心动过速或心室颤动。实验室检查可发现血红蛋白明显降低,血钠下降甚至在120mmol/L以下,酸中毒等。前列腺富含静脉窦,TURP时灌注液不可避免地吸收。吸收量的多少取决于下列多种因素,包括灌注液的压力、灌注液的渗透压、术中电切面血管开放的多少、前列腺包膜的完整性以及手术时间的长短等。心肺功能不好或肾功能不好的患者,因自身耐受性差,更易发生TURS。发现TURS的表现时立即停止手术,急查血电解质、血气、血糖、出凝血机制、血红蛋白及血细胞比容;必要时气管插管正压通气;将膀胱灌注液换为温生理盐水,立即保温;血钠过低应补充3% ~10% 的高张氯化钠,及时利尿;治疗高血钾、心律失常、惊厥和凝血机制紊乱。

TURS的预防措施主要包括:①尽量缩短手术时间,对于电切时间超过60分钟时,静推呋塞米20mg;②采用低压灌注,灌注液不得高于手术野水平70cm;③避免膀胱过度膨胀;④避免血压过低使灌注液过多入血;⑤手术中尽量避免损伤静脉窦和前列腺包膜,减少灌注液的吸收;⑥手术中密切观察,发现情况及早处理。

2. 穿孔　经尿道内镜手术有膀胱和前列腺包膜穿孔两种可能。膀胱穿孔主要见于膀胱肿瘤切除;前列腺包膜穿孔多发生在前列腺电切过程中切除过深。大部分的穿孔发生在腹膜外,患者主诉脐周、腹股沟、耻骨上区疼痛,术中可发现灌洗液回流减少。发生在腹膜内的穿孔患者,可感觉上腹部、心前区或肩部疼痛不适,并伴随面色苍白、大汗、腹壁强直、恶心呕吐、低血压等,应注意观察。症状较严重的应立即改开放手术处理,同时积极抗休克处理。

3. 闭孔神经反射　在椎管内麻醉下经尿道电切膀胱侧壁肿瘤,术中电刀切割时电流易透过膀胱壁而刺激闭孔神经,引起大腿内收肌群的收缩及骨盆移动,被称之为"闭孔神经反射"。轻则影响手术进行,给患者带来不适,重则造成膀胱穿孔,甚至损伤盆腔血管引起大出血,而且穿孔会导致膀胱肿瘤播散,影响患者预后。蛛网膜下腔阻滞或硬膜外阻滞不能防止闭孔神经反射的发生。目前各类预防闭孔神经反射的方法很多,但目前认为等离子双极电切预防效果最好,但在条件不具备的医院,闭孔神经局部阻滞效率较高,可作为首选预防方法。

4. 体温过低及寒战　手术室内低温环境、术中体腔开放、静脉输液及麻醉剂的应用,均可导致患者体温降低。而人体内中心体温降低1℃就会引起寒战,耗氧量增加,从而引发许多并发症。

低体温的主要危害有:①出血量增加:轻度低体温可降低血小板功能及凝血物质活性,增加出血量;②心脏负担加重:体温降低后患者出现寒战,机体耗氧量增加,心脏负担加重;③代谢异常:低温时组织灌注不足,氧供减少,可出现代谢性酸中毒。随着体温下降,呼吸慢而弱,导致呼吸性酸中毒。同时,由于药物代谢速度降低,可引起术后苏醒延迟。

泌尿外科内镜手术患者术中更易发生低体温,其原因有:①麻醉剂对体温调节的影响:机体的温度是由温度调节系统来调节的。麻醉剂可抑制中枢温度调节及机体正常的新陈代谢过程,特别是长效麻醉剂使机体反应性降低,间接导致体温调节失控。硬膜外麻醉阻滞区血管扩张引起体温再分布,可使中心温度降低1～2℃;②大量输血输液:静脉每输入1000ml低于环境温度液体或一个单位(200ml)4℃血液,中心体温约降低0.25℃;③环境温度低:通常情况下,手术室内温度偏低,另外手术室内使用层流通风设备,可使对流散热由正常的12%上升到61%,增加了患者的体温丢失。皮肤消毒时,使用冷的消毒液,术野裸露过久,所铺手术敷料单薄等也可致体温下降;④应用灌洗液:部分泌尿外科内镜手术为清除碎石屑和切除的组织碎块,保持视野清晰,需要大量液体冲洗,冲洗过程带走大量的热量,导致患者体温降低。保温是预防低体温的有效手段。

常用的保温措施有:①保持手术室适宜而恒定的温度;②电热毯加温;③灌洗液加温后应用;④静脉输血、输液的加温。

5. 失血或凝血障碍　TURP是极易导致失血的手术。因增生的前列腺组织血供丰富,TURP时出血常见,出血量变化较大,为200～2000ml。失血后常见的血流动力学改变,可能因灌洗液的吸收引起的围术期高血容量所掩盖。创面渗血及血块随灌洗液混在一起被冲洗出,还有一部分残留于膀胱内,而导致估计失血量困难。血压下降常预示失血量相当可观,应及时输血,术中间断测定血红蛋白、血细胞比容对指导输血输液的意义重大。术毕由截石位恢复平卧位时,可发生血流重新分布,如有未发现存在低血容量,此时可发生血压急剧下降。血容量即使正常,但改变体位过于急骤迅速,机体未及时代偿,也可引起血压下降,因此术后改变体位时务求缓慢。术后持续性出血可能由于稀释性血小板减少、弥散性血管内凝血或前列腺内富含的尿激酶释放所致。若患者有肾功能异常,可伴发血小板功能异常。

二、经皮肾镜手术的麻醉

经皮肾镜技术主要的应用领域为肾结石。经皮肾镜取石术是经后腹膜穿刺进入肾脏取石,手术创伤小,对患者的生理功能影响小,术后恢复快。

（一） 麻醉选择

1. 气管内插管全麻 适用于清醒状态不能配合完成手术、硬膜外阻滞麻醉或其他麻醉方法有禁忌的患者。经皮肾镜取石术时，尽管创伤较小，但对麻醉要求较高，既要使逆行输尿管插管时尿道镇痛使膀胱松弛，又要保证肾穿和碎石过程肾区的麻醉。气管内插管全身麻醉首先能保持俯卧位下患者呼吸道通畅和术中充分的氧供，其次能提供完善的镇痛、镇静和肌松，抑制各种不良反射，患者安全舒适，为术者创造良好的手术条件，维持适宜的麻醉深度，在大幅度变换体位后能保持循环和呼吸功能稳定。据报道，若患者年龄较大、体型过于肥胖、不能耐受俯卧位、手术时间较长，以选择全身麻醉更为安全。但全麻费用较高，麻醉插管和手术结束拔管时对患者刺激大，操作过程复杂，术后恢复需要较长时间。

2. 硬膜外阻滞麻醉 经第 10～11 腰椎椎间隙穿刺注入局麻药基本可满足手术的要求，达到良好的麻醉效果。该麻醉方式简单、恢复快、费用低廉，大多数患者均能很好耐受。需要注意的是经皮肾镜取石术由仰卧位改为俯卧位时，体位变动较大，而且胸段硬膜外阻滞可致内脏神经麻痹，导致腹内血管扩张，使回心血量减少，易出现循环系统波动，因此，必须及时扩容、严密监测，必要时注入麻黄碱或阿托品，以维持循环系统的稳定。长时间俯卧位时对呼吸循环功能影响明显，患者常有不适主诉。如手术允许尽量选择在侧卧体位下手术。

3. 腰-硬联合阻滞麻醉 两点法腰-硬联合阻滞选择 $T_{10\sim11}$ 或 $T_{11\sim12}$ 硬膜外置管，于 $L_{3\sim4}$ 椎间隙实施腰麻，可完全阻滞骶神经、腰神经、部分胸神经，能满足手术要求，是一种较为安全有效的麻醉方法，但应注意术中生命体征，主要是体位变动引起的血压变化，并予相应处理。另外，广泛的神经阻滞导致呼吸辅助肌抑制，以及俯卧位对呼吸功能的影响，术中出现血氧饱和度下降，需给予面罩吸氧提高氧浓度改善呼吸功能。部分患者因长时间俯卧体位和手术的影响常出现不适和躁动，需给予一定的镇静维持，亦加重对呼吸循环功能的抑制。

4. 局部浸润麻醉加神经安定镇痛 多数在气管内插管和椎管内麻醉有禁忌，或硬膜外阻滞效果不好，或失败后采用辅助麻醉。此方法操作简单，减少麻醉对患者呼吸、循环系统的影响。有报道显示肾包膜及肾皮质浅层局麻下的经皮肾镜取石术，患者对这种局麻方法有较好的手术疼痛耐受性，他们认为选择适合的患者，局麻下也可完成经皮肾镜手术。但由于局麻下肌肉松弛相对不够，加之局麻有效麻醉时间的限制，因此，要求术者要有熟练的操作技巧和丰富的经验，这样才能使手术顺利完成。为减少医患纠纷，提高手术疗效，局麻下行经皮肾镜取石术要掌握其适应证。

（二） 麻醉管理

1. 常规吸氧 做血氧饱和度监测，防治低氧血症。服用氯胺酮、异丙酚等后要预防舌后坠，必要时使用口咽通气管或辅助呼吸。

2. 循环管理 麻醉前应先补充血容量。以血浆代用品扩容效果最好，预防麻醉后低血压，使循环更稳定。

3. 液体管理 肾功能不全患者要注意液体的入量，电解质和酸碱的平衡。避免发生组织水肿。出血量在 500ml 以内一般不用输血。如果出血量超过 500ml，血红蛋白在 100g/L 以下或老年人体质差者，应适当输红细胞悬液、血浆或白蛋白。如出血量大，应快速输入红细胞悬液、血浆或全血，及时补充丢失血容量，防止出血性休克的发生。

（三） 术中监测

1. 呼吸系统监测 呼吸频率、潮气量、呼吸道阻力、血氧饱和度等。

2. 循环系统监测 应包括心电、无创血压、脉搏监测，必要时做中心静脉穿刺置管，手术中输血输液和中心静脉压监测。

3. 酸碱、电解质监测

4. 尿量监测

（四） 并发症及其处理

1. 肾严重出血 是经皮肾镜手术最常见、最严重的并发症。术中肾严重出血给麻醉管理带来极大困难：术中肾出血和灌洗液混合在一起，具体出血量难以确定；术中止血困难，肾镜手术的出血，只能依靠血液自然凝固或肾造瘘管压迫止血，甚至个别患者尚需高选择性肾动脉栓塞止血，在灌洗液大量不断冲洗下，血液自然凝固的过程受到一定的影响；患者处于俯卧位或侧卧位，对后续抢救工作带来很大影响。因此术前必须配血，术中严密监测心率、SpO_2，必要时行有创血压、中心静脉压监测，做动脉血气分析，根据血细胞比容和血红蛋白决定是否输血和输血量。如循环仍不稳定，可与术者沟通改变手术方式，立即止血。

2. 灌洗液吸收综合征 灌洗液吸收综合征是指术中灌洗液大量外渗吸收，使心脏前负荷过重，出现以左心功能受损为主要特点的并发症，严重者可发生左心功能衰竭、急性肺水肿。经皮肾镜术中为保持视野清晰，需用大量的灌洗液和过高的灌洗压力，这可导致灌洗液的吸收，引起循环超负荷、电解质紊乱、稀释性凝血功能障碍等。有研究发现经皮肾镜气压弹道碎石术（PCNL）中出现灌洗液吸收且吸收量在1300ml以上时没有出现灌洗液吸收综合征，但发现灌洗液吸收的量与灌洗时间长短、灌洗液总量成正相关。灌洗液吸收对器官代偿功能正常的患者短时间内不易引起血循环和血生化的剧烈变化，但手术时间过长、灌洗液用量增多、术中组织损伤加大等均可增加术中吸收液体过多、循环超负荷，特别是在器官代偿功能较差的患者或老年患者术中，灌洗液大量吸收易导致呼吸循环功能显著变化及水电解质失衡，临床上表现为血压升高、胸闷不适等症状，因此术中应严密监测各项生命体征，术中出现不明原因的SpO_2持续下降和气道压力、中心静脉压升高应高度警惕急性肺水肿的发生。对于手术时间长且灌洗液总量大的病例，应查动脉血气及血电解质，了解有无低氧血症、酸中毒及低钠血症等并发症，预防性给予呋塞米。

3. 低体温并苏醒延迟 出现低体温的原因主要有以下几种：如果室温偏低，就极易造成患者体温下降；低于体温的灌洗液大量、长时间地经过肾脏流出，会将体内热量散发出来；全身麻醉时，在全身麻醉药物和肌松药物的作用下，抑制体温调节中枢，患者的体温更易随着外界因素的改变而改变。低体温下药物的代谢时间延长，伴随而来的是全身麻醉术后苏醒时间的延长。应对措施是持续监测手术患者鼻咽温度，并经常观察其四肢末梢的温度情况，调节室内适宜的温度、湿度，保持室温在24～25℃，相对湿度40%～60%，可减少寒冷刺激和减少热量散失；术中穿刺部位粘贴皮肤保护贴，被单加用防水胶单保持以防止冲洗液弄湿被服；给灌洗液加热至37℃可防止体温降低和热量丢失。

三、腹腔镜手术的麻醉

近年来泌尿外科学腹腔镜手术发展迅速，基本重复了所有开放性手术。由于泌尿生殖器位于腹膜后间隙或盆腔，手术入路除了经典的经腹入路外又增加了腹膜外入路，这对麻醉也提出了新的要求。

（一） 术前评估及术前用药

备行腹腔镜外科手术的患者，麻醉前应常规访视，了解病史，如药物过敏史、有无出血倾向、感染疾病、手术麻醉史等；家族史，有无遗传性疾病；患者是否合并心肺、肝肾功能不全或代谢性疾病和术前对这些疾病的治疗控制情况。和开腹手术一样，行腹腔镜外科手术患者住院期间也要进行全身体检、三大常规、凝血功能、血生化、水电解质、酸碱平衡、X线胸片或CT、ECG等检查。一般认为，属于腹腔镜手术绝对禁忌证的情况有：凝血功能障碍、肠梗阻、腹壁感染、腹腔内大量出血、弥漫性腹膜炎以及怀疑有恶性肿瘤引起的腹水；至于对患者合并有相对禁忌证的情况，则必须综合分析危险因素，权衡利弊，原则上以安全为主。

术前用药的目的是抗焦虑，提高患者痛阈，减少胃液分泌和提高胃液pH，减少气道分泌和恶心、呕吐率，降低自主神经反射以及预防过敏反应等。以下介绍几种常用的术前用药：①镇静催眠药：咪达唑仑0.05～0.1mg/kg肌注；0.5～1.0mg/kg口服（儿童<20mg）；②麻醉性镇痛药：吗啡0.1～

0.2mg/kg 肌注或静注；哌替啶 1～2mg/kg 肌注；③抗胆碱药：阿托品 5～20μg/kg 肌注或静注；东莨菪碱 5～8μg/kg 肌注或静注；④H_2受体阻滞药：雷尼替丁 1～3mg/kg 静注或口服；西咪替丁 2～4mg/kg 肌注或口服。

（二） 腹腔镜手术的麻醉选择

腹腔镜手术的麻醉方法有局部浸润麻醉、椎管内麻醉和全身麻醉。局部浸润麻醉镇痛不全，也难以消除腹内压（intra-abdominal pressure，IAP）IAP 升高及高碳酸血症所带来的生理干扰，因此，现已基本不再采用。

椎管内麻醉具有价格低廉的优点，适当的麻醉平面并辅适量的静脉止痛剂可达到 80% 以上的镇痛效果。但对 IAP 升高及高碳酸血症所带来的生理干扰代偿有限，硬膜外麻醉对心脏交感神经和外周交感神经的抑制会使心排出量下降，血压下降。这与 IAP 升高所引起的循环功能抑制有相加作用。单纯硬膜外麻醉对呼吸的影响较小，但辅用阿片类镇痛剂后则会大大增加呼吸抑制的程度。这与 IAP 升高后引起的呼吸抑制作用也有相加作用。虽然给予外源性氧气可改善缺氧情况，但血二氧化碳的增高仅靠患者的自主呼吸代偿。由于椎管内麻醉和 IAP 升高所致的心肺功能抑制、患者的自我代偿能力以及麻醉医师的外源性支持三者之间难以找到平衡点，致使腹腔镜手术使用椎管内麻醉受到限制，这与剖腹手术有很大不同。一般认为，腹腔镜手术应用椎管内麻醉仅限于时间短的检查性或简单的治疗手术，而且患者的情况良好，代偿功能强，麻醉医师要有熟练的技术和应急措施。因此，随着经济条件的改善，腹腔镜手术应用椎管内麻醉已有明显减少的趋势。

全身麻醉的方法本身包括人工呼吸，可以在很大程度上代偿 IAP 升高引起的呼吸功能抑制及高碳酸血症带来生理扰乱。因此，全身麻醉是腹腔镜手术的首选麻醉方法。

腹腔镜手术的麻醉属于专科手术麻醉。IAP 升高及高碳酸血症生理的干扰大，病情变化快。要求麻醉医师具有较强的应变能力，需有一定年资的医师方可独立进行腹腔镜手术的麻醉。

（三） 腹腔镜手术行硬膜外麻醉的特点

1. 硬膜外阻滞的操作方法与普通腹部外科手术的麻醉相同。麻醉穿刺点的选择以手术涉及的神经支配范围的脊间隙中点。由于气腹引起的广泛性刺激，硬膜外阻滞的节段范围是在保证安全的前提下尽可能广泛。但不得麻醉膈神经，即平面必须限制在胸部以下。

2. 气腹后可能引起突发性 SpO_2下降。原因是麻醉加镇静已使呼吸循环功能受到抑制，IAP 快速上升使之雪上加霜，造成 SpO_2突降。因此，麻醉与手术全程必须面罩吸氧。使用静脉镇痛剂的剂量宜小不宜大，而且应滴定加量。另外，必须准备麻醉机等人工呼吸设备。必要时，及时行面罩加压辅助呼吸，甚至气管内插管控制呼吸。

3. 术中常有血压下降以及心率减慢。应预防性应用小剂量阿托品，及时静注升压药，维持血流动力学的平稳。剖腹手术时允许适当程度的低血压，但腹腔镜手术应避免低血压。因为 IAP 升高已经引起了一定程度的呼吸抑制，如果并存低血压则患者细胞水平的氧供受到威胁，而且也大大降低了患者的代偿能力。

4. 尽可能使用较低水平的 IAP，IAP 低于 12mmHg 为佳。

（四） 腹腔镜手术行全身麻醉的特点

1. 腹腔镜手术的全麻诱导、维持用药和麻醉深度控制与剖腹手术的全麻方法基本相同。特殊性表现在术中呼吸和循环的管理。

2. 维持呼吸道通畅的方法有喉罩和气管内插管两种方法。喉罩插入方法简单，对患者咽喉损伤小，术后咽痛发生率低。但喉罩对气管与食管的隔离不全，患者如有呕吐，可能发生吸入性肺炎，甚至窒息。喉罩的使用应限于短小腹腔镜手术，且术中麻醉深度应适中，既要保持患者自主呼吸，又应对应激反应有足够的抑制。保持患者自主呼吸，可能发生高碳酸血症，短时间的高碳酸血症是可以耐受的，必要时以适当的辅助呼吸加以解决。以静脉靶控输注（TCI）异丙酚为主的麻醉配合喉罩维持呼吸道的通畅是欧美国家腹腔镜胆囊切除术等的重要麻醉方法。国内少用的原因是价格偏高。以气管插管维持呼吸道通畅是国内的主要方法。疑难危重以及时间长的腹腔镜手术均应使用气管插管维持呼吸道通畅。

3. 呼吸管理的原则是以尽可能低的气道压维持足够的潮气量和分钟通气量。这需要在潮气量(V_T)、通气频率(f)、吸呼比(I∶E)三者之间寻找最佳结合点。适当的麻醉深度，适量的肌肉松弛剂和头高脚低体位可帮助降低胸廓的顺应性而增大潮气量。

4. 应常规监测 $P_{ET}CO_2$，手术时间长者应间断监测血气。应注意 $P_{ET}CO_2$ 与 $PaCO_2$ 之间的差值与前者探头的位置和机械死腔密切相关。单纯以 $P_{ET}CO_2$ 作为判断患者呼吸交换的指标常常是导致患者严重呼酸继而术后苏醒延迟的重要原因。

5. 腹腔镜手术中常采用头高脚低或头低脚高体位。全麻下体位对呼吸循环功能的影响远不如 IAP 升高的影响大。采取头低脚高位利于下腔静脉回流，一定程度上补偿了 IAP 升高引起的下腔静脉压迫，而对通气功能的影响相对较小。平衡利弊之后可以采用头低脚高体位。但要注意眼结膜水肿和轻度脑水肿的发生。

6. 行腹腔镜下嗜铬细胞瘤切除时，辅用硬外阻滞具有非常明显的优势。以硬外阻滞封闭疼痛引起的儿茶酚胺大量分泌比单纯全麻效果好很多。为避免硬外穿刺引起患者紧张，可以全身麻醉后再行硬外穿刺。

7. 较长时间的腹腔镜手术必须行直接动脉测压、中心静脉测压以及血气分析等。应注意 IAP 升高后 CVP 会假性升高。此时 CVP 不能可靠地反映血容量和右心功能。同一 IAP 水平下的动态 CVP 监测会有所帮助。采用动态的经食管超声血流仪监测心排出量也很有帮助。

（五） 腹腔镜手术的麻醉监测

腹腔镜外科手术一般认为具有创伤小、失血少、恢复快等特点，但其围术麻醉期中 CO_2 气腹对患者呼吸、心血管、酸碱平衡和应激反应等仍有一定的影响，特别是较复杂的腹腔镜手术，气腹时间长，持续的高 IAP 以及可能的高碳酸血症，必然会给机体的内环境带来更大的紊乱。因此，加强术中麻醉监测，对可能出现的意外和并发症做到及时发现、及时处理至关重要。

1. 血流动力学监测　血流动力学监测是反映心脏、血管、血液、组织的氧供氧耗等方面的功能指标，为临床麻醉与临床治疗提供数字化的依据。

(1) 无创动脉血压测量法：自动无创性测压法(NIBP)是当今临床麻醉中使用最广的血压监测方式。主要采用振荡技术测定血压，即充气泵可定时地使袖套自动充气和排气，能够自动定时显示收缩压、舒张压、平均动脉压和脉率。其特点是对伪差的检出相当可靠。如上肢抖动时能够使袖套充气暂停，接着测压又能够自动重复进行。在测压仪内还安装压力的上下限报警装置。

(2) 有创动脉血压测量法：是一种经动脉穿刺置管后直接测量血压的方法，能够反映每一个心动周期的血压变化情况。目前应用压力换能器接上心电监测仪可直接连续显示收缩压、舒张压和平均动脉压，并可根据动脉压波形初步判断心脏功能。其优点是对于血管痉挛、休克、体外循环转流的患者，其测量结果更为可靠。在腹腔镜手术中，直接动脉测压，还有一大优点是便于术中采集血样进行血气分析，对术中可能出现的高碳酸血症，能及时治疗和处理。

(3) 中心静脉压监测：中心静脉压(CVP)是指腔静脉与右房交界处的压力，是反映右心前负荷的指标。CVP 的大小与血容量、静脉张力和右心功能有关。CVP 正常值为 5～10cmH_2O。如 CVP<2～5cmH_2O，提示右心房充盈欠佳或血容量不足；CVP>15～20cmH_2O，提示右心功能不良或血容量超负荷。CVP 应结合其他血流动力学参数综合分析，在临床麻醉中对患者右心功能和血容量的评估有很高的参考价值。

(4) 肺动脉压监测：漂浮导管(Swan-Ganz 导管)能够迅速地进行各种血流动力学监测。由深静脉插入经上腔静脉通过右心房、右心室、肺动脉主干或左、右肺动脉分支，直至肺小动脉。在肺动脉主干测得的压力为肺动脉压(PAP)，当漂浮导管在肺小动脉的楔入部位所测得的压力为肺毛细血管楔压(PCWP)。因此，PCWP 和 PAP 是反映左心前负荷和右心后负荷的指标。当患者存在有左心功能不全时,进行 PAP 和 PCWP 的监测是很有必要的。其正常值 PAP 15 ~ 20mmHg/6 ~ 12mmHg, PCWP 5 ~ 12mmHg。

(5) 心输出量监测:心输出量是指一侧心室每分钟射出的总血量,正常人左、右心室的排血量基本相等。心排出量是反映心泵功能的重要指标,其受心肌收缩性、前负荷、后负荷、心率等因素的影响,因此,心排出量的监测,对于评价患者的心功能具有重要的意义。同时,根据 Startling 曲线,心排出量对于补液、输血和心血管药物治疗有指导意义,也可通过心排出量计算其他血流动力学参数,如心脏指数(CI)、每搏输出量(SV)等。测量心排出量的方法有温度稀释法、心阻抗血流图和食管、气管多普勒技术等。心排出量正常值为 4 ~ 8L/min。

2. 心电图监测 心电图(ECG)主要反映心脏的电活动,对各种心律失常和传导障碍的诊断具有肯定价值,到目前为止尚无任何其他方法能替代心电图在这方面的作用。心肌梗死、心肌受损、供血不足、药物和电解质紊乱都可以引起不同的心电图变化,因此,心电图监测应作为麻醉和手术期间的常规监测。

手术麻醉中最常使用的是标准肢体导联Ⅱ,Ⅱ导联的轴线与 P 波向量平行,极易辨认 P 波,但 QRS 综合波不一定显示很好。它不仅可以监测心律失常,而且能发现左心室下壁的心肌缺血。

腹腔镜外科围术期 ECG 变化主要是心律失常,其影响因素是多方面的,主要是麻醉用药、CO_2 蓄积、高碳酸血症、腹内压过高及迷走神经张力增高等。因此,腹腔镜手术中连续监测 ECG 的意义有:持续显示心电活动;持续监测心率变化;持续追踪心律,及时诊断心律失常;持续观察 ST 段、U 波、诊断心肌损害与缺血以及电解质紊乱。

3. 动脉血气的监测 腹腔镜外科围术期呼吸管理主要是维持呼吸功能的稳定和充分的组织供氧,以保证患者术中和术后安全。但是单凭临床观察不足以对呼吸状态做出精确的估计。通常实施的通气功能的测定,也不能了解肺的换气功能以及组织的氧供与氧耗,对呼吸状态的全面判断,应结合血液气体分析结果。因此,动脉血气分析在腹腔镜外科手术中成为不可缺少的项目。

(1) 血氧分压(PO_2):是指溶解在血浆中的氧所产生的压力。正常人动脉氧分压(PaO_2)为 80 ~ 100mmHg。当 PaO_2<20mmHg 时,组织就失去了从血液中摄取氧的能力。动-静脉血氧分压差($Pa-vO_2$)可以反映组织对氧的利用情况,在没有明显动-静脉分流的情况下,静脉血氧分压可作为组织缺氧程度的一个指标。

(2) 血氧饱和度(SaO_2):是指血红蛋白被氧饱和的程度,以百分比表示,即血红蛋白的氧含量与氧容量之比乘以 100。可见 SaO_2 与血红蛋白的多少无关,而与血红蛋白和氧的结合能力有关。正常人 SaO_2 在 90% 以上。

(3) 动脉血 CO_2 分压($PaCO_2$):是指在动脉中溶解的 CO_2 产生的压力。正常时 $PaCO_2$ 等于肺泡气中 CO_2 分压(P_ACO_2),均为 40mmHg 左右。$PaCO_2$<35mmHg 为低碳酸血症,原因为生成减少(如低温、神经肌肉阻滞等)和(或)排出增加(如过度通气、低氧或代谢代偿性过度通气及肺实质性疾病刺激 J-受体使肺泡通气量增加等)。当 $PaCO_2$>45mmHg 时,为高碳酸血症,其原因为产量增加(如浅麻醉、高温或肌颤)或排出减少(低通气、心排出量减少、肺栓塞无效腔增加或 CO_2 重复吸入等)。

4. 呼吸方面的监测 随着监测技术和仪器的发展,现代麻醉中已能在手术床边实施连续、准确、方便的呼吸功能监测,可以即时对患者的呼吸功能状态做出评价。

(1) 呼气末 CO_2 压力($P_{ET}CO_2$):$P_{ET}CO_2$ 监测仪是麻醉中最常用的监测和估计 $PaCO_2$ 的方法,并已成为验证气管内插管成功与否和通气是否合适的一项标准。仪器连续从麻醉回路中采集气体,用红外和质谱法进行分析,得出所采气体中 CO_2 分压,以数字和波形方式显示。对于通气良好且氧离解曲线未移位的患者,$P_{ET}CO_2$ 可以较好地反映 $PaCO_2$,但是患者存在通气不足、氧离解曲线显著移位时,$P_{ET}CO_2$ 与 $PaCO_2$ 相关性甚差,此时宜采用动脉血气分析法测定 $PaCO_2$。

(2) 呼吸频率(RR):是指每分钟的呼吸次数。它反映患者通气功能及呼吸中枢的兴奋性,是呼吸功能监测的最简单的基本监测项目。正常成人为 10 ~ 18 次/分,如 RR<6 次/分钟或>35 次/分则提示呼吸功能障碍。

(3) 潮气量(V_T):是指在平静呼吸时,一次吸入或呼出的气量。正常值为 8 ~ 12ml/kg。因 V_T测定方便,是麻醉中最常用的测定项目之一,它反映人体静息状态下的通气功能。

(4) 气道阻力(R_{AW}):是指气体流经呼吸道时气体分子间及气体与气道内壁间发生摩擦所造成的阻力。其大小主要由气体本身的性质、气体流动方式及气道口径和长度来决定,临床麻醉中气道口径的变化和气体流动方式起主要作用。R_{AW}监测可以评价气道病变的程度,指导机械通气的撤机和呼吸治疗。

(六) 腹腔镜手术的麻醉并发症

1. 反流、误吸 普遍认为腹腔镜手术中,气腹后由于 IAP 的升高和体位等因素增加了胃内容物反流的危险性。其发生率报道不一,为 2% ~ 20%。但也有学者认为腹内充气后,IAP 升高时,腹腔段的食管下端括约肌压力也相应上升,使屏障压仍保持在较高水平,防止了反流、误吸的发生。但在手术麻醉中发生反流的机制比较复杂,目前还未完全阐明。通常腹腔镜手术必需放置胃管,这样不但可以减少反流、误吸的发生,还可降低气腹套管损伤内脏的危险性,也有利于上腹部手术视野的暴露。

2. 恶心、呕吐 大量研究结果表明:腹腔镜手术术后恶心、呕吐的发生率高达 40% ~ 75%,是其术后最常见的并发症,并且它可持续超过 48 小时,明显延长了患者的住院时间。因此降低患者术后恶心、呕吐发生率尤为重要。有人主张于术前或术中常规预防性给药。麻醉前服用组胺 H_2-受体拮抗剂(雷尼替丁、西咪替丁),可使 80% ~ 90% 的患者胃液 pH>2.5,胃液量<20ml。甲氧氯普胺具有良好的镇吐作用,能提高食管下端的括约肌压力,亦常被使用。有学者研究证实,异丙酚静脉全麻可以明显降低术后恶心和呕吐(PONV)。PONV 的发生机制主要是在中枢部位,胃动素对延髓腹侧化学感受区(包括极后区)的血源性刺激,外周手术操作(腹腔 CO_2气腹、冲洗)、麻醉、各种应激等因素所致胃动素大量合成释放,引起的胃窦、胃体与小肠不同步的胃肠移行运动复合波活动而形成的胃体平滑肌不规则收缩、痉挛,胃内压升高而产生的术后恶心与呕吐;异丙酚可能就是通过降低了体内胃动素释放从而防治 PONV。

3. 术后疼痛 外科手术属于有创治疗,必然会造成患者术后创伤部位的疼痛。尽管已经证实腹腔镜手术(因为不离断肌肉)和同类开腹手术相比具有明显的疼痛程度轻、术后麻醉镇痛药应用少的优点,但其本身的术后疼痛强度仍是很多患者难以克服的。大量研究结果表明,腹腔镜手术后第 1 天有 80% 的患者自诉颈部和肩部疼痛,术后第 2 天则有 50% 的患者自诉颈、肩部疼痛。引起上述部位疼痛的原因,通常被认为是 CO_2气腹后,CO_2刺激腹膜和膈肌引起的放射痛,若以 N_2O(笑气)作为气腹充气气体则术后罕有上述部位疼痛。

对腹腔镜手术后的疼痛治疗方法很多,手术者可以在手术结束后将局麻药(丁哌卡因、罗哌卡因等)通过穿刺套管注射在手术野周围;也可于手术前预防性地使用非甾体类抗炎药(NSAID)复合阿片类镇痛药均可达到满意的镇痛效果。目前,采用最多的镇痛方法是患者自控镇痛(PCA),PCA 镇痛的优点是,可按照患者的意愿自行控制镇痛,减少镇痛药的用量,减少因用药过量造成循环和呼吸抑制;且可随身携带,使术后患者可早期起床活动,减少并发症的发生。

4. CO_2栓塞 在腹腔镜手术中,CO_2栓塞的发生率一般在 0.13‰ ~ 5.9‰。其原因主要是 CO_2通过开放的小静脉以及气腹针误入血管等途径进入循环系统形成气体栓塞。临床表现取决于气体进入静脉的量和速度,大量 CO_2栓塞可使患者致死。因此,如何预防、早期诊断、及时处理气体栓塞是麻醉管理的关键。胸前式食管听诊是最基本和常用的检测气栓的方法,当滚动样心杂音出现时,患者多已处于严重状态,预测性不强,只能作为诊断依据之一;心电图亦是监测的重要手段,但不易显示栓塞的早期变化;经食管超声探头在监测气栓方面比其他方面方法更敏感,只是价格昂贵,不能普遍应用;呼气末二氧化碳分压($P_{ET}CO_2$)的监测能及时发现 CO_2栓塞的早期征象,发生 CO_2栓塞时,$P_{ET}CO_2$迅速上升,该方法较为可靠、敏感。此外,对估计栓塞的严重性和治疗后肺部气泡消除程度有一定的价值。栓塞一旦发生应立即停止手术,解除气腹,吸入纯氧,把患者置于左侧卧位,必要时采取抽除气泡、高压氧治疗等措施。

5. 皮下气肿 研究证实，腹腔镜手术中皮下气肿的发生率在2.7%以下。原因主要有：气腹针未进腹腔误入皮下组织、套管周围漏气或部分拔出、IAP压力过高等。理想的IAP应保持在10～16mmHg，过高容易引起CO_2逸出腹腔。一旦出现皮下气肿，应立即停止气腹，观察患者的呼吸情况，以明确是否伴有气胸。皮下组织吸收CO_2可引起高碳酸血症，应及时进行过度换气。

6. 气胸 腹腔镜手术中发生气胸的机制尚不完全清楚，可能和手术损伤膈肌和胸膜、膈肌先天性缺损以及胸膜管未闭等因素有关，后者还可形成单向活瓣而造成张力性气胸。麻醉管理方面则应加强监测，如在术中发现下列情况时应考虑有气胸发生的可能：呼吸困难，如气道压增加或肺顺应性下降；原因不明的血氧饱和度降低；原因不明的血流动力学变化等。一旦出现气胸应立即停止气腹和行胸腔闭式引流。

（曹铭辉 张蓉）

参考文献

1. Gravenstein D. Transurethral resection of the prostate (TURP) syndrome: a review of the pathophysiology and management [J]. Anesth Analg, 1997, 84(2): 438-446.
2. Botto H, Lebret T, Barré P, et al. Electrovaporization of the prostate with the Gyrus device [J]. J Endourol, 2001, 15(3): 313-316.
3. 庄心良，曾因明，陈伯銮. 现代麻醉学[M]. 第3版. 北京：北京人民出版社，2003：1297-1300.
4. Dalela D, Goel A, Singh P, et al. Renal capsular block: a novel method for performing percutaneous nephrolithotomy under local anesthesia [J]. J Endourol, 2004, 18(6): 544-546.
5. Aravantinos E, Karatzas A, Gravas S, et al. Feasibility of percutaneous nephrolithotomy under assisted local anaesthesia: a prospective study on selected patients with upper urinary tract obstruction [J]. Eur Urol, 2007, 51(1): 224-228.
6. Miller RD. Mille's Anesthesia [M]. 6th ed. American: Elsevier, 2005: 2299-2300.
7. Aitola P, Airo I, Kaukinen S, et al. Comparison of N_2O and CO_2 pneumoperitoneums during laparoscopic cholecystectomy with special reference to postoperative pain [J]. Surg Laparosc Endosc, 1998, 8(2): 140-144.

第五节 手术器械

一、泌尿外科腹腔镜设备和器械

腹腔镜手术设备和器械包括腹腔镜摄像系统、气腹系统、切割止血系统、腹腔镜手术器械、冲洗吸引系统、手术图像记录设备等构成。术者熟悉手术设备和器械的使用有助于减少并发症发生，缩短手术时间。目前很多一线厂商都能提供成套完整的常用腹腔镜手术设备供临床使用。

（一）腹腔镜摄像系统

1. 腹腔镜 电子腹腔镜光源与摄像头一体(图1-5-1)。光学腹腔镜是硬质的光学透镜，前端有物镜，尾端侧方接光源提供照明，目镜与摄像头相连，可以将手术图像传递给摄像头以供术者观察。常用的腹腔镜直径有10mm和5mm两种，10mm腹腔镜传递的光线强度比5mm腹腔镜强5倍，能提供较大的视野和更好的放大倍数，适合开展较复杂的手术，临床最为常用。5mm腹腔镜视野相对较小、光线偏暗，但更具微创特点，适合诊断或单孔手术。腹腔镜的放大倍数与镜头和目标物体间距离成反比，距离1～2cm，放大约4～6倍；距离3～4cm，放大约2～3倍。

腹腔镜的视角：腹腔镜因其前端斜面不同而使视野的中心与镜身的长轴形成不同的夹角，即称为视角。按角度有0°、30°、120°等不同视角的腹腔镜。0°镜视野小，方向固定，操作时无需旋转镜身，适合初学者应用；30°镜为前斜视镜，视野大，其视野不在镜头的正前方，而与镜身长轴有一定的角度，可

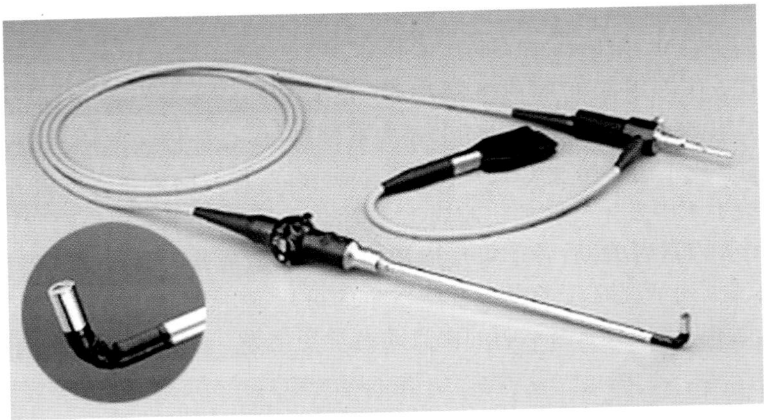

图 1-5-1 10mm 电子腹腔镜

通过旋转镜身改变视野方向，减少盲区，有助于术者形成立体印象，减少器械的碰撞，适合开展比较复杂的腹腔镜手术和经验丰富的操作者（图 1-5-2）。

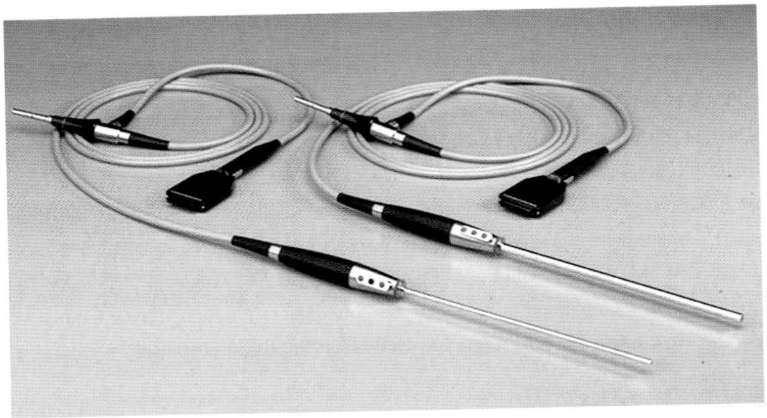

图 1-5-2 30°腹腔镜

2. 监视器 医师通过观察监视器图像进行手术操作。一般监视器分辨率为 450～900 线，高分辨率监视器超过 750 线，监视器大小约 36～54cm。监视器放置高度与术者水平目视高度平行为宜。

3. 摄像机 摄像机由摄像头、摄像电缆及信号转换器组成。摄像头与腹腔镜目镜相接，根据光学原理将光学图像转换成电信号，摄像头产生的电信号经摄像电缆传至信号转换器（图 1-5-3）。信号转换器将摄像头传入的电信号转换为视频信号，以术野图像的形式输出到监视器或录像机上。信号转换器配有色彩调谐和增强功能，预先应进行白平衡调节（图 1-5-4）。三晶片数码彩色摄像头，分辨率可达 700 线以上，可满足不同的腹腔镜手术要求。

4. 光源 光源现均为冷光源，其基本设备包括冷光源机和冷光源线。目前有卤素灯、金属卤化物灯和氙灯 3 种光源。氙灯光源因其亮度高、使用寿命长、光线更接近自然光，是比较理想的光源，300W 氙气灯泡已成为多数腹腔镜手术使用的标准光源（图 1-5-5）。导光束通常有玻璃纤维和液态水晶两种类型。腹腔镜手术通常使用 4.8mm 的导光束，由上万根可弯曲具有全反射特性的光导纤维组成，具有高质量的光传送功能。使用时应轻柔操作，避免强力弯曲，否则可使光导纤维折断，影响光线传输。

（二）气腹系统

气腹机是向腹腔内充气的机械装置，是建立和维持气腹必不可少的设备（图 1-5-6），全自动气腹机根据预设的腹内压力和充气速度，能自动向腹腔内充气。当达到预设腹内压力时，充气停止。手术

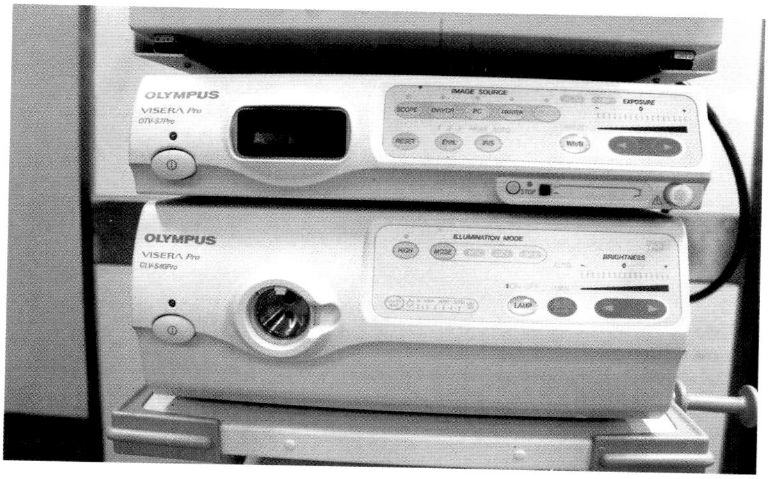

图 1-5-3 摄像机、信号转换器

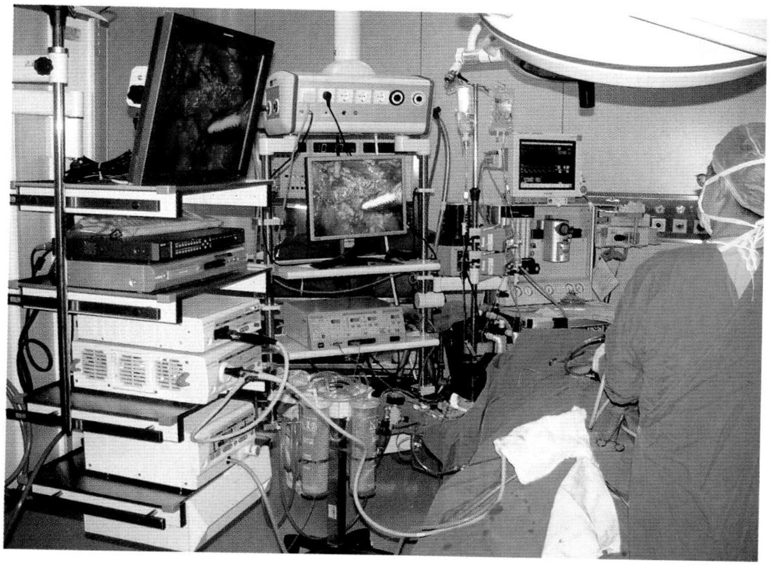

图 1-5-4 腹腔镜摄像系统(监视器)

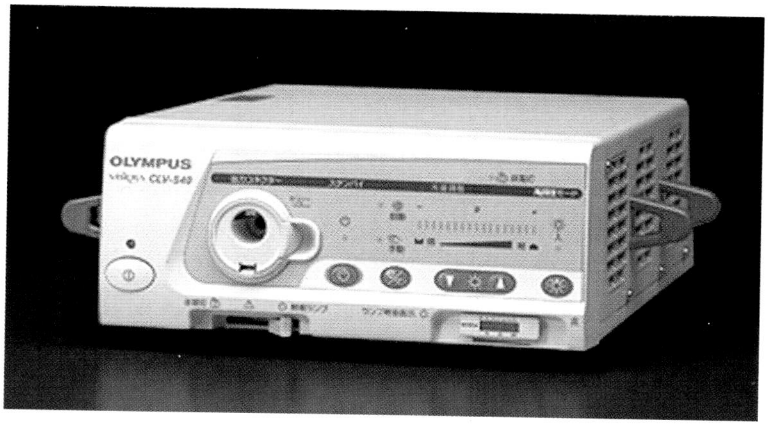

图 1-5-5 腹腔镜高辉度氙气光源

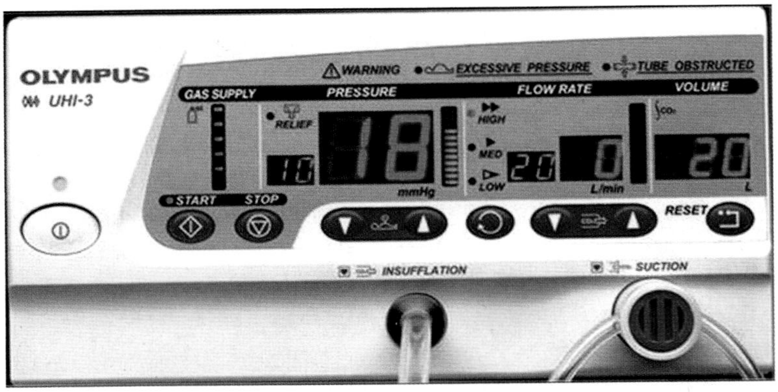

图 1-5-6　气腹机

中气腹压力下降时，能自动向腹腔内充气至预设压力。目前使用的全自动气腹机充气速度多达到 15L/min 以上，最高达到 40L/min，有助于保持气腹压力。有些全自动气腹机还有气体加温功能，从而减少腹腔镜镜头气雾的形成，保持术野清晰。

（三）切割止血系统

1. 高频电刀　电刀的工作原理是在炭化组织和血管的同时切开组织和血管，靠高温形成的碳化物堵塞血管和组织。但在处理较粗血管时，可因组织炭化不全，不能承受组织压力而导致出血，不同的电刀模式可安全凝固不同粗细的血管。高频电刀是目前国外腹腔镜手术最常用的切割止血工具，使用十分方便、有效且经济。高频电刀的工作机制核心是利用电流通过机体所产生的热效应进行电凝和电切，其工作温度可达 100～2000℃，电凝损伤可波及周围 5mm 范围。一般电刀输出功率为 150～200W，手术时常用功率为 60～80W，最大输出功率不应超过 200W，以保证患者安全。因为它是在一密闭体腔内使用电刀，电流运动存在“趋肤效应”，有意外损伤远处器官特别是空腔脏器如肠管等可能，控制较低频率、负极板贴在距手术邻近部位有助避免意外损伤。

2. 单极电刀　单极电刀是目前手术中最为广泛应用的一种形式。在单极电流环路中，有效电极位于手术部位，回路电极连接接地衬垫。因此，电流通过患者的躯体形成环路。电流的波形可以设置为连续或间断（电切或电凝）的高电压低电流，电流通过人体组织时，因为电阻大产生 100～200℃ 高温，使组织细胞瞬间发生变性-坏死-干燥皱缩-汽化-炭化-组织形成焦痂的变化，从而达到止血或者切割组织的目的。电切模式有单纯切割电流或切割加电凝混合输出电流。最常用的单极电刀为电凝钩，也可在分离钳或剪刀上通电进行电操作。

对于贴近肠管的组织，手术者应避免应用单极电凝，电凝会使得这些组织温度升高，连带造成肠段的组织坏死。电刀不应接触其他金属物，否则会有副损伤。应经常检查电钩的绝缘性，避免漏电损伤其他组织。

3. 双极电凝　双极电凝是通过双极镊子的两个尖端向机体组织提供高频电能，使双极镊子两端之间的血管脱水而凝固，达到止血的效果。它的作用范围只限于镊子两端之间，最大程度上降低了由于弥散的能量所造成副损伤的危险性。其止血效果优于单极电凝，能封闭直径<4mm 的小血管。对肿瘤表面、骨盆壁及前列腺表面出血疗效最佳（图 1-5-7a，图 1-5-7b）。

4. 超声刀　超声刀的工作原理是通过超声频率发生器使金属刀头以 55.5kHz 的超声频率进行机械振荡，使与刀头接触的组织内的水分子汽化、蛋白质氢键断裂、细胞崩解、组织被凝固后切开、血管闭合，达到切割组织和止血的目的。其工作温度 50～100℃，传导范围 0.5mm。超声刀能够切割除骨组织以外的任何人体组织，且其凝血效果比较好，可以安全凝固 3mm 以下的血管，技巧得当可以凝固粗至 5～7mm 的静脉（将血管完全游离，近心端和远心端用慢档凝固至血管变白，中间用慢档切断）。和电刀相比，超声刀在腹腔镜外科手术中的应用具有明显的优点，如其精确的切割作用，使它可安全

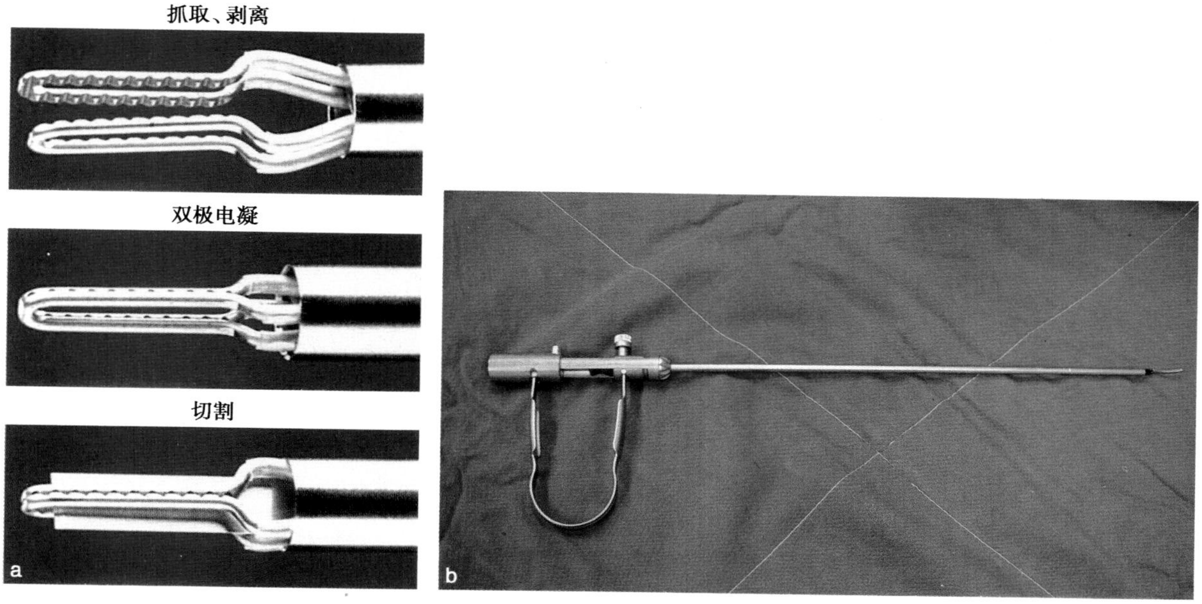

图 1-5-7
a. 多功能切割钳；b. 双极电凝

地在重要的脏器和大血管旁边进行分离切割；少烟少焦痂使腹腔镜手术视野更清晰、缩短手术时间；无电流通过人体使手术更安全，减少了并发症的发生（图 1-5-8 ~ 图 1-5-10）。

5. 血管闭合系统　目前有多种类型的血管闭合系统，比较有代表性的包括：LigaSure 系统和 KLS 能量平台（图 1-5-11、图 1-5-12）。在腹腔镜手术中常用的有 5mm 和 10mm 两种，文献报告可以封闭直径小于 7mm 的血管与组织束（笔者不推荐用于直径大于 3mm 的动脉）。形成的闭合带可以抵御三倍于正常动脉收缩压的冲击。发生器设备产生持续的低电压低电流，形成脉冲式电能传导至被器械钳夹的组织。主机可以自动识别组织阻抗，调整输出的电压与时间，并自动辨别血管闭合是否结束，以决定何时停止能量的输出。血管壁的胶原与弹性蛋白融合形成永久性的闭塞，从而使管腔消失。待听到凝结完毕的信号后，按压弹出刀片切断组织（或用剪刀剪断）。它在处理大血管方面，有明显的优

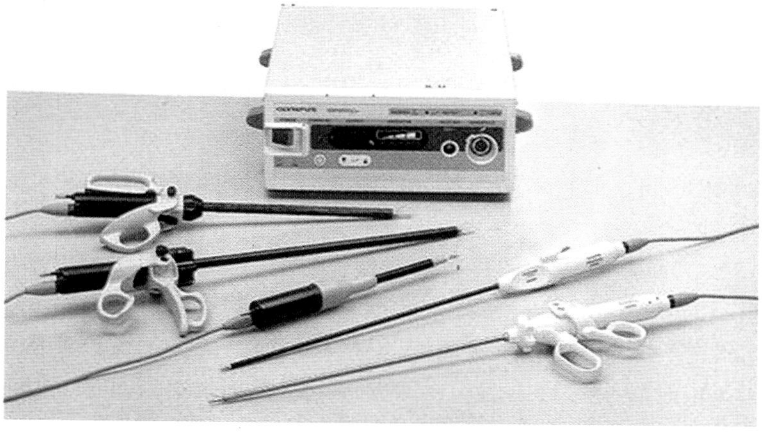

图 1-5-8　超声刀

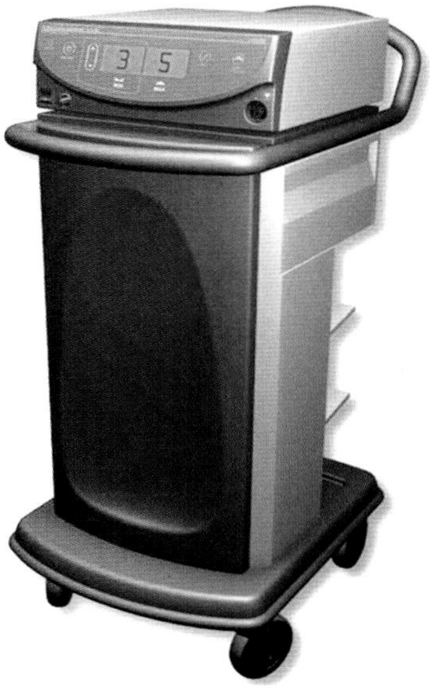

图 1-5-9　超声刀

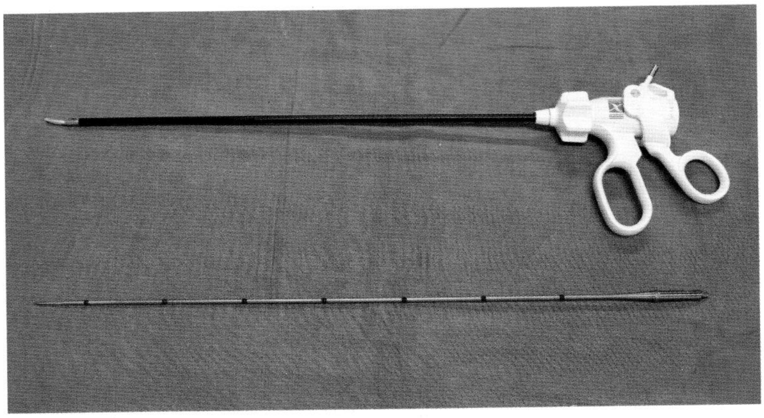

图 1-5-10 超声刀刀头

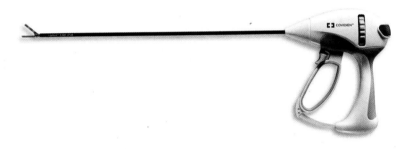

图 1-5-11 LigaSure 血管闭合系统

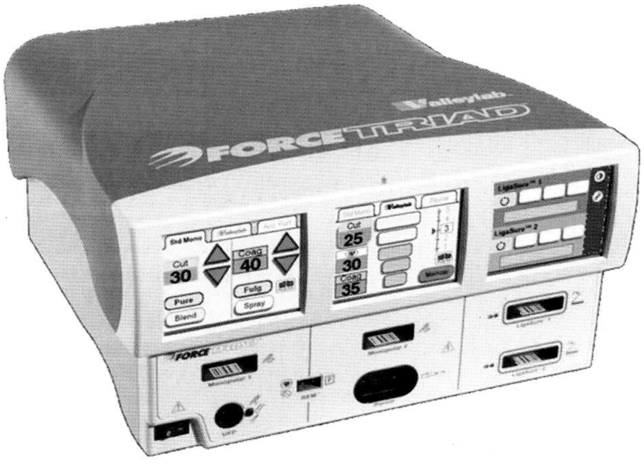

图 1-5-12 Valley 工作站

越性，术时无需结扎，减少操作，节省手术时间。但它不能做精细的解剖；作用时间较长，闭合一个血管大约需要 20 秒，而超声刀只需 4 ~ 8 秒。

6. 超脉冲等离子电刀（PK 刀） PK 刀是新一代的外科手术器械，采用超脉冲等离子输出系统，这种脉冲电流可以减少热损伤，使组织和器械不易粘连，所产生的烟雾很少。手术器械凝、切功能为一体化的设计，适合不同手术的需求，此外，主机可同时连接两把器械同时操作，减少器械更换次数，节约手术时间。腹腔镜手术热损伤<2mm；开腹手术热损伤<1mm；腔内电切热损伤<0. 5mm。腹腔镜手术器械可以闭合、切割 0 ~ 7mm 的血管，开放手术器械可以闭合、切割 0 ~ 10mm 的血管（图 1-5-13a、图 1-5-13b）。

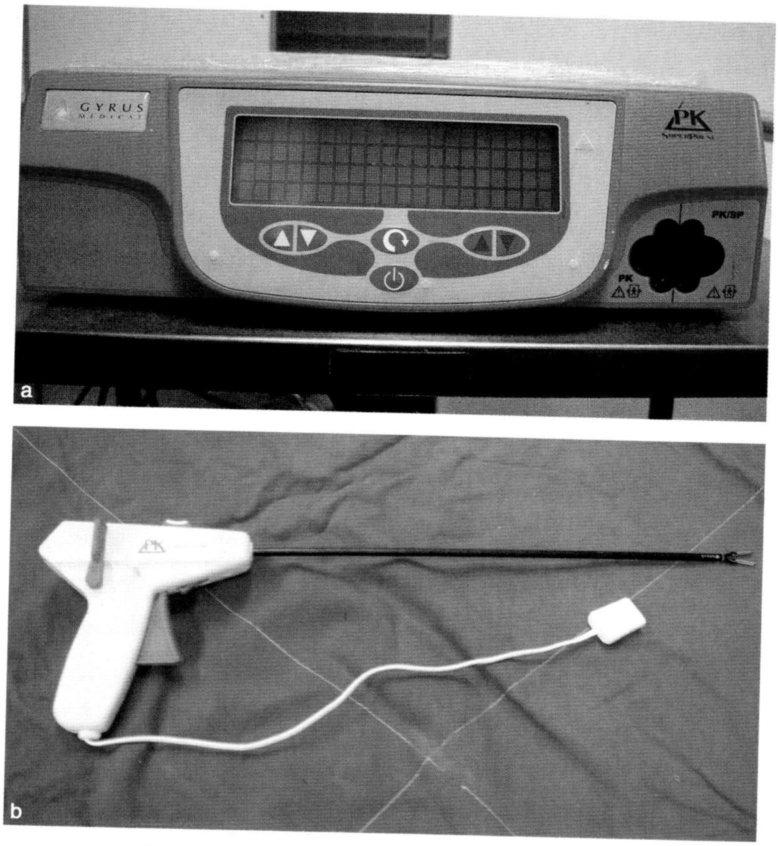

图 1-5-13

a. PK 刀；b. PK 刀头

（四） 腹腔镜手术器械

1. 气腹针　气腹针外径为 2mm，针心前端圆钝、中空、有侧孔，可以通过针芯注水、注气和抽吸（图 1-5-14a、图 1-5-14b）。针芯的尾部有弹簧保护装置，穿刺腹壁时，针芯遇阻力回缩针鞘内，针鞘刺

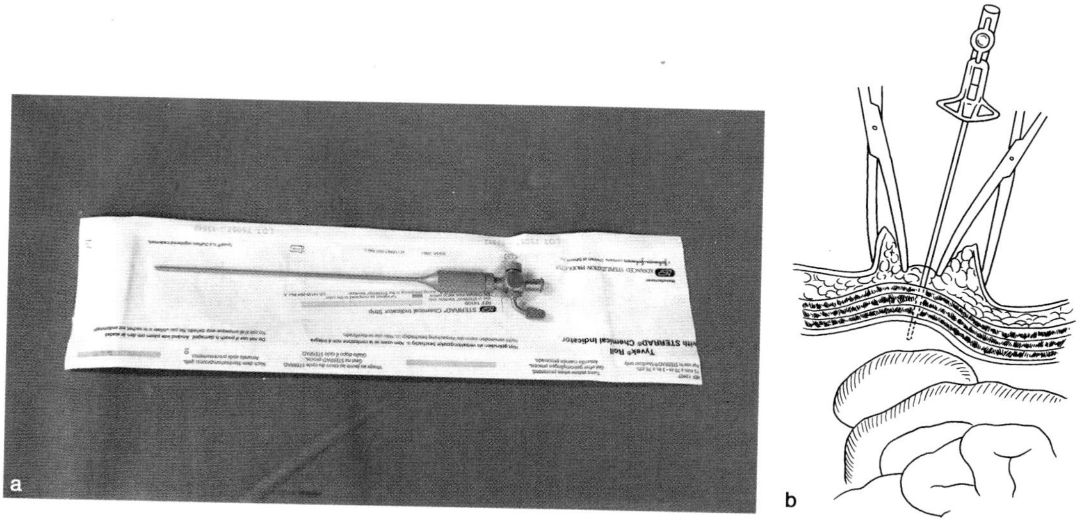

图 1-5-14

a. 气腹针；b. 气腹针使用示意图

入腹腔内落空、阻力消失，针芯因弹簧作用再弹入腹腔，圆钝针芯有助于避免损伤腹腔内脏器。

2. 穿刺器与转换帽　穿刺器包括套管鞘和穿刺锥。按材料不同，分为两类：一种为金属穿刺器，可反复使用，另一种为一次性使用塑料穿刺器。套管鞘的前端有平头和斜头两种，手术中套管鞘不慎脱出时，斜头套管容易重新插入腹腔或后腹腔。穿刺锥有圆锥型和多刃型，各有优缺点：前者穿刺时不易损伤腹壁血管，但较钝，穿刺时较费力；后者穿刺时省力，但对腹壁损伤较大，可伤及肌肉和血管。穿刺器尾端有自行关闭的阀门防止漏气。穿刺器尾端侧面有带开关的接口，可连通气腹管进气或术中开放放气。穿刺器内径有 3～33mm 不等，腹腔镜外科最常用的有 5mm、10mm 和 12mm 三种。转换帽与穿刺器尾端相接，可在不同外径之间变换，容纳不同外径的手术器械通过（图 1-5-15）。

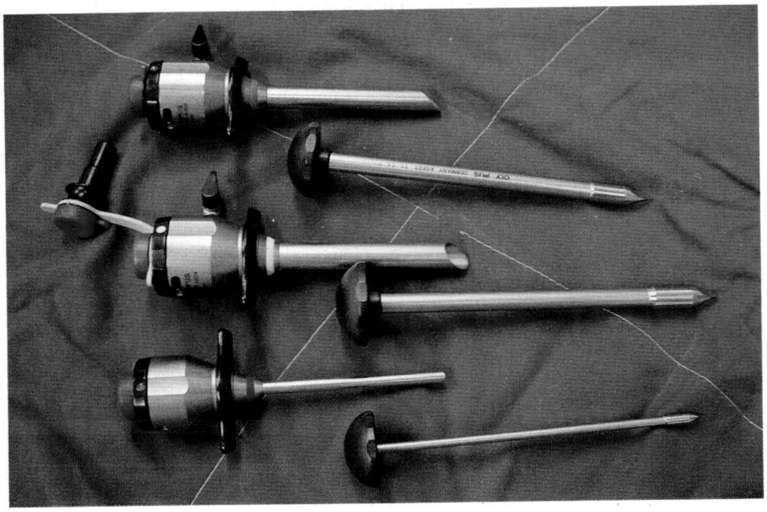

图 1-5-15　穿刺器、针芯与转换帽

3. 分离钳　分离钳有直头与弯头两种（图 1-5-16、图 1-5-17）。钳杆及柄绝缘，尖头及尾端导电，不通电时作组织分离用，通电时可用作电凝止血。分离钳外径 5mm 或 10mm，一般可作 360°旋转，便于操作。分离钳主要用于分离、止血、牵引及缝合打结。10mm 直角分离钳有助于分离大血管，如肾动静脉。

4. 抓钳　抓钳根据对组织抓持损伤程度分有创和无创两类。杆柄可无绝缘层。常用有锯齿形抓钳、鼠齿形抓钳、匙形咬口抓钳（图 1-5-18、图 1-5-19）。前端中空的无损伤抓钳方便抓持输尿管，保护输尿管及其血运。抓钳外径有 5mm 和 10mm 两种，长度为 320mm，器械手柄处常有棘轮结构状锁扣，

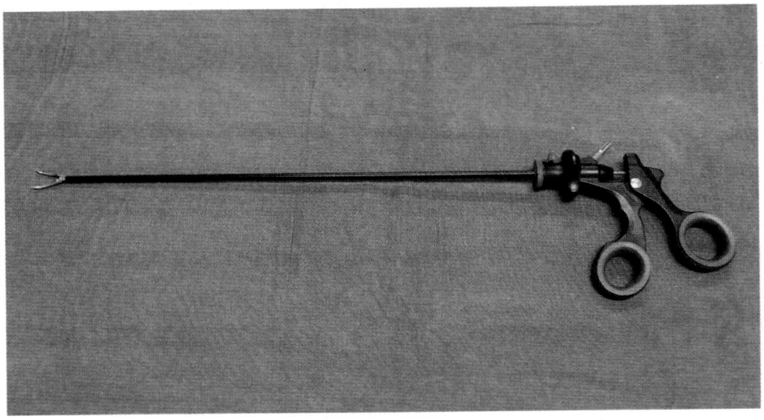

图 1-5-16　直头分离钳

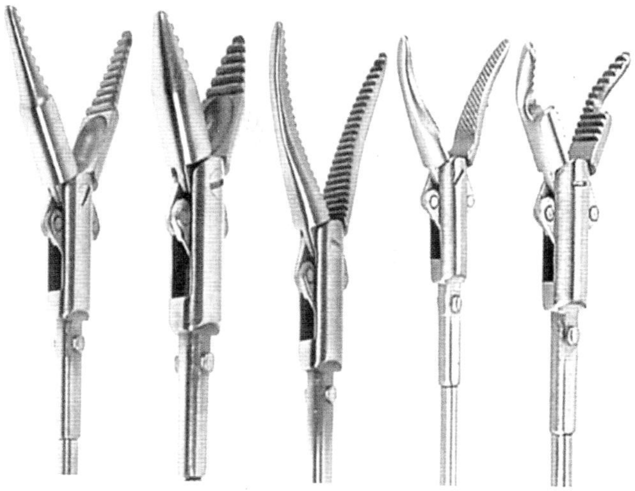

图 1-5-17 各种分离钳

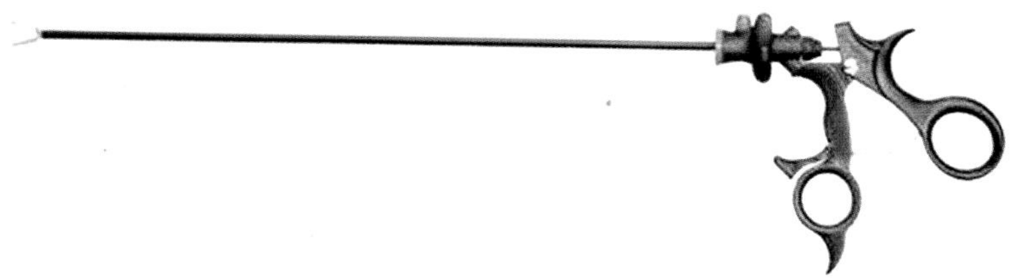

图 1-5-18 腹腔镜抓钳

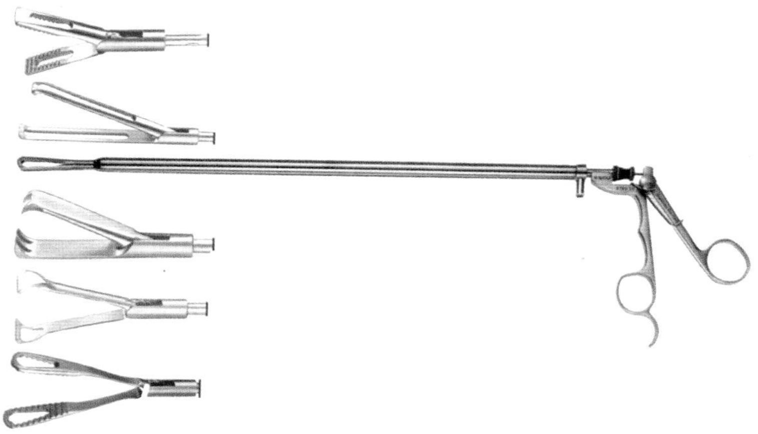

图 1-5-19 各种腹腔镜抓钳

有助减轻手术时手控疲劳。抓钳用于对组织的钳夹、牵引及固定。

5. 持针器 分直头和弯头两种，一般外径 5mm，长度 450mm，不带绝缘层，夹持面有螺纹。手柄也分为直把和弯把，常为弹簧结构或棘轮锁扣结构。弯头针持不遮挡视野，更为常用（图 1-5-20a、图 1-5-20b）。

6. 电凝钩 电凝钩是腹腔镜手术常用而重要的器械，可用于解剖、分离、电切和电凝止血。电凝钩有“L”形和直角形，电凝钩是一种消耗性器械，使用时间久后绝缘层易磨损，应注意定期检查（图 1-5-21）。

7. 剪刀 手术剪外径有 5mm 和 10mm 两种，常用 5mm 剪，一般都带有绝缘层和电极头，可同时止血（图 1-5-22、图 1-5-23）。常见有直头剪、弯头剪、钩形剪，弯头剪有左弯剪、右弯剪，大多可 360°旋转。

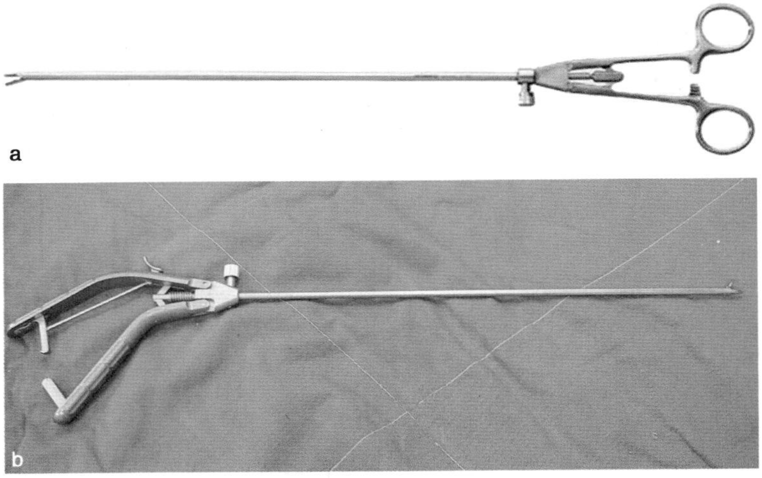

图 1-5-20
a. 腹腔镜持针器（直头）；b. 腹腔镜持针器（弯头）

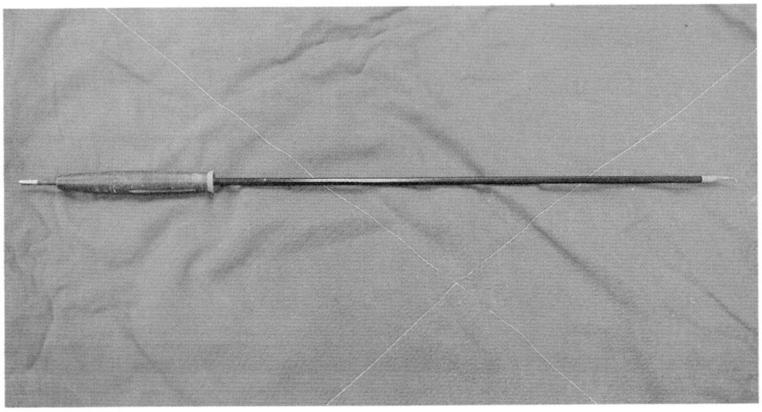

图 1-5-21 电凝钩

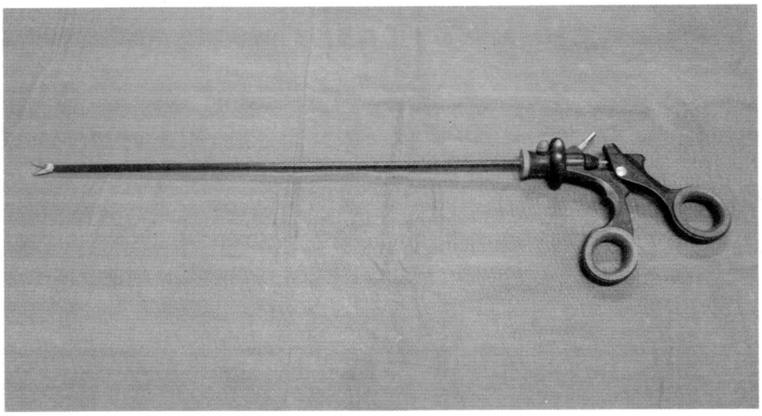

图 1-5-22 腹腔镜剪刀

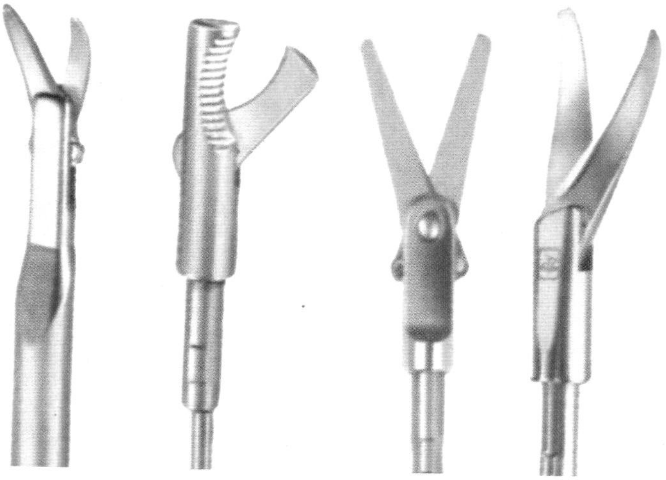

图 1-5-23 各种剪刀

8. 施夹器与血管夹 腹腔镜手术的血管、输尿管等可用血管夹夹闭后离断、以替代结扎。常用的血管夹有单发钛金属夹(图 1-5-24)、连发钛金属夹(图 1-5-25)、带锁的塑料夹(Hem-o-lok)(图 1-5-26)等,有不同型号,可根据组织的宽度灵活选用。Hem-o-lok 夹由不可吸收的多聚合物材料制成,具有夹持界面防滑设计,远端带有锁扣样结构,不易脱落;组织相容性好,可透射线,影像学干扰小。常

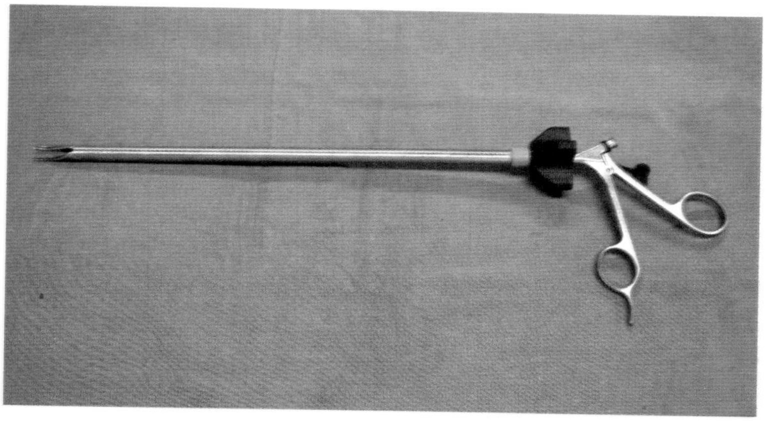

图 1-5-24 单发钛夹的施夹器

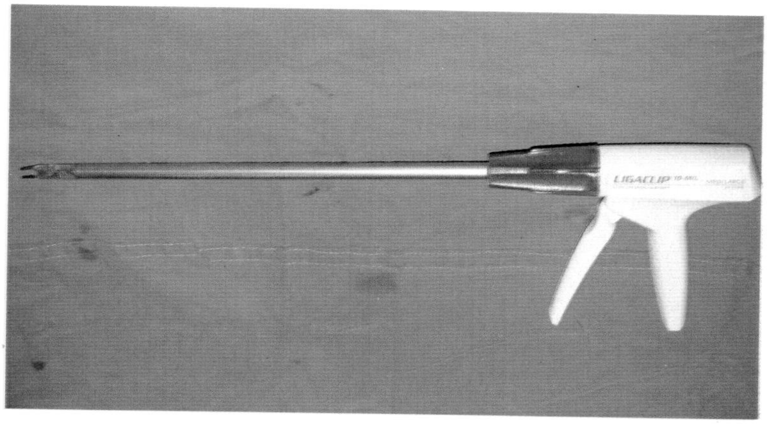

图 1-5-25 10mm 腔镜连发钛夹施夹器

用的为 M、ML、L 和 XL 等规格，分别对应不同颜色的施夹器（图 1-5-27）。施夹器带有锁扣装置，夹闭时可以感觉到或听到声音以确定施夹成功，夹闭血管时要看到夹子的锁扣再施夹，以确认将血管完全夹闭且锁扣中未包含其他组织。常用 Hem-o-lok 施夹器外径为 11mm，也有外径 5mm 的施夹器方便经不同大小的穿刺器进入，在不打结的肾部分切除术中固定缝线非常方便。钛夹的施夹器外径为 10mm。

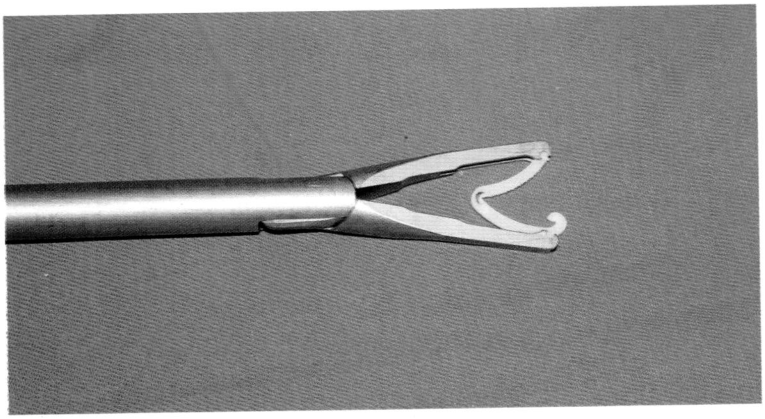

图 1-5-26　Hem-o-lok

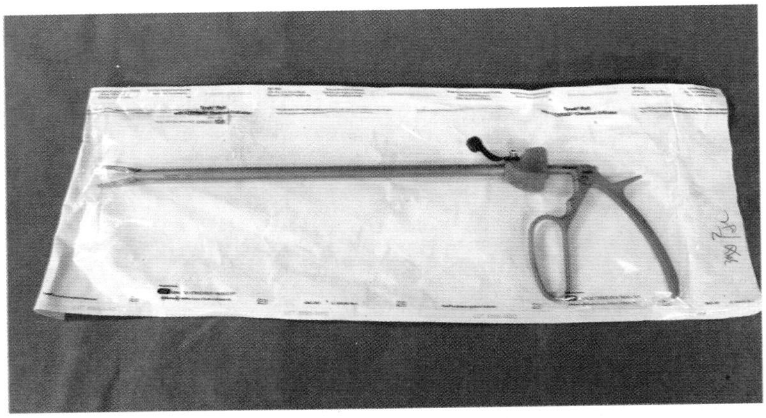

图 1-5-27　Hem-o-lok 施夹器

9. 腹腔镜直线型切割吻合器（Endo-GIA）　是腹腔镜手术的重要工具，应用于切割大的血管（如肾动静脉），行吻合手术等（图 1-5-28）。可打出相互咬合成排的钉子，每侧三排互相错开，在钉合后中

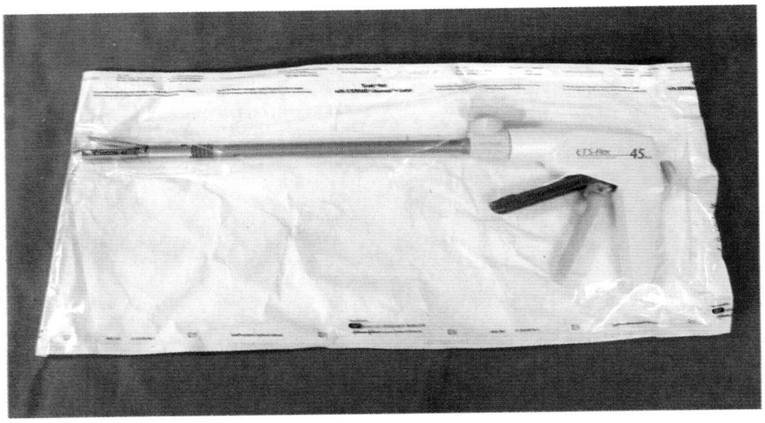

图 1-5-28　35mm 直形直线切割器

间的刀片同时将组织切断。钉合时需看到刀头前端的安全线，确认要切断的组织都在安全线之内，且其中未包含其他组织，以防漏钉而出血，或误伤周围组织。钉子的高度为2.0～4.8mm不等，钉仓的长度有35mm、45mm、60mm不等，可根据组织的厚度与宽度灵活选用。部分直线型切割吻合器前端可弯曲，方便经特殊角度使用。

10. 标本袋 腹腔镜手术标本取出时装进标本袋，可以避免污染术野和减少切口长度，便于取出。理想的标本袋应结实不透水。市面上有不同型号的一次性标本袋，有时也可根据手术标本大小用安全套、塑胶手套、一次性尿袋、普通塑料胶袋等自制。我们应用自制的标本袋，内侧和外侧颜色不同，开口为缩口设计，牵拉绳索可收紧袋口，根据需要可制成各种尺寸，该标本袋成本低，适合我国国情（图1-5-29）。

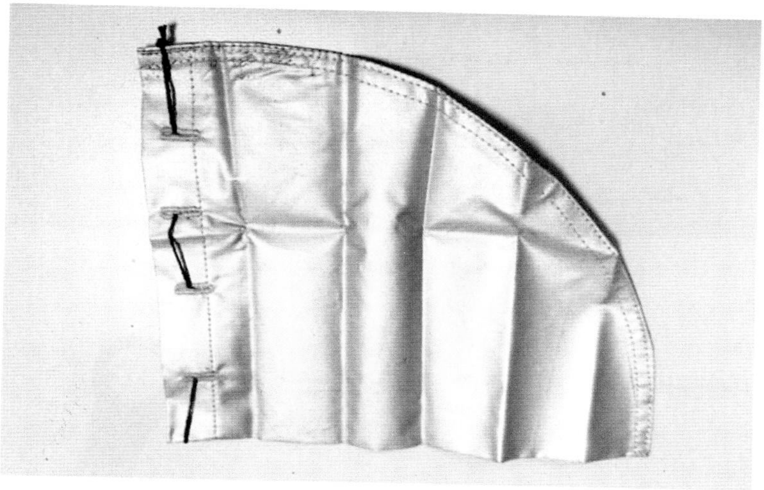

图1-5-29 标本袋

11. 牵开器与腹腔镜拉钩 腹腔镜手术时，为使某些组织器官显露，人们设计了各种不同类型的牵开器与腹腔镜拉钩。有扇形牵开器和带翼牵开器，扇形牵开器又分为三叶、五叶和多叶等不同类型，部分牵开器手柄上还有旋钮可使前端侧偏45°以改变牵开方向。有时常用带锁扣抓钳夹持于腹壁上以牵开肝脾，也可将组织用线缝至腹壁上以牵开组织。

12. 腹腔镜机器人系统 机器人手术过去泛指采用ZEUS系统、Da Vinci系统（图1-5-30）和AESOP系统进行的手术。由于Da Vinci系统更为先进，在欧美市场占据主导地位，因此，现在所谓机器人手术多由Da Vinci系统完成。它与传统腹腔镜手术相比，突出优点在于实现了三维腔镜视野，避免视觉误差和手眼失调；Endo Wrist技术可超越人手限制；计算机控制系统消除器械抖动，使操作更加精确稳定。即使没有任何腹腔镜手术经验的医师，经过短期培训也能迅速掌握机器人手术，学习曲线明显缩短。在泌尿外科领域，欧美学者已利用机器人施行了大量前列腺癌根治术、肾癌根治术、肾盂成形术、全膀胱切除术及活体供肾切除术等手术，效果甚至优于传统腹腔镜手术。由于机器人设备智能化程度高、费用昂贵，现阶段在我国迅速推广尚不现实，但是国内部分大型综合医院已购入或拟购入此设备。机器人手术的巨大优越性是显而易见的，是未来的发展方向。

（五） 冲洗吸引系统

腹腔镜手术时必须要有良好的冲洗吸引设备，以保证术野的清晰。冲洗吸引系统包括冲洗吸引装置和冲洗吸引管（图1-5-31）。冲洗吸引机具备自动冲洗和吸引功能。吸引器也经常用来进行钝性分离。

（六） 手术图像记录设备

为了便于教学和交流，或术后检查手术过程中有无失误以便日后提高，可将监视器所观察到的图像进行记录。可以使用最简单的家用录像机，也有线数比较高的数码录像机，专门的图像采集系统则采用数码技术将手术过程直接存储于电脑中，可以截取图片或者直接刻录光盘（图1-5-32）。

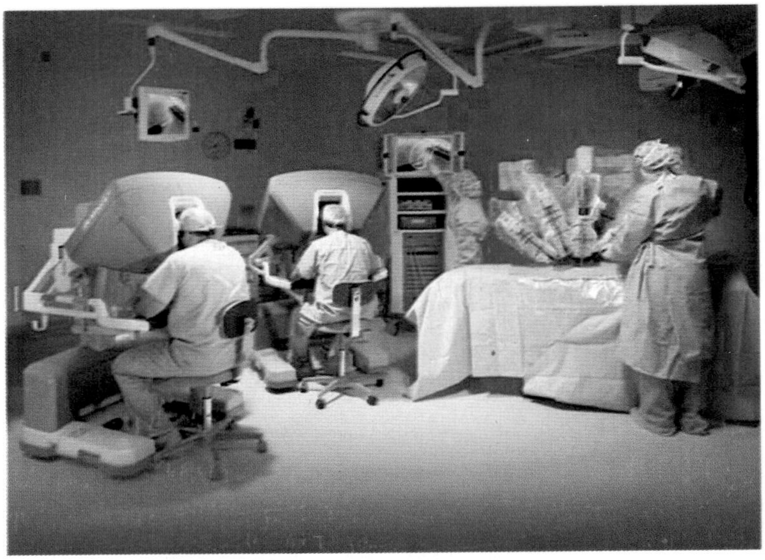

图 1-5-30　Da Vinci 手术系统

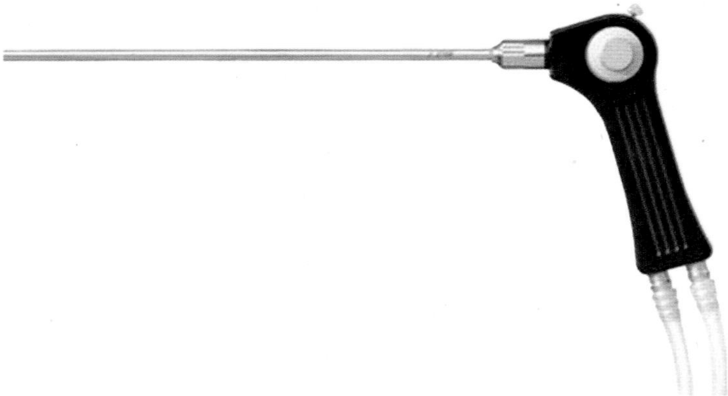

图 1-5-31　腹腔镜吸引器

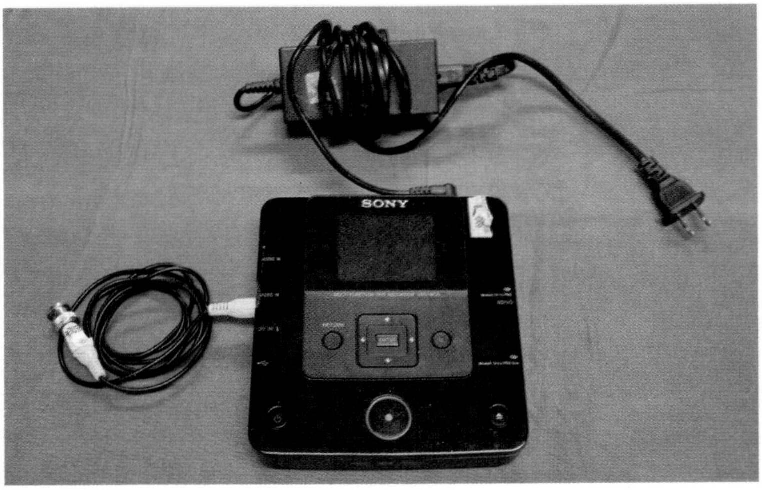

图 1-5-32　数码录像设备

二、经皮肾镜

经皮肾镜技术是治疗上尿路结石最重要的手术方法，近年来随着经验的积累，器械的更新、设备的改进，以及其他腔内器械的发展，经皮肾技术的适应范围得到扩大。除可以用来治疗各种上尿路结石包括复杂鹿角形结石外，还可以通过经皮肾途径处理移植肾术后的输尿管膀胱吻合口狭窄、处理肾盂或输尿管上段的尿路上皮肿瘤。经皮肾镜技术所用的手术器械主要有肾镜、灌注泵、导丝、扩张器、取石钳、套石网篮、碎石设备等。下面对常用的手术器械做一些简单介绍：

（一） 经皮肾镜

根据是否可弯曲，肾镜分为硬性肾镜和软性肾镜两种，后者可弯曲，能对硬性肾镜不能观察到的肾盏进行检查，但其操作通道较细，不能采用超声碎石系统或气压弹道碎石系统，一般配合激光碎石使用。临床上常用的为硬性肾镜，偶尔使用软性肾镜，配合硬性肾镜使用，以提高碎石清石效率。

硬性肾镜由镜身、镜鞘、闭孔器组成。根据内镜与镜身的角度，分为直角肾镜和旁视肾镜。临床常用的为直角肾镜（WOLF8964. 401，见图 1-5-33），镜身为金属材质，不能弯曲，长 22. 4cm，内有光学透镜，同时有 14F 工作槽，因而可通过最大直径为 3. 5mm 的气压弹道探针、硬性超声探头、激光光纤、取石篮、取石钳等。常用的镜鞘管径为 20. 8F 及 24. 3F 两种，可将皮肾通道扩到 24F，镜鞘长度为 15cm。镜鞘后端侧方有灌注接口，可以进行连续灌水，使视野清晰。内镜的视角为 0°，配有 90°屈臂观察系统。物镜与目镜相平行而不在同一直线上，因而便于各种碎石器械通过中心工作槽取石。

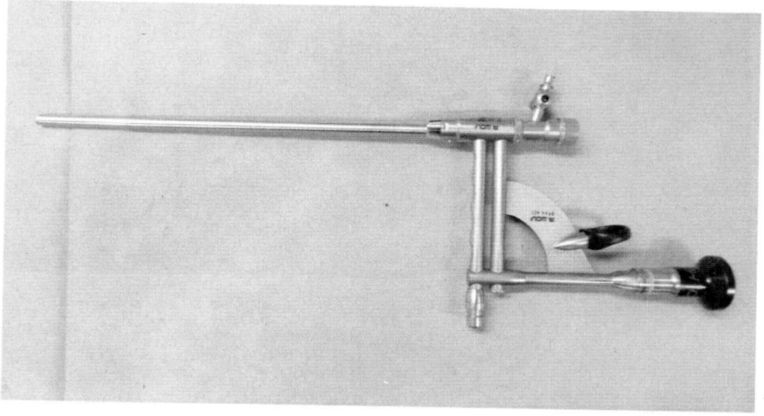

图 1-5-33 直角肾镜

（二） 灌注泵

灌注泵为液压灌注泵，可给肾镜提供持续稳定的灌注压力，达到扩张肾内集合系统、输尿管，并使视野保持清晰的目的。在取石操作过程中，还可以将肾镜取出后，通过冲洗的压力将结石碎块从镜鞘中冲出，减少使用碎石钳或异物钳的频率，从而降低对肾盂或输尿管黏膜的损伤风险。灌注泵一般由电源开关、液泵、溢流阀、调节器和显示器组成（图 1-5-34）。使用时将导水管固定在溢流阀上，通过机械压力的传导作用将灌注液以一定的压力和流量泵出。一般使用的流速为 0. 5L/min。

（三） 穿刺器、导丝

1. 穿刺器　穿刺器由针芯和针鞘两部分组成（图 1-5-35）。常用的为 17. 5G，长约 20cm。针鞘可通过直径 0. 89mm 和 0. 97mm 的导丝（uroVision）。

2. 导丝（cook）　经皮肾镜的操作中，在穿刺成功后，需要放入导丝，从而引导扩张器置入。导丝由不锈钢丝制成，一般长度为 150cm，直径有 0. 64mm、0. 89mm、0. 97mm 等型号。常用的导丝有硬性导丝和软性导丝。

（1） 硬性导丝（图 1-5-36）：此种导丝是在不锈钢丝末端焊接上弹簧丝而成的软尖，末端有呈直线

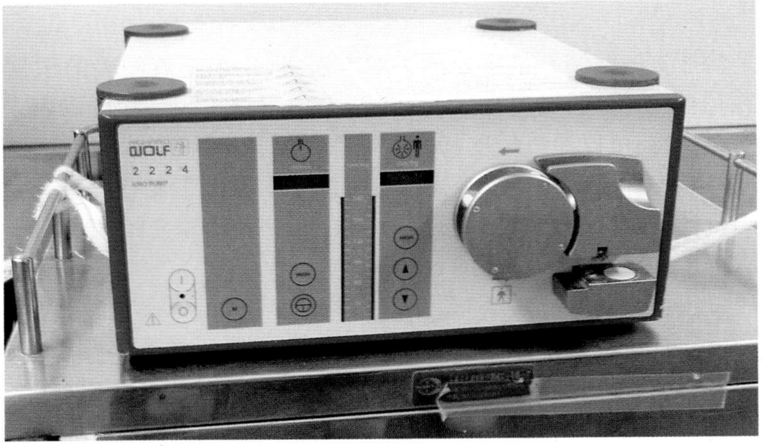

图 1-5-34　灌注泵

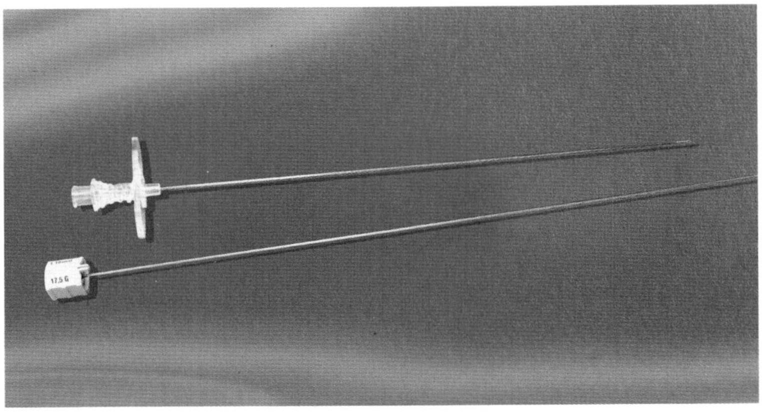

图 1-5-35　穿刺器的针芯和针鞘

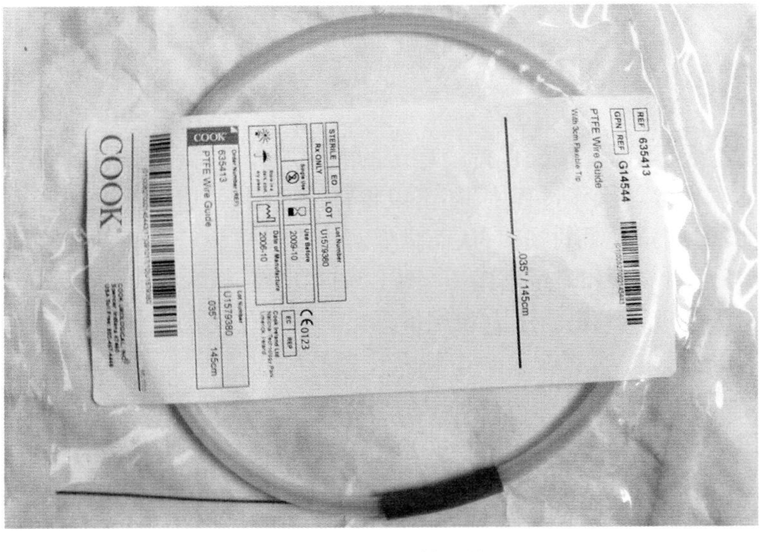

图 1-5-36　硬性导丝

或呈 J 形两种，通常在半硬性筋膜扩张器扩张穿刺通道时用。斑马导丝（图 1-5-37）为硬性导丝的一种，其特点是具有良好的柔韧性，不易产生折曲，是泌尿外科最常使用的导丝之一。

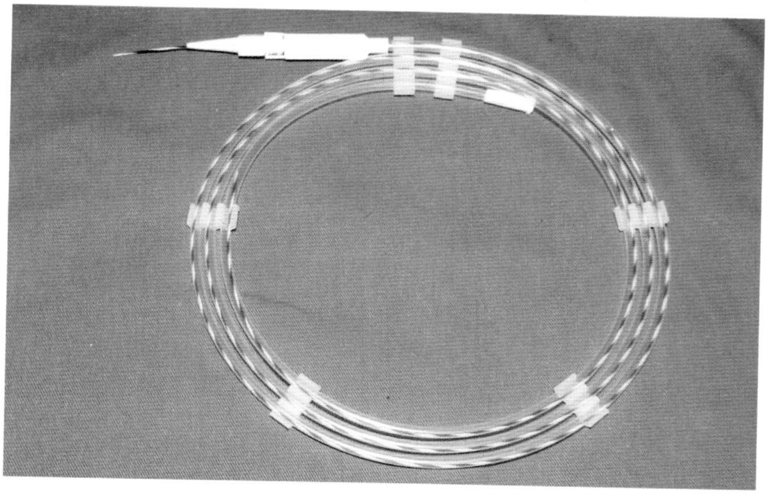

图 1-5-37　斑马导丝

（2） 软性导丝（图 1-5-38）：采用纤细的弹簧钢丝呈同心轴式盘绕在细钢丝上制成盘绕的弹簧钢丝，末端较为柔软，可以防止损伤尿路黏膜，多在用细针进行穿刺时使用，也称为白泥鳅导丝。

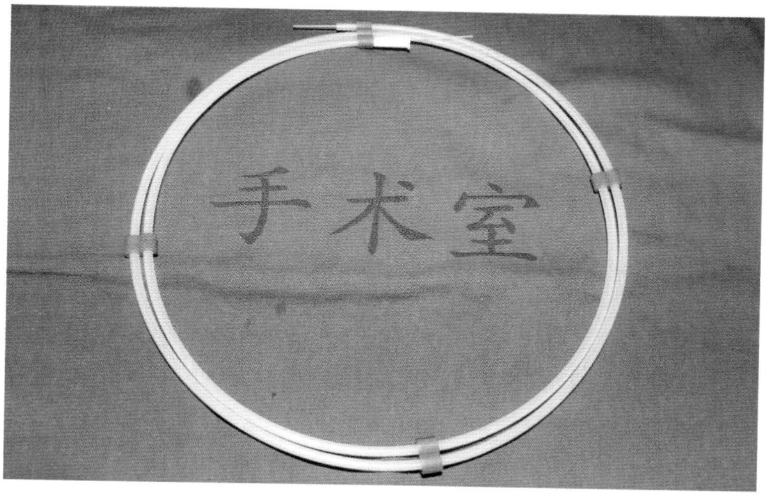

图 1-5-38　软性导丝

（3） 超滑导丝（图 1-5-39）：又称黑泥鳅导丝，长度为 150cm，直径有 0. 64mm、0. 89mm、0. 97mm 三种，其表面涂有亲水聚合物涂层，头端有弯曲，易于通过狭窄及扭曲部位，减少摩擦、剪切力，保护黏膜。硬度在硬性导丝与软性导丝之间，适用于普通硬性导丝难以插入的情况。

（四） 扩张器

置入导丝后，可通过扩张器来扩张经皮至肾的通道，使经皮肾镜镜鞘能顺利置入，来进行取石操作。常用的扩张器有筋膜扩张器（Peel-away）、Amplatz 扩张器、金属扩张器。

1. 筋膜扩张器（图 1-5-40）：由不透 X 线的聚乙烯制成，一般规格有 8F ~ 16F，以 2F 递增，长 20 ~ 30cm。每根扩张器的尖端逐渐变细，管腔可通过直径为 0. 97mm 的导丝。此种扩张器的缺陷是在扩张过程中需要取出前一根扩张器，才能放入下一根扩张器，容易增加皮肾通道出血。此种扩

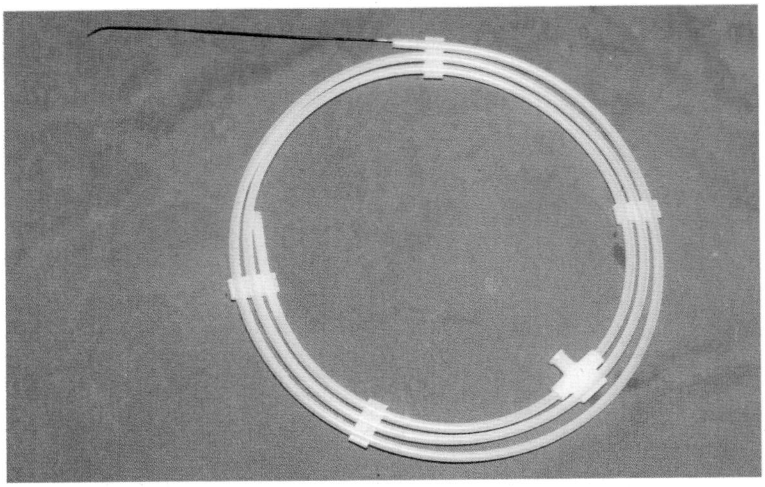

图 1-5-39 超滑导丝

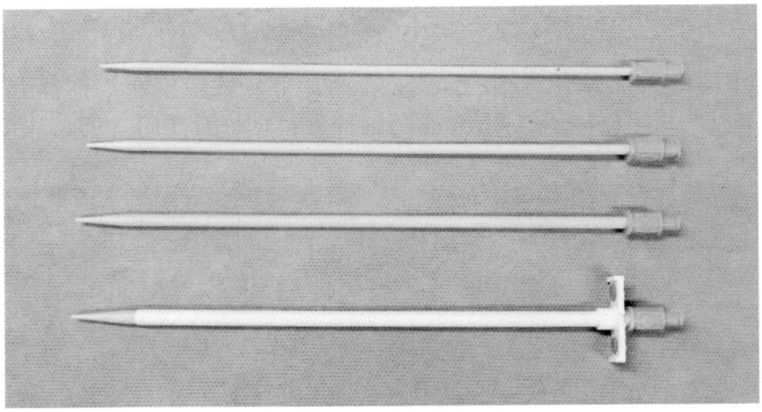

图 1-5-40 筋膜扩张器

张器一般配有 Peel-away 鞘（图 1-5-41），鞘管由不透射线的特氟龙塑料制成，可作为微通道经皮肾镜碎石的工作通道。碎石后留置带有气囊的引流管，然后将 Peel-away 鞘撕开后取出，简化了操作流程。

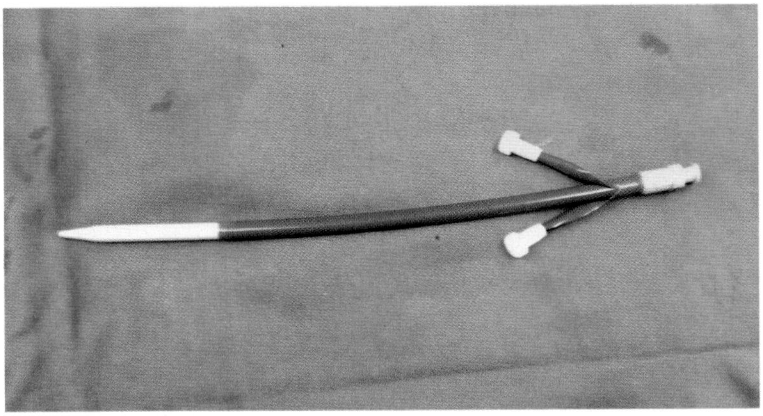

图 1-5-41 Peel-away 鞘

2. Amplatz 扩张器(图 1-5-42)：由聚乙烯或特氟隆材料制成，从 6F～30F，以 2F 递增，各自单根扩张，可允许直径为 0.97mm 的导丝通过。直径为 24F 以上的扩张器配有特氟隆鞘管，扩张器的长度为 30cm，鞘管长度为 16cm，当皮肾通道扩张至所需直径时，可以将相应的不同直径的外鞘保留在通道内，肾镜可以通过该鞘进行操作。

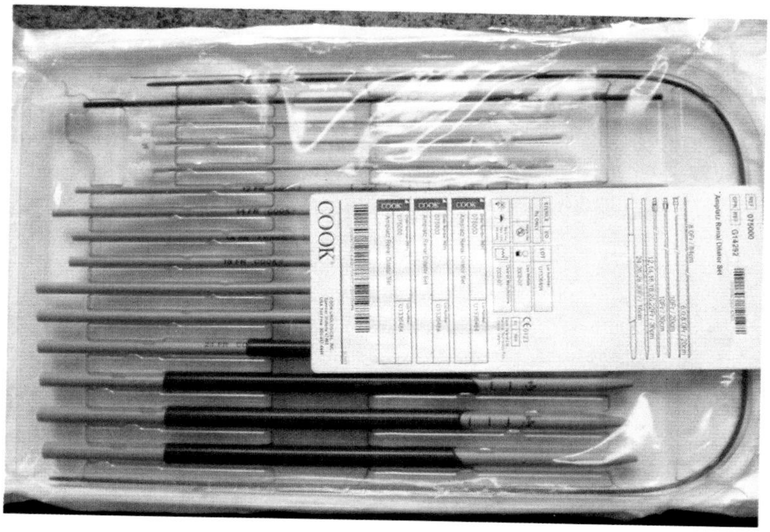

图 1-5-42　Amplatz 扩张器

3. 金属扩张器(图 1-5-43)：一般采用套叠式金属扩张器，由一根 8F 的中心导杆和不同型号(12F～24F)的扩张器组成，金属扩张器可套置在中心导杆上，根据需要依次扩张，其优点是不用将上一个扩张器取出即可进行下一步扩张，可减少扩张过程中皮肾通道出血。

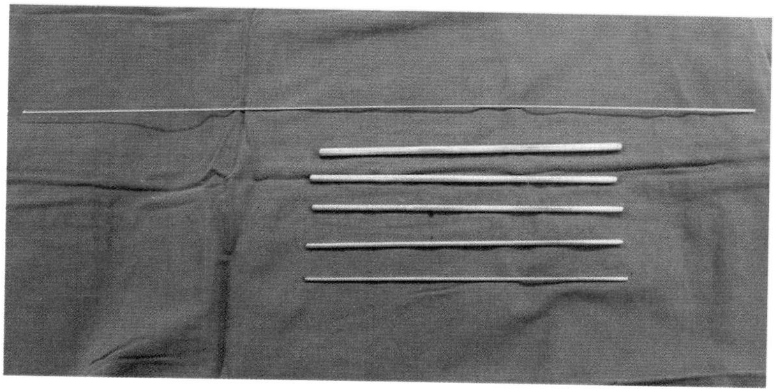

图 1-5-43　金属扩张器

(五) 取石钳、套石网篮

1. 取石钳　经皮肾镜碎石后，大块的结石可通过取石钳取出。取石钳由夹石部分、钳臂、操作手柄等组成。常用的取石钳为两爪的鳄口钳(图 1-5-44)和三爪钳(图 1-5-45)，对于直径小于 1cm 的结石可通过两爪钳取出，而直径在 1～1.5cm 的结石用三爪钳取出更为可靠。

2. 套石网篮　一般在经皮肾镜操作中较少用到套石网篮，套石网篮(图 1-5-46)由不锈钢的钢螺旋丝和扁平丝制成，可根据需要使用 3、4、5、6 丝的网篮，较大的结石可使用 3、4 丝的网篮，较小的结石可采用 5、6 丝的网篮。使用时先将取石篮插入结石后方，然后紧贴结石打开网篮并套住结石，最后拉紧网篮将结石取出。如抓取的结石卡在管腔内，不可暴力牵拉，可予再次碎石后取出。

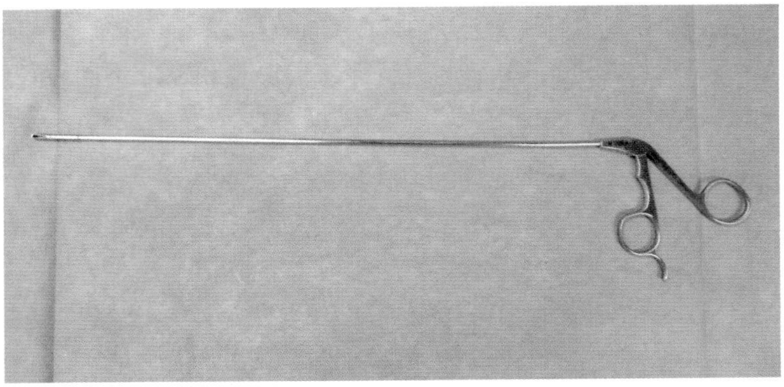

图 1-5-44 两爪钳

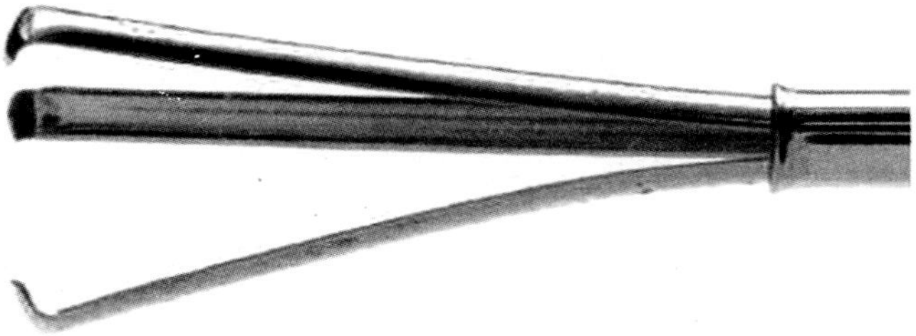

图 1-5-45 三爪钳

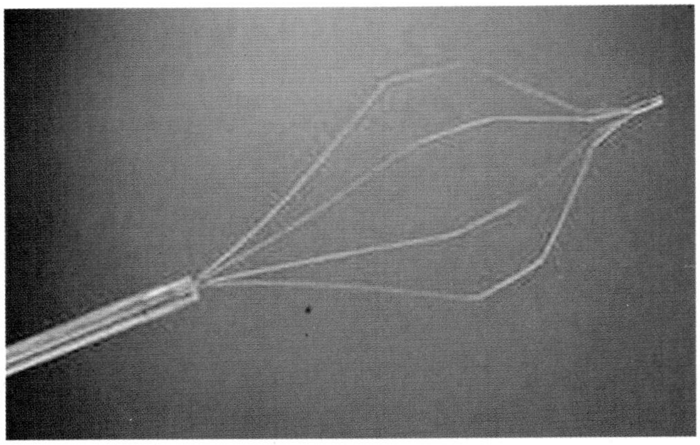

图 1-5-46 套石网篮

（六） 组合型碎石设备

1. 混合动力碎石清石系统（EMS） 由气压弹道碎石与超声碎石探针及手柄组合而成，其中气压弹道碎石撞针的撞击频率可达 12Hz，可安装各种型号的碎石探针使用，包括 0. 8 mm、1. 0 mm、1. 6 mm 及 3. 2mm。1. 0mm 的气压弹道碎石探针可偏中心安装于 3. 3mm 或 3. 8mm 的中空超声碎石探针内，其前端超出超声探针 1mm。气压弹道碎石探针及超声碎石探针可分别单独使用，也可组合使用，这种组合探针可在碎石的同时通过超声探针提供吸引作用，从而减少碎石过程中的结石移位，并可在碎石的同时将结石碎片主动吸除（图 1-5-47 ~ 图 1-5-53）。

2. 双导管碎石系统 双导管碎石系统采用超声能量源，采用单一手柄连接中空的双导管探针，内管直径有 1. 95mm 及 2. 75mm 两种，外管直径有 3. 7mm 及 3. 4mm 两种。其中内导管可产生

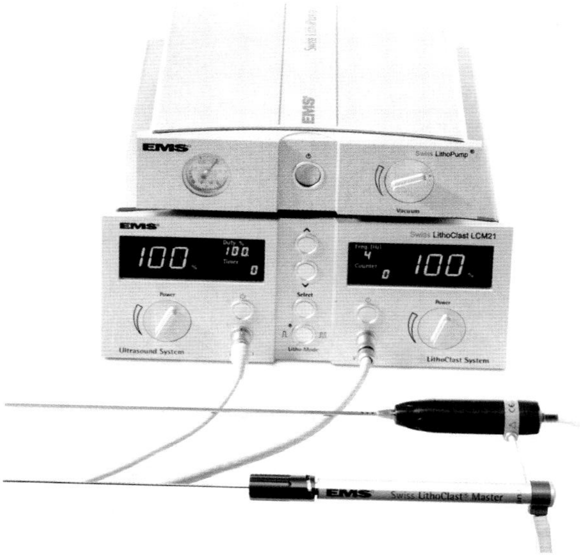

图 1-5-47 EMS 主机

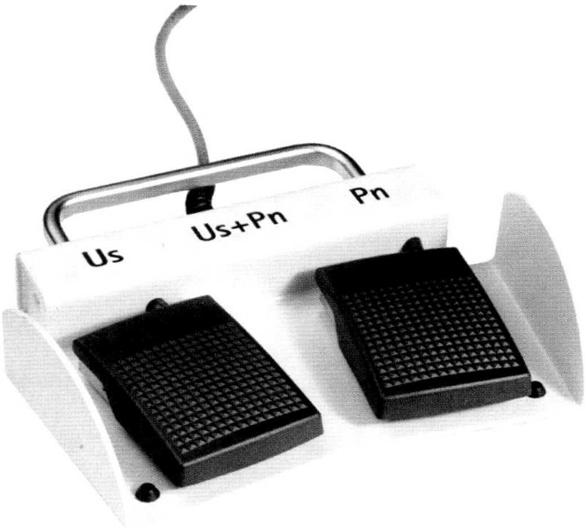

图 1-5-48 EMS 脚踏

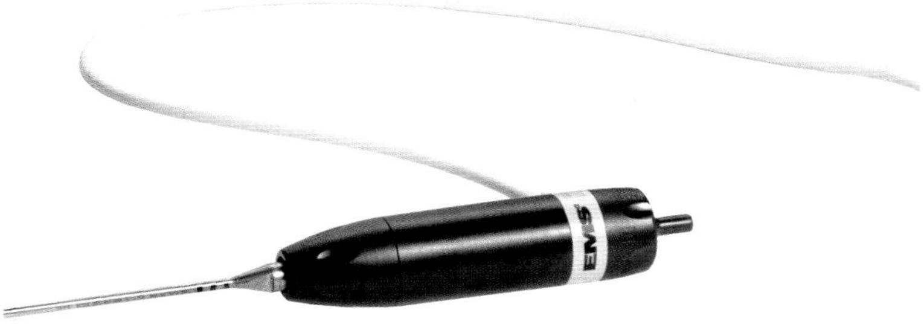

图 1-5-49 EMS 超声手柄

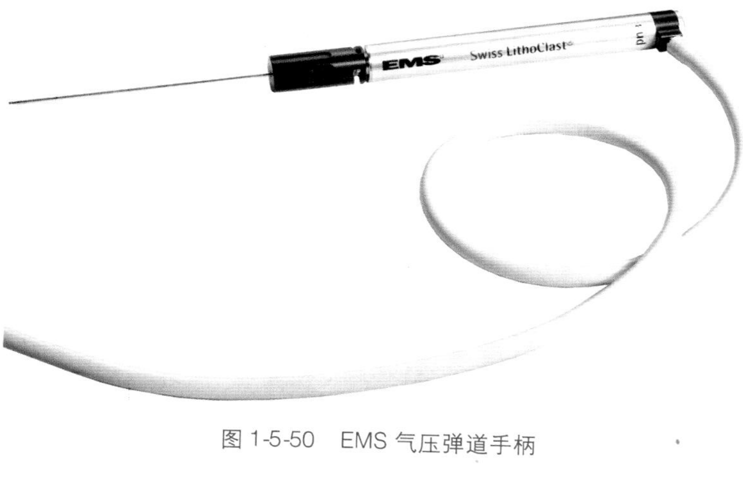

图 1-5-50 EMS 气压弹道手柄

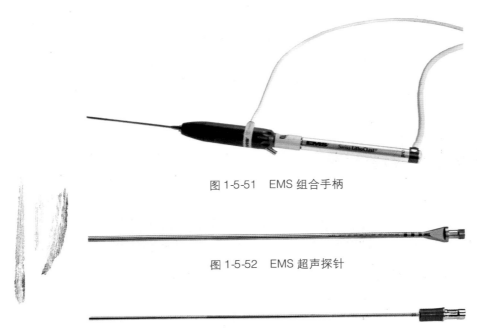

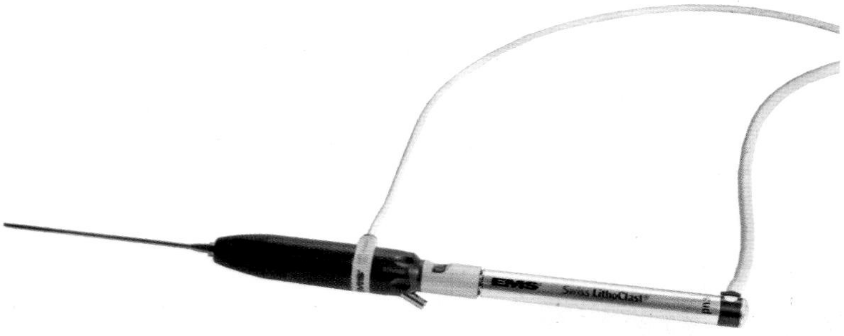

图 1-5-51 EMS 组合手柄

图 1-5-52 EMS 超声探针

图 1-5-53 EMS 气压弹道探针

21 000Hz 的超声，对结石产生高频的疲劳打击，外管通过自由振子驱动可产生 1000Hz 的低频振动，对结石产生冲击性粉碎，同心结构可使外管在内管上自由滑动，超声碎石内导管前端超出外导管约 1mm，且外导管尾端的限位弹簧可限制外管的过度活动，避免外导管振动行程过长，超出内导管而导致组织损伤。只有当超声碎石内导管首先将结石表面击碎并钻入结石内时，外导管才可接触结石表面，产生联合碎石的功效。中空的内导管可通过负压吸引结石，有效避免碎石过程中结石移位，同时中空的内导管排石空间大，可在碎石的同时将结石碎片直接吸出体外（图 1-5-54 ~ 图 1-5-57）。

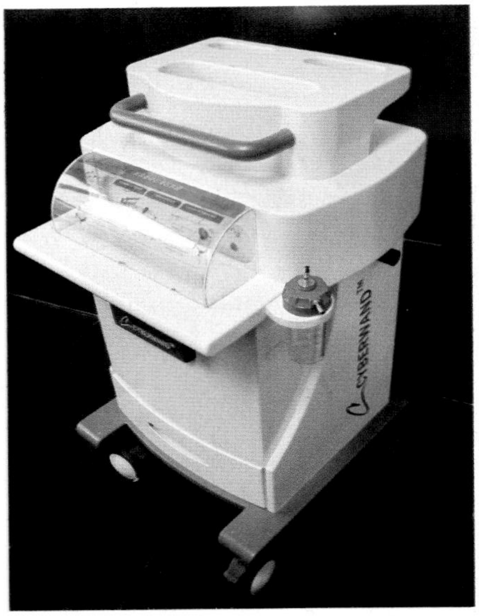

图 1-5-54 双导管主机

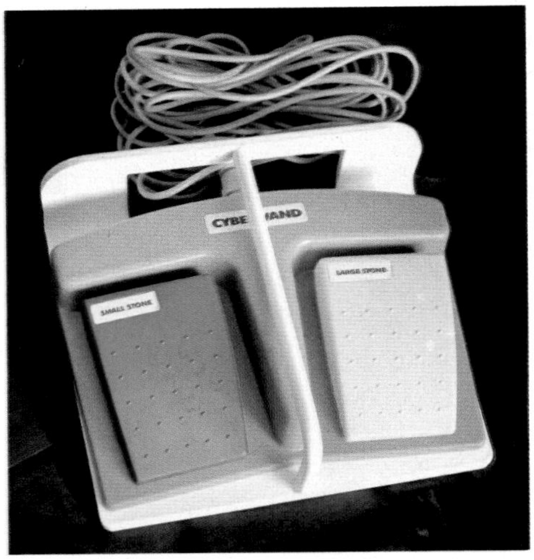

图 1-5-55 双导管脚踏

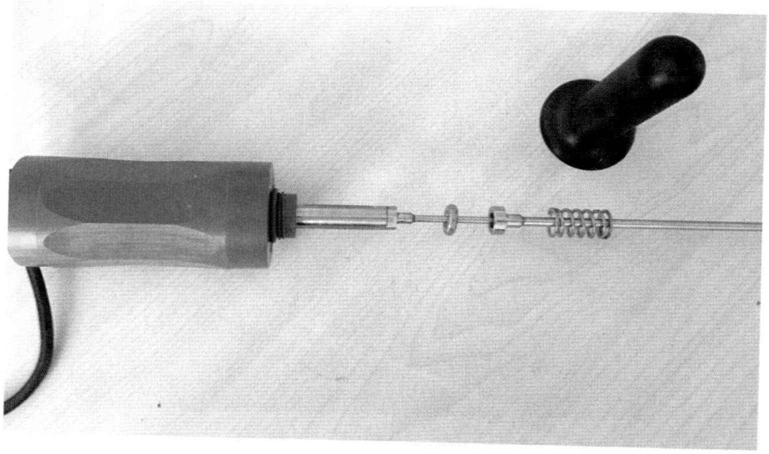

图 1-5-56 双导管手柄、限位弹簧

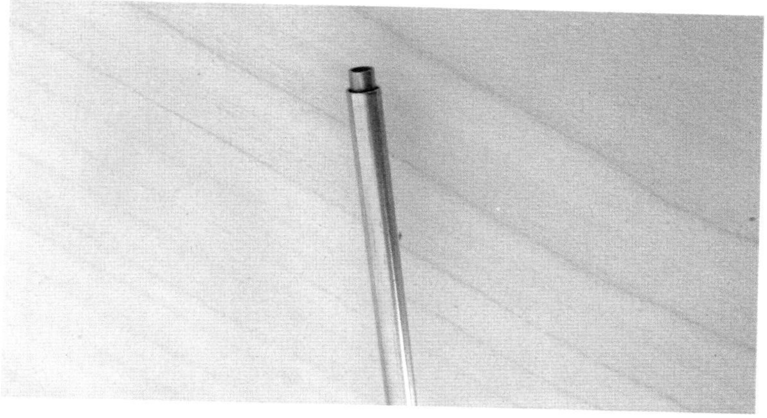

图 1-5-57 双导管探针头端

三、输尿管镜

输尿管镜主要分为半硬性输尿管镜和软性输尿管镜，目前已广泛用于肾结石、输尿管结石、输尿管狭窄内切开、输尿管支架置入、肾盂肿瘤或输尿管肿瘤活检等多个领域。

（一）半硬性输尿管镜

临床最常用的输尿管镜，按长度可分为输尿管长镜和输尿管短镜，长镜长 40～46cm，短镜长 31～33cm。内镜角度为 0°～10°，可视角度为 65°～80°。常用的输尿管硬镜的直径为 Fr8/9.8，另外常用的有 Fr6/7.5、Fr4.5/6.5 等型号。对于某些输尿管下段或全程狭窄的病例，使用镜体更细的输尿管硬镜多能成功进镜至肾盂。镜下直视可以通过钬激光光纤、气压弹道探针、取石钳、套石网篮、活检钳、输尿管导丝等来完成临床各种操作（图 1-5-58～图 1-5-63）。

（二）软性输尿管镜

20 世纪 80 年代以来，随着带有器械管道的软镜的出现，使得输尿管软镜有了治疗的功能。主动和被动弯曲的能力使输尿管软镜可以对全部肾盏，尤其是对肾下盏进行探查和取石。更清晰的光学系统，纤细、柔软、耐磨的镜身，更大甚至更多的器械管道，使得输尿管软镜的应用愈发的广泛。目前的软性输尿管肾盂镜分为：纤维输尿管一体镜、可拆卸的纤维分体镜、电子输尿管软镜，在手术难度类似的前提下，价格及成本的不同也决定了手术的难易程度。

1. 常用的输尿管软镜

（1）Olympus 电子输尿管肾盂镜（URF-V）（图 1-5-64）：该镜为 0°镜，视野范围 90°，视野覆盖面

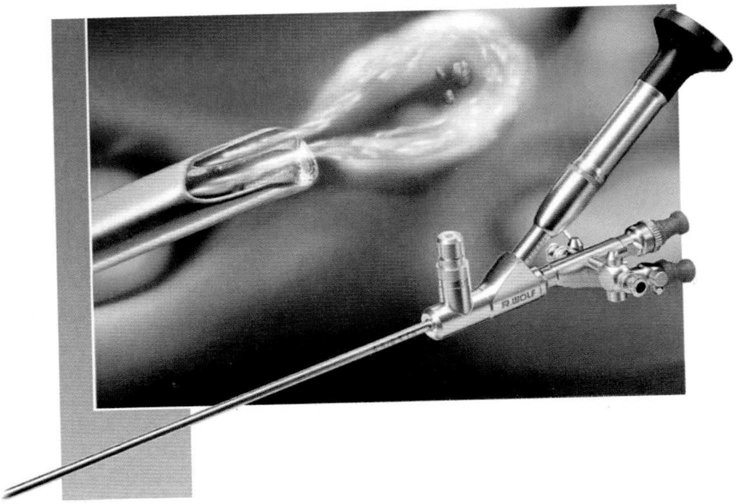

图 1-5-58 F6/7.5 半硬性输尿管镜

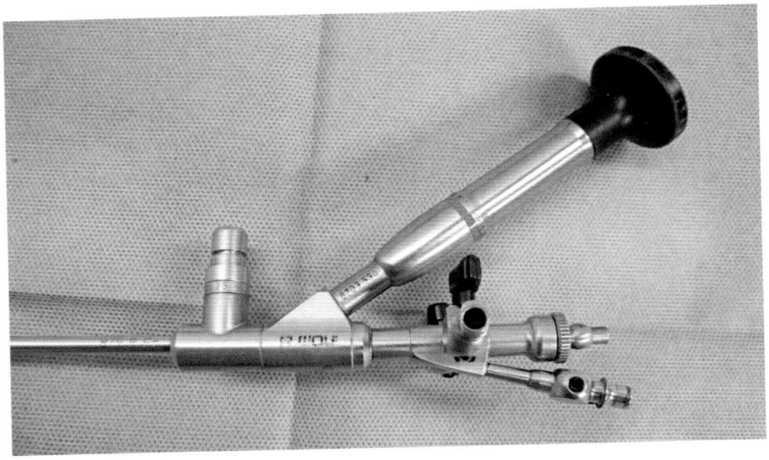

图 1-5-59 F8/9.8 输尿管镜

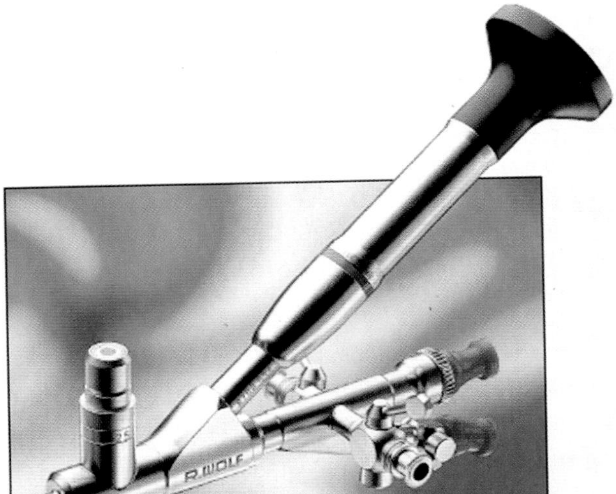

图 1-5-60 输尿管镜近面观

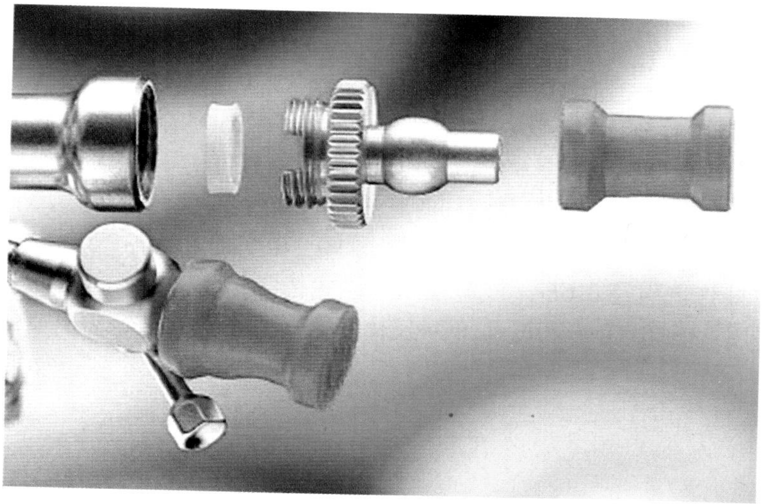

图 1-5-61 防水阀

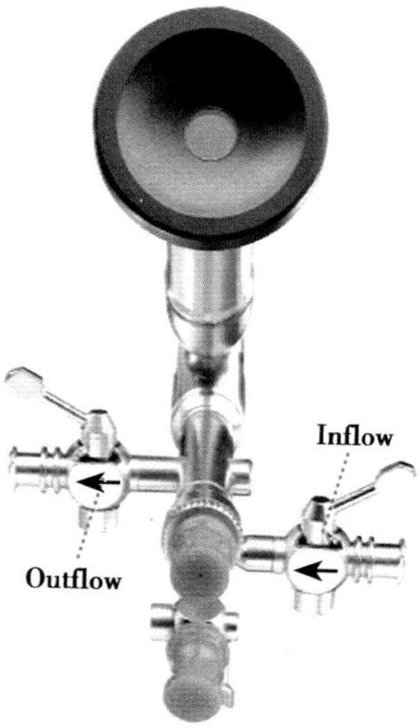

图 1-5-62 进出水阀门及操作孔

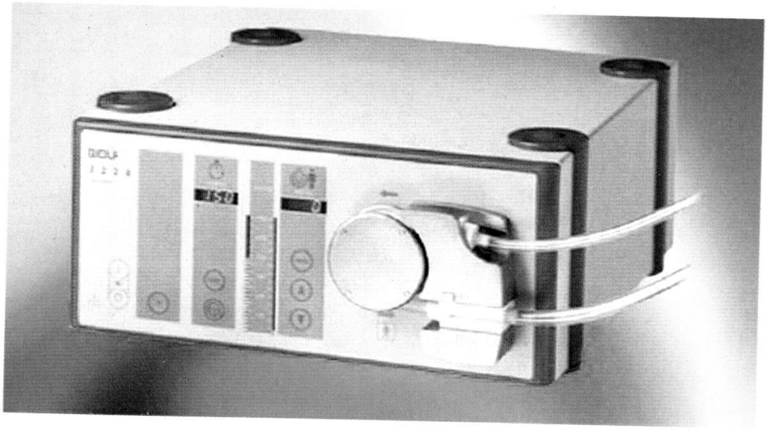

图 1-5-63 灌注泵

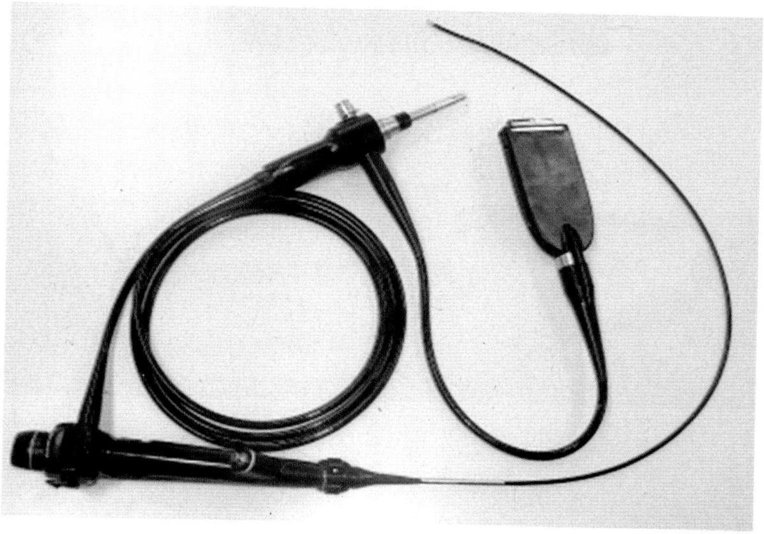

图 1-5-64 Olympus 电子输尿管肾盂镜(URF-V)

宽广，景深 2 ~ 50mm。先端部外径 8. 5Fr(子弹头型)，插入部外径 9. 9Fr，工作长度 670mm，器械管道内径 3. 6Fr，镜体总长度 980mm。该镜亦可实现上 180°、下 275°的弯曲，灵活的弯曲角度可在肾内轻松定位，便于更好的观察肾上盏和肾下盏。它采用 CCD 图像传感器，免调焦，无摩尔纹干扰，提供高清及宽大的图像尺寸。操作部具有 4 个遥控按钮，可在操作中快速完成特殊光模式切换、白平衡、图像放大和缩小、增益、抓取定格图片、录像控制、亮度调节等功能。插入部可做±90°旋转，在结石治疗中更易精细调节激光头。该镜还具有快速测漏装置，方便镜体维护保养，有助于延长镜子的使用寿命；可提供配套异物钳、活检钳等器械方便术中治疗和检查；同时具有吸引功能。

（2） Storz 电子镜(图 1-5-65a、图 1-5-65b)：该镜为 0°镜，视野范围 90°，可实现上下各 270°弯曲，插入部外径 8. 5Fr，工作长度 700mm，器械管道内径 3. 6Fr。该镜采用一体式镜身，无需外接摄像头，内置 LED 光源，无需再接导光束。前端采用 LASERITE 专利技术，保护镜体前端和晶片免受激光和热损伤。

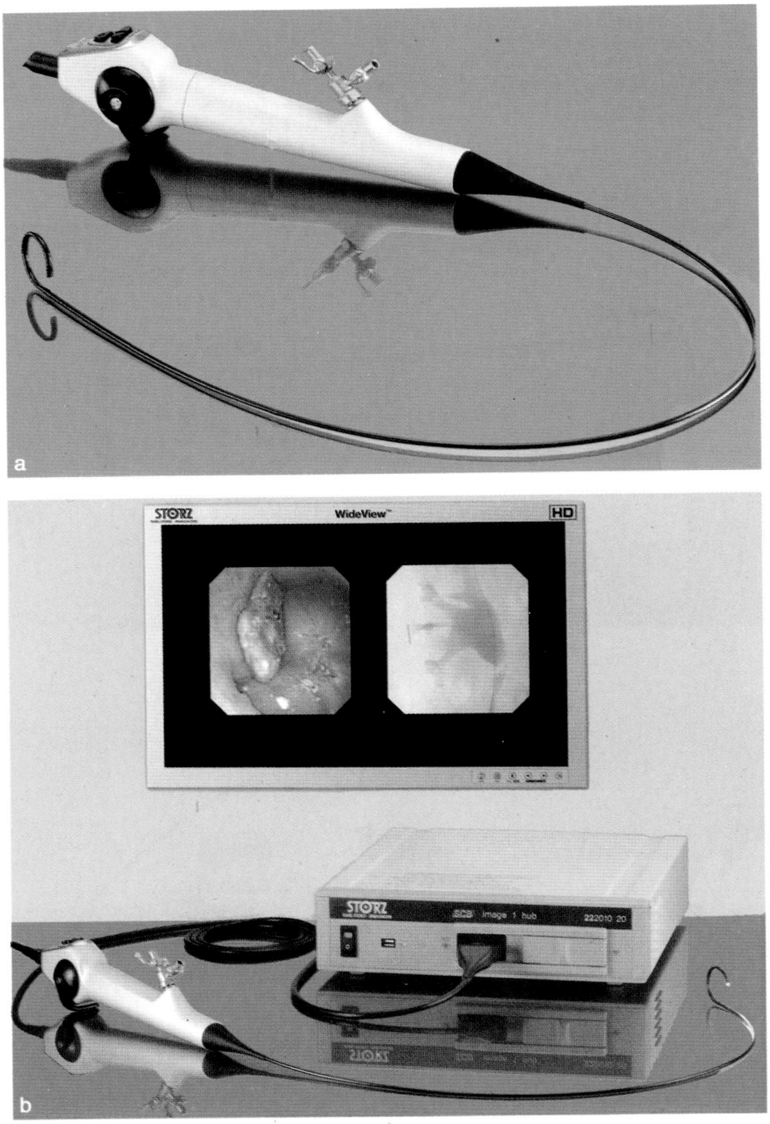

图 1-5-65

a. Stortz 电子镜；b. Stortz 电子镜

（3） OES 纤维输尿管肾盂镜(URF-P5)(图 1-5-66)：该镜为 0°镜，视野范围 90°，景深 2 ~ 50mm。先端部外径 5. 3Fr(子弹头型)，插入部外径 8. 4Fr，工作长度 700mm，器械管道内径 3. 6Fr，镜体总长度

1050mm。弯曲部可向上弯曲 180°,能理想地进入上部或中部肾盂,向下弯曲达 275°,能有效地观察下部肾盂。其先端部采用 Evolutiontip 设计技术,外径仅 5. 3Fr,保证良好的插入性能。内置去摩尔纹滤光片,提高光电成像性能,获得清晰图像。可拆卸导光束能在膀胱经硬性输尿管镜间快速切换。具有快速测漏装置,方便镜体维护保养,有助于延长镜子的使用寿命;可提供配套异物钳、活检钳等器械,方便术中治疗和检查,同时具有吸引功能。

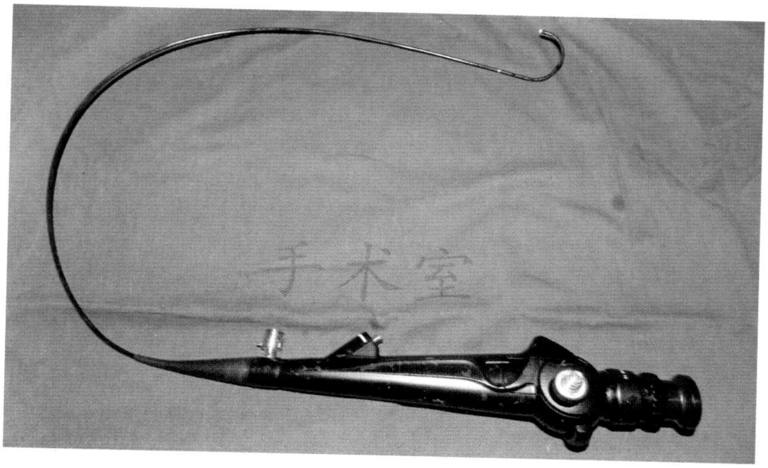

图 1-5-66 OES 纤维输尿管肾盂镜(URF-P5)

(4) Wolf 双通道纤维激光输尿管肾镜(眼镜蛇软镜)(图 1-5-67):该镜为 0°镜,视野范围 85°,先端部外径 6Fr,插入部外径 9. 9Fr,工作长度 680mm。该镜最大的特点是具有 2 条内径为 3. 3Fr 的器械通道,可在操作时连续灌流,视野更加清晰可见。镜端上下均可转弯 270°并形成 S 形转弯,即使同时使用 230μm 激光光纤和 1. 5Fr 套篮时仍可做全角度转向。

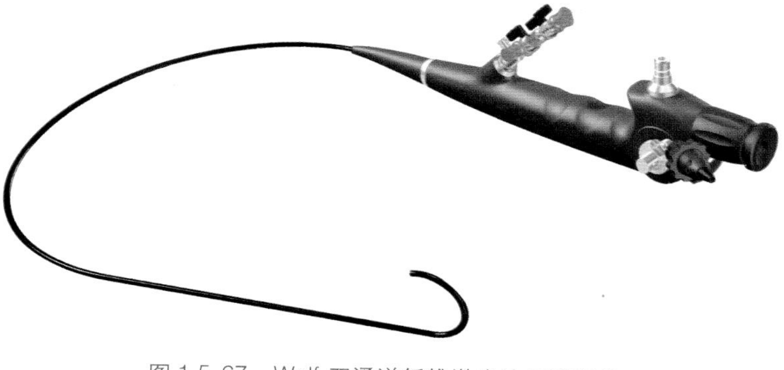

图 1-5-67 Wolf 双通道纤维激光输尿管肾镜

(5) 铂立组合式输尿管软镜(图 1-5-68a、图 1-5-68b、图 1-5-68c):该镜为 0°镜,最大偏转 250°,插入部外径 8Fr,工作长度 700mm,器械管道内径 3. 6Fr。该镜最大的特点是具有独立的成像通道、导光通道、灌洗及器械通道。微小的蓝宝石玻璃片在镜子远端密封住光学通道,成像光纤不与患者直接接触(光学系统无需消毒)。目镜,摄像头和光缆可与镜体分离,无需消毒并有专用三节臂装配在手术台上。优点是可以随意的连台手术。

2. 输尿管软镜的常用器械

(1) 导丝:导丝用于建立并维持至上尿路的操作通道。因用途不同,不同的导丝在长度、直径、可弯曲性、尖端硬度、涂层上有着不同的特性。理想的导丝可以轻而易举的通过弯曲的输尿管,却不易造成组织穿孔。镍钛合金被覆亲水涂层的软头导丝,不易扭折,摩擦力小,易于推进,有利于操作通道

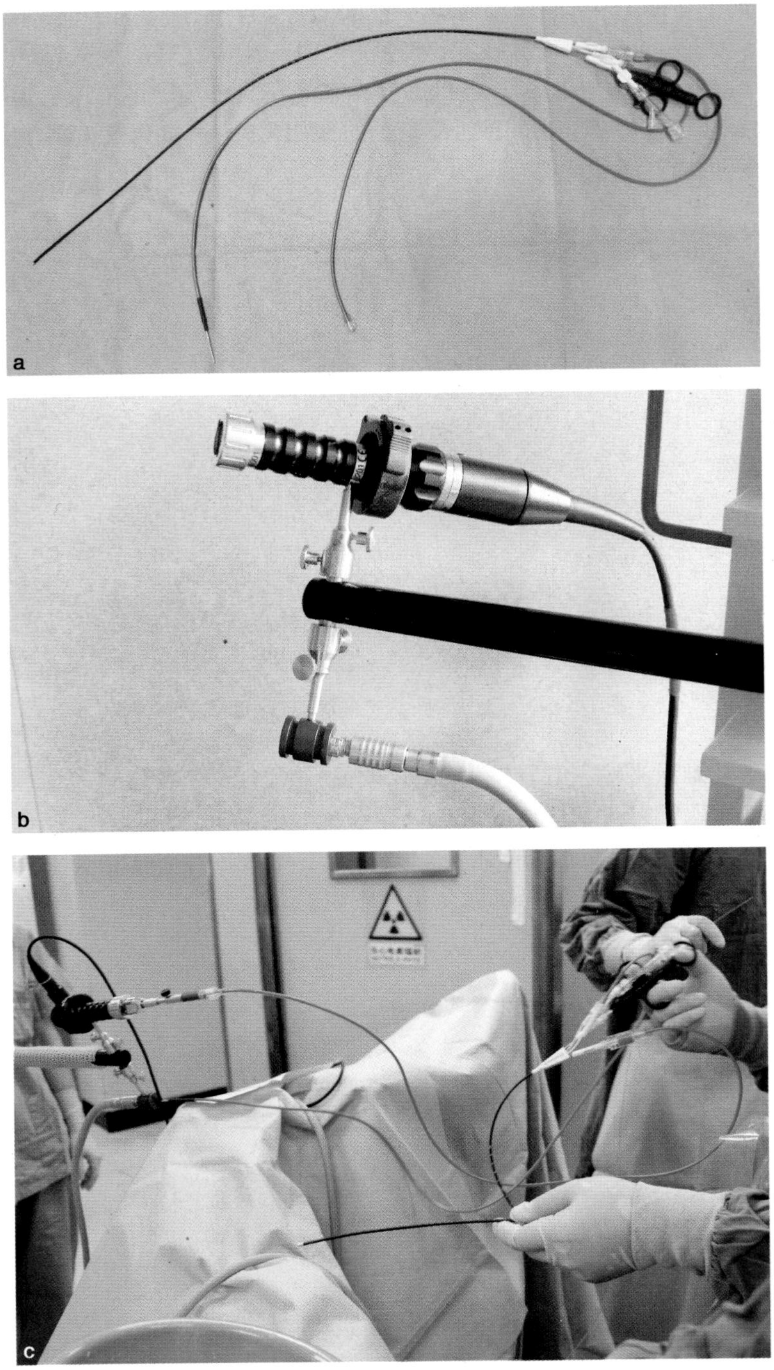

图 1-5-68

a. 铂立组合式输尿管软镜；b. 铂立组合式输尿管软镜；c. 铂立组合式输尿管软镜

的建立；但其表面光滑，极易脱出。例如：白泥鳅、黑泥鳅。

黑泥鳅导丝为 COOK 公司的 Hi Wire 和 Bi Wire 两种导丝（图 1-5-69、图 1-5-70）。均具有 AQ 亲水涂层，易于通过狭窄及扭曲部位，减少摩擦、剪切力，保护黏膜及软镜操作通道。它的镍钛合金芯使它在极度弯曲时也不会扭折，撑直扭曲部位，引导器械进入，还可减少弯折软镜造成的损伤，同时也能在 X 线下显影。不同的是 Hi Wire 为一端软头（直头或弯头），而 Bi Wire 为双软头（一端直头、一端弯头），可在保护人体的同时更好地保护软镜的操作通道。Hi Wire 导丝包括直径 0.025″/0.64mm、

0. 035″/0. 89mm、0. 038″/0. 97mm 的直头/弯头、标准芯/硬芯共计 12 种。Bi Wire 导丝包括上三种直径的标准芯/硬芯导丝共计 6 种。

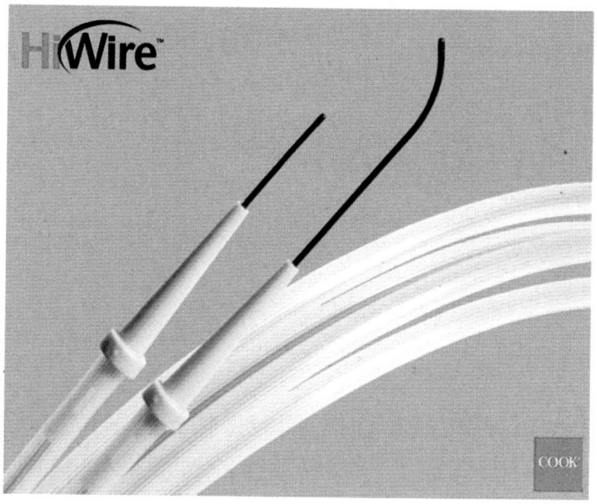

图 1-5-69 Hi wire 导丝

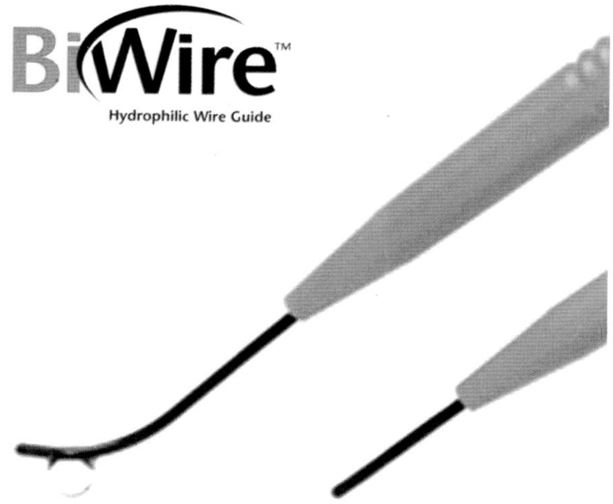

图 1-5-70 Bi wire 导丝

白泥鳅导丝为 COOK 公司的 Roadrunner® PC 导丝(图 1-5-71),同样具有 AQ 亲水涂层、镍钛合金芯和锥形软头,不同的是白泥鳅导丝前端 50cm 间隔 5cm 有一 180°“C”型墨痕标记,可在镜下清晰地看到导丝移动、旋转(受阻),并测算进入深度。

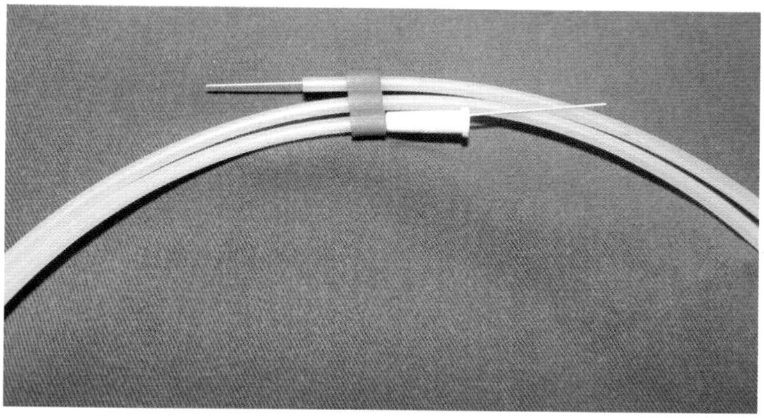

图 1-5-71 Roadrunner 导丝

质地较硬的导丝则用于通道建立后的维持,避免输尿管扭曲或扭结,进一步置入导管或输尿管软镜等操作器械,例如:斑马导丝。

斑马导丝(图 1-5-72),因其表面带有黑白相间的条纹而得名,便于操作者区分导丝的运动方向。斑马导丝长 150cm,直径包括 0. 028″、0. 032″、0. 035″等多个型号。

铂金头可于透视下显示导丝尖端的位置,也有混合导丝同时具有平滑、亲水的远端、抗扭曲的镍钛合金芯和可弯曲的近端,意在减少输尿管软镜术中导丝应用的数量,降低医疗花费。但其可操作性有赖于临床实践和术者的经验。

(2) 导管:导管用于引流和逆行性肾盂造影。不同的尖端设计便于导管的通过和固定,特殊的导管材质可实现对导管的扭矩控制。

(3) 导入鞘:导入鞘(图 1-5-73)可在导入输尿管软镜和其他器械前扩张输尿管,并为之提供连续

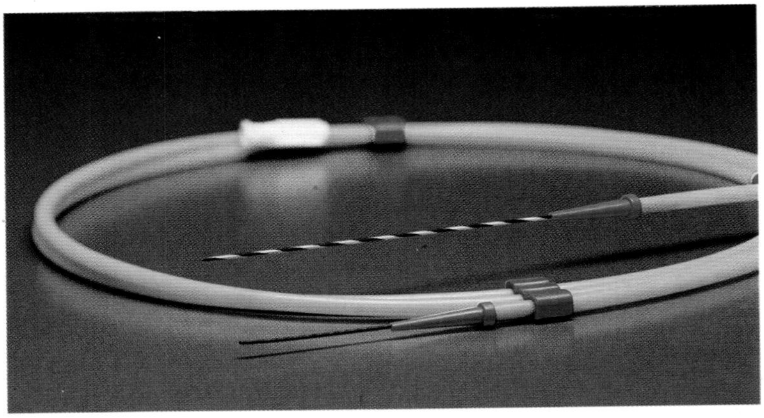

图 1-5-72　斑马导丝

性的工作通道。导入鞘的使用可在反复更换器械时保护输尿管，减少创伤；同时保护精密器械和软镜免受损坏，减少维修费用。在操作中也有助于灌注液的引流，保证了肾盂内低压。双腔导入鞘（图 1-5-74）可额外提供一个连续性工作通道，便于冲洗或注入造影剂。

COOK 公司的 Flexor 输尿管镜鞘按其直径（内径/外径）分为 9.5/11.5Fr、12/14Fr、14/16Fr 三种，长度有 13cm、20cm、28cm、35cm、45cm、55cm，其中 13cm 用于小儿外科，女性常用 28cm，男性常用 35cm。

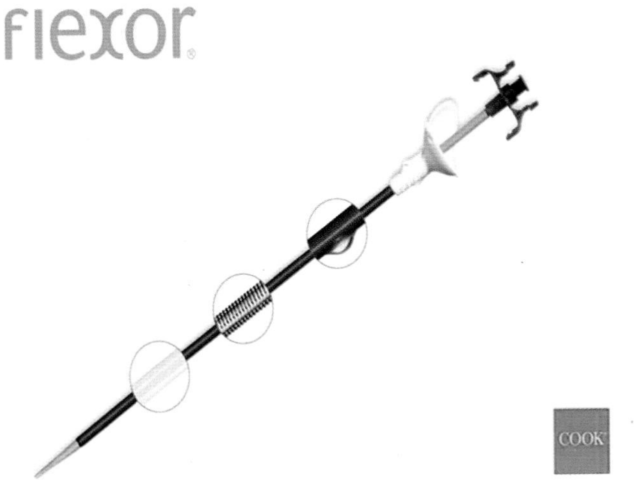

图 1-5-73　Flexor 输尿管软镜导入鞘

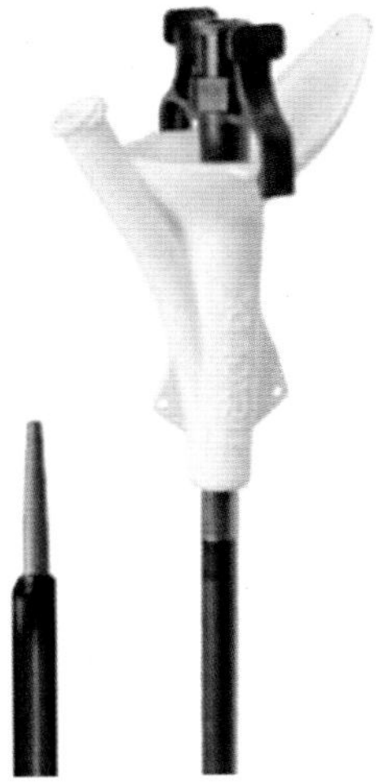

图 1-5-74　Flexor DL 双腔输尿管镜导入鞘

（4）球囊扩张器（图 1-5-75a，图 1-5-75b）：当遇到输尿管口较小、输尿管狭窄、输尿管痉挛，导入鞘置入困难时，可应用球囊扩张器对其进行扩张。目前应用的扩张器球囊包括直径 4～10mm，长度 4～10mm，最大扩张压可达 20 个大气压。

（5）腔内碎石器：以往的碎石器包括超声碎石、液电碎石、气压弹道碎石等。钬激光光纤出现后因其直径小、可弯曲、无石率高成为输尿管软镜下理想的碎石器。钬激光发生器由金属钬（Ho）和钇铝石榴石（YAG）制成，产生波长为 2100nm 的光束，通过柔软的硅石英纤维传输。其作用原理是通过光热效应使结石汽化。光纤直径和耐久度是钬激光光纤最重要的两个参数。

（6）取石器：取石器械不同的头端设计可以适应不同的术中情况。

COOK 公司的 NGage 网篮（图 1-5-76a、图 1-5-76b、图 1-5-76c、图 1-5-76d），最大的特点是可以从

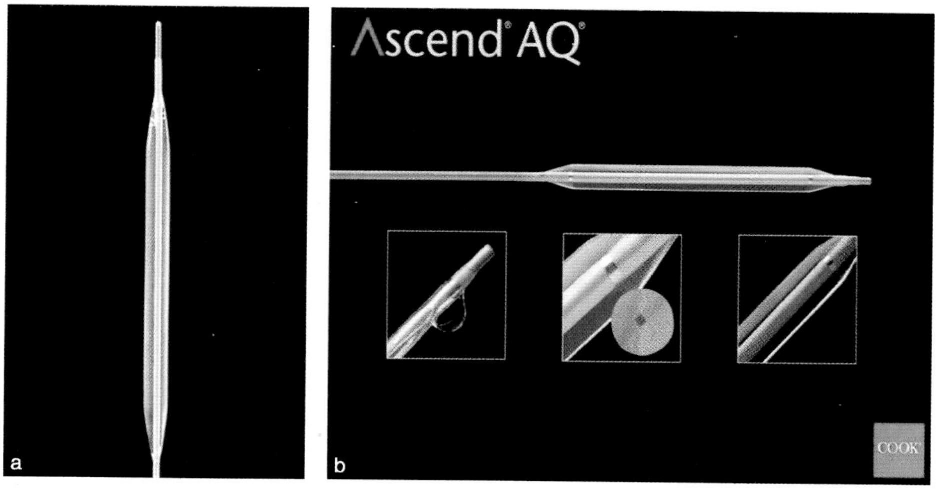

图 1-5-75
a. 输尿管扩张球囊;b. 输尿管扩张球囊

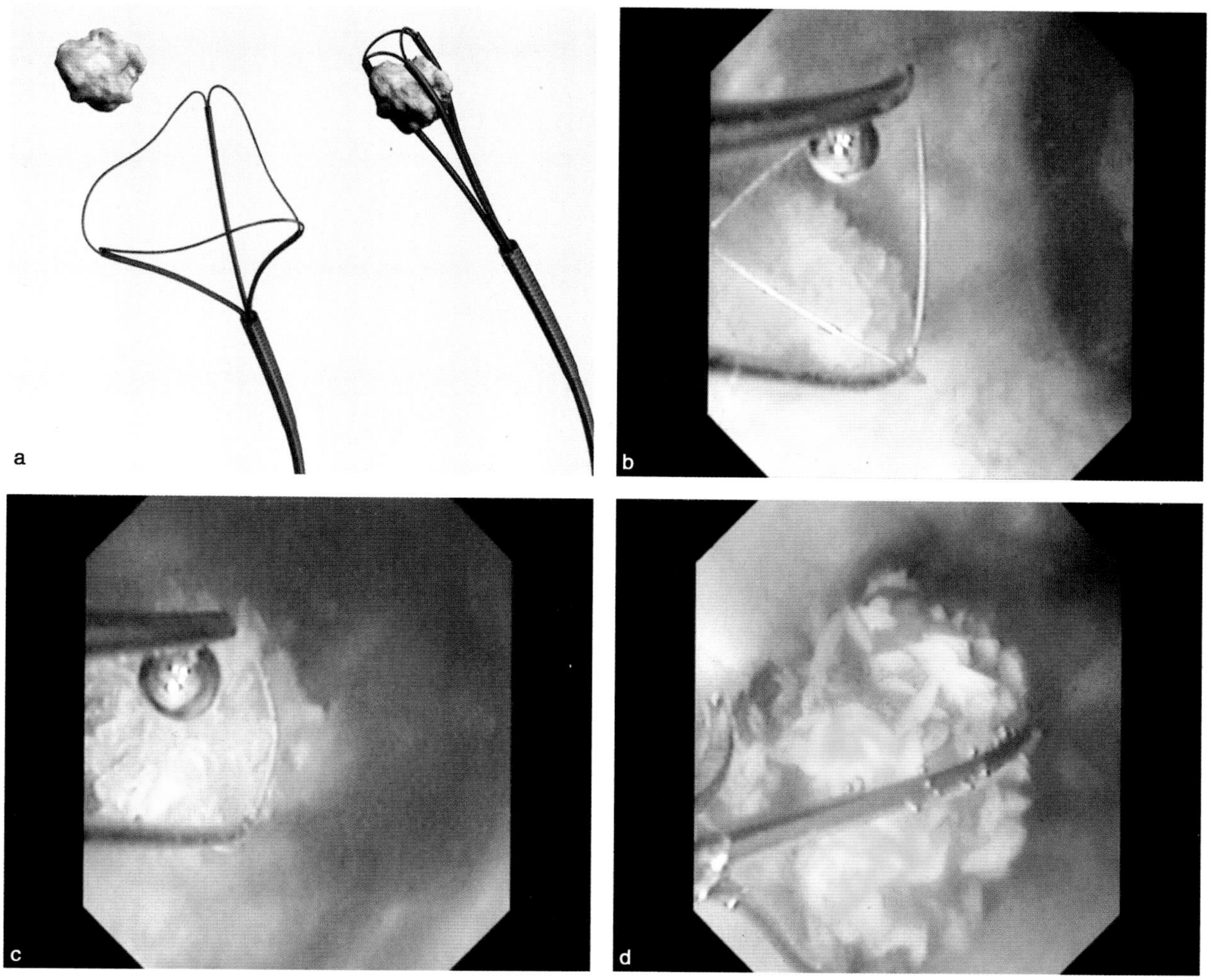

图 1-5-76
a. NGage 网篮;b. NGage 网篮;c. NGage 网篮;d. NGage 网篮

前方直接抓取结石。该网篮长 115cm，软镜下使用 1.7Fr，开口直径有 8mm 和 11mm 两种。

NCompass 网篮（图 1-5-77a、图 1-5-77b），适用于捕获较小的结石。软镜下使用 115cm、17Fr，网篮直径 1.0cm。

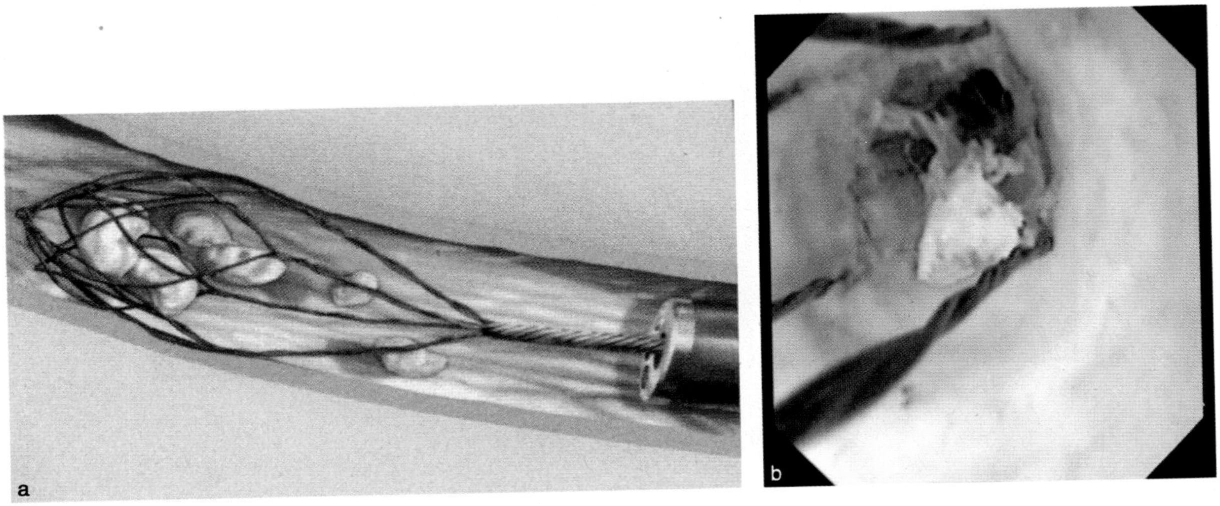

图 1-5-77

a. NCompass 网篮；b. NCompass 网篮

NCircle 网篮（图 1-5-78），软镜下可使用 1.5Fr，网篮直径 1.0cm。

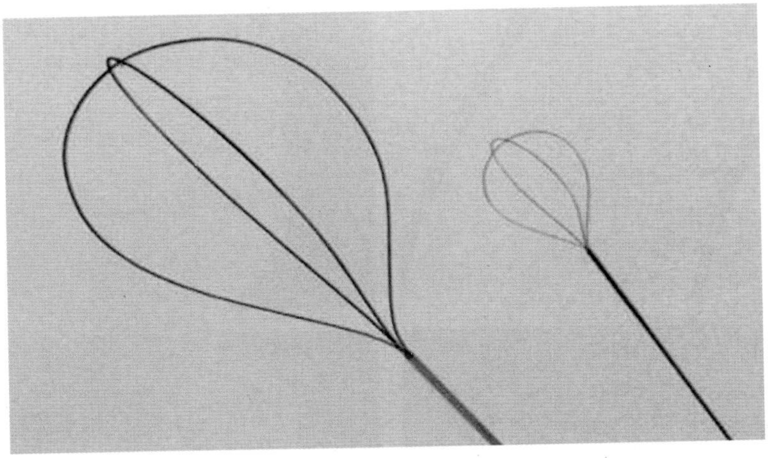

图 1-5-78 NCircle 网篮

（三）钬激光

钬激光波长为 2100nm，属于近红外光谱，肉眼难以看到。现已成为输尿管硬镜和软镜进行碎石的最主要工具，钬激光（图 1-5-79、图 1-5-80）还可用于组织凝固及气化，包括前列腺切除及尿道狭窄切开等。现有的光纤直径从 200μm 到 1000μm。钬激光碎石的主要原理为光热效应，可在结石表面形成小孔，结石表面热能积聚可使液体汽化，气泡瞬间破裂产生的冲击波可使结石粉碎。此种汽化效应与等离子体介导的空穴效应不同，其产生的冲击波振幅较小，因此造成结石移位的推动力也较小，碎石过程中结石不易从光纤顶端弹开。需特别小心避免光线直接照射或光纤接触尿路上皮，从而避免局部的热损伤。此外，钬激光不应直对导丝或套石篮照射，否则有可能将上述器械切断。

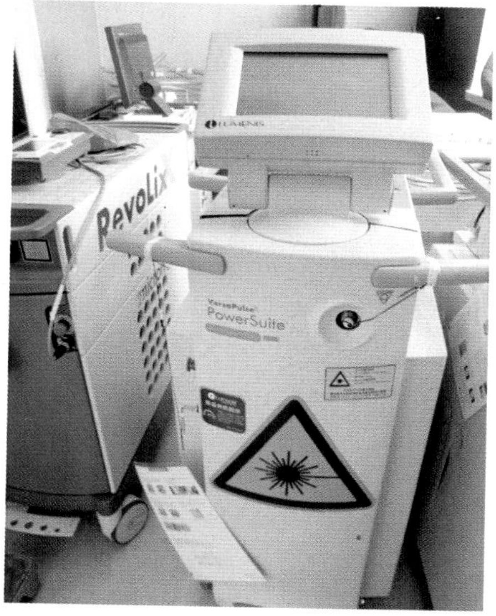

图 1-5-79 钬激光

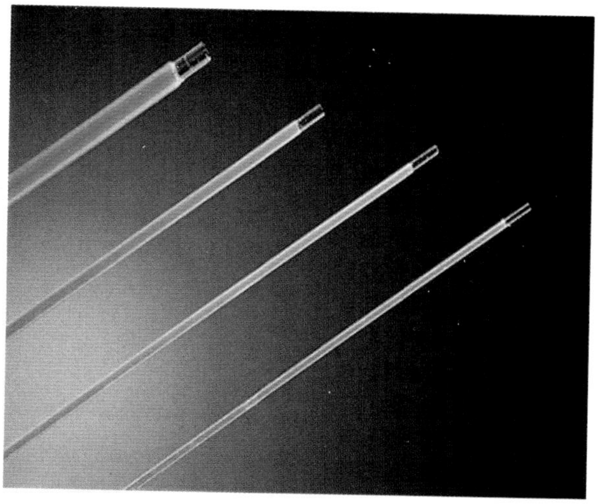

图 1-5-80 各种钬激光光纤

四、经尿道电切镜

经尿道电切镜主要用于良性前列腺增生(BPH)、膀胱肿瘤、尿道狭窄等下尿路疾病的腔内治疗,是泌尿外科经典的手术器械。经尿道前列腺电切术(TURP)(图 1-5-81、图 1-5-82)目前已成为手术治疗良性前列腺增生的金标准。近年随着腔内器械的不断改进,经尿道电切镜结合等离子双极汽化、钬激光、绿激光、2μm 激光等方法也越来越广泛的应用于临床。

(一) 经尿道电切镜

1. 电切镜及附件(图 1-5-83)

(1) 窥镜(图 1-5-84、图 1-5-85):主要生产厂商有 Wolf、Olympus、Storz 等。一般为 12°~30°的前斜窥镜。

(2) 镜鞘与闭孔器(图 1-5-86、图 1-5-87):型号有 Fr21~28,国内以 Fr24 为最常用。电切过程中若不造瘘,可以用带循环水的外鞘,但需注意患者尿道是否存在狭窄。

(3) 电切环(图 1-5-88):为直径 0.25~0.35mm 细钨丝,可用于组织切割与止血。

2. 高频电流发生器 高频电流发生器(图 1-5-89、图 1-5-90)主要产生切割电流、电凝电流、混合

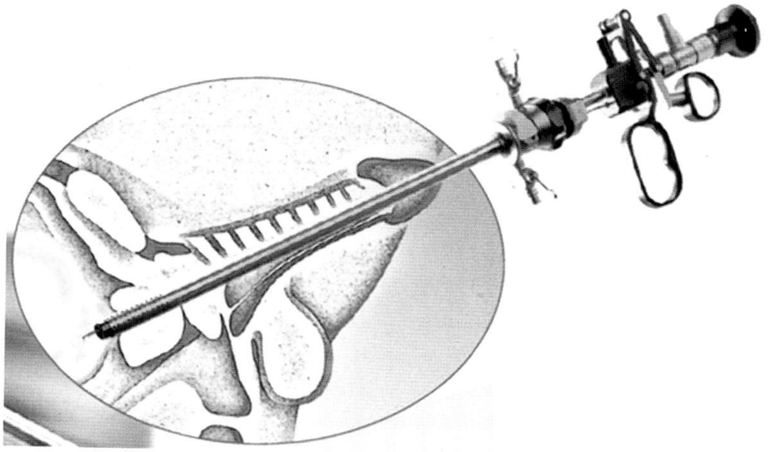

图 1-5-81 经尿道前列腺电切术

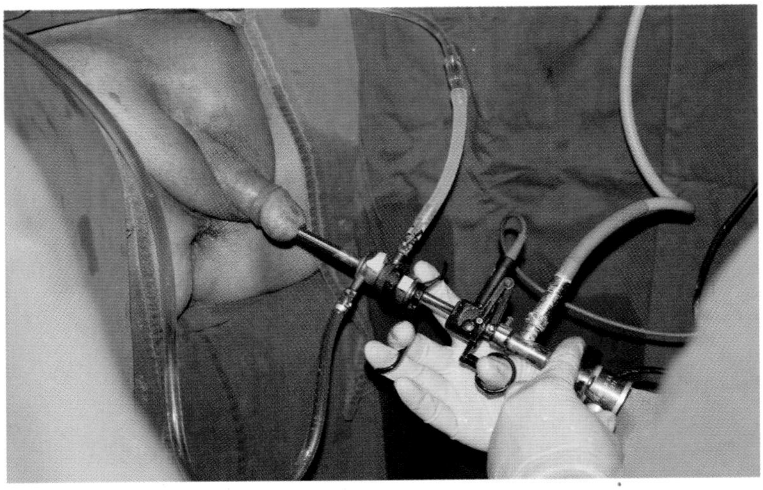

图 1-5-82 经尿道前列腺电切术

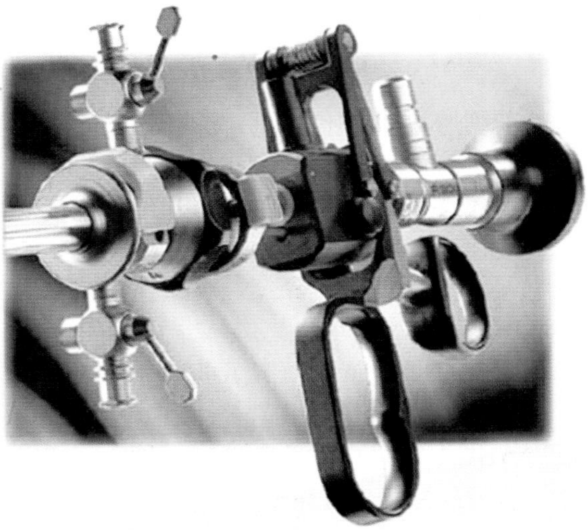

图 1-5-83 前列腺电切镜及附件

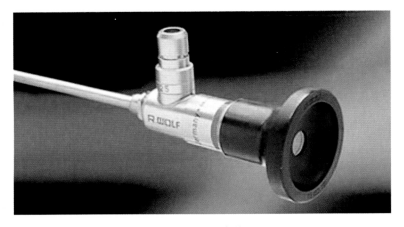

图 1-5-84 窥镜

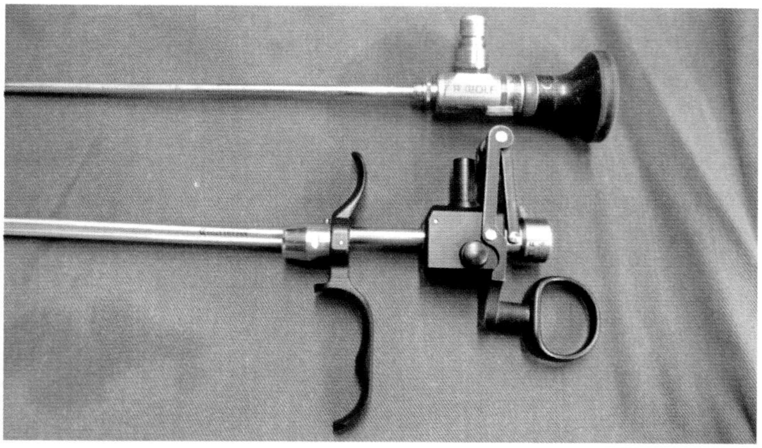

图 1-5-85 操作手柄

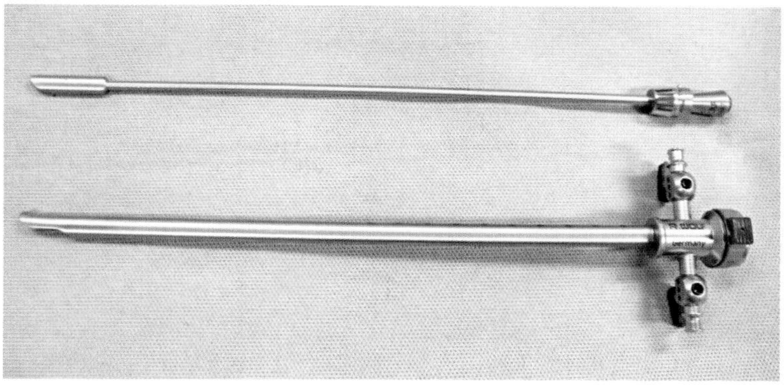

图 1-5-86 闭孔器

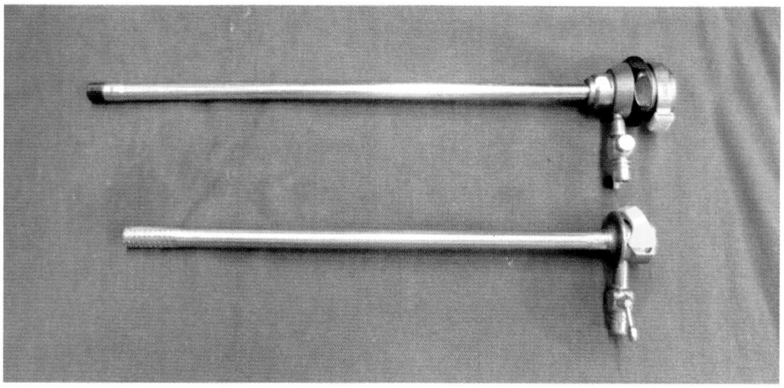

图 1-5-87 镜鞘与循环鞘

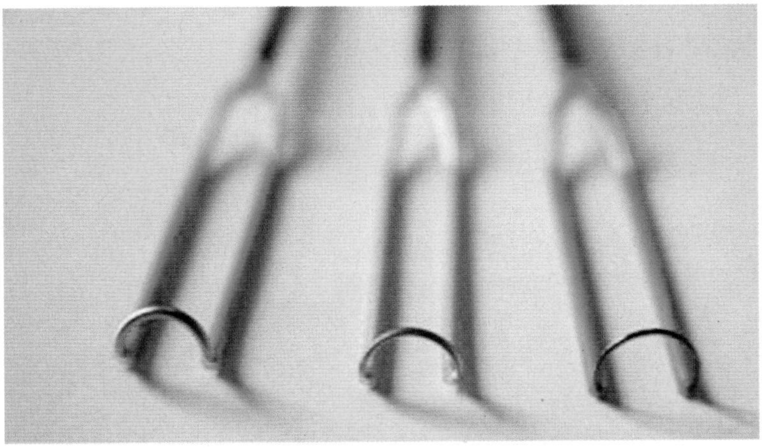

图 1-5-88 电切环

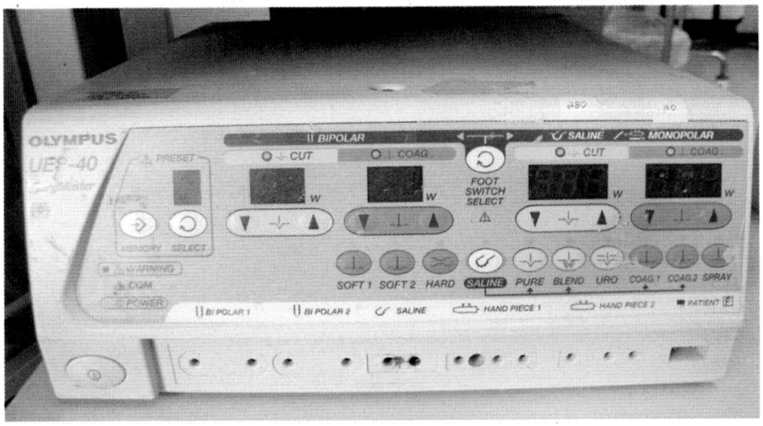

图 1-5-89 电流发生器

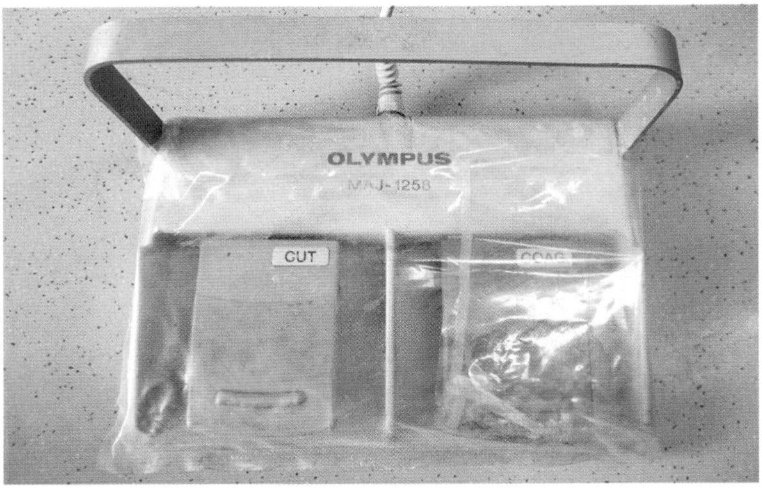

图 1-5-90 脚踏开关

电流，一般的设置为：普通切割功率 120～150W，电凝功率 50～60W；汽化切割功率 250～300W，电凝功率 70～90W。

3. 冷光源 冷光源（图 1-5-91）多为电切镜相配套的冷光源与纤维导光束。

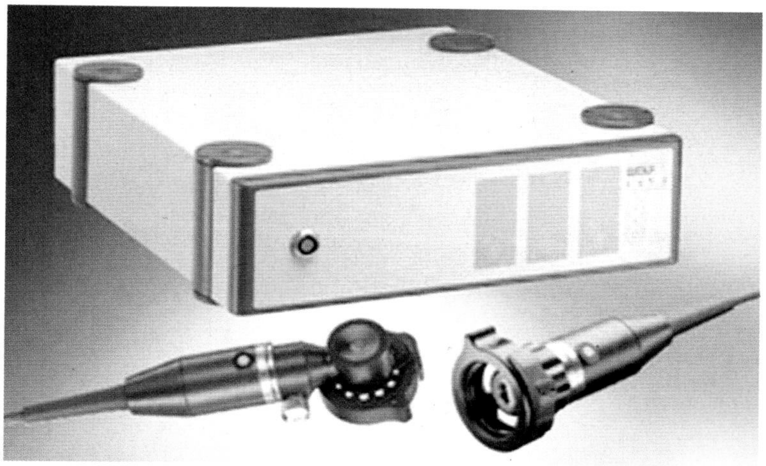

图 1-5-91 冷光源及摄像头

4. 排空器 用排空器（图 1-5-92）将切割的前列腺组织及血凝块吸出，操作时应反复抽吸，务必将膀胱内的组织碎块吸净，以免影响术后尿管引流。

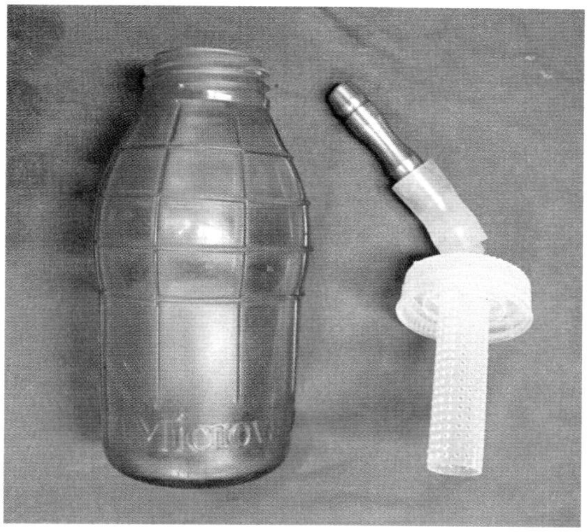

图 1-5-92 Ellik 排空器

5. 膀胱穿刺造瘘套管 腺体较大或预计时间较长时，应做耻骨上膀胱穿刺造瘘，穿刺套管由穿刺针、套管及内引流管组成（图 1-5-93）。

6. 内腔镜监视摄像系统 内腔镜监视摄像系统（图 1-5-94）目前已成为经尿道手术的标准配置，便于教学，术者不易疲劳。

（二） 等离子电切镜

近年来，出现了经尿道等离子前列腺电切术（plasmakinetic resection of theprostate，PKRP）等使用双极等离子电切系统（图 1-5-95）来治疗 BPH 的新方法，具有良好的凝血功能，减少了出血量；同时因为可以使用生理盐水作为冲洗液，降低了 TURP 综合征的风险。等离子技术的原理是高频电流通过生理盐水形成局部控制回路，电切环与其自身回路电极之间形成一个高热能等离子球体，电切环不需与组

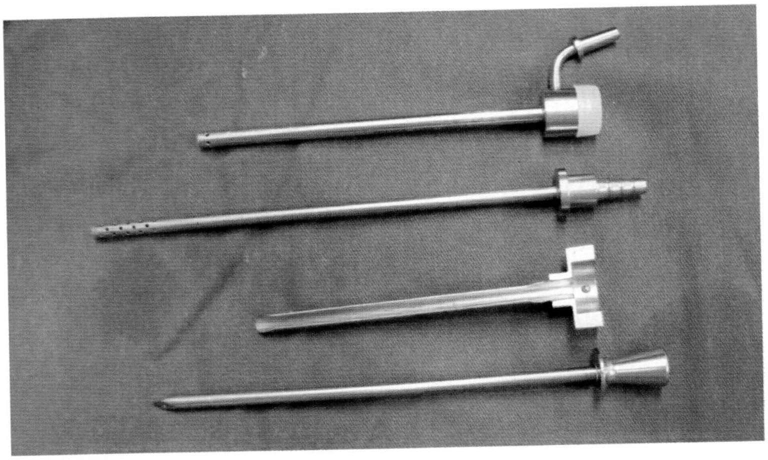

图 1-5-93　穿刺造瘘套管

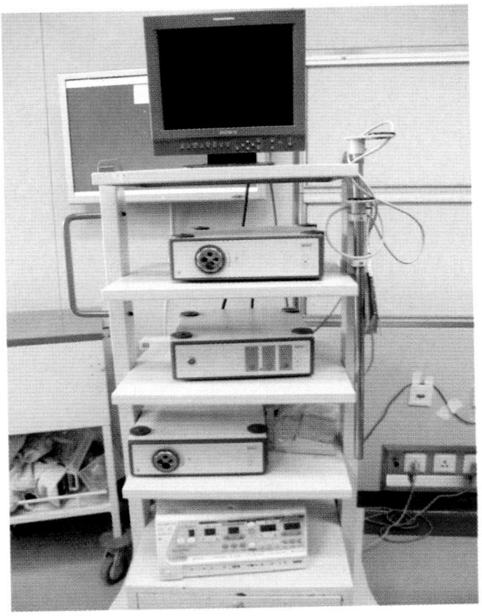

图 1-5-94　内镜监视摄像系统

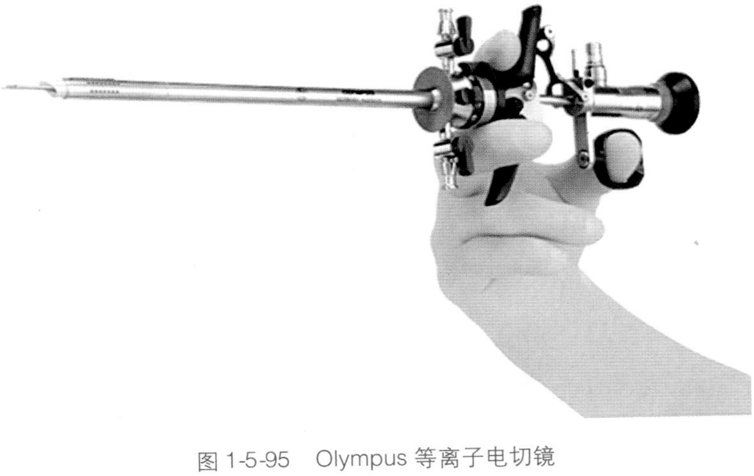

图 1-5-95　Olympus 等离子电切镜

织直接接触，只要组织进入这一等离子环体即可被切除。等离子体区是由高电离颗粒构成，这些电离颗粒具有足够的能量将靶组织内有机分子键打断，其结果是靶组织融为基本分子和低分子，随即破碎、汽化。靶组织表面温度在 40～70℃（图 1-5-96～图 1-5-98）。

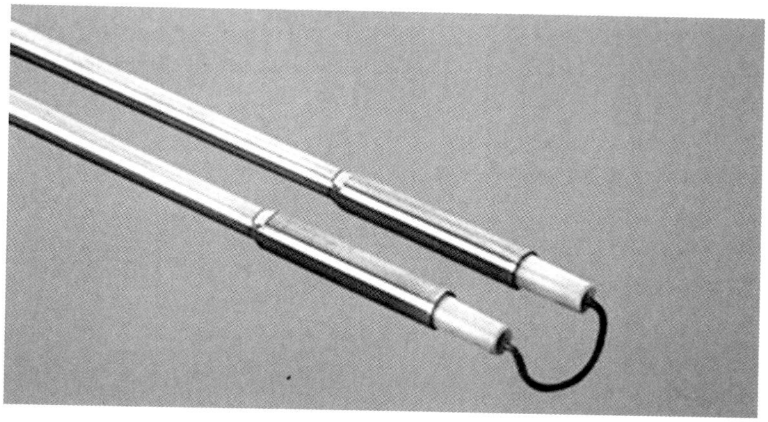

图 1-5-96 等离子电切环

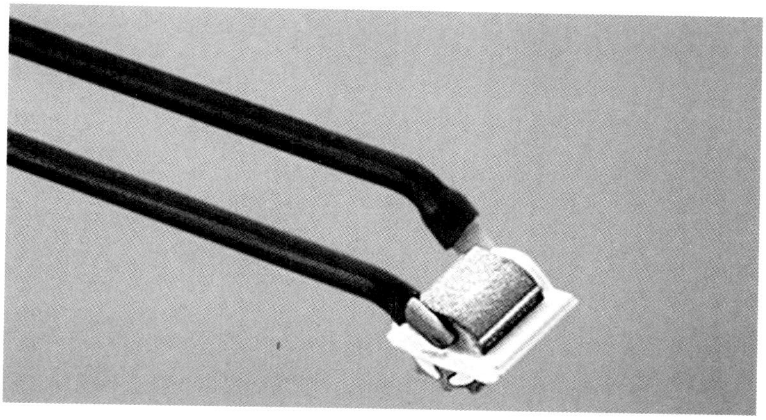

图 1-5-97 等离子电切体

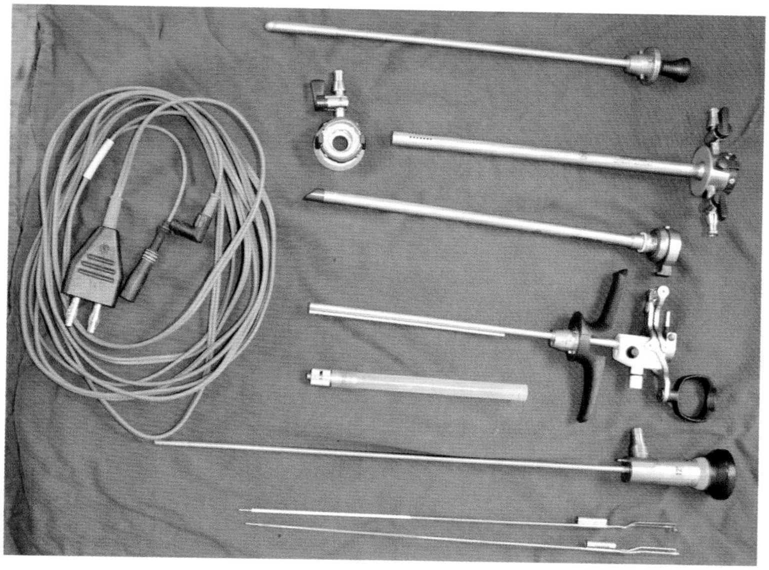

图 1-5-98 等离子电切器械

参考文献

1. Rupel E, Brown R. Nephroscopy with removal of stone following nephrostomy for obstructive calculous anuria[J]. J Urol, 1941,46(3):177-182.
2. TRATTNER H R. Instrumental visualization of the renal pelvis and its communications; proposal of a new method; preliminary report[J]. J Urol,1948,60(6):817-837.
3. 张树栋,李航,马潞林,等. 不同经皮肾外鞘在肾镜取石中的比较研究[J]. 微创泌尿外科杂志,2013,2(4):262-264.
4. 张树栋,肖春雷,马潞林,等. 肾上盏入路经皮肾镜取石术的疗效与安全性探讨[J]. 中华泌尿外科杂志,2011,32(1):20-23.
5. 马潞林,主编. 泌尿外科微创手术学[M]. 2 版. 北京:人民卫生出版社,2013:266-269.
6. 那彦群,叶章群,孙光,主编. 中国泌尿外科疾病诊断治疗指南[M]. 2011 版. 北京:人民卫生出版社.
7. 马潞林,主编. 泌尿外科微创手术学[M]. 2 版. 北京:人民卫生出版社,2013:379-380.
8. 张树栋,肖春雷,王国良,等. 硬性输尿管镜碎石困难的原因分析及对策[J]. 中国微创外科杂志,2007,7(11):1103-1105.
9. 马潞林,主编. 泌尿外科微创手术学[M]. 2 版. 北京:人民卫生出版社,2013:351-357.
10. 马潞林,主编. 泌尿外科腹腔镜手术图谱[M]. 北京:人民卫生出版社,2007:15-26.
11. 高新,主编. 微创泌尿外科手术与图谱[M]. 广州:广东科技出版社,2007:223-227.

(马潞林　张树栋　肖春雷　王国良)

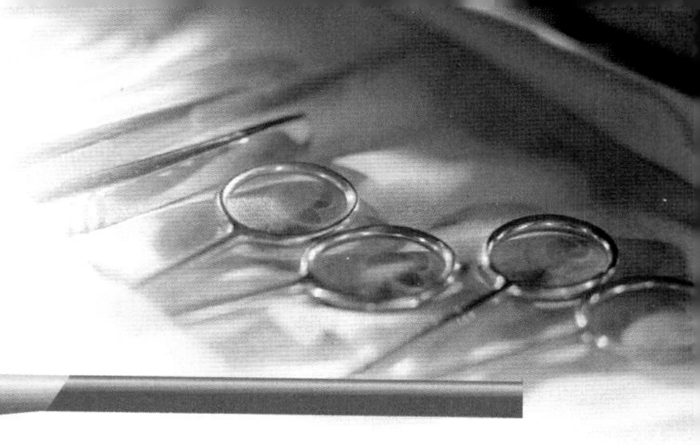

第二章
经尿道内镜手术

第一节　输尿管镜输尿管肿瘤切除术

输尿管肿瘤分为良性和恶性。临床上输尿管肿瘤大多数为恶性，良性肿瘤极为少见，其中良性原发性输尿管息肉占输尿管肿瘤的20%，输尿管恶性肿瘤大多数为移行细胞癌，50%～73%的输尿管癌发生在输尿管下1/3位置。输尿管恶性肿瘤的标准治疗方式为患侧肾及输尿管全切、膀胱袖套状部分切除。随着内镜技术的发展，采用输尿管镜技术同时对输尿管肿瘤进行诊断和治疗，取得了良好的效果。有研究表明输尿管癌的预后取决于肿瘤的分级与分期，但对早期、低级别肿瘤的预后与手术方式无明显相关性。

一、手术适应证和禁忌证

（一）手术适应证

1. 输尿管良性肿瘤：输尿管息肉　原发性输尿管息肉系良性肿瘤，只要输尿管电切镜下切除彻底，就极少复发，预后良好。因此，输尿管镜下肿瘤切除术为治疗原发性输尿管息肉的首选。

2. 早期、低级别的输尿管恶性肿瘤　浅表性的局部肿瘤（T_0～T_1期，G_1～G_2级），一般瘤体本身大小不超过1.0cm，直径小于输尿管管径的一半，窄蒂的肿瘤。

3. 特殊病例　如孤立肾患者、对侧肾功能不全、高龄患者、体质差不能耐受较大手术的患者等。

（二）手术禁忌证

1. 严重的尿道狭窄或输尿管狭窄。
2. 髋关节严重畸形，无法截石位。
3. 严重的尿路感染，未经抗感染治疗。
4. 患者有明显血尿，膀胱内或输尿管内有较多凝血块。

二、术前准备

1. 术前血常规、尿常规及中段尿培养，如有感染，根据药敏结果使用抗生素治疗尿路感染2～3天。

2. 患者肉眼血尿明显，膀胱内或输尿管内有较多凝血块，术前需使用止血药物，必要时进行膀胱持续冲洗或血凝块清除。

三、手术步骤

（一）输尿管硬镜下钬激光输尿管肿瘤切除

1. 麻醉方式　硬膜外麻醉、腰麻、腰硬联合麻醉、全身麻醉都可以选择，常用硬腰联合麻醉，必要时全麻，以保证输尿管平滑肌松弛。

2. 体位选择　患者取截石位：患者仰卧，双腿放置于腿架上，将臀部移到床边，能最大限度地暴露会阴。也可采用改良截石位，即健侧下肢抬高，患侧下肢下垂，使远端输尿管前移，有利于输尿管镜操作。

3. 输尿管镜插入膀胱　输尿管镜进入尿道时，动作要轻柔，镜体通过尿道，进入膀胱后，注意观察前后尿道及膀胱内有无赘生物形成（图 2-1-1）。

4. 找到患侧输尿管开口（图 2-1-2）　输尿管镜进入膀胱后，于膀胱三角区患侧位置找到输尿管开口，如术中发现患侧输尿管开口不清，可先找到对侧输尿管开口，然后沿输尿管间脊找患侧输尿管开口，必要时可予 F3 输尿管导管试插患侧输尿管开口或静脉注射亚甲蓝 5ml，见蓝色尿液喷出处即可找到输尿管开口（图 2-1-2）。

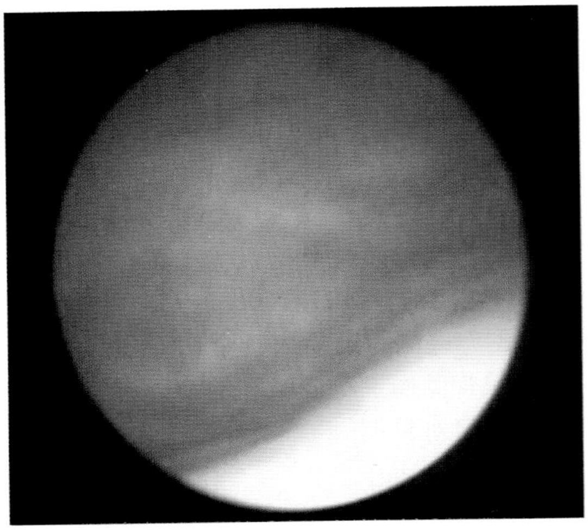

图 2-1-1　输尿管镜插入膀胱

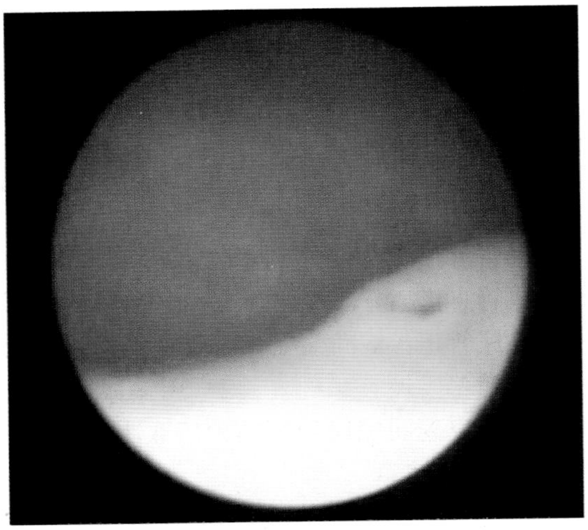

图 2-1-2　找患侧输尿管开口

5. 患侧输尿管开口置入斑马导丝　插入斑马导丝时，不宜插入导丝过多，以免导丝损伤输尿管黏膜或瘤体，导致出血，影响手术视野（图 2-1-3）。

6. 沿导丝输尿管镜进入输尿管，并检查输尿管管腔　输尿管硬镜检查患侧输尿管时，一般采用由下至上的观察方法，沿导丝向上缓慢进镜，注意观察输尿管管腔的黏膜情况（图 2-1-4）。动作需轻柔，不可盲目暴力，以减少肿瘤种植转移的机会。

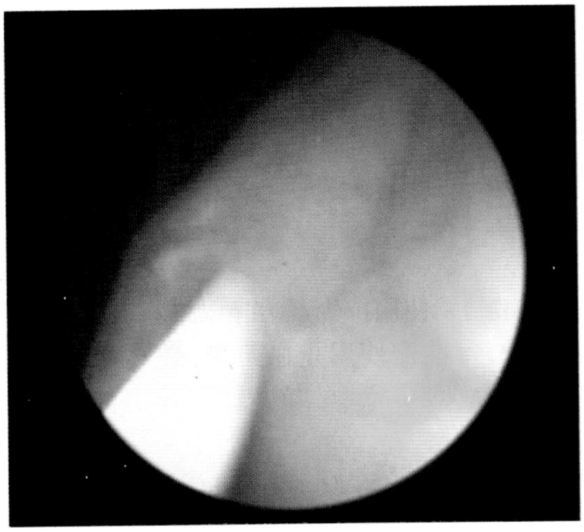

图 2-1-3　置入斑马导丝

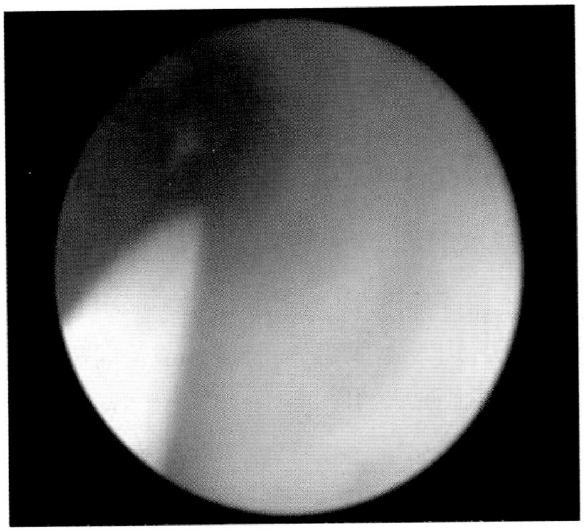

图 2-1-4　检查输尿管管腔

7. 寻找输尿管肿瘤 仔细观察，寻找肿瘤(图 2-1-5)。发现输尿管肿瘤后，注意观察输尿管肿瘤的大小、位置及带蒂情况。

8. 钬激光肿瘤切除 插入直径 200～350μm 的钬激光光纤，汽化切除肿瘤(图 2-1-6)。处理肿瘤时应对肿瘤进行汽化，先从肿瘤的外缘向中心汽化，并直至浆膜层，尽量减少种植转移的机会。对蒂部细长的肿瘤，也可以先行汽化切断根部，将肿瘤组织用异物钳或套石篮取出。在肿瘤未处理完全时不宜继续上行进镜，否则可能增加转移的机会。治疗过程中若出现输尿管穿孔，应放置 D-J 后，尽快结束手术。

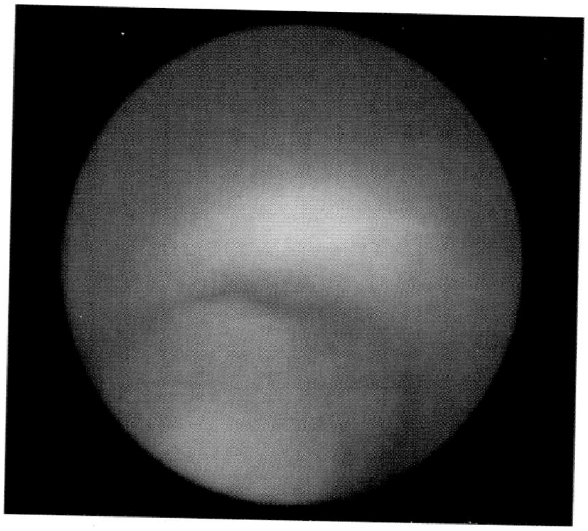

图 2-1-5 寻找输尿管肿瘤

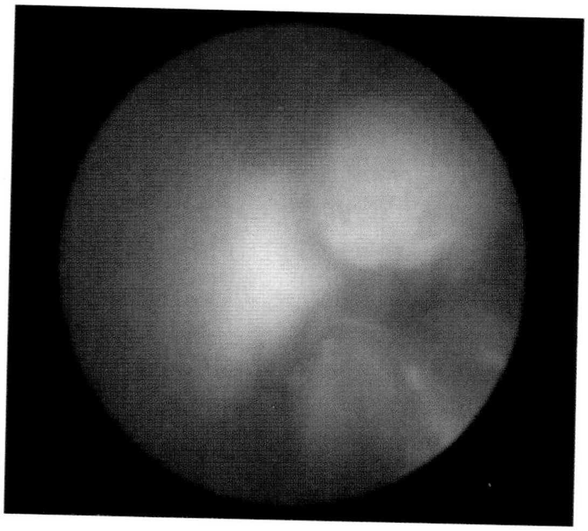

图 2-1-6 钬激光肿瘤切除

9. 确认无出血后，撤出输尿管镜，沿导丝置入 D-J 管。

10. 留置导尿。

(二) 输尿管软镜钬激光肿瘤切除

1. 麻醉方式(同上)。

2. 体位选择(同上)。

3. 输尿管镜插入膀胱(同上)。

4. 找到患侧输尿管开口(同上)。

5. 患侧输尿管开口置入斑马导丝(同上)。

6. 沿导丝输尿管硬镜进入输尿管，并检查输尿管 输尿管硬镜检查输尿管时，如发现输尿管扭曲或输尿管肿瘤位于肾盂输尿管交界处，难以通过输尿管硬镜处理时，可采用输尿管软镜下钬激光肿瘤切除。

7. 退出输尿管硬镜，沿斑马导丝置入输尿管软镜引导鞘 退出输尿管硬镜，沿斑马导丝持续用钝力置入 F14 输尿管软镜导引鞘至输尿管，注意软镜导引鞘不宜插入过深，一般插入输尿管开口 5cm 即可，以免导引鞘越过输尿管肿瘤，引起肿瘤及输尿管黏膜出血，不利于手术操作，确认无肿瘤后方可上移输尿管引导鞘。置入引导鞘时通过输尿管开口时会稍有阻力，不可用暴力，输尿管引导鞘插入过程中，尤其是输尿管入口和有阻力时，必须反复抽动导丝，以检查输尿管引导鞘是否沿导丝在输尿管内上行，始终确保输尿管引导鞘和导丝处于“同轴移动”状态。插入过程中，如遇阻力较大，不应再强求上行输尿管导引鞘，以免损伤输尿管。男女均可用 35cm 导引鞘。

8. 取出输尿管软镜导引鞘内芯 置入引导鞘后，拔出引导鞘的内芯，必须固定输尿管导引鞘外鞘及斑马导丝，以免外鞘脱出后需重新留置；如斑马导丝脱出，可尝试用输尿管软镜通过引导鞘继续进镜，如软镜难以通过导引鞘上方的输尿管管腔，需重新使用输尿管硬镜插入斑马导丝。

9. 找到输尿管肿瘤　输尿管软镜沿斑马导丝直视下插入输尿管管腔，如遇输尿管扭曲，可通过输尿管软镜弯曲的角度及弧度进行操作，同样由下至上的观察方法，沿导丝向上缓慢进镜，注意观察管腔的黏膜情况。动作需轻柔，不可盲目暴力，以减少肿瘤种植转移的机会。直至找到输尿管肿瘤，仔细观察输尿管肿瘤的大小，位置及带蒂情况。

10. 钬激光肿瘤切除　找到输尿管肿瘤后，拔出导丝，插入钬激光光纤，见到钬激光光纤前端至能见到激光保护膜，然后进行输尿管肿瘤汽化(详见输尿管硬镜钬激光肿瘤切除)。

11. 手术结束后直视下同时退出输尿管导引鞘和输尿管软镜，置入 D-J 管(同上)。

12. 留置导尿(同上)。

(三) 输尿管电切镜肿瘤切除

常用的输尿管电切镜电极有环形电极、刀形电极和针式电极。环形电极用来切除，刀形电极和针式电极用来切开。切除肿瘤时，输尿管电切镜常用环形电极。麻醉方式、手术体位与输尿管镜下钬激光切除输尿管肿瘤相同，输尿管电切镜的镜鞘为 F11.5，进镜的难度增加，需要有输尿管镜操作经验丰富的医师来进行，另外因为输尿管管腔非常小，管壁薄，进行电切时端镜要稳，操作时始终能够看到电极的位置，电极的运行速度要缓慢而均匀，切忌盲目操作造成输尿管穿孔等严重并发症。

电切治疗功率为 100W，电凝治疗功率为 40W，输尿管肿瘤切除肿瘤及周围 1cm 正常输尿管组织，切除深度至输尿管肌层，切除瘤体直接用异物钳夹出体外，再次仔细检查有无小瘤体遗漏，如无遗漏，同样常规留置 D-J 管，并留置导尿，切除标本送病理。

四、术中注意事项

1. 输尿管导引鞘置入过程中为避免损伤，在输尿管鞘插入过程中，尤其是输尿管入口和有阻力时，必须反复抽动导丝，以检查输尿管鞘是否沿导丝在输尿管内上行，始终确保输尿管鞘和导丝处于“同轴移动”状态。

2. 钬激光汽化肿瘤时不要过深过广，以免导致输尿管损伤进而引起输尿管术后狭窄。

3. 导丝不宜一次性插入过深，最好是在直视下插入导丝，使得输尿管镜与导丝基本同步进入。

4. 术中灌注压力不宜过大，需控制在 20～40mmHg 之间，最好采用人工注水，避免高压导致肾脏破裂出血或者肿瘤种植转移。

五、术后处理

1. 注意观察尿量及颜色。如导尿管颜色偏红，给予止血药止血，尿管被血凝块阻塞，则进行冲洗。

2. 术后输尿管内留置 D-J 管引流，一般需 4～6 周，术后留置导尿 3～7 天可拔除。

3. 术后 10 天进行膀胱灌注，具体方案及灌注间隔时间与膀胱肿瘤电切术后相同，同时可配合全身应用白介素或干扰素等免疫制剂。

4. 建议术后每 3 个月复查 1 次影像学检查，有条件者可行免疫荧光原位杂交技术检查(FISH)，必要时可行患侧输尿管镜检查。

六、并发症及处理

1. 出血　输尿管镜检查或肿瘤切除操作过程中，输尿管管壁受损所致，如果出血量不大，可不用特殊处理。如出血较多，马上留置 D-J 管，终止手术，或者做进一步检查，明确出血原因。必要时开放手术治疗。

2. 输尿管穿孔　输尿管穿孔一般与术中导管、导丝操作、软镜导入鞘插入或肿瘤切除有关，肿瘤切除一般至输尿管的浆膜层，不宜过深，穿孔后处理需保持输尿管引流通畅，一般留置 D-J 管后可治愈。

3. 输尿管黏膜撕裂或假道形成　输尿管黏膜的撕裂或假道与术者粗暴操作或视野不清盲目进境

有关，一般 D-J 管留置 1 ~3 月后可自行恢复，如损伤较大，术后有漏尿。

4. 输尿管撕脱 输尿管撕脱是进行输尿管肿瘤诊治过程中最严重的并发症，多发生在输尿管中上段和壁间段，因术者操作不当引起，需马上改开放手术，根据患者情况，可行Ⅰ期或Ⅱ期手术，Ⅰ期可根据断端长度采用膀胱瓣输尿管吻合术、回肠代输尿管术，必要时行肾切除术；Ⅱ期为肾造瘘术。

（程跃 严泽军）

参考文献

1. Tato Rodreguez J, Lema Grille J, Crille J, et al. A fibroepithelial Polyp of the ureter. A report of 2 new cases [J]. Actas Uro-Esp, 1997, 21: 420-425.
2. Robert IC, Leveillee R, Bird V, et al. Peripheral temperature monitoring For Laparoscopic and CT-guided radio frequency ablation of renal masses [J]. Journal of the American College of Surgeons, 2006, 203: 98-100.
3. 郭应禄，周利群，主译. 坎贝尔—沃尔什泌尿外科学[M]. 9 版. 北京：北京大学医学出版社，2009：1749.
4. 鲁功成，曾甫清. 现代泌尿外科学[M]. 武汉：湖北科技出版社，2003：355-358.
5. MIlls IM, LANIAAO ME, PATEL A. The role of endoscopy in the management of patients with upper urinary tract transitional cell carcinoma [J]. BJU Int, 2001, 87: 50-162.
6. HAKIMA EI, WEISS GH, LEE BR, et al. Correlation of ureteroscopic appearance with histologic grade of upper tract transitional cell carcimoma [J]. Urology, 2004, 63: 647-650.
7. Elliott DS, Blute ML, Patterson DE, et al. Long-term follow-up of endoscopically treated upper urinary tract transitional cell carcinoma [J]. Urology, 1996, 47: 819-826.

第二节 软性输尿管镜碎石取石术

纤维内镜的出现很大程度上得益于光纤技术的发展，而光纤技术的原理于 1854 年便由 John Tyndall 提出。纤维光学、放射学及激光等技术的进步极大促进了泌尿系统疾病的微创外科治疗的发展。1957 年 Curtiss 和 Hirschowitz 联合了大量光纤成为一束，并使其末端融合，以允许沿其长度自主移动，从而发明了第一根可弯泌尿系统内镜，即纤维输尿管镜。纤维输尿管镜在过去 30 年快速发展，在设备的直径及设计方面有很大的进步，增加了纤维输尿管镜在上尿路疾病诊治中的应用。许多新的碎石设备如钬激光等，操作和弯曲性能较好，可方便进入纤维输尿管镜的工作通道。目前输尿管软镜已被广泛应用于输尿管上段及肾结石的碎石取石治疗。钬激光在输尿管软镜碎石的应用越来越广泛，并被证实是最有效的治疗手段。

一、手术适应证

1. 绝对适应证

（1）体外冲击波碎石（ESWL）难以处理的肾盂、肾上盏或肾中盏<1.5cm 结石：X 线阴性或者定位困难，ESWL 难以处理。

（2）肾下极<2cm 结石：ESWL 治疗后碎石排出困难的肾下极<2cm 结石。

（3）坚硬结石：结石密度较高（CT>1000HU），预计 ESWL 难以粉碎的肾脏结石，常见结石成分包括草酸钙结石、胱氨酸结石等。

2. 其他相对适应证

（1）肾脏解剖异常：包括马蹄肾、盆腔异位肾等解剖结构异常的肾脏结石，此类肾脏解剖位置通常难以行 PCNL 穿刺，多伴有肾盂输尿管连接部高位植入，ESWL 后碎石排出困难。

（2）特殊体质患者：包括极度肥胖、严重脊柱畸形、合并出血性素质、孕妇等无法行 ESWL 以及 PCNL 手术治疗患者。

（3）孤立肾结石。

（4）伴盏颈狭窄的肾盏憩室结石。

（5）输尿管上段结石：结石距离肾盂较近，硬镜碎石可能导致结石上移进入肾脏。

（6）特殊职业患者：如空乘人员等，治疗要求较高，包括无症状微小结石以及治疗后<2mm 碎石均需要彻底取净。

（7）多镜联合杂交手术：经皮肾镜与输尿管软镜的联合手术以及腹腔镜肾盂、输尿管成形术中联合输尿管软镜碎石取石。

二、手术禁忌证

1. 输尿管软镜碎石术禁忌证

（1）未控制的泌尿道感染。

（2）严重的尿道或输尿管狭窄、输尿管闭锁、输尿管重度扭曲，腔道内镜无法通过。

2. 输尿管软镜碎石术的相对禁忌证　严重的肉眼血尿，术中视野不佳可能严重影响手术。

（1）输尿管径较细或已有明确的输尿管狭窄，输尿管镜通过困难。

（2）下盏结石位置难以探及：盏结石且漏斗部夹角<30°，盏颈长度>2.5cm，盏口宽度<5mm。

（3）因肾脏积水严重导致软镜无法探及结石部位。

（4）肾脏集合系统复杂：静脉肾盂造影或者 CTU 提示集合系统形态复杂，输尿管软镜碎石手术预计疗效欠佳。

三、术前准备

1. 影像学准备　常规行静脉肾盂造影（KUB+IVU）、泌尿系 CT 三维重建（CTU）检查，明确肾脏集合系统解剖形态、肾盂肾盏结构以及结石分布；还并需要行肾脏 CT 平扫检查，了解肾脏内结石准确数量、分布及结石负荷大小。对于一些阴性或者 X 线显影不佳肾脏结石，CT 平扫有助于准确判断结石位置、大小和数量。

2. 抗感染准备　常规行尿常规、中段尿细菌及真菌培养检查，如尿白细胞明显增高，需术前抗感染治疗一周；如尿培养提示阳性结果则要根据药敏结果选择敏感抗生素治疗直至尿培养结果转阴性。

3. 麻醉准备　麻醉通常采用全身麻醉以减少呼吸对肾脏活动的影响，也可采用椎管内麻醉，对于特殊病患也可使用局麻合并镇静药物，术前需做好心、肺等功能检查与评估。

4. 输尿管被动扩张准备　建议术前 2 周置入 DJ 管被动扩张输尿管，提高术中置入软镜导入鞘成功率，减少输尿管损伤等并发症。目前，对于输尿管软镜手术前期放置 DJ 管被动扩张输尿管的必要性仍有争议。部分学者认为无需提前放置 DJ 管，主张术中同期用输尿管扩张器直接行输尿管主动扩张。编者认为术中直接主动扩张输尿管虽能减少前期准备，但对于少数输尿管狭窄或纤细病例仍存在主动扩张失败、手术无法进行；此外，主动扩张输尿管后术中输尿管壁长时间紧密箍套软镜导入鞘可能造成管壁缺血、水肿，增加其他并发症风险。因此，建议术前两周置入 DJ 管被动扩张输尿管。

四、手术方法

1. 体位　取常规截石位，臀部探出床缘 5cm，手术床水平位。

2. 留置导丝　用输尿管硬镜进入膀胱，异物钳抓取出留置的 DJ 管，再次进镜至膀胱，于患侧输尿管开口置入导丝，沿导丝直视下逆行上镜，观察输尿管腔粗细，确认是否伴有输尿管狭窄等病变。进至肾盂后留置导丝于肾盂腔内，然后退镜。欧洲及美国泌尿外科指南建议需置入两根导丝：一根工作导丝，可置入输尿管软镜导入鞘；另一根安全导丝，术中全程留置于肾盂内，一旦出现肾盂穿孔、出血等严重并发症时可沿安全导丝置入 DJ 管，随时终止手术。编者认为，留置安全导丝虽可保证工作通道不丢失，但因其盘曲在肾盂内，可能影响碎石，激光误击导丝甚至可能打断导丝，初学者术中可留置两根导丝，如手术操作熟练，可省略留置安全导丝步骤。

3. 放置输尿管软镜导入鞘　根据患者性别、输尿管粗细程度选择合适的输尿管软镜导入鞘，常用的导入鞘包括内径/外径 12/14Fr 以及 9.5/11.5Fr 两种，长度有 35cm（女用）以及 45cm（男用）两种选择。其他较少使用的软镜导入鞘还包括 14/16Fr 粗鞘，适用于输尿管较粗患者。沿导丝置入输尿管软镜导入鞘，推送软镜导入鞘时注意动作轻柔，遇到阻力可旋转镜鞘、逐步推送，避免暴力造成穿孔甚至输尿管撕脱（图 2-2-1）。

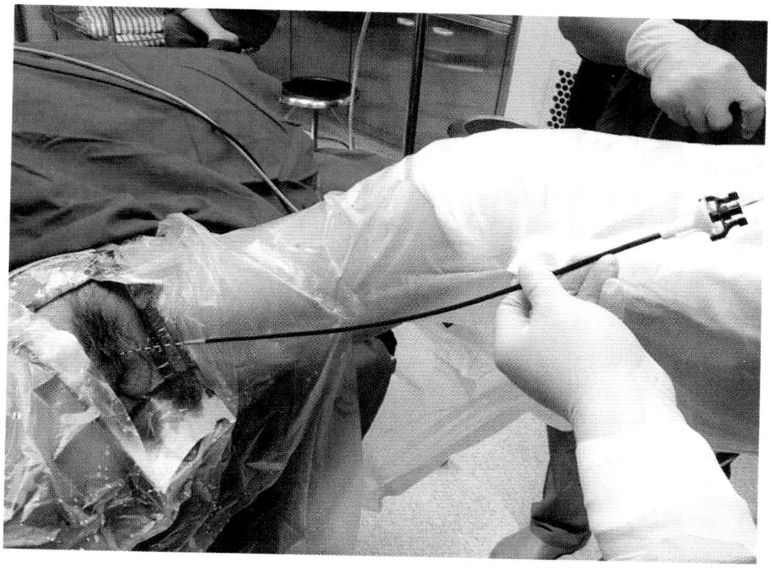

图 2-2-1　沿导丝放置输尿管软镜导入鞘

4. 输尿管软镜导入鞘放置到位　X 线透视引导下推送镜鞘至肾盂后，拔除软镜导入鞘内芯，仍然留置导丝（图 2-2-2）。

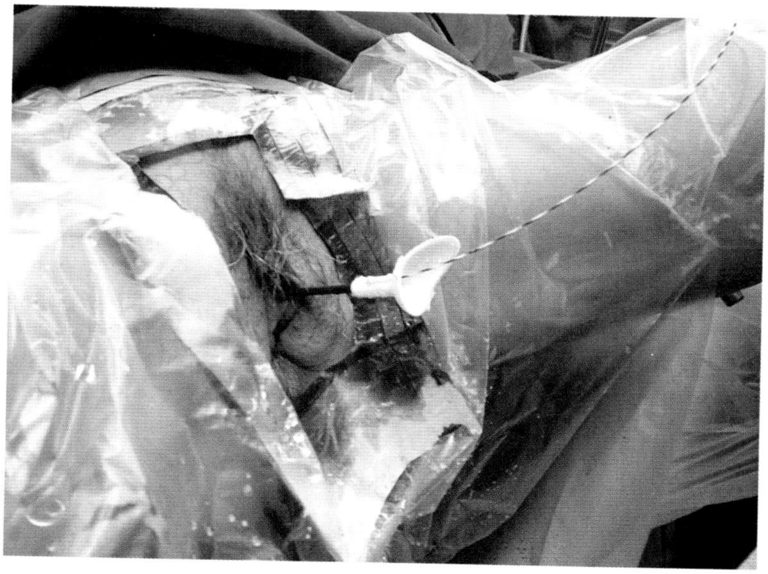

图 2-2-2　输尿管软镜导入鞘放置到位

5. 软镜握持　软镜可根据个人习惯选择正、反手两种握持手法（图 2-2-3、图 2-2-4）。

6. 沿导丝置入软镜　从镜鞘内沿导丝置入输尿管软镜，在 X 线引导下直视进镜至肾盂，观察镜

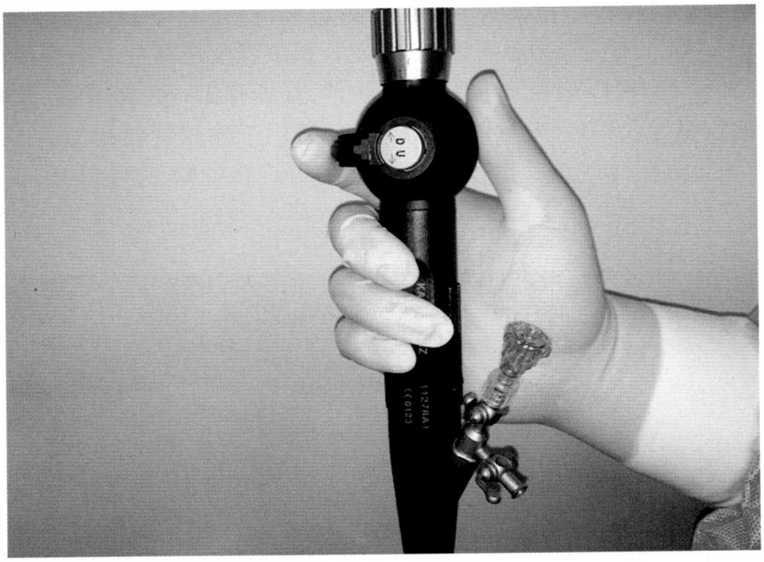

图 2-2-3　软镜正手握持

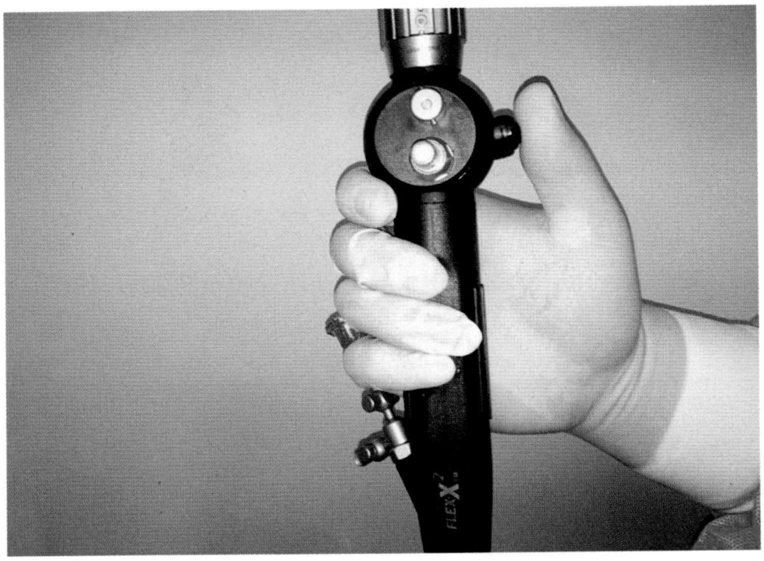

图 2-2-4　软镜反手握持

鞘位置良好、无输尿管肾盂穿孔等损伤后，退出导丝（图 2-2-5）。

7. 术中灌洗　使用 0.9% 氯化钠溶液作为灌洗液，灌洗方式可采用压力泵、悬挂吊带和注射器人工灌注。术中在保持视野清晰的前提下，需注意控制肾盂内压力于 20～40cmH_2O 之间。

8. 输尿管软镜检查　按照肾盂、肾上盏、肾中盏、肾下盏的顺序寻找到结石位置，注意避免镜头反复蹭擦肾盂黏膜导致黏膜出血，影响术中视野（图 2-2-6）。

9. 碎石　发现结石后置入 200μm 钬激光光纤碎石，激光能量不超过 20W（0.6～1.0J/10～20Hz）（图 2-2-7）。

10. 取石　将结石击碎至<2mm 碎块后，较大碎块也可采用取石套篮取出，仔细检查有无较大结石残留。

11. 退出输尿管软镜和软镜导入鞘　留置导丝于肾盂腔内，在 X 线引导下直视退出输尿管软镜和软镜导入鞘，沿导丝留置 DJ 管。术后留置 DJ 管可增加碎石排净率，同时能避免大量碎石排出形成“石街”而造成梗阻。

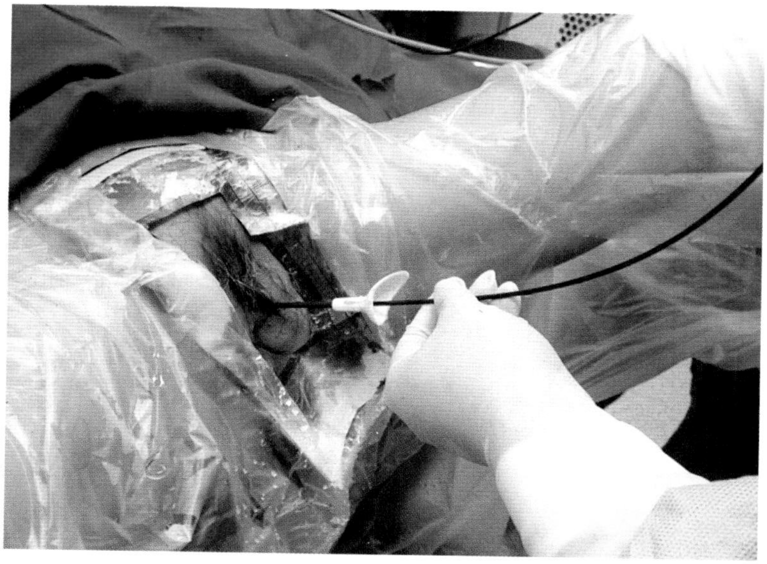

图 2-2-5　沿导丝置入输尿管软镜

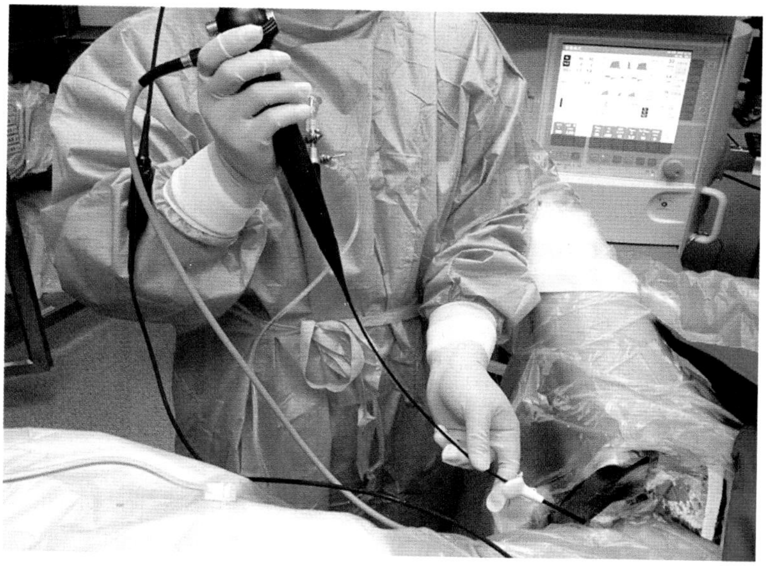

图 2-2-6　输尿管软镜检查

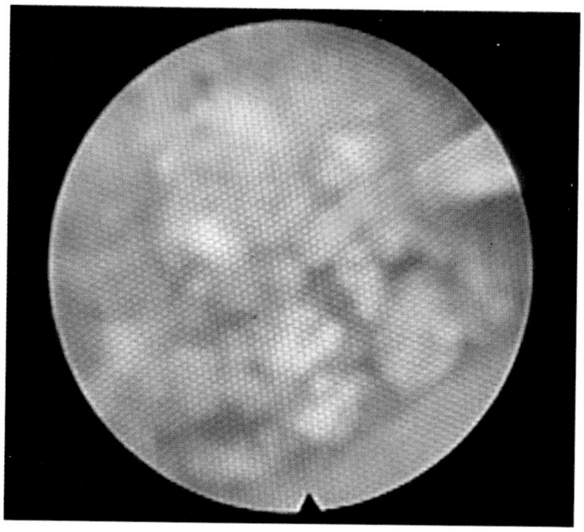

图 2-2-7　输尿管软镜钬激光碎石

五、术后处理

1. 术后常规留置导尿管，观察尿色变化，计尿量。如术后尿色较红，可增加补液量，适当利尿，并加用止血药物，预防膀胱内血凝块形成堵塞尿管。

2. 观察生命体征如血压、心率、呼吸频率变化，了解有无感染并发症。如出现术后感染、发热表现，需要选择广谱抗生素或根据药敏结果选择敏感抗生素治疗。一旦发现血压下降、寒战及高热等情况，要考虑尿源性脓毒血症的可能，选择三代头孢或者碳氢霉烯类抗生素抗感染治疗，必要时可联用糖皮质激素减轻全身炎症反应，需要监测血压、血气、中心静脉压等指标，预防并早期发现、早期治疗术后尿脓毒血症以及感染性休克。

3. 术后如无明显发热，可补充抗生素治疗 1 次。

4. 术后次日复查腹部平片了解碎石疗效，并观察 DJ 管位置是否良好。

5. 如无明显发热或血尿，术后次日可出院。

6. 多饮水、多活动，促进碎石排出，术后 2～4 周膀胱镜下拔除 DJ 管。

7. 术后 1 个月复查静脉肾盂造影，了解有无术后输尿管狭窄并发症以及碎石排出情况。

六、术中注意事项及术后并发症处理

1. 术中注意事项

（1）术中硬镜留置导丝时需仔细检查，直视下确保导丝进入肾盂，以防未通过输尿管扭曲段而影响后续操作甚至造成软镜导入鞘推送过程中穿孔。

（2）虽然输尿管软镜手术也可以不使用导入鞘而直接上镜，但目前认为软镜导入鞘的使用存在如下优势：

1）软镜直接进入输尿管开口较困难，使用软镜导入鞘可规避上述问题。

2）降低手术操作难度，同时减少镜身的轴向扭矩，降低软镜损耗。

3）可保持灌洗液的进出通畅，利于保持视野，同时可避免肾盂内压力过高。

4）对需要软镜多次进出或需要取石的病例，软镜导入鞘可保护输尿管减少损伤，提高结石的清除效率。

（3）镜鞘放置和软镜进镜时要依据硬镜进至肾盂时测量长度缓慢轻柔置入，有条件最好在 X 线透视下引导操作，避免粗暴用力或进镜过多造成输尿管撕脱以及输尿管、肾盂穿孔发生。

（4）如患者既往有反复尿路感染伴发热病史，或者术中发现肾盂积脓以及结石形态呈感染性鸟粪石，需严格控制手术时间及肾盂内压力，必要时及时终止手术，待感染控制后择期二次手术治疗，避免长时间肾盂内压力过高导致逆行感染吸收，造成术后重症感染甚至脓毒症。

（5）如结石负荷>2cm，建议使用套石篮抓取结石碎块，避免碎块过多影响视野而导致较大结石遗漏，或者术后大量结石碎块同时排出形成“石街”。

（6）对于有输尿管大量息肉增生、输尿管狭窄、肾盂输尿管连接部解剖异常等自然排石困难情况，术中将结石击碎后应尽可能用套石篮将碎石取净，避免碎石无法排出造成残留。

2. 术后并发症处理

（1）输尿管、肾盂穿孔：小的穿孔放置 DJ 管引流 2～4 周可自愈，但穿孔后出血可影响视野导致手术无法进行，因此往往需要终止手术。如穿孔严重应进行手术修补。

（2）输尿管黏膜撕脱：为最严重并发症之一。多由于输尿管狭窄但进鞘或者进镜暴力所致。需要开放手术治疗（自体肾移植、输尿管膀胱吻合术或肠代输尿管术等）。

（3）尿脓毒症以及感染性休克：术前需要行尿培养及药敏检查，规范抗感染治疗后再行软镜手术；术中避免高压灌洗，同时监测生命体征，一旦出现血压下降、心率加快等重症感染表现须立刻终止手术，术后监测生命体征并积极抗感染，必要时甚至需要抗休克治疗。

（4）输尿管狭窄：嵌顿性结石梗阻处大量息肉增生、术中输尿管黏膜损伤、假道形成或者穿孔等均可导致输尿管狭窄。术中尽量避免医源性损伤。术后复查静脉肾盂造影提示输尿管狭窄、肾脏积水进行性加重往往需要再次手术行球囊扩张、狭窄段内切开或狭窄段切除治疗。

（5）输尿管软镜损伤：输尿管软镜损伤最常见于光纤对工作通道的破坏，为防止光纤尖端插入时损伤工作通道，置入光纤应保持输尿管软镜为0°中立位；使用时应确保激发激光时能看到光纤套和光纤尖部，避免激光损伤工作镜体；使用引导光，如头部引导光不可见应警惕光纤是否已在镜体内折断。

（孙颖浩　高小峰　李凌）

参考文献

1. Moe OW. Kidney stones：pathophysiology and medical management[J]. Lancet. 2006 Jan 28；367(9507)：333-344.
2. Marshall VF. Fiber optics in urology[J]. Urol，1964，91：110-114
3. Guidelines on urolithiasis. European Association of Urology（EAU）Guidelines 2013.
4. Wendt-Nordahl G，Mut T，KrombachP，et al. Do new generation flexible ureterorenoscopes offer a higher treatment success than their predecessors？[J]Urol Res，2011，39：185-188.
5. Sejiny M，Al-Qahtani S，Elhaous A，et al. Efficacy of flexible ureterorenoscopy with holmium laser in the management of stone-bearing caliceal diverticula[J]. J Endourol，2010，24：961-967.
6. 那彦群. 中国泌尿外科疾病诊断治疗指南（2011版）[M]. 北京：人民卫生出版社，2011：272-273.
7. Taie K，Jasemi M，Khazaeli D，et al. Prevalence and management of complications of ureteroscopy：a seven-year experience with introduction of a new maneuver to prevent ureteral avulsion[J]. Urol J，2012，9：356-360.
8. Aboumarzouk OM，Monga M，Kata SG，et al. Flexible ureteroscopy and laser lithotripsy for stones >2cm：A Systematic review and Meta-analysis[J]. J Endourol，2012.

第三节　肾盂输尿管连接部狭窄内切开术

肾盂输尿管连接部（UPJ）狭窄是肾积水的常见原因之一，严重的狭窄可以导致闭锁。传统的治疗方式为离断式肾盂成形术。随着腔内泌尿外科技术的发展和器械设备的不断改进，近年来出现了连接部球囊扩张术、顺行或逆行连接部狭窄内切开术、腹腔镜连接部成形术等微创手术方法。与其他术式相比较，经皮顺行腔内切开术（percutaneous antegrade endopyelotomy，PAE）的缺点是不能切除病变组织和进行肾盂的裁剪。优点是操作空间大，术野清晰，可以同时处理肾内病变；对周围组织干扰小，重复性好，可以联合逆行腔内切开治疗，必要时可以重复PAE治疗或改行开放或腹腔镜离断式肾盂成形术；适应证广，原发性肾盂输尿管连接部梗阻（UPJO）和继发性肾盂输尿管连接部梗阻（UPJO）适用，其他肾盂成形手术（开放离断性肾盂成形术、腹腔镜肾盂成形术）失败的患者同样适用并且更有意义，所以PAE是一种安全有效的微创治疗UPJO的一线手段。

一、手术适应证和禁忌证

（一）手术适应证

1. 原发或继发UPJ狭窄/闭锁，狭窄段<2cm。
2. 其他肾盂成形手术失败的UPJ狭窄/闭锁，狭窄段<2cm

（二）手术禁忌证

1. 严重心肺疾病不能耐受手术者。

2. 全身出血性疾病未纠正者。

3. 服用抗凝药物(阿司匹林、华法林、氯吡格雷等)者,需停药2周。

4. 重度高血压、糖尿病未纠正者。

5. 患侧肾脏严重感染甚至积脓未控制者。

6. 脊柱严重后凸或侧凸畸形为相对禁忌,可以应用侧卧位、斜仰卧位等非常规体位。

7. 狭窄段>2cm.

二、术前准备

1. 常规检查

1) 尿细菌培养和药敏试验,有患肾造瘘引流者同时行患肾引流尿液细菌培养和药敏试验。

2) 逆行肾盂造影、CTU或IVU了解狭窄段形态和长度。

3) 核素肾图了解患肾分肾功能。

2. 抗生素使用

1) 术前根据尿培养,使用敏感抗生素控制感染。

2) 无明确感染者,根据经验用药术晨预防性使用广谱抗生素。

三、手术器械

1. 建立皮肾通道器械　10~16F筋膜扩张器,套叠式金属扩张器,24F金属工作鞘。

2. 内镜　输尿管硬镜(6.7/7.2F或7.8/9.8F),肾镜(18~20F)。

3. 内切开工具　18~24F球囊扩张导管,冷刀,电钩,钬激光。

4. 灌注系统　灌注泵,生理盐水灌注液(应用于球囊扩张管,冷刀,钬激光),甘露醇灌注液(应用于电钩)。

四、手术步骤

1. 麻醉　连续硬膜外麻醉或气管插管全麻。

2. 体位

1) 逆行腔内治疗应用截石位。

2) 顺行腔内治疗应用俯卧位,胸腹部垫软枕,使腰背部呈一平面。

3) 顺行联合逆行治疗时应用斜仰卧位,以利于经皮肾镜顺行治疗和输尿管镜逆行治疗同时进行。

3. 手术步骤

(1) 逆行内切开术

1) 逆行球囊扩张:输尿管镜下导丝通过狭窄段,使用F15或F18球囊扩张,可沿导丝直视下或X线透视下使球囊扩张导管通过狭窄段,加压螺旋注射器充盈水囊,达到所用球囊说明书要求的压力并维持5分钟。撤除球囊导管,观察狭窄段管腔,局部如仍有明显纤维瘢痕,应用电钩等工具切开全层。必要时可以再次应用球囊导管重复扩张,直至环状瘢痕完全裂开,管腔正常。

2) 逆行内切开:可以使用输尿管镜下导丝通过狭窄段,于狭窄管腔外侧切开,直至全层裂开显露脂肪。切开狭窄段全长或适度上下延长0.5~1cm,至管腔平直、通畅。如果导丝不能通过或管腔闭锁,可以行顺行或联合顺行内切开。

(2) 顺行内切开术

1) 术前置管(图2-3-1):术前膀胱镜下患侧逆行置入F5输尿管导管,如不能通过狭窄段,保留于狭窄段或闭锁段下方。非闭锁患者输尿管导管连接生理盐水,滴注充盈集合系统便于穿刺。

2) 建立皮肾通道:使用彩色多普勒超声定位,实时引导穿刺,逐次以筋膜扩张器和金属套叠扩张器扩张，标准通道推荐两步法建立。

3）顺行球囊扩张术：经皮顺行操作，空间大，配合使用肾镜操作，视野开阔，合并结石患者先行碎石取石术。结石彻底清除后，处理狭窄。可以使用F18或F21球囊扩张，球囊顺行沿导丝使球囊扩张导管通过狭窄段（图2-3-2），加压螺旋注射器充盈水囊，达到所用球囊说明书要求的压力并维持5分钟（图2-3-3）。撤除球囊导管，观察狭窄段管腔，局部如仍有明显纤维瘢痕，应用电钩等工具切开全层。必要时可以再次应用球囊导管重复扩张，直至环状瘢痕完全裂开，管腔正常。

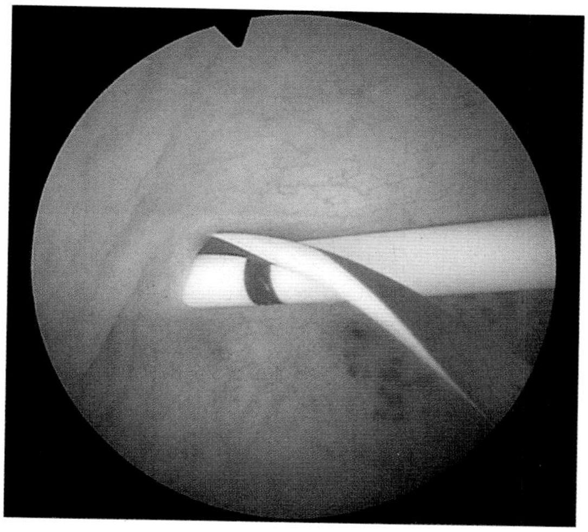

图2-3-1　术前留置输尿管导管

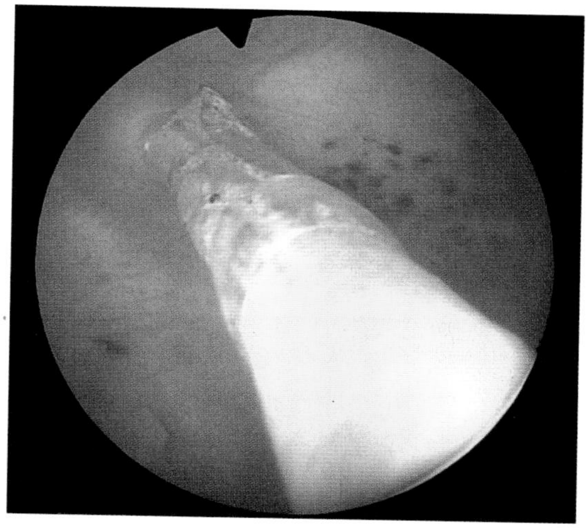

图2-3-2　球囊扩张导管通过狭窄段

4）顺行内切开术：内切开器械应用电钩（功率25～30W）、钬激光（功率15～25W）和冷刀，选择其中1～2种。切开部位为狭窄段的后外方（图2-3-4），由近及远，全层切开狭窄段管壁，显露肾周脂肪（图2-3-5），远端至正常输尿管（图2-3-6）。建议导管可以直接通过狭窄段，先行球囊扩张，再根据管腔情况决定是否需要行内切开和再次球囊扩张。先扩张，后切开，这样操作比先行切开再行扩张的方法输尿管管腔热损伤面积小，再狭窄概率低。

（3）留置输尿管内支架管和肾造瘘管：导丝引导下留置F6/9.5、F7/12或F7/14输尿管成型管（图2-3-7、图2-3-8），顺行内切开后肾脏留置F14气囊肾造瘘管。

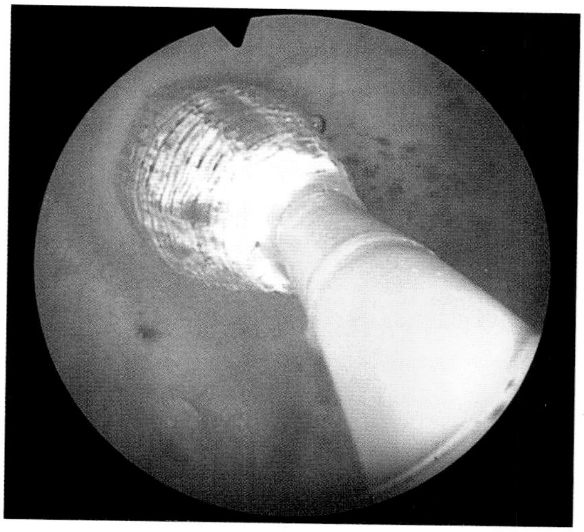

图2-3-3　充盈导管球囊

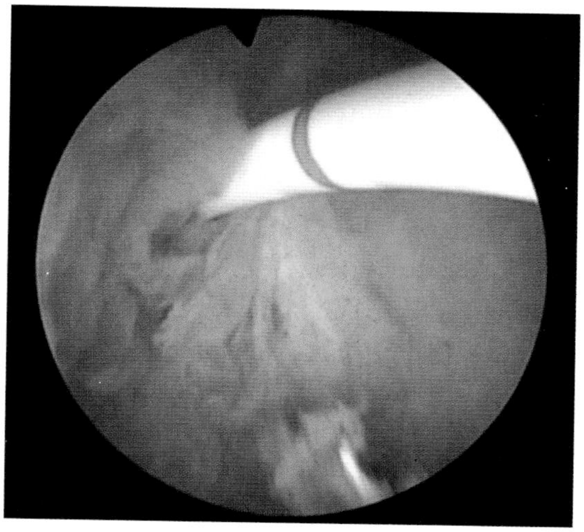

图2-3-4　狭窄段的后外方切开

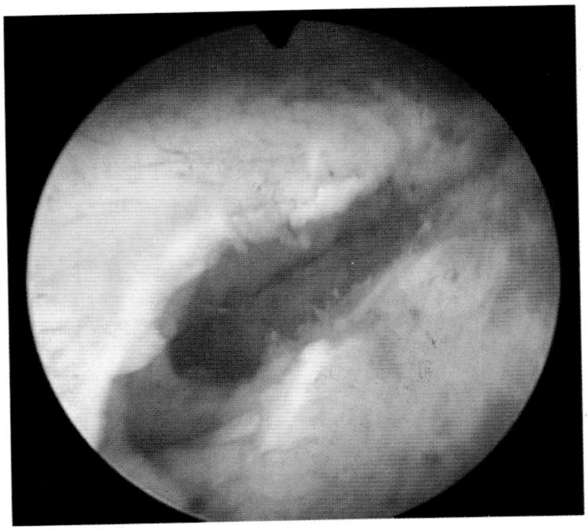

图 2-3-5　全层切开狭窄段管壁

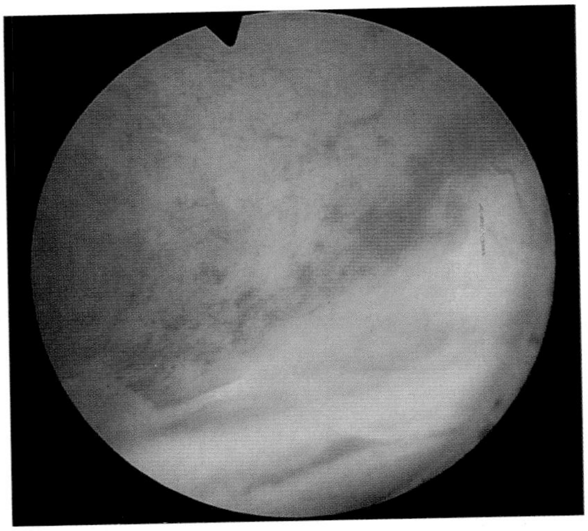

图 2-3-6　切开至正常输尿管

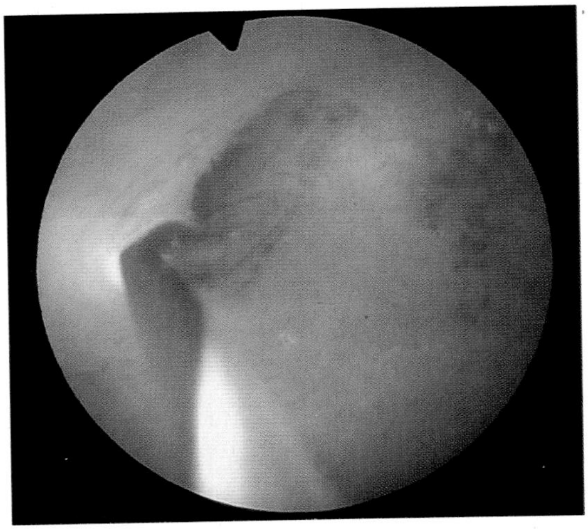

图 2-3-7　扩张和内切开后镜下观

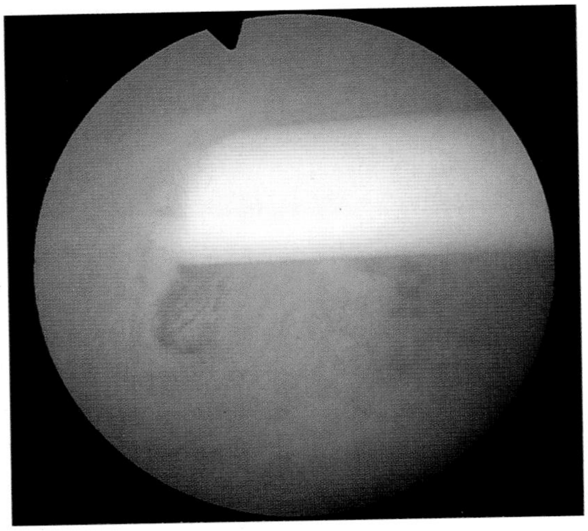

图 2-3-8　留置输尿管内支架管

五、术后处理

1. 观察生命体征的变化，了解有无出血、副损伤等并发症。

2. 观察尿管和肾造瘘管引流液量及颜色。

3. 肾造瘘管拔除时间一般为 7～10 天。

4. 每 3～6 个月复查 B 超。输尿管成型管或两根 D-J 管保留 3～6 个月，必要时可适当延长，如有积水加重或者出现患侧腰痛、发热，应根据具体病情及时更换。

5. 拔管前复查 IVU，管周有造影剂通过为拔管指征。拔除输尿管支架管后，无发热和患侧腰痛等症状，B 超等影像学检查患侧肾积水缓解或减轻为临床治愈。

六、术中注意事项

1. 顺行和逆行治疗的选择　单纯狭窄，可以首先考虑逆行扩张或切开，其操作方式与输尿管狭窄操作方式相似。对于继发性、其他成形术式失败或术后复发再狭窄的 UPJO 或单一逆行切开方式困难的患者，考虑顺行切开，即 PAE。闭锁及狭窄段较长的患者多采用联合方式。

2. B超引导定位穿刺 根据术者习惯,选择使用B超或X线定位穿刺建立皮肾通道。有开放手术史以及积水严重的患者,可能存在肾脏结构紊乱及转位,超声不仅可以检查肾脏内部结构,还可以检查肾脏与周边脏器毗邻关系,避免邻近器官损伤;实时彩色多普勒超声定位可以比较方便进行非常规区域穿刺,即检查穿刺通道有无大的血管通过,在避开邻近脏器的情况下,选择合适的穿刺角度,安全的建立皮肾通道,避免损伤出血。

3. 目标盏选择 应选择易于探及肾盂输尿管连接部的后组中盏为主。

4. 合并肾结石的处理 首先进行碎石取石,尽可能将结石取净,避免残余结石嵌顿于创面甚至被冲至引流系统外。

5. 治疗器械的选择和使用 对于管腔细小的患者,钩状电极可将欲切开的部位钩起再通电切开,这样可以避免伤及对侧管壁,并且电钩方便易用,便于推广。使用钩状电极应注意热损伤,宜选用纤细的刀头,功率不宜过高,25~30W为宜。

激光不但有切割、止血的能力,还可以同时碎石,也是理想的手术工具,但在切割时应注意保持光纤稳定,必要时可套在输尿管导管内以减少光纤抖动。和钩状电极一样,钬激光切割时也应由低功率开始试切,动作简练,避免局部作用时间过长,接触面积过大,减少抖动,以最大限度减少热损伤。

冷刀没有止血作用,但是优点是无热损伤,切割时也需要注意尽量保持在一个切面,避免不同切面反复切割。

球囊扩张导管可以与以上切开工具联合应用,球囊扩张对狭窄段管壁的侧向应力均匀,初步扩张后可以发现管壁纤维瘢痕,进一步应用切开工具切开,这样可以减少盲目的切割。

6. 内切开 腔内切开时应沿逆行插入的导管进行操作以便保持切开方向。逆行插管不能通过狭窄段的患者,可以通过输尿管导管推注亚甲蓝,可见有蓝染液体“炊烟状”进入肾盂,进一步确认狭窄的输尿管开口部位,顺行置入导管并顺其切开。

切开部位于狭窄段的后外方,可以避开肾蒂的血管;切开深度为狭窄段管壁全层(图2-3-9),直至显露肾周脂肪;切开由近及远,保持在同一方向纵行切开,直至远端可见正常管径的输尿管腔,否则会造成切开方向旋转,影响管壁连续性,甚至完全离断;切开的管腔口径至少可以通过镜体,否则可采用钝性扩张的方法进一步扩大狭窄段的管腔,尤其继发性狭窄必须切开或扩张使瘢痕组织完全裂开,待其重新修复愈合。

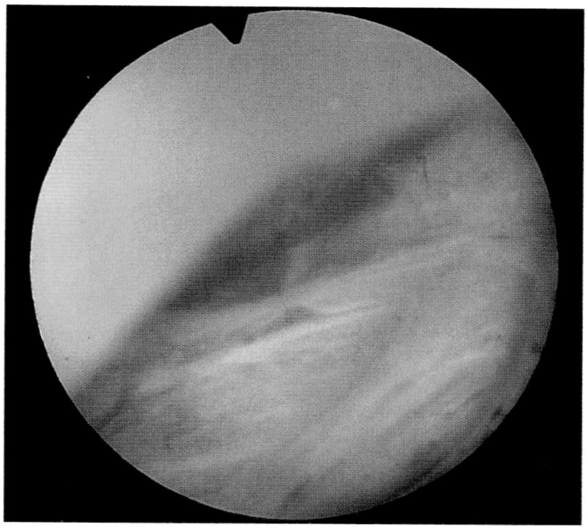

图2-3-9 切开输尿管全层,显露脂肪

7. UPJ闭锁 完全闭锁的病例难度较大,此时X线透视更有价值,可以在透视下实时通过输尿管导管逆行推注造影剂协助调整方向,同时提示剩余的闭锁长度。进行切开时,闭锁患者可以选择瘢痕集中区域或组织内残留结石碎屑的部位,使用输尿管导管探查方向(图2-3-10),以上述瘢痕或组织内的结石碎屑为引导,逐步切开。适时逆行推注亚甲蓝溶液,如仅隔一薄层组织,即可见组织有蓝染的印迹(图2-3-11),此时予以切透。

8. 留置输尿管内支架管 应选择输尿管成型管,使成型管的增粗膨大的部分置于狭窄切开段,J端完全放置在肾盂内防止向下滑脱。如果肾盂空间较大,可使用加强型输尿管成型管,该管增粗部分延续至J型头端,即肾盂侧盘曲的头端部分有半圈加粗膨大,这样可以避免成型导管移位到切开段的下方而起不到扩张支撑的作用。成型管型号的选择应根据患者正常输尿管腔的大小确定,过粗的导管会压迫输尿管血运,影响愈合甚者造成黏膜坏死。应尽量避免普通D-J管代替成型管,单只双J管直径不能满足需要,多只管形态呈不规则状,可能影响管腔塑型。

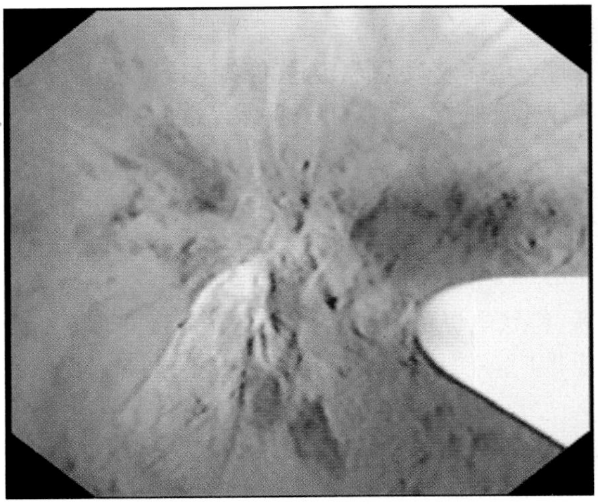

图 2-3-10　输尿管闭锁，使用输尿管导管探查

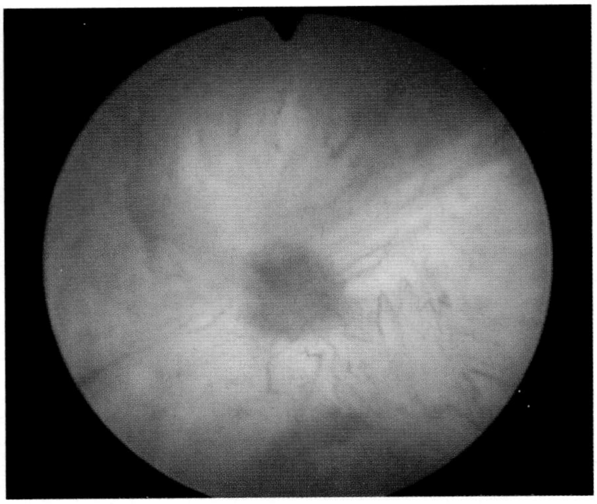

图 2-3-11　逆行推注亚甲蓝溶液引导内切开

七、术后并发症及处理

1. 尿外渗　术后需要注意的是，一般不采取夹闭肾造瘘管的止血方法，以避免尿外渗。

2. 感染和引流不畅　留管期间注意复查 B 超，如果感染或者出现引流不畅，积水加重，可以通过输尿管镜或膀胱镜逆行更换输尿管成型管。

3. 复发再狭窄　除了长期留置支架管外，根据情况可以考虑再次腔内切开手术，必要时考虑采取腹腔镜或开放手术进一步治疗。

（李建兴　胡卫国）

参考文献

1. Ost MC, Kaye JD, Guttman MJ, et al. Laparoscopic pyeloplasty versus antegrade endopyelotomy: comparison in 100 patients and a new algorithm for the minimally invasive treatment of ureteropelvic junction obstruction. Urology[J], 2005, 66(5 Suppl): 47-51.
2. 胡卫国，李建兴，杨波，等. 经皮顺行内切开术治疗肾盂输尿管连接部梗阻[J]. 临床泌尿外科，2012，27(4)：267-269.
3. 厉春军. 输尿管狭窄的腔内治疗[J]. 国际泌尿系统分册. 2006，26(6)：795-797.
4. Rukin NJ, Ashdown DA, Patel P. The role of percutaneous endopyelotomy for ureteropelvic junction obstruction[J]. Ann R Coll Surg Engl, 2007, 89(2): 153-156.
5. Zeltser IS, Liu JB, Bagley DH. The incidence of crossing vessels in patients with normal ureteropelvic junction examined with endoluminal ultrasound[J]. J Urol, 2004, 172(6 Pt 1): 2304-2307.
6. Dimarco DS, Gettman MT, McGee SM, et al. Long-term success of antegrade endopyelotomy compared with pyeloplasty at a single institution[J]. J Endourol, 2006, 20(10): 707-712.
7. Gupta M, Tuncay OL, Smith AD. Open surgical exploration after failed endopyelotomy: a 12-year perspective[J]. J Urol., 1997, 157(5): 1613-1618; discussion 1618-1619.

第四节　经尿道巨大前列腺切除术（>60g）

良性前列腺增生（benign prostate hyperplasia, BPH）是男性中老年人最常见的疾病。前列腺的大小对临床选择治疗方式有影响。目前关于“巨大前列腺”的定义还没有统一。日本学者认为前列腺质量超过200g者称之为巨大前列腺，欧美学者则认为前列腺质量超过500g者属于巨大前列腺，这两者均用开放手术切除前列腺的质量计算。对于经尿道前列腺电切术（TURP）来说，Rajbabu等认为体积大于100ml者称为巨大前列腺，也有国内学者认为切除前列腺腺体实际质量大于或等于100g，才能够称为巨大前列腺。大体积的前列腺治疗风险明显比一般的前列腺大，需要采取一些特殊的治疗策略。一般而言，当前列腺体积大于60g时，应该引起经治医师的高度重视。

TURP是治疗BPH的金标准。近年来，泌尿外科设备的快速发展极大地推进了相应技术的进步。以等离子系统和各种激光系统的出现和发展作为显著标志，为经尿道前列腺切除治疗创造了一些新的术式，这些术式已经过临床实践，证实其良好的优越性，特别是对于治疗高危的巨大前列腺的BPH患者更加安全有效，有望代替传统的TURP成为治疗BPH金标准。因此，它们也成为治疗BPH的“更新”手段。这些术式包括：经尿道等离子前列腺电切或汽化术，经尿道等离子前列腺剜除术，前列腺选择性绿激光汽化术，经尿道2微米激光前列腺切除术，经尿道钬激光前列腺剜除术等。

一、手术适应证

巨大前列腺的BPH患者的手术适应证同常规的BPH患者。但考虑到这类患者手术难度较一般BPH患者大，相应风险增大，因此，应该更加慎重，同时选择好手术时期。

1. 绝对手术指征（下列其中之一者）

（1）尿潴留（至少在一次拔管后不能排尿或多次尿潴留）。

（2）反复肉眼血尿。

（3）继发肾功能损害。

（4）继发膀胱结石。

（5）继发反复尿路感染。

（6）继发膀胱较大憩室。

2. 相对手术指征（下列其中之一者）

（1）中-重度症状，不愿接受其他治疗，要求手术。

（2）中-重度症状，药物治疗效果不显著。

（3）最大尿流率<10ml/s。

（4）残余尿量>60～100ml。

二、术前准备

手术时期的选择根据术前准备情况而定。无论采用何种技术手段，巨大前列腺手术都是高风险的手术，术前必须做好充分的准备，包括患者准备和术者准备。

1. 患者准备　严格掌握手术禁忌证，按美国麻醉医师协会（ASA）分级标准Ⅳ级以上的患者应属于手术禁忌证。术前充分了解老年患者各脏器生理功能、代谢水平，积极治疗并发症，泌尿外科医师应与内科、麻醉科医师联合制定出术前准备、术中监测、风险防范的措施。针对每位患者病情，积极进行个体化准备，提高手术的安全性和成功率。

术前因前列腺增生引起梗阻而导致明显肾功能不全者，应行持续导尿引流1～2周，待肾功能正常或稳定后，再行手术治疗。存在尿路感染和炎症者，应先使用抗生素进行有效治疗。长期使用抗凝药物者，术前停用抗凝剂1～2周以上（采用前列腺选择性绿激光汽化术可不停用抗凝剂）。糖尿病患者控制好血糖。高血压患者血压术前一般应该控制在正常范围之内。有心脏病的患者应进行相关检查评估心脏功能。

2. 术者准备　体积巨大的前列腺手术术中出血多、手术时间长、发生严重并发症的概率增多。因此，必须是熟练掌握该技术的术者才能够进行这项手术。

三、手术方法

（一）经尿道前列腺切除术（TURP）或经尿道前列腺等离子汽化切除术（TUVP）

手术步骤：

1. 采用硬膜外或腰麻，患者截石位。

2. 采用分区切割法，将前列腺从膀胱颈至精阜分为三部分，即膀胱颈区、前列腺中段和前列腺尖部。

3. 置入电切镜，首先在膀胱颈5～7点位切除增生的中叶至距包膜2～3mm处。膀胱颈区是TURP最易穿孔的部位，此处应特别小心。

4. 切除塌陷下来的两侧叶组织以使膀胱颈处敞开，快速降低膀胱颈处的水压，减少水吸收，而且有利于加快连续灌洗液的回流速度，以保持视野清晰。

5. 以此平面为界限切除前列腺中段及尖部区域，按此顺序迅速使后尿道形成一个明显的通道。

6. 切除12点位及塌陷下来的两侧叶组织直至接近包膜。

7. 最后修切膀胱颈和前列腺窝的残留薄层腺体至包膜。

8. 创面止血，冲洗取标本送病理，留置三腔气囊导尿管，常规膀胱持续灌注冲洗，结束手术。术后3～5天拔出尿管。

注意事项：

1. 对于两侧叶增生严重并影响操作的一些病例，可先做两侧叶切除，再切除中叶及其他部分。

2. 由于切除巨大前列腺时间长、出血多，因此，也可采用以下方式进行，其理由是在切除腺瘤的主体前，先阻断供应前列腺的血供，可减少手术中血液的丢失：

（1）从12点前列腺联合处开始切割，逐步切沟切至前列腺尖部，并达包膜。

（2）再从12点处反时针沿包膜切沟直至7点处，阻断右侧血供，将右侧叶与包膜分开。切沟时要求有一定的宽度，大约1cm，使操作有一定空间，才能保持视野清楚，便于止血。扩大切沟同时使侧叶挤向中部。

（3）再同样从12点处顺时针沿包膜切沟直至5点处，阻断左侧血供，将左侧叶与包膜分开。再平行快速、大块切除基本无血供的两侧叶和后叶。

（4）切除前列腺尖部腺体，切平前列腺包膜。

（二）经尿道等离子前列腺剜除术（TUPKEP）

手术步骤：

1. 采用硬膜外或腰麻，患者截石位。

2. 置入电切镜，观察膀胱，确定输尿管口位置。将电切镜退至后尿道，观察前列腺大小及外括约肌位置。根据患者情况和术者要求决定是否行耻骨上膀胱穿刺造瘘术。

3. 选择电切环、滚状电极或者Plasma Button电极等，以外括约肌及精阜为标志，沿外科包膜掀起前列腺中叶直至膀胱颈，剜除过程中电凝活动性出血点。将掀起的中叶切除后，再紧贴前列腺逆行剜除两侧叶。

4. 前列腺完整切除后，冲洗膀胱取标本，创面彻底止血后，留置三腔气囊导尿管及膀胱造瘘管，常规膀胱持续灌注冲洗，结束手术。术后3～5天拔出尿管及膀胱造瘘管。

注意事项：

（1）剜除时应紧贴前列腺组织，沿着前列腺的弧度进行。

（2）对每一处前列腺包膜出血点都需要认真电凝止血，以保持良好的手术视野。

（3）遇到小前列腺或炎症较重外科包膜界限不清时，可考虑改为顺行切除，或剜除中叶，顺行切除两侧叶。

（4）12点位置常有粘连，可结合锐性切割。

（5）尽量不要让前列腺突入膀胱内，否则会造成进一步切除组织困难，延长手术时间。

（三）前列腺选择性绿激光汽化术（PVP）

手术步骤：

1. 采用硬膜外或腰麻，患者截石位。

2. 置入激光专用膀胱镜，常规观察膀胱颈部和前列腺增生情况，确定精阜位置。置入光纤，选择汽化功率，以光纤蓝色标记及红色瞄准光斑为指引，用慢速稳定往返扇形扫除动作开始汽化。技术要点包括以下5个主要步骤：

（1）建立工作通道：一般先以40～60W开始汽化膀胱颈5点～7点处，随后汽化两侧叶直至精阜，建立起工作通道。工作通道建立后可提供良好的视野和灌注，有利于控制出血和进一步的汽化操作（图2-4-1、图2-4-2）。

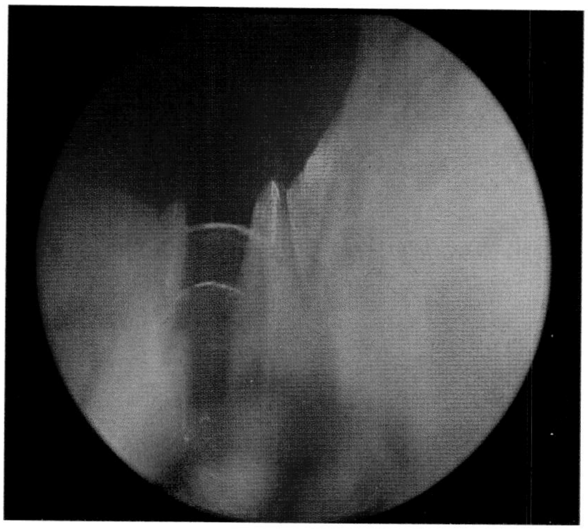

图2-4-1 PVP手术置入光纤

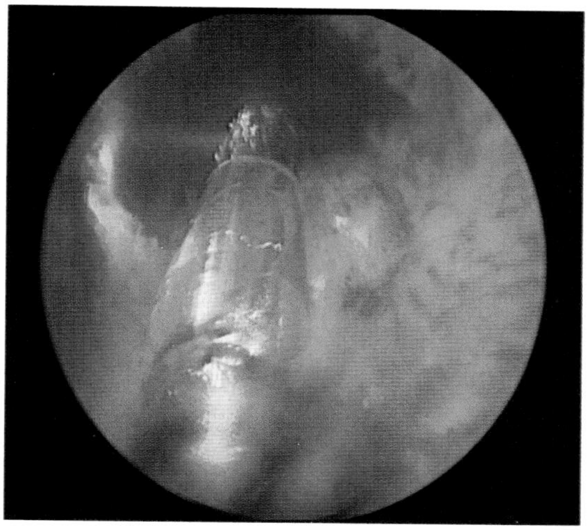

图2-4-2 PVP手术建立工作通道

（2）汽化两侧叶：随后加大功率至80～120W（根据组织汽化效果和汽化部位来选择功率大小），快速而充分汽化两侧叶，使通道变得宽敞和平滑（图2-4-3）。

（3）汽化膀胱颈：两侧叶汽化完成后处理膀胱颈，汽化功率降至60～80W，分别从膀胱颈处进行，使中叶充分显露出来。

（4）建立中叶中间沟和汽化中叶：大的中叶要从中间纵形汽化出一条沟（从中叶顶部到膀胱颈平输尿管嵴水平），再分别汽化沟两侧的中叶组织，这样可以充分汽化组织，减少能量耗损，减少组织炭化后难以进一步的汽化操作。

（5）修整前列腺尖部和背部：最后步骤是修整前列腺尖部和背部。手术结束时要求前列腺部尿道与膀胱三角区平齐，尿道宽敞，前列腺尖部汽化形成圆形通道。观察创面无活动性出血后结束手术退出膀胱镜。

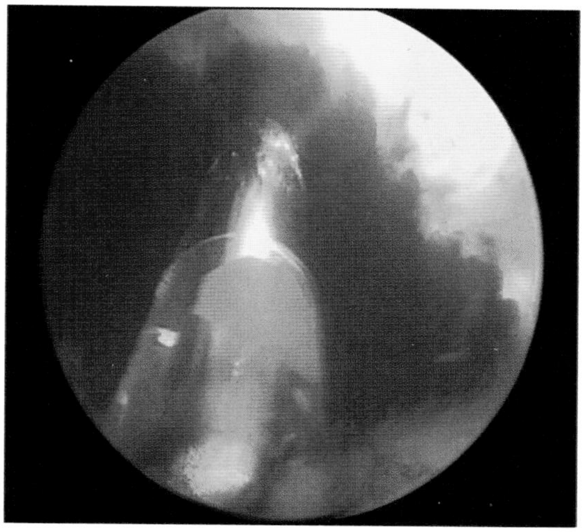

图2-4-3 PVP手术汽化两侧叶

3. 术毕常规做排尿通畅试验，留置三腔气囊导尿管，常规膀胱持续灌注冲洗或不冲洗，结束手术。术后2～5天拔出尿管。

注意事项：

（1） 术中汽化过程应定时了解汽化深度，不宜太长时间汽化同一处前列腺组织，最好是左右移动，形成刷状，或前后移动膀胱镜及光纤，以免局部汽化过深。

（2） 汽化前列腺组织时光纤头基本接近腺体组织，一般距离0.5mm；而需要止血时光纤头稍远离组织，一般距离2～3mm，功率降至30～40W即可。术中注意精阜标志，防止损伤外括约肌。另外还要注意避免远距离的汽化，以免局部过于炭化，减少术后脱痂继发出血。

（3） 大体积前列腺组织血运丰富，后尿道黏膜充血，PVP术中有时难以达到完全“无血”的操作状态，因此，术中应注意以下几个方面：

1） 直视下进境，动作轻柔，避免置镜过程中后尿道充血黏膜造成损伤，发生出血。如术前有留置尿管，后尿道黏膜充血严重者，可先降低功率至40W进行汽化，封闭尿道黏膜下血管以减少出血。

2） 对于较大前列腺，宜从远端向近端汽化。汽化过程中应尽量减少镜鞘活动而引起的组织损伤出血。

3） 最后汽化精阜两侧增生的前列腺尖部及膀胱颈部。

4） 中叶增生明显并突入膀胱内者，宜先汽化两侧叶，再汽化血运丰富的中叶。

5） 汽化过程中遇有出血影响视野，可将光纤固定于出血点继续汽化，不可为看清出血点而移动光纤。

（4） PVP术相对于其他治疗BPH手术方式的优势是出血极少，因此，尤其适合高危高龄患者，文献报道即使不停用抗凝剂也能安全进行PVP手术。

（四） 经尿道2微米激光前列腺切除术

手术步骤：

1. 采用硬膜外或腰麻，患者截石位。

2. 将激光电切镜置入尿道前列腺部。于精阜平面以上5、7点各行一纵行切口，直达前列腺外科被膜，将两切口于精阜平面连接，沿前列腺外科被膜平面逆行切除前列腺组织，达膀胱颈水平，使前列腺腺体与膀胱颈部存有少许连接。

3. 取电切镜将几近游离的中叶组织逐步切成细碎组织块，冲至膀胱内待取出。

4. 以激光光纤于前列腺12点处切开，分别将前列腺两侧叶组织推向膀胱颈，并自上而下切割两侧叶，用“勿”字法逐层切割，推向膀胱。

5. 术后以冲洗器将切除组织清洗出膀胱送病检，术后留置三腔导尿管，做膀胱持续冲洗或不冲洗。

注意事项：同TUPKEP注意事项。

（五） 经尿道钬激光前列腺剜除术

手术步骤：

1. 分叶剜除法：

（1） 采用硬膜外或腰麻，患者截石位。

（2） 置入切除镜，仔细辨认输尿管口、膀胱颈、精阜及前列腺处尿道。

（3） 中叶剜除：从膀胱颈5点处开始气化切割，长度至精阜，深度至包膜，再从膀胱颈7点处气化切割至精阜；然后在精阜前横行切割，将2条切割线连接，在包膜水平上从精阜向膀胱方向剜除增生的前列腺中叶。

（4） 左叶剜除：近精阜5点处在包膜水平上向外、向上切割前列腺左叶，再从1点处切割前列腺左叶至包膜后继续向外、向下切割，直到将1～5点的左叶前列腺组织在包膜水平上剜除。

（5） 右叶剜除：用同样方法将7点～11点的前列腺右叶剜除。必要时将1点～11点的前列腺增生组织切除。修整前列腺尖部后用前列腺组织粉碎器将剜除组织粉碎吸出。

（6） 术后留置三腔导尿管，做膀胱持续冲洗或不冲洗。

2. 整块剜除法，分两种方法：

（1）从5点、7点或6点切开一条沟槽至精阜前，从前列腺尖部开始剜除一侧侧叶，将前列腺推过12点，继续向对侧侧叶剥离前列腺至5点、7点或6点并相连，并将整个腺体推入膀胱，用前列腺组织粉碎器将剜除组织粉碎吸出，完成手术。术后留置三腔导尿管，做膀胱持续冲洗或不冲洗。

（2）在精阜前做一弧形切口至前列腺尖部，切开黏膜，找到前列腺包膜，将中叶及两侧叶一并剥离剜除，将整块前列腺推入膀胱，用前列腺组织粉碎器将剜除组织粉碎吸出，完成手术。术后留置三腔导尿管，做膀胱持续冲洗或不冲洗。

注意事项：同PVP注意事项。

四、术中注意事项

经尿道前列腺手术的主要并发症是出血和经尿道电切综合征（TURS），特别对于大体积前列腺者更容易发生。虽然采用等离子和激光进行经尿道前列腺切除手术比传统经尿道前列腺电切术（TURP）发生TURS的概率低，但仍必须高度注意并采取防范措施。

1. TURS是TURP最严重的并发症，其发生主要是冲洗液迅速大量进入血循环，导致血容量剧增，血钠明显下降，从而引起肺水肿、脑水肿、心衰和意识障碍等一系列病理生理改变和临床表现。术中应该注意监测体内液体吸收的情况，手术时间超过30min时，可以给予小剂量的利尿剂静脉注射，手术时间超过60min时，必要时可以静脉缓滴高渗盐水。如果患者术中出现血压偏低、心慌、恶心及呕吐，或者患者血氧饱和度下降等，往往提示发生TURS，应该及时终止手术，并且针对TURS进行必要的处理。

2. 控制出血是巨大前列腺手术的重要环节。对于巨大前列腺的BPH患者，下列的操作方法可能对于减少术中出血有帮助：

（1）先快速切除前列腺7点和5点处，以阻断前列腺两侧叶的血供。

（2）为了加快切除腺体的速度，又能适当控制出血而不影响手术视野，在返回切割环的同时，快速、准确电凝出血明显的血管。此时不要求止血完全彻底，只要不影响视野即可。此时采用连续延伸切割的方法，以便快速去除大量的腺体。待切除接近前列腺包膜时，再作彻底的止血。

（3）腺体切除完后，仔细检查前列腺窝内的可疑出血点，再次进行可靠的电凝止血。

（4）在切除腺体时，使用汽化电极汽化切割组织可以减少出血。

五、术后处理

1. 经尿道前列腺切除手术术后常规都留置导尿管引流尿液，根据引流尿液出血情况进行膀胱灌注冲洗或不冲洗。

2. TURP一般留置尿管3～5天。

3. 文献报道PVP术后可不留置尿管或仅留置24～48h。但是大体积前列腺PVP术后尿道较长，术后组织水肿明显，应适当延长留置尿管的时间。

4. 术后2～3d尽量不服刺激性食物，最好不要抽烟。

5. 术后4周内不过性生活。术后远期随访注意前列腺癌的发生。

6. 经尿道前列腺切除术后通常使用抗生素3～5天。

六、术后并发症及处理

经尿道前列腺切除手术术后主要的并发症有继发性出血、尿失禁、尿道口狭窄、膀胱颈口瘢痕狭窄等。

1. 继发性出血　经尿道前列腺切除手术出现继发性出血主要与术中前列腺残留创面不整、术后感染、创面血痂脱落等有关，可延长尿管留置和膀胱灌注冲洗时间，控制感染，同时口服药物缓解膀胱和尿道刺激症状。

2. 尿失禁　尿失禁分真性和假性两种，前者为手术完全损伤尿道括约肌所致，不能恢复，临床上比较少见，需行手术或永久配戴尿套引流尿液处理；后者多由于前列腺体积大，手术创面大，尿道括约肌麻痹及肛提肌收缩无力等所致，经功能锻炼、针灸理疗等保守观察治疗多能恢复或改善。

3. 尿道口、膀胱颈口狭窄　尿道狭窄多与手术时置镜镜体压迫导致损伤及术后炎症所致。膀胱颈口狭窄与术中过度电凝，术后感染、瘢痕增生等有关。一些患者尿道口和尿道腔狭小，手术置镜前需要对尿道口扩张或切开，术后拔除导尿管后可于前尿道放置导尿管支架 2 周。对于并发尿道球部狭窄者可保留导尿 4 周，术后出现膀胱颈口瘢痕狭窄可经尿道行膀胱颈口瘢痕组织切除。

（邓耀良　黎承杨）

参考文献

1. Krambeck AE, Handa SE, Lingeman JE. Holmium laser enucleation of the prostate for prostates larger than 175 grams[J]. J Endo urol, 2010, 24(3): 433-437.
2. Bach T, Herrmann TR, Ganzer R, el al. RevoLix vaporesection of the prostate: initial results of 54 patients with a 1-year follow-up[J]. World J urol, 2007, 25(3): 257-262.
3. Xia SJ, Zhuo J, Sun XW, el al. Thulium laser versus standard transurethral resection of the prostate: a randomized prospective trial[J] Eur Urol, 2008, 53(2): 382-390.
4. Rassweiler J, Teber D, Kuntz R, el al. Complications of transurethral resection of the prostate (TURP) incidence, management and prevention[J]. Eur Urol, 2006, 50(5): 969-980.
5. 那彦群，叶章群，孙颖浩，等. 中国泌尿外科疾病诊断治疗指南[M]. 2014 版. 北京：人民卫生出版社，2013：245-266.
6. Kim HS, Cho MC, Ku JH, et al. The efficacy and safety of photoselective vaporization of the prostate with a potassium-titanyl-phosphate laser for symptomatic benign prostatic hyperplasia according to prostate size: 2-year surgical outcomes[J]. Korean J Urol, 2010, 51(5): 330-336.
7. Sarica K, Alkan E, Luleci H, et al. Photoselective vaporization of the enlarged prostate with KTP laser: long term results in 240 patients [J]. J Endo urol, 2005, 19(10): 1199-1202.
8. Ruszat R, Wyler S, Forster T. Safety and effectiveness of photoselective vaporization (PVP) in patients on ongoing oral anticoagulation [J]. Eur Urol, 2007, 51(4): 1031-1038.
9. Zhao Z, Zeng G, Zhong W, et al. A prospective, randomized trial comparing plasmakinetic enucleation to standard transurethral resection of the prostate for symptomatic benign prostatic hyperplasia: three-year follow-up results[J]. Eur Urol, 2010, 58(5): 752-758.

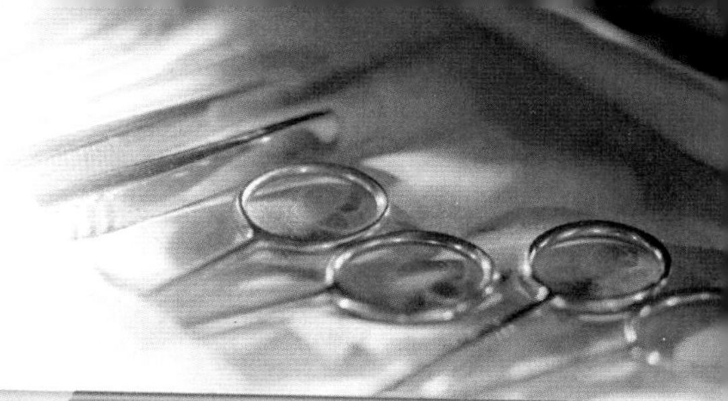

第三章

经皮肾镜手术

第一节　孤立肾肾结石经皮肾镜手术

孤立肾包括解剖性孤立肾和功能性孤立肾。解剖性孤立肾包括先天性一侧肾发育异常或者缺失（先天性孤立肾）和各种原因切除一侧肾脏两种情况。而各种原因导致一侧肾无功能，另一侧肾称为功能性孤立肾。

流行病学调查显示，通过B超检查，每500个人就被发现1个人为孤立肾。先天性孤立肾发生肾结石的年龄集中于19～24岁，而肾切除术后对侧肾继发结石的时间集中在术后1～3年。孤立肾肾结石的发生没有性别的差异。临床表现为腰痛、血尿、少尿及肾功能损害的症状。孤立肾出现梗阻的时间早、程度重，梗阻性无尿的发生率高于非孤立肾者，多数同时合并尿路感染、高尿钙和高尿酸，提示孤立肾由于失去健侧肾脏的代偿和流经肾脏的结石成分增加，发生结石和梗阻的机会远较正常人高。

孤立肾结石临床处理较为困难，需要在保护肾的前提下尽量取出结石。传统的开放手术创伤大，并发症较多，可能永久性损害肾功能，对复杂性结石清除率不高，因此开放手术不考虑作为孤立肾结石的首选治疗方法。SWL尽管治疗相对简单，但排石过程中容易形成石街，引起部分或完全的输尿管梗阻，因此对孤立肾结石不宜单纯采用SWL治疗。如需SWL治疗，治疗前应放置双J管，防止石街形成。因此，较大体积的孤立肾肾结石的首选为经皮肾镜取石术。

孤立肾肾结石经皮肾镜手术的适应证、禁忌证、手术器械、手术步骤以及并发症的处理等方面与普通经皮肾镜手术基本一致。

一、手术适应证和禁忌证

（一）适应证

所有需开放手术干预的肾结石，包括完全性和不完全性鹿角形结石、≥2cm的肾结石、有症状的肾盏或憩室内结石、SWL和输尿管软镜碎石术治疗失败的结石。

（二）禁忌证和相对禁忌证

1. 未纠正的凝血功能障碍。
2. 严重心脏疾病和肺功能不全，无法承受手术。
3. 未控制的糖尿病和高血压。
4. 盆腔游走肾或其他解剖异位，可能造成穿刺失败。
5. 服用阿司匹林、华法林等抗凝药物者，停药时间少于2周。
6. 未控制好的尿路感染。

二、术前准备

1. 血常规检查:各种血细胞计数、血红蛋白等。

2. 尿液常规:尿红细胞、白细胞等。

3. 合并感染者须作中段尿培养和药敏试验。术前准确判断是否存在尿路感染,并进行相关治疗。对于合并尿路感染的患者,建议根据当地药敏情况先采用经验性用药,然后根据中段尿培养的结果调整抗生素。疗程根据感染的情况而定,对于复杂性尿路感染或重症感染,推荐使用敏感抗生素 7 天以上,并须评估抗感染的治疗效果。

4. 血电解质、生化检查;凝血功能。

5. 血传播疾病筛查。

6. 胸片、心电图,必要时超声心动图,排除心肺疾病并评估心肺功能。

7. 泌尿系 B 超。

8. 静脉肾盂造影。

9. 病因学筛查。对于年轻的(包括小儿)、体积大的、鹿角形、多发性、反复复发的肾结石患者可能查出合并遗传、环境、代谢、解剖等相关因素的概率较高。因此,推荐进行以下相关询问或检查:

(1) 仔细询问病史,了解患者家族结石病史、附近居民结石发病情况以及生活史,了解可能的结石病因。

(2) 抽血查甲状旁腺素(PTH),必要时行甲状旁腺 B 超或甲状旁腺功能显像检查,了解有无甲状旁腺腺瘤。

(3) 进行血钙、镁、磷等生化检查、查血 pH 值,取 24 小时尿液进行尿结石危险因素分析,注意是否合并高钙尿、高草酸尿、肾小管酸中毒等代谢性疾病。

10. 推荐进行 CT(或三维重建 CT)检查。除了 CT 诊断结石较其他方法敏感外,对于鹿角形或多发性肾结石,CT 还可以显示结石的大小、空间分布、肾实质的厚度、肾积水的程度、肾脏毗邻器官以及有无合并解剖异常的情况,为经皮肾镜取石术选择入路提供了大量的依据。三维重建 CT(图 3-1-1)还可以重建出结石及肾集合系统的立体空间结构,并能重建出肾动脉分支,有利于指导经皮肾穿刺。但亦有人认为 CT 检查已经足够,三维重建 CT 的价值有限。

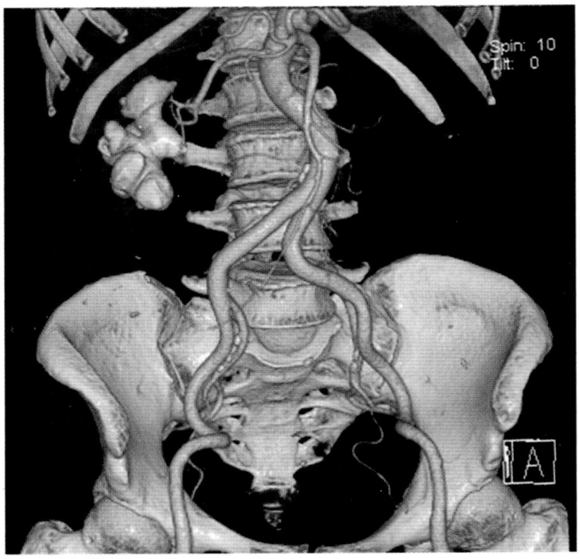

图 3-1-1　三维重建 CT

11. 双肾 ECT 进行分侧肾功能检查。复杂性结石进行经皮肾镜取石术,须了解手术创伤与解除梗阻的利弊关系,推荐进行双肾 ECT 进行分侧肾功能检查。

12. 对于拟采用多通道取石、孤立肾肾结石 PCNL 等复杂性病例,建议在术前做好交叉配血和备血。

13. 根据腔内泌尿外科协会临床研究室(CROES)关于全球的 PCNL 调查研究(2012 年),发现孤立肾肾结石组患者合并心脏病的概率以及 ASA 评分显著高于两侧肾患者组,提示孤立肾肾结石患者隐藏着更大的手术风险。以下情况可考虑一期肾造瘘,二期取石。

(1) 经过正规抗炎治疗仍然难以控制尿路感染。

(2) 患者合并肾功能不全,尤是合并水电解质酸碱平衡紊乱者。

（3）一般情况欠佳，合并心肺肝肾脑等重要器官功能不全者，ASA 评分 3 分或以上。

三、手术器械

1. 穿刺针　由针鞘和针芯两部分组成。临床上常使用 18G 穿刺针，现有带刻度的穿刺针，可显示穿刺的深度。

2. 导丝　种类较多，均由不锈钢丝制成，其表面分别有聚四氟乙烯涂层、亲水聚合物涂层等，其末端有直形、J 形等不同类型。术前根据手术要求选择使用。

3. 扩张器　主要用于建立经皮肾通道。

（1）筋膜扩张器：由不透 X 线的聚乙烯制成，型号有 8F ~ 30F，以 2F 递增，长 20 ~ 30cm。每根扩张器的尖端逐渐变细，配有可剥离的塑料薄鞘，作为工作鞘。

（2）非套叠式金属扩张器：由 9F ~ 25F 单根扩张管组成，呈中空管状，尖端呈球形，可以通过导丝，一般从 12F 开始扩张，逐渐递增，但每根都可经 9F 扩张管套入，扩张至需要的通道大小。其缺点是更换每根扩张器时易出血，目前已经很少使用。

（3）套叠式扩张器：由一根直径 8F 尖端圆钝的中心导杆和口径以 4F 逐渐增至 24F 或 26F 的扩张器组成，形如拉杆天线，扩张时无需取出上一次的扩张器，只要按顺序依次推进更大口径的扩张器即可，与非套叠式相比可以减少术中出血。

（4）同轴胆道扩张器：由不透 X 线的 Teflon 材料制成，规格为 8F ~ 18F。从小的 8F 开始扩张，每次以 2F 递增，第一根为较长、口径 8F、尖端细，其余扩张器可依次按口径顺序通过，不需取出更换，可减少出血和扩张器脱出的概率。

（5）Amplatz 扩张器：由聚乙烯或 Teflon 材料制成，规格为 8F ~ 34F，从 10F 开始，扩张以 2F 递增，24F 以上的扩张器的外层均配有一根较短、一端呈斜面另一段平齐的 Teflon 外鞘，如扩张至所需通道大小即可保留鞘于肾集合系统内。

（6）气囊导管扩张器：由气囊扩张器、导管和压力表三部分组成。气囊位于导管的前端，用加强的尼龙或 marlex 网制成，长度为 4 ~ 10cm，充气后直径可达 8 ~ 10cm，气囊两端各有一个不透 X 线的标志。使用气囊扩张器时，先扩张通道至 12F 后，再沿导丝置入气囊进行扩张，完成扩张后，将工作鞘经扩张气囊推入至肾集合系统。

4. 经皮肾镜：包括硬性和软性肾镜。

（1）硬性肾镜：包括标准肾镜和微创肾镜，具有不同的镜身直径。微创肾镜镜体外径 8.5F/12.5F，操作通道可置入 6F 手术器械，适于微创经皮肾取石术，也可在标准肾镜无法进入狭小肾盏时使用。也有人用输尿管硬镜如 Wolf F8/9.8 输尿管硬镜代替肾镜。

（2）软性肾镜：软性肾镜通过镜鞘或扩张器进入肾集合系统，向上可弯曲 150° ~ 210°，向下可以弯曲 90° ~ 130°，可观察硬镜不能到达的肾盏。

5. 取石设备　主要有取石钳和套石篮。取石钳有二爪的鳄嘴钳和三爪钳，使用时应注意取石钳的直径和长度是否与肾镜配套。套石篮的形态多样，可根据结石的形态选择相应的套石篮，可与硬镜或软镜配合使用。

6. 术中定位设备

（1）X 线机（C 形臂机）：X 线定位图像直观，结合逆行造影，可清晰地显示结石的大小和分布，能监视穿刺部位、导丝位置以及扩张深度等。但患者及操作者均需接受 X 线照射。

（2）B 超：具有实时监测穿刺过程、避免医患受到 X 线辐射以及可以显示肾脏毗邻器官等特点。配合超声穿刺探头可提高经皮肾穿刺的成功率，但它难以监测导丝的位置及扩张的深度。

（3）CT：目前较少应用，用于需要精确定位的病例，如盆腔异位肾，需要用 CT 定位选择穿刺精确的路径，目的为了避免损伤毗邻的器官。

7. 腔内灌注装置　主要包括重力灌注和灌注泵灌注。大通道 PCNL 常用重力灌注，利用袋装水悬挂在一定的高度进行灌注。微通道 PCNL 多采用灌注泵灌注，通过形成连续或脉冲的水流，可保持视野清晰，并冲洗出碎石。灌注泵的两个重要参数——流量和压力，可通过调节器和显示器来设定。

8. 腔内碎石器　根据能量的不同，腔内碎石器可分为液电碎石器、超声碎石器、弹道碎石器和钬激光。液电碎石器对于肾结石碎石效率较低，已经较少用于 PCNL。超声碎石器常用于硬度不高的结石，超声配合负压吸引，目前广泛医用于临床，其缺点在于质硬的结石碎石效果也不理想，而且容易产热。与液电和超声碎石器相比，气压弹道碎石器的碎石效果较好。但对于一水草酸钙结石或胱氨酸结石等异常坚硬的结石，气压弹道碎石器的碎石效果不佳，容易因碎石产生的后助力，导致集合系统穿孔。钬激光可击碎几乎所有结石，可以配合硬镜和软镜使用，但须注意光导纤维与组织、与肾镜之间的距离，避免损伤组织和肾镜。

9. 导管

（1）输尿管导管：为一端有侧孔的直管，直径有 4F ~ 7F。主要用于上尿路逆行插管。现在有一种接近末端带球囊的输尿管导管，在注入气囊后能够堵住 UPJ，便于建立人工肾积水，避免结石下移至输尿管。

（2）双 J 管：又称为猪尾巴管，规格有大小与长度之分，常用直径 4F ~ 7F。具有引流肾内尿液和被动扩张输尿管的作用。

（3）肾造瘘管：规格有粗细之分，其作用为引流肾内尿液、压迫窦道止血，为二期 PCNL 保留通道。

四、手术步骤

1. 逆行插入输尿管导管　通常采用截石位，采用膀胱镜、输尿管镜或肾镜进行逆行插管。其作用为注入造影剂显示集合系统的形态、建立人工肾积水、防止结石下移至输尿管。

2. 手术体位　可选择俯卧位、侧卧位、仰卧位、斜仰卧位、GMSV 体位、俯卧位分腿位等体位，需要根据结石的分布、患者的体质、每种体位的特点和医生的临床经验来选择。

3. 定位及穿刺　可采用 B 超、X 线、B 超联合 X 线或 CT 等定位方法，根据结石的分布选择好穿刺点。不管何种定位方法，必须要显示出穿刺目标肾盏与穿刺针之间关系。

4. 扩张建立通道　穿刺成功后，拔出针芯，经针鞘内置入导丝，沿针鞘使用尖刀切开皮肤 6 ~ 10mm，退出针鞘，沿导丝选用合适的扩张器械进行扩张。

5. 腔内碎石与取石　通过碎石工具将肾内结石击碎，使用异物钳取出，或水流冲洗出体外。超声碎石清石系统能在击碎结石的同时，通过负压将碎石屑吸出，碎石清石效率高，且肾内压降低，尤其适用于体积较大、硬度不高的结石。

6. 放置双 J 管　常规的 PCNL 需要放置双 J 管。但人们逐渐意识到，放置双 J 管可造成患者腰痛、排尿不适和并发尿路感染，长期放置者可削弱输尿管的蠕动和引起肾功能下降。因此，也有人认为，只要结石清除干净，可以不放置双 J 管。是否需要放置双 J 管，须考虑结石是否清除干净，手术时间是否较长，是否合并其他梗阻和畸形，是否需要其他辅助治疗等因素。

7. 肾造瘘管的放置　有人主张 PCNL 术后不放置肾造瘘管，有人主张 24 ~ 48 小时内拔除肾造瘘管，有人主张 4 ~ 7 天内拔除肾造瘘管。是否放置肾造瘘管须考虑结石是否清除干净，是否合并感染，手术时间是否较长，是否合并其他梗阻和畸形，是否需要其他辅助治疗等因素。

五、术中注意事项

5803 名 PCNL 患者入选 CROES 研究，其中 189 例（3.3%）为孤立肾肾结石患者，5556 例（96.7%）为双侧肾患者（指对侧肾功能良好）。

CROES 研究发现孤立肾肾结石组 PCNL 的结石清除率明显低于两侧肾患者组（65.4% vs 76.1%，$P=0.001$），说明多数手术者认为孤立肾肾结石患者 PCNL 的手术风险较大，在结石清除率与保护肾功能两方面进行权衡利弊的情况下，均选择以保护肾功能为重。因此，孤立肾肾结石 PCNL 的手术适应证的选择，除了要遵循一般 PCNL 的手术适应证以外，还要充分考虑医院的条件和术者的经验，尽量用最小数目的通道解决孤立肾肾结石。

1. 通道大小的选择　众所周知，穿刺点的选择是决定 PCNL 出血的关键因素。实践证明，大通道 PCNL 与微通道 PCNL 均是安全有效的。目前没有大样本、前瞻性、多中心对照研究关于微通道 PCNL 治疗孤立肾结石是否优于大通道。术者根据自身经验进行选择。

2. 如何尽量减少通道的数量？

对于孤立肾肾结石患者，没有达到 PCNL 手术适应证标准的，坚决不要施行 PCNL，可采用 SWL 或输尿管软镜进行解决。

对于体积较大的孤立肾结石患者，通过建立 1～2 个通道清除绝大部分的结石，残留结石可以通过 SWL 或输尿管软镜进行处理，甚至不予处理。尤是 RIRS 联合钬激光治疗多发性残留小结石效果较好，可以单独或配合 SWL 进行治疗。

图 3-1-2 为孤立肾多发性结石，经上盏及下盏建立两个通道，残留结石用 PCNL+RIRS 治疗孤立肾多发性结石。

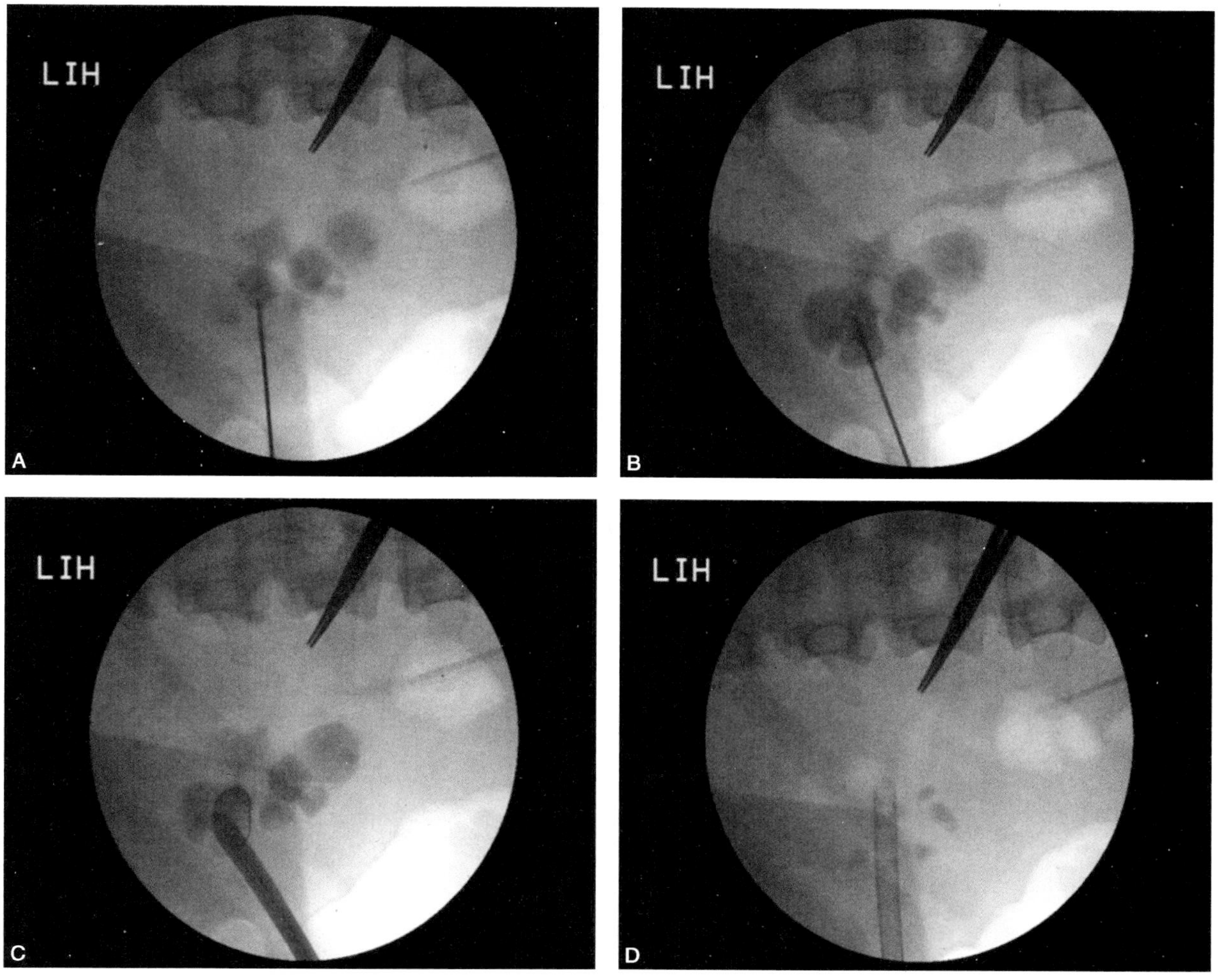

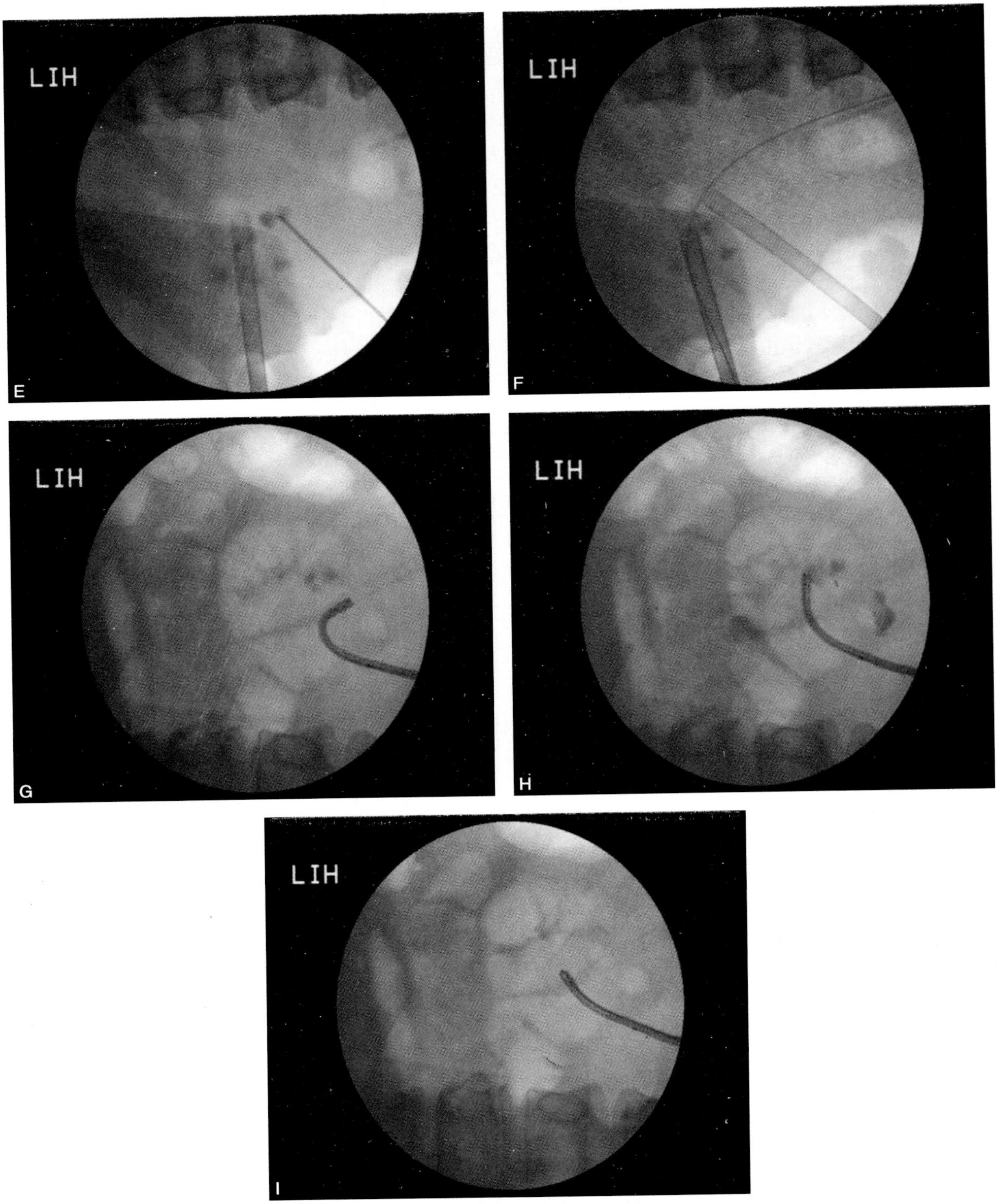

图 3-1-2　A ~ I 组图，PCNL+RIRS 治疗孤立肾多发性结石

A. 术中透视显示孤立肾并多发性结石；B. 术中逆行造影所见；C. 第一个通道选择上盏入路；D. 第一个通道取石后情况；E. 第二个通道选择下盏入路；F. 双通道取石后情况；G. RIRS 清除残留结石；H. RIRS 清除残留结石；I. 通过 RIRS 完全清除残留结石

3. 多通道 PCNL 能用于复杂的孤立肾结石患者吗?

答案是可以的。因为 SWL 对于质地硬结石的碎石效果较差,RIRS 并不一定能完全进入所有的肾盏,这些可以选择多通道 PCNL,推荐在有条件的医院和有经验的医生,让患者与家属对手术的风险与得益在充分知情前提下开展。图 3-1-3 为四通道 PCNL 治疗复杂的孤立肾结石情况。

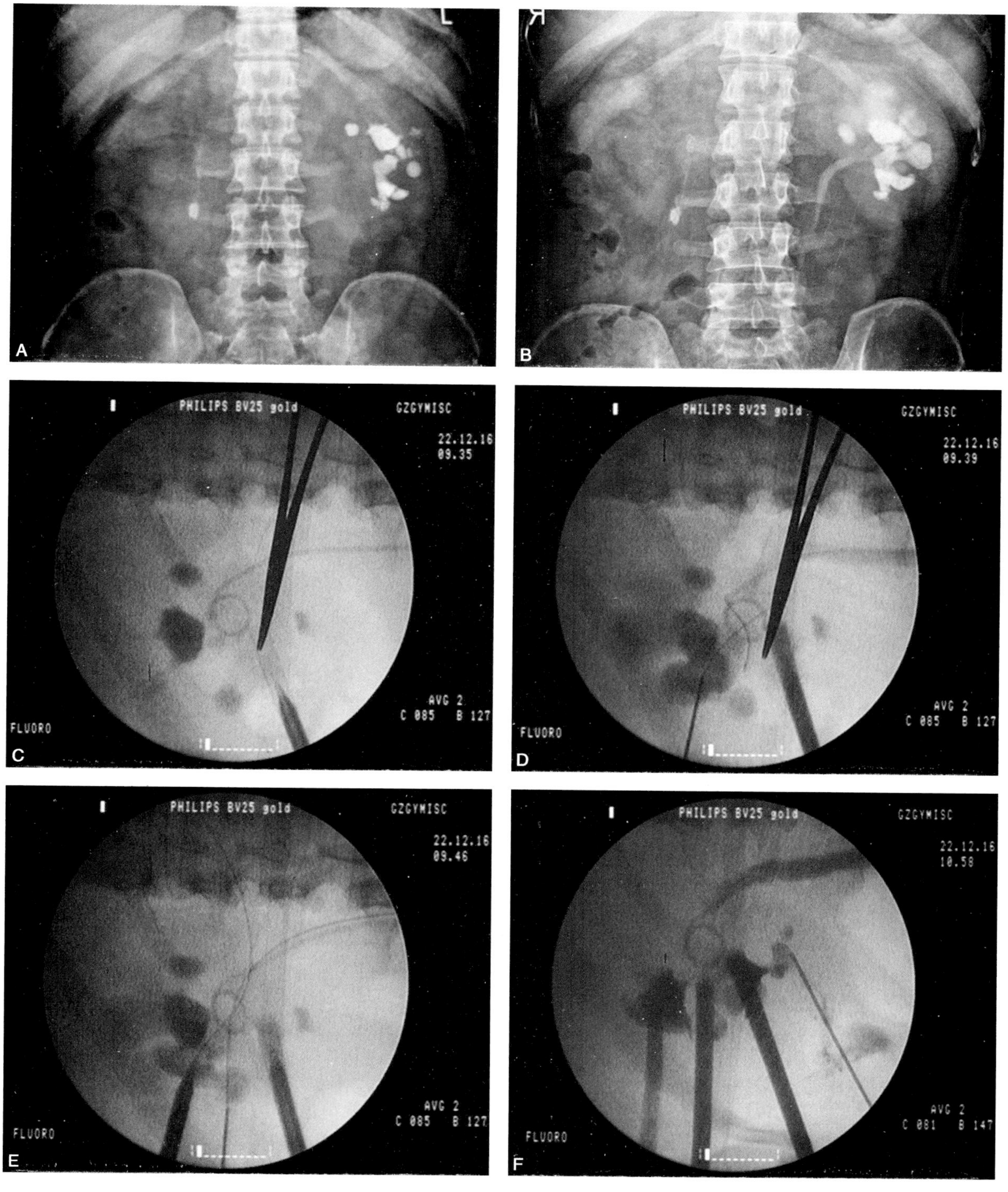

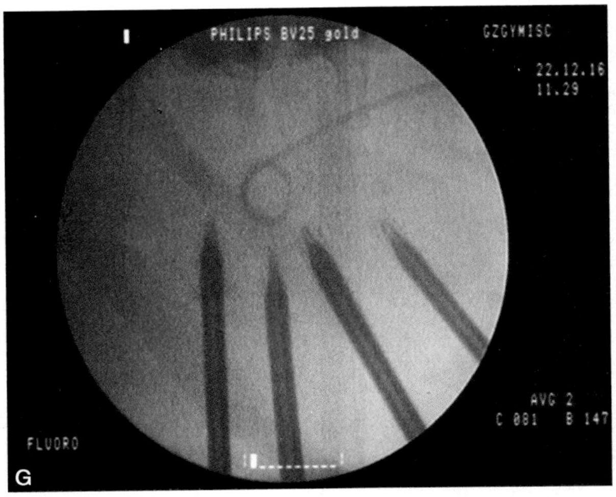

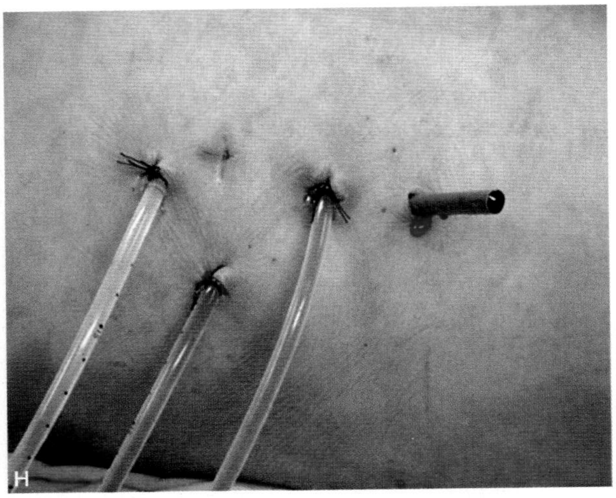

图 3-1-3 A～H 组图 四通道 PCNL 治疗复杂性孤立肾结石

A. 术前腹部平片示左肾铸型结石；B. 术前 IVU 情况；C. 建立第一个下盏通道后取石情况；D. 于肾上盏建立第二个通道；E. 于肾中盏建立第三个通道；F. 于肾最下盏建立第四个通道；G. 建立四个通道把结石完全清除；H. 放置肾造瘘管情况

六、术后处理

1. 术后常规监测血压、脉搏、心率、呼吸频率。

2. 注意监测血常规：根据红细胞计数、红细胞比容、血红蛋白浓度等，了解出血情况；根据白细胞和中性粒细胞情况，了解术后感染的情况。

3. PCNL 术后患者均有可能有轻度的肉眼血尿，适当卧床休息，静脉应用止血药物。

4. PCNL 术后第 1～2 日进行影像学检查复查有无残留结石，常用的影像学检查可选择腹部平片、B 超和 CT，其中以 CT 可以较准确判断残余结石的大小，而且可显示肾周血肿等 PCNL 相关的并发症发生情况。如果复查没有结石残留，可根据具体情况拔除肾造瘘管；如复查有明显残留结石，可安排 5～7 天后行二期 PCNL 或输尿管软镜、SWL 等辅助治疗。

七、并发症的处理

孤立肾 PCNL 并发症处理与普通 PCNL 相同，而且更注重于及早发现和及早处理并发症，为患者的及早康复赢得时间。它主要并发症包括出血、肾集合系统损伤、邻近器官损伤、尿源性感染等。

1. 出血 包括静脉性肾出血、动脉性肾出血、肾周血肿、肾破裂等情况。

（1）静脉性肾出血：PCNL 的出血大多数为静脉性出血。可暂时封闭通道，使用止血敏或立止血等止血药，等待 10～20 分钟，如果出血停止可继续手术；如出血未能停止，应及时中止手术，经穿刺鞘插入相应口径的造瘘管，夹闭肾造瘘管 30～60 分钟，肾盂内压的增高可压迫破裂的静脉，出血可自行停止，待出血停止后 5～7 天再行二期 PCNL 术。

（2）动脉性肾出血：以下情况须考虑有动脉性肾出血的可能：①肾造瘘管引流液为鲜红色，并进行性加深，甚至出现肾造瘘管堵塞；②肾造瘘管夹闭或堵塞后出现明显腰部胀痛或膀胱大量血凝块排出；③血流动力学不稳定：血压进行性下降、脉搏进行性加快、血红蛋白及血红细胞进行性下降，甚至出现出血性休克；④拔除肾造瘘管后瘘口渗血不止或血尿持续不退；⑤周期性出血（出血间隔为 5～9 天）。

动脉性出血的治疗措施包括气囊导管压迫、镜下电凝止血法、选择性肾动脉造影与栓塞、开放手术压迫或缝合止血法、肾切除术等。气囊导管压迫对于流量较小的动脉出血有效，但对较高流量的动脉出血无效。镜下如能发现出血动脉，可予以电凝止血，但如果出血量大，视野不清，难以找到出血动脉，故临床上较少采用。选择性肾动脉造影与栓塞是目前最安全、有效的治疗方法，不但能显示血管损伤的部位和原因，而且在最大限度保留患肾功能的前提下取得止血效果，开放手术压迫或缝合止血法，是采用开放手术，沿瘘道做深层缝合，此法创伤较大，且效果不明确：或因出血动脉深，无法缝扎止血，或因缝扎肾盏颈导致尿漏或肾盏闭锁，或因出血部位不在瘘道而止血失败。而对于出血量大，危及生命，又不具备肾动脉造影的时机和条件时，宜尽早肾切除。

（3）肾周血肿：CT 用于诊断小的肾周血肿，并能鉴别肾周血肿与肾周尿性囊肿。小的肾周血肿可自行吸收，大的肾周血肿须行穿刺置管或切开引流，否则容易合并感染形成肾周脓肿。若肾周血肿进行性增大，而且血红蛋白进行性下降，经保守治疗无效，可行选择性肾动脉造影+栓塞术，必要时开放手术。

（4）肾破裂：肾破裂是罕见的并发症。多见于动脉性肾出血，因出血量大，肾内压急剧升高，出现肾破裂，表现为出血性休克；如果同时合并腹膜穿破，腹腔可抽出不凝固的血液。应及早剖腹探查，如果仅出现较小的破裂口，可予以破裂口修补术；但如果肾实质粉碎严重，应及早切除患肾，避免导致更严重的后果。

2. 尿外渗、肾周尿性囊肿、腹腔积液、肾周脓肿　尿外渗可能是肾脏集合系统穿孔，或肾盂压力过高引起尿液渗入肾周，或因术中 Peel-away 鞘脱出冲洗液直接流入肾周所致。尿外渗局部包裹或合并感染分别形成肾周尿性囊肿及肾周脓肿。显著的尿外渗、体积大的肾周尿性囊肿、大量腹腔积液和肾周脓肿可表现为持续性肠梗阻、发热、呼吸困难、显著腹胀，此时应该在 B 超或 CT 定位下穿刺和（或）置管引流，效果不好者应予切开引流。

3. 肾集合系统损伤、输尿管穿孔　术中碎石、取石或置管等操作可能损伤肾集合系统或输尿管，形成穿孔，引起尿外渗等。术后留置输尿管内支架及肾造瘘管引流，有助于损伤的愈合。对于严重的输尿管损伤，如输尿管断裂等，必要时开放手术修补。

4. 输尿管、UPJ、肾盏等狭窄　由于结石刺激或术中碎石能量损伤，术后出现输尿管、UPJ、肾盏等狭窄可能，必要时行镜下内切开或扩张置管引流。

5. 尿瘘　术后经皮肾瘘道不愈合形成肾脏皮肤瘘是少见的。可由输尿管水肿、残留结石或血凝块堵塞输尿管、输尿管狭窄等原因引起输尿管梗阻所致。采用输尿管留置双 J 管、清除残留结石或血凝块等方法，解除输尿管梗阻，肾脏皮肤瘘可自然愈合，但有时需手术切除经久不愈的瘘管。

6. 胸膜损伤　大多数胸膜损伤发生在 11 肋上穿刺，部分 12 肋上穿刺者也可发生。胸膜损伤可形成气胸、胸腔积液、血胸等。表现为患侧胸痛和（或）呼吸困难，需与尿液外渗引起胸膜刺激相鉴别，胸片检查可明确诊断。若少量气胸或胸腔积液（肺受压迫小于 30%），而患者无呼吸困难表现，可等待观察。若大量气胸或胸腔积液，应及时行闭式引流术。如果闭式引流术失败，尤其是表现为分房的胸腔积液或积脓，须行胸腔镜手术或开胸手术。

7. 结肠损伤　PCNL 并发结肠损伤的发生率小于 1%。如果患者术中出现腹泻、血便、腹膜炎，或在术野中看到食物残渣，应该警惕结肠损伤的可能。结肠损伤也可能在术后肾造瘘管造影发现造影剂进入结肠，或拔除肾造瘘管后粪便从瘘口排出才被发现。当结肠穿孔位于腹膜后，且无腹膜炎与脓毒症表现时，大多数可做保守治疗，立即输尿管内置管引流，将肾造瘘管置于结肠内，予以禁食、抗炎、肠外营养支持治疗。10～14 天后做结肠造影，如果没有造影剂外渗至腹腔，可分步退出肾造瘘管。当结肠穿孔与腹腔贯通、出现腹膜炎与脓毒症表现，或保守治疗失败时，应先做结肠造瘘术，3 个月后行结肠造瘘口回纳术。

术前 CT 可协助了解结石与肾脏的关系，排除肾后结肠的可能，并设计好穿刺路径，可以减低结肠损伤的发生率。

8. 十二指肠损伤　PCNL 并发十二指肠损伤较少报道，其发生率远低于结肠损伤。通常是在术中或术后造瘘管造影显示造影剂进入十二指肠腔内而被发现。如果十二指肠穿孔较大或者患者出现脓毒症或腹膜炎,需行开放手术。如果十二指肠穿孔较小时,可做保守治疗,包括应用抗生素、胃肠减压及给予胃肠外高营养治疗,而且必须保证肾造瘘管的位置良好,能保证充分的引流。术后 10~14 天,可行肾造瘘管造影及上消化道钡餐了解瘘道是否愈合。

9. 肝和脾损伤 偶见文献报道 PCNL 并发肝脾损伤,可能与肝脾肿大、肾脏位置异常、穿刺点偏高、偏腹侧相关。主要是通过术后 CT 进行诊断。如果术中、术后没有活动性出血,可采取保守治疗,留置肾造瘘管 7~14 天,让肾造瘘通道成熟,可尝试拔除肾造瘘管。如果术中或术后发现腹腔内活动性出血,应该及早进行剖腹探查。

10. 肾静脉、下腔静脉损伤 主要是因为术中缺乏及时有效的监测,穿刺针经集合系统进入肾实质,斑马导丝经肾实质进入肾静脉的分支或直接进入主干,继而进入下腔静脉。C 臂 X 线可监测导丝的位置和扩张深度,可避免肾静脉和下腔静脉损伤。而 B 超定位无法监测导丝及扩张位置,可出现肾静脉及下腔静脉损伤。若扩张鞘或造瘘管进入肾静脉或下腔静脉,有学者报告采用夹闭肾造瘘管及分步退管法取得成功,保守治疗失败者应及早进行开放手术修补肾静脉及下腔静脉。

11. 感染与脓毒症 引起术后发热因素包括:①术前因素:尿路感染、感染性结石、术前留置支架管、尿路梗阻、免疫抑制、肾功能不全、排尿障碍或尿流改道、高龄患者、女性患者;②术中因素:肾积脓、手术时间长、结石体积大、灌洗液体量大、灌注压高;③术后因素:肾造瘘管引流不顺畅、尿路梗阻未解除。

发生严重感染甚至脓毒症时,需要及早采取一系列的措施,包括充分引流(开放肾造瘘管)、广谱抗生素的使用、维持良好的通气功能、积极恢复血流动力学稳定、重症监护及药物治疗。结合术前中段尿培养、术中肾盂尿培养、结石培养和血培养的结果调整抗生素。

12. 死亡 文献报告经皮肾镜手术的死亡率为 0.1% ~0.3%。常见死亡原因为:①心肌梗死和肺栓塞。完善的术前检查,细致的术中监测,避免术中出现低血压、失血过多和低体温等情况,有助于降低手术患者心肌梗死和肺栓塞的发生率;②弥散性血管内凝血(DIC),由于术后并发动脉性出血,盲目等待观察,未能及时采取有效的止血措施或大量输注库存血液,导致凝血因子耗竭所致;③尿源性脓毒血症。

(曾国华 刘永达)

参考文献

1. Mahboub MR, Shakibi MH. Percutaneous nephrolithotomy in patients with solitary kidney[J]. J Urol, 2008, 5:24-27.
2. 陈合群,齐范. 孤立肾铸形结石的处理[J]. 中国现代医学杂志,2000,10:33-34.
3. 曾国华,李逊,吴开俊,等. 微创经皮肾镜取石术治疗孤立肾肾结石[J]. 中国内镜杂志,2003,9:4-5.
4. 曾国华,钟文,陈文忠,等. 微创经皮肾镜取石术治疗孤立肾结石的疗效分析[J]. 中华泌尿外科杂志,2011,1:14-16.
5. Canes David, Hegarty Nicholas J, Kamoi Kazumi, et al. Functional Outcomes Following Percutaneous Surgery in the Solitary Kidney[J]. J Urol, 2009, 181:154-160.
6. Streem SB, Zelch MG, Risius B, et al. Percutaneous extraction of renal calculi in patients with solitary kidneys[J]. Urology, 1986, 27:247.
7. Bucuras V, Gopalakrishnam G, Wolf JS, et al. The Clinical Research Office of the Endourological Society Percutaneous Nephrolithotomy Global Study: nephrolithotomy in 189 patients with solitary kidneys[J]. J Endourol, 2012, 26(4):336-341.

第二节 肾铸型结石及多发性肾结石的经皮肾镜手术

肾铸型结石,又称鹿角形结石。诊断鹿角形结石必须同时具备两个条件:肾盂内有结石填充;与肾盂结石相连的结石分支进入一个或一个以上肾盏。理论上所有分支肾盏均被占据的结石称为完全鹿角形结石,分支肾盏未被完全占据的结石称为部分鹿角形结石。但是,“完全”或“部分”的确切定义目前尚不明确，尤其是肾盏的数量，结石占据集合系统的容积比率，目前并没有明确的数值定义。在临床实践中，常将 KUB 或 CT 显示位于肾盂，同时有相连的分支进入上、中、下三组肾盏的结石称为完全鹿角形结石，而位于肾盂，同时有相连的分支进入其中一组或两组肾盏的结石称为部分鹿角形结石。

鹿角形肾结石通常是由磷酸镁胺（鸟粪石）或碳酸钙磷灰石为主要成分的混合性结石，也有由胱氨酸或尿酸形成的单一或混合成分的结石。鸟粪石和（或）碳酸钙磷灰石俗称“感染性结石”，是由产生尿素酶的微生物促使尿液中产生尿铵和氢氧化物，再结合过量的磷酸和镁而形成。由于感染性结石的生长速度较快，容易形成鹿角形结石。而草酸钙或磷酸钙结石由于生长速度相对较慢，较少形成鹿角形结石。

一、手术适应证和禁忌证

（一）适应证

1. 鹿角形结石　包括完全性鹿角形结石和部分鹿角形结石，尤其是适合于≥2cm 的肾结石、质硬（如胱氨酸结石）或者经过 SWL、输尿管软镜碎石术或开放手术治疗无效的患者。

2. 符合以下情况之一的多发性肾结石

（1）总的体表面积≥500mm^2。

（2）伴有肾盏颈狭窄和肾盏扩张。

（3）并发肾脏解剖异常（如马蹄肾、海绵肾、移植肾、孤立肾等）。

（4）并发一定程度的患侧肾功能损害。

（5）并发难以控制尿路感染。

（6）经过 SWL、输尿管软镜碎石术或开放手术治疗无效的患者。

（二）禁忌证及相对禁忌证

1. 与一般的经皮肾镜取石术的禁忌证相同（见本章第一节）。

2. 对于鹿角形结石与多发性肾结石，同时合并患侧肾脏功能严重损害，甚至无功能的患者，应列为相对禁忌证。根据 AUA 指南的推荐，此类患者往往存在结石清除不干净、难以通过其他方法排除残留结石、伴发顽固性尿路感染、术后肾功能无法恢复等问题，建议首选进行患肾切除术。

二、术前准备

同孤立肾肾结石经皮肾镜手术的术前准备（见本章第一节）。

三、手术步骤

鹿角形或多发性肾结石的治疗策略的选择，是根据结石的大小、空间分布、肾积水的程度、肾皮质厚薄、肾脏毗邻器官的情况和患者的经验做出个性化的决定。大体可采用以下几种治疗策略：

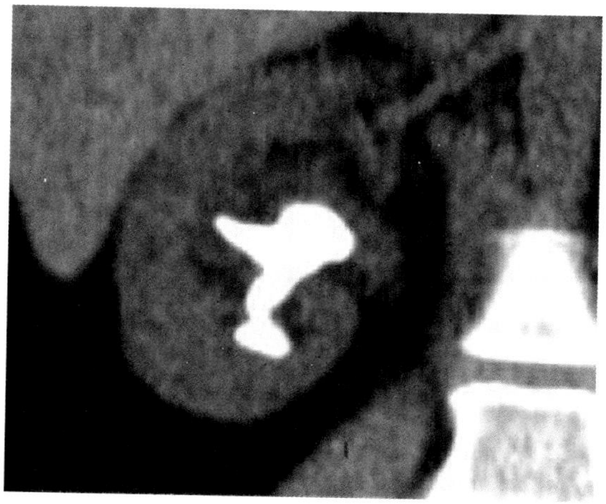

图 3-2-1　部分鹿角形结石（大肾盂小肾盏型）

1. PCNL　处理鹿角形或多发性肾结石的单一的治疗方法首选经皮肾镜取石术。相对于开放手术而言，PCNL 的创伤较小，而且可重复进行手术，不受手术瘢痕的影响；相对于 SWL 而言，PCNL 的结石清除率较高（可高达 SWL 的 3 倍），患者的治疗周期较短，重复手术的次数较少。

（1）单通道 PCNL：适合于简单的部分鹿角形结石，或相对比较集中（如集合系统结构为大肾盂小肾盏）的结石患者（图 3-2-1）。此类型患者即使结石体积较大，单通道 PCNL 亦可以取得较高的结石清除率。但对结石较为分散或结石存在多个分支型肾盏内，采用单通道 PCNL 的结石清除率较低。

（2）PCNL+软性肾镜：国外专家施行大通道（26F ~ 36F）PCNL 时，经该通道清除所见的结石后，常规经该通道置入软性肾镜，观察硬性肾镜无法到达的肾盏，检查是否存在残留结石（图 3-2-2）。如果发现残留结石，可用套石篮把结石套出，或软镜下用钬激光激碎结石后再取出。所以国外很多资料显示单用 PCNL 治疗复杂性结石的清除率，实际上是指大通道 PCNL+软性肾镜的结石清除率。但是，软性肾镜较粗，转弯半径较大，有时难以进入与穿刺肾盏距离相近的肾盏（图 3-2-3）。

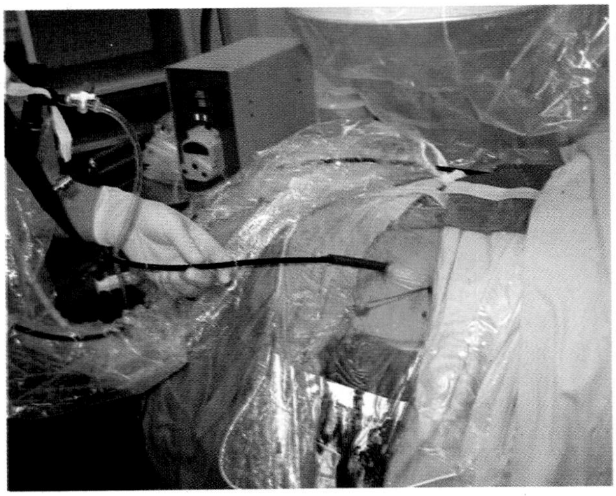

图 3-2-2　经造瘘通道置入软性肾镜

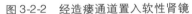

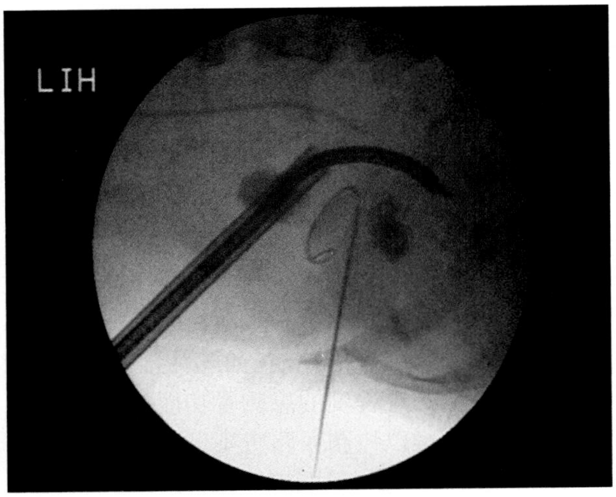

图 3-2-3　软性肾镜的转弯半径较大

国内有专家在施行微通道 PCNL 时，经微通道置入输尿管软镜进入观察和清除结石。因为输尿管软镜的转弯半径较软性肾镜小，相对容易进入与穿刺肾盏距离较近的肾盏。

但是，不论是在经皮肾瘘道内联合应用软性肾镜，还是输尿管软镜，对于复杂性结石，仍然存在有些肾盏结石无法处理的情况。

（3）多通道 PCNL：经过造瘘通道置入软镜仍然无法清除的体积较大的残留结石，或不具备软性肾镜或输尿管软镜手术条件者，可采用多通道 PCNL。

多个通道的建立遵循以下原则：第一个通道的建立是最重要的，主要用于清除引起肾盂梗阻的结石及尽可能清除大部分结石；其次建立的通道可能用于清除某些引起肾盏颈梗阻的结石，适当还要考虑能否通过此肾盏取出另外一个肾盏的结石；最后建立的通道可能清除某一肾盏结石。图 3-2-4 组图显示出四通道经皮肾镜取石术的治疗效果。

“Y”通道是一种特殊类型的多通道取石术，即经同一个皮肤切口建立两个以上的通道。它主要用于两个相近的肾盏建立通道，目的不只在于减少皮肤切口的数量，更重要是减少放置造瘘管的数量，从而减轻患者术后疼痛。

多通道 PCNL 术可在一期手术完成，也可分期完成。它可以极大地提高结石清除率，甚至达到结石完全清除。但须引起注意的是，建立通道数量越多，出血量越多，需要施行肾动脉栓塞止血的概率越高，引起肾功能损害的可能性越大（图 3-2-4）。

（4）分期 PCNL：是指一次 PCNL 手术后，短期（通常是 3 ~ 7 天）内在同一侧肾脏进行再次 PCNL 手术。分期手术可以在原来通道进行操作，也可以另外建立通道取石。

以下几种情况应该考虑分期 PCNL 术：

1）结石负荷量较大，一次手术未能清除结石。一般建议，每次 PCNL 手术最好不要超过 3 个小时。超过 3 个小时 PCNL 手术，需追加抗生素，而且相关并发症发生概率升高。

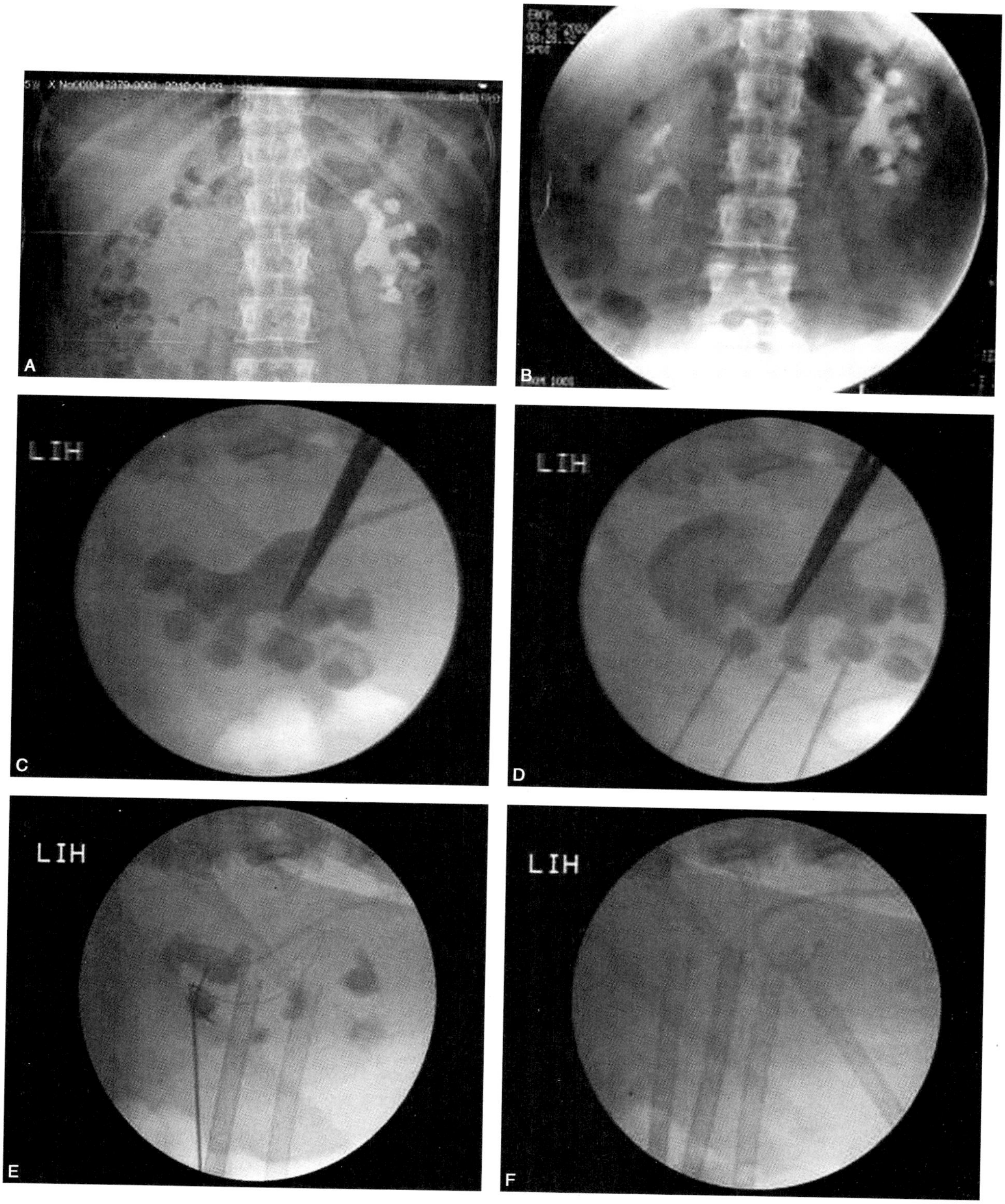
A
B
LIH
C
LIH
D
LIH
E
LIH
F

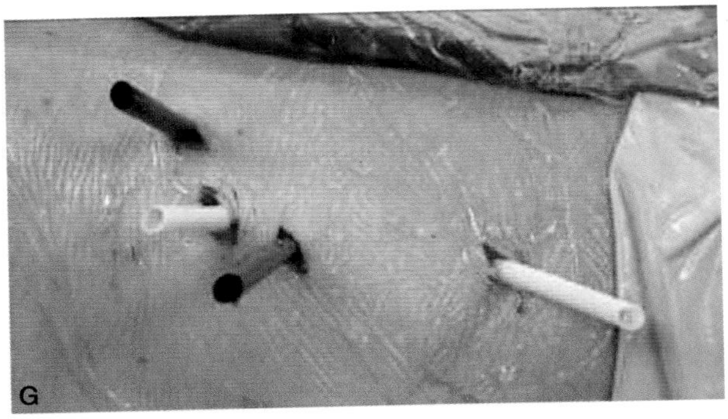

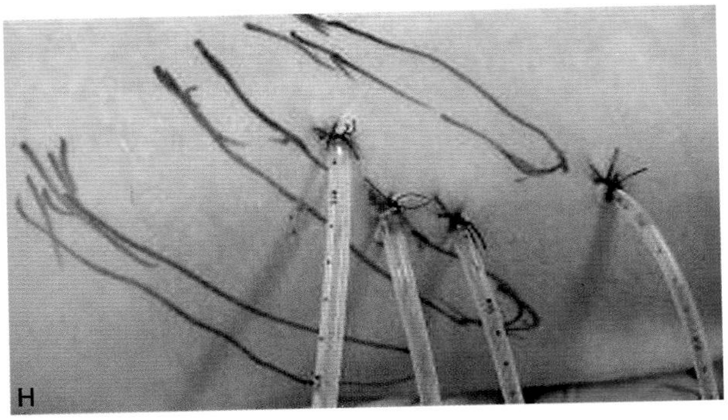

图 3-2-4 A～H 多通道 PCNL 组图

A. 术前腹部平片；B. 术前 IVU；C. 选择建立第一个通道；D. 建立第二个通道；E. 建立第三个通道；F. 建立第四个通道；G. 四个通道鞘；H. 放置四根肾造瘘管

2）患者因体质因素，不能耐受长时间手术。

3）术中发现尿路感染未完全控制。

4）术中出现相关并发症（如出血导致视野不清、集合系统穿孔、尿外渗、邻近器官损伤等）。

2. PCNL 联合 SWL　最早在 1994 年，PCNL 联合 SWL 被推荐用于治疗鹿角形肾结石。实际应用中，大致两种情况：

（1）PCNL+SWL+PCNL：此即为 1994 年所推荐所谓“三文治”疗法，原意是经过一次 PCNL 无法取得的结石，通过中间进行 SWL 击碎结石，让结石落入肾盂内，再通过一次 PCNL 经原通道取出，旨在减少建立通道的数量，提高结石清除率。但是，SWL 的效果不确切，击碎后的结石不一定短期能排至肾盂，使这种“三文治”疗法无法发挥理想的效果。因此，PCNL+SWL+PCNL 在临床实际工作中较少被采用。

（2）PCNL+SWL：指 PCNL 术后残留结石使用 SWL 治疗，旨在减少建立通道的数量，提高结石清除率。推荐用于 PCNL 残留的结石大小≤2cm 或体表面积≤500mm^2。此法把 SWL 放在治疗最后环节，由于 SWL 击碎的结石短期内未能排出，影响结石清除率的统计，这就是 AUA 统计 PCNL 联合 SWL 治疗完全鹿角形肾结石的清除率比单纯 PCNL 低的原因。

3. PCNL 联合输尿管软镜（RIRS）　与 SWL 相比，RIRS 联合钬激光可击碎任何硬度的结石，并通过套石篮直接套出或套入肾盂内。因此，目前越来越多专家采用 PCNL 联合 RIRS 治疗复杂性结石。可有以下三种方法：

（1）同期 PCNL+RIRS：患者通常采用 galdakao-modified supine valdivia（GMSV）体位（图 3-2-5），

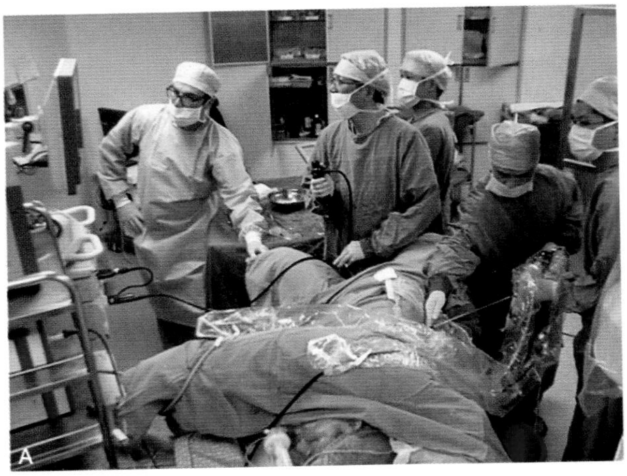

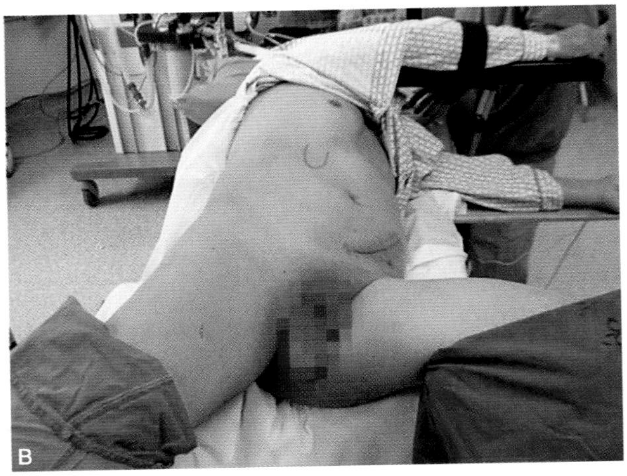

图 3-2-5 GMSV 体位

或劈腿俯卧位（图 3-2-6）。对于 PCNL 无法处理的肾盏结石，通过 RIRS 联合钬激光击碎结石和（或）使用套石篮取出结石，放入肾盂，然后直接通过造瘘通道取出。

对于 PCNL 术后残留体积较小的结石，也可先俯卧位或其他体位进行 PCNL，再用截石位进行 RIRS 击碎或取出结石。

同期 PCNL+RIRS 可以减少手术次数，减少穿刺通道的数量，提高结石清除率。但是 PCNL 术中的出血可能会影响 RIRS 的操作。

（2）分期 PCNL+RIRS：PCNL 术后 5～7 天再行 RIRS，最大的优点在于不受术中 PCNL 出血影响，术野更加清晰，而且可有效控制手术时间。图 3-2-7 为鹿角形肾结石，一期 PCNL 建立两个通道取出大部分肾结石，二期再行 RIRS 击碎残留结石。

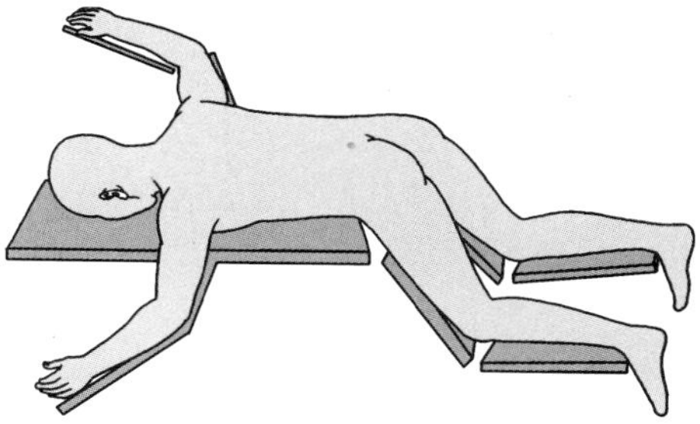

图 3-2-6　劈腿俯卧位

4. PCNL 联合溶石疗法　经 PCNL 造瘘通道，注入溶石剂把结石溶解。目前溶石治疗的效果不确切，此术式未被广泛认可，只用于某些溶石效果较好的病例。

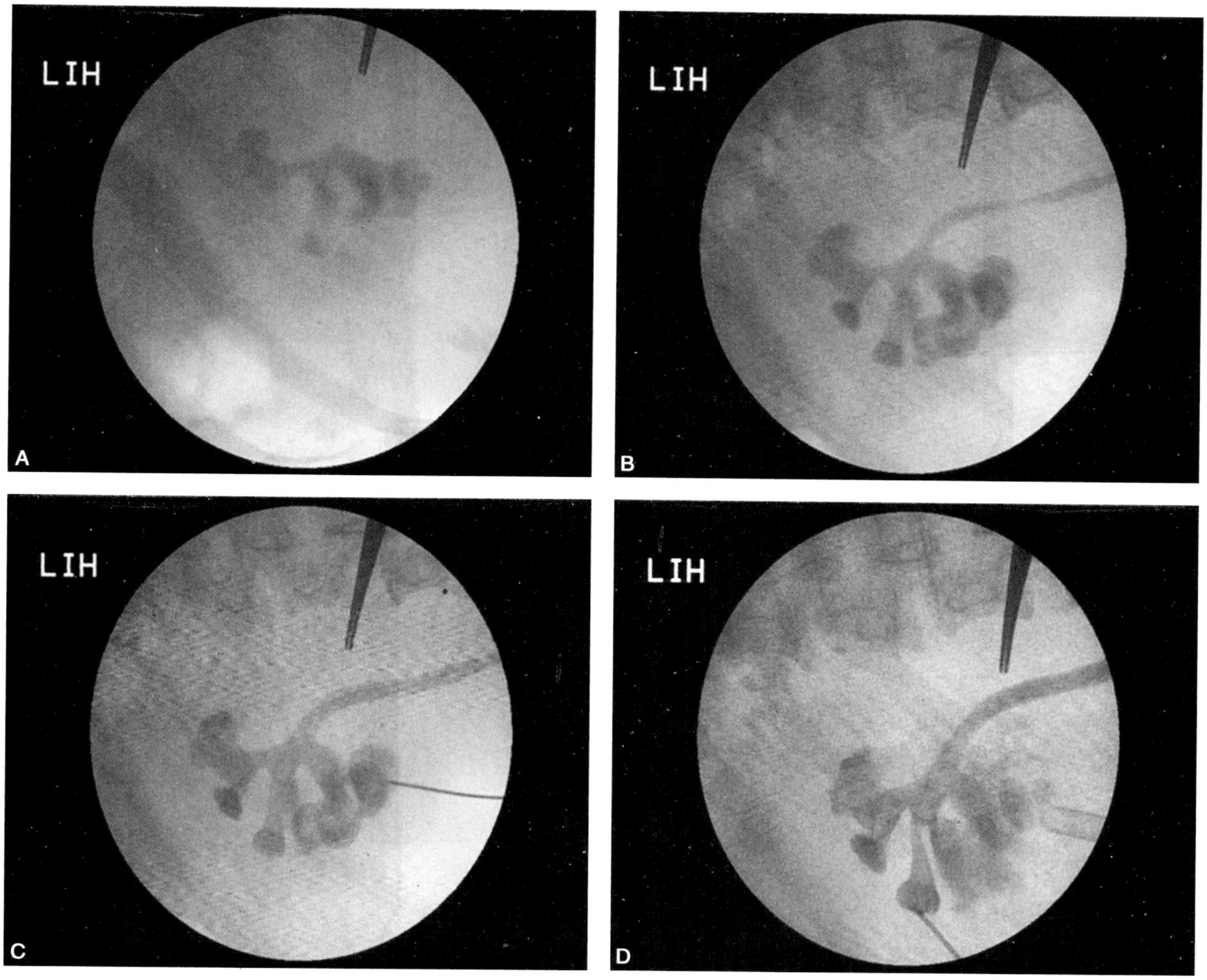

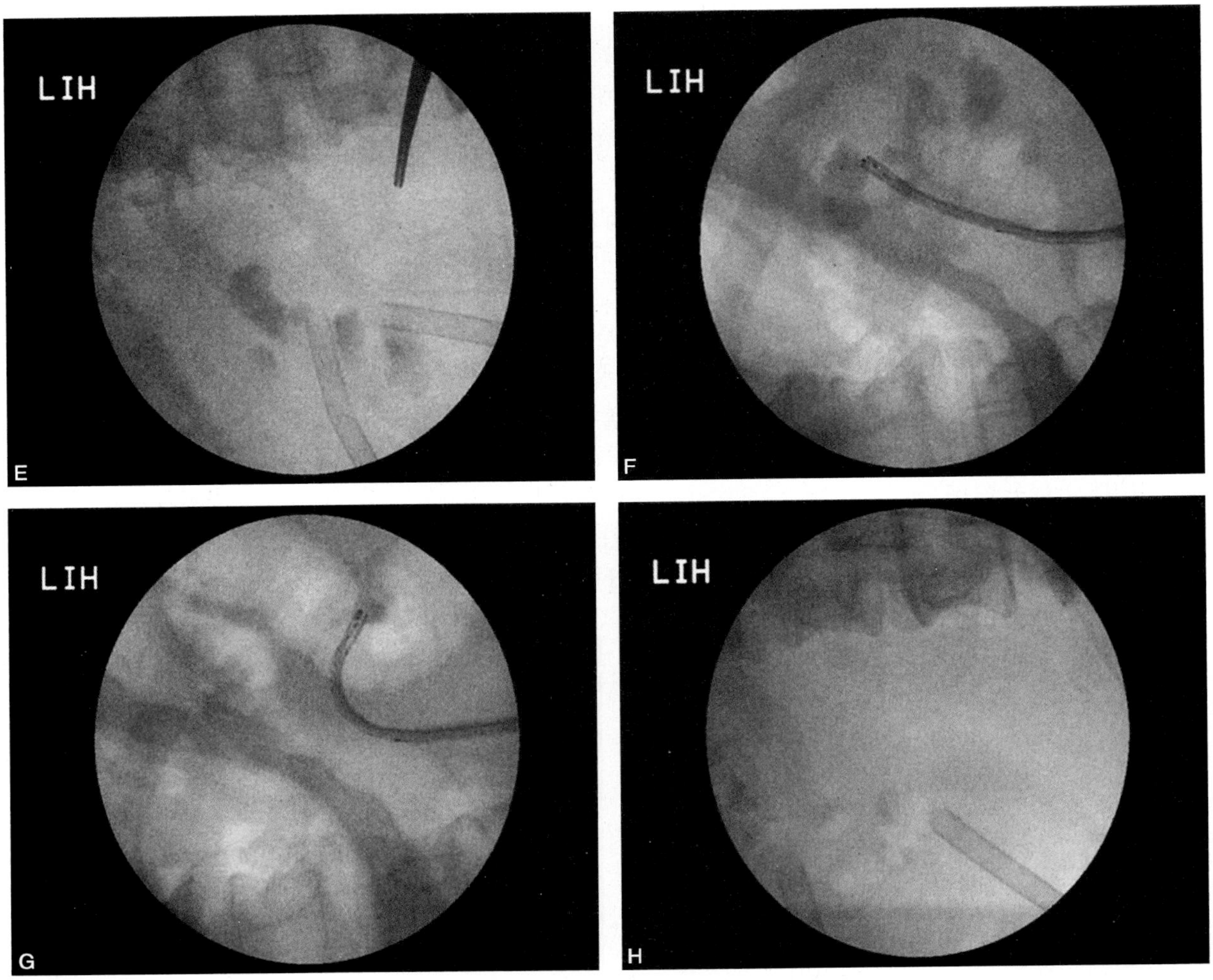

图 3-2-7　分期 PCNL+RIRS 治疗鹿角形肾结石

A. 术中透视结石情况；B. 术中逆行造影所见；C. 选择下盏为第一个通道；D. 选择中盏为第二个通道；E. 双通道取石术残留结石；F. 二期 RIRS 处理上盏结石；G. 二期 RIRS 处理下盏结石；H. 分期 PCNL+RIRS 最终治疗结果

四、术中注意事项

1. 通道大小的选择　通道的大小选择取决于该通道所处理的结石负荷，以及所在通道的肾盏盏颈情况而定，当然还要结合自身的临床经验。如果结石负荷大，肾盏盏颈较宽可选用大通道；如果结石负荷小，肾盏盏颈较窄可选微通道，甚至超细通道。而且，在同一个肾脏内，可以大小通道结合，最终的目的在于减少创伤，提高结石清除率以及清除效率。

2. 首个通道的路径选择　对于鹿角形或多发性肾结石，首个通道的建立是非常重要的。建立良好的首个通道可以清除大部分结石，甚至可以完全清除结石。首个通道到底选择上盏、中盏，还是下盏入路为好，须根据结石分布、肾盂肾盏的形态以及扩张程度、医生的临床经验而定。

3. 采用何种手术体位　目前很多学者探讨各种各样的手术体位进行 PCNL，选择何种体位很大程度与手术方式的选择、手术者的经验密切相关。如果拟采用多通道穿刺治疗复杂性结石，需要考虑选择穿刺范围广、有利于 X 线定位的体位。俯卧位最早应用于 PCNL，也是 PCNL 的标准体位，它具有穿刺范围广、利于 X 线定位等优点。

4. 穿刺定位方法　术者可根据结石的复杂程度、术者自身的经验进行选择。对于复杂性结石，可能采取 B 超与 X 线联合定位更为安全可靠。

5. 肾造瘘管的放置　放置肾造瘘管引起相关的疼痛是值得关注的问题，尤其是对于多通道取石的患者。以下方法可减轻肾造瘘管引起的疼痛：①放置口径相对较小的造瘘管。譬如30F的通道放置12F的肾造瘘管；②多个通道，少放置肾造瘘管，譬如建立了五个通道，仅选择两个通道放置肾造瘘管；③对选择性的病例可不放置肾造瘘管，即所谓的“无管化PCNL”。

五、术后处理

同孤立肾肾结石经皮肾镜手术的术后处理（见第一节）。

六、并发症的处理

鹿角形结石PCNL的并发症情况：根据腔内泌尿外科协会临床研究室（CROES）关于全球的PCNL调查研究（2011年），5335例患者符合入选标准，其中鹿角形结石组1466例（27.5%），非鹿角形结石组3869例（72.5%）。鹿角形结石所占比例最高是67%（泰国），最低的是13%（阿根廷）。两组相关手术情况比较见表3-2-1。鹿角形结石组很少尝试SWL。鹿角形结石组术前合并尿路感染的比率较非鹿角形结石组高；鹿角形结石组较多采用上盏入路和多通道入路；鹿角形结石组术后并发症（如发热、出血、输血率、集合系统穿孔）发生率较高；鹿角形结石组平均手术时间与住院时间均较非鹿角形结石组长；鹿角形结石组结石清除率较非鹿角形结石组低。以上数据均提示鹿角形结石的手术难度较大，结石清除率低。

表3-2-1　鹿角形结石组与非鹿角形结石组患者PCNL手术治疗情况比较

	鹿角形结石组（%）	非鹿角形结石组（%）	*P*值
既往有SWL史（%）	16.8	22.6	0.0001
术前尿培养阳性率（%）	23.4	13.1	0.0001
手术入路			
上盏（%）	12.1	9.2	0.0001
中盏（%）	15.1	16.2	
下盏（%）	55.9	69.5	
多通道取石率（%）	16.9	5.0	0.0001
术后并发症发生率			
发热（%）	14.8	8.7	0.0001
出血（%）	10.4	6.8	0.0001
输血率（%）	9.0	4.5	0.0001
集合系统穿孔（%）	4.4	2.8	0.002
胸腔损伤（%）	1.9	1.6	0.428
手术失败率（%）	1.9	1.7	0.476
平均手术时间（min）	100.0	65.0	0.0001
住院时间（d）	4.0	3.0	0.0001
结石清除率（%）	56.9	82.5	0.0001

（曾国华　刘永达）

参考文献

1. 叶章群，吴柏霖. 关注泌尿系结石的治疗进展[J]. 中华泌尿外科杂志，2013，33(1)：6-9.
2. Zhong W, Zeng G, Wu W, et al. Minimally invasive percutaneous nephrolithotomy with multiple mini tracts in a single session in treating staghorn calculi[J]. Urol Res, 2011, 39(2): 117-122.

3. Preminger GM, Assimos DG, Lingeman JE, et al. AUA Nephrolithiasis Guideline Panel. Chapter 1: AUA guideline on management of staghorn calculi: Diagnosis and treatment recommendations[J]. J Urol, 2005, 173(6): 1991-2000.
4. 曾国华, 钟文, 李逊, 等. 一期多通道微创经皮肾穿刺取石术治疗鹿角状结石[J]. 中华泌尿外科杂志, 2007, 28(4): 250-252.
5. Marguet CG, Springhart WP, Tan YH, et al. Simultaneous combined use of flexible ureteroscopy and percutaneous nephrolithotomy to reduce the number of access tracts in the management of complex renal calculi[J]. BJU Int, 2005, 96(7): 1097-1100.
6. 曾国华, 钟文, 陈文忠, 等. 微创经皮肾镜取石术治疗孤立肾结石的疗效分析[J]. 中华泌尿外科杂志, 2011, 32(1): 14-16.
7. Teichman J. M., Long R. D. Hulbert J. C. Long-term renal fate and prognosis after staghorn calculus management[J]. J Urol, 153: 1403, 1995.
8. 刘永达, 钟惟德, 袁坚, 等. 肾上盏入路经皮肾镜取石术的安全性与效果分析[J]. 中华泌尿外科杂志, 2012, 33(6): 409-412.
9. Qi S, Li L, Liu R, et al. Impact of stone branch number on outcomes of percutaneous nephrolithotomy for treatment of staghorn calculi[J]. J Endourol, 2014, 28(2): 152-157.
10. Hamamoto S, Yasui T, Okada A, et al. Endoscopic combined intrarenal surgery for large calculi: simultaneous use of flexible ureteroscopy and mini-percutaneous nephrolithotomy overcomes the disadvantageous of percutaneous nephrolithotomy monotherapy[J]. J Endourol, 2014, 28(1): 28-33.

第四章

腹腔镜手术

泌尿外科腹腔镜手术入路

泌尿外科腹腔镜手术的入路主要分为经腹腔和腹膜外途径，各有优势。经腹腔途径的解剖结构熟悉，操作空间大，套管布局灵活多变。而腹膜外途径对胃肠道影响小，可快速达到肾上腺、肾动静脉和输尿管等重要腹膜后结构，操作便捷。因此，选择何种手术入路需要根据患者的情况、术者的习惯而定。如能同时掌握两种入路，术者的主动性将更强。

一、上尿路手术的经腹腔入路

1. 体位　上尿路手术的经腹腔入路多采用完全侧卧位，主要目的是利用重力作用使肠管下垂，从而充分的显露后腹腔脏器（图 4-0-1）。尤其对于左侧肾上腺和肾脏手术，90°的侧卧位十分必要，因为离断脾膈韧带后，脾脏和胰尾可以完全下翻，肾上腺和肾上极显露充分（图 4-0-2）。对于机器人辅助手术，由于机械臂的摆放要求，一般取 60°的侧卧位（图 4-0-3）。在显露肾蒂时，多需要助手使用器械下压结肠辅助显露。

2. 套管的布局　因腹腔空间较大，腹腔镜套管的布局可根据术者的习惯和患者的体型灵活多变。总的原则是以靶器官为中心的三角型分布，使得术者可以舒服的完成操作。同时，布局还要兼顾辅助孔的器械，可以方便地进行协助暴露，并避免与术者“打架”。

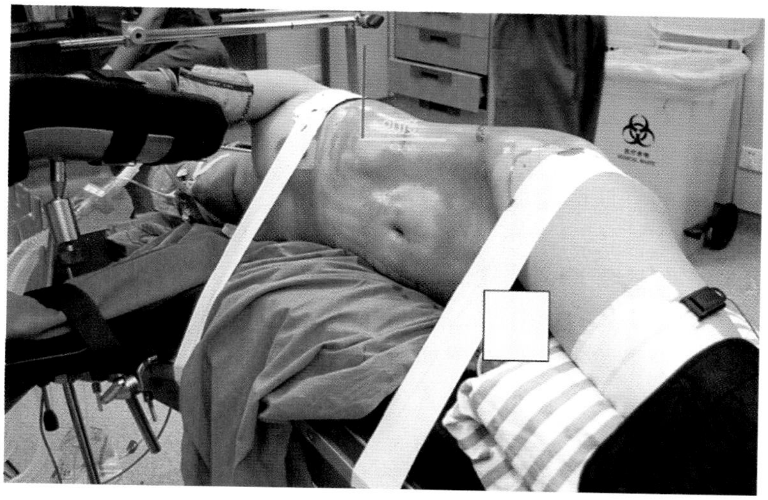

图 4-0-1　上尿路手术经腹腹腔镜患者体位

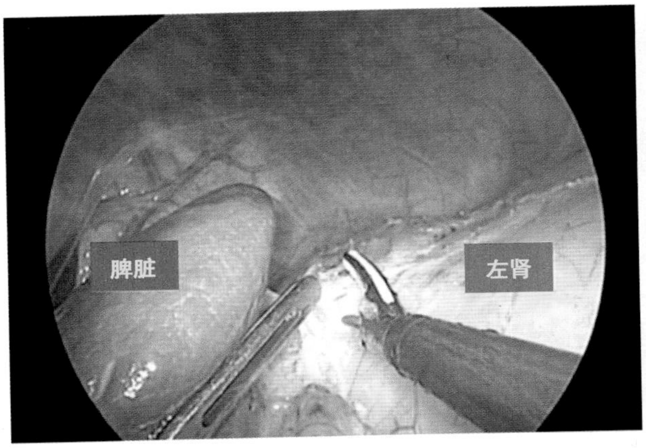

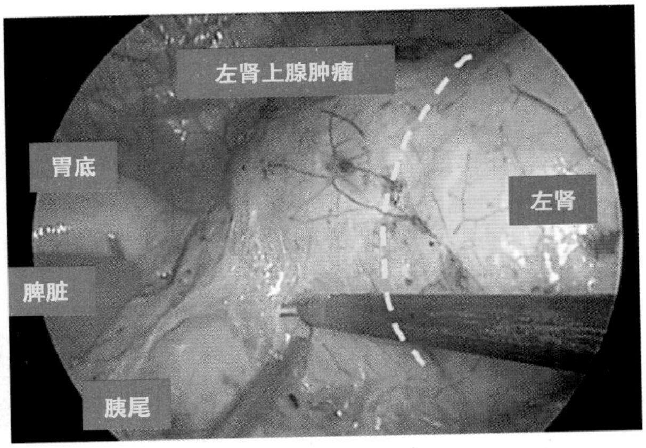

图 4-0-2 显露肾上腺和肾上极

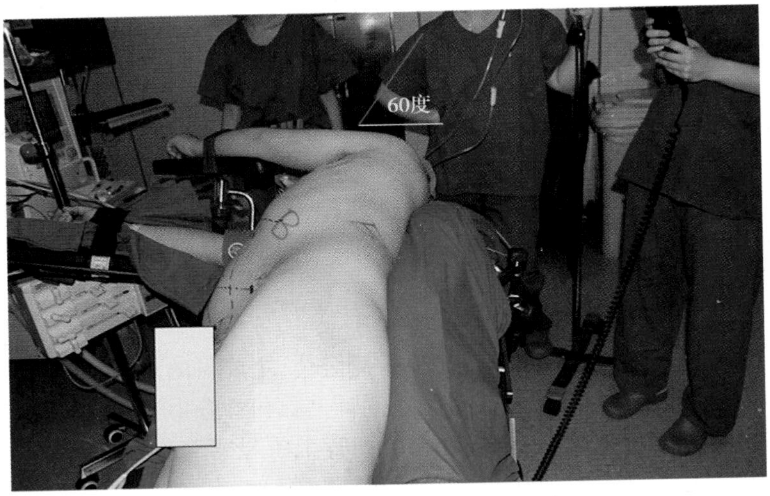

图 4-0-3 机器人辅助腹腔镜经腹途径手术体位,60°侧卧位

除肾上腺手术外,上尿路手术最常见的套管布局是沿腹直肌外侧缘的三点一线分布,在腋前线处可增加一个 5mm 的辅助孔协助挑起输尿管,显露肾蒂(图 4-0-4)。而右侧在剑突旁可增加一个 5mm 的辅助孔挑起肝脏(图 4-0-5)。该布局方式最明显的优点就是可以快速的将三点合在一起,形成一个腹直肌旁切口,完成中转开放。另一种常见的方式为菱形布局(图 4-0-6),更符合三角原理,但取标本和中转开放的便利性较差。

经腹肾上腺手术的常见布局为沿肋缘的扇形排列,最大限度的靠近肾上腺区域,操作便利(图 4-0-7)。需要推压肾上极时,可在脐旁增加一个 5mm 套管。

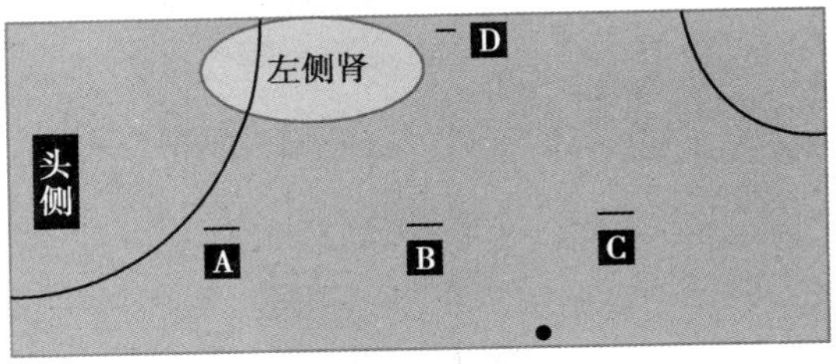

图 4-0-4 腹直肌头侧缘三点一线布局

3. 建立气腹的方法 经腹腔途径建立气腹有气腹针和开放建立气腹两种方式,前者更加常用。气腹针法简便、快速,操作中最关键之处在于如何确定气腹针位于腹腔内,而不是陷入腹壁内或置入肠腔等内脏器官中。在接通气腹前,一般要进行三步验证。第一:5ml 注射器回抽可见气泡(图 4-0-8);第二:5ml 注射器注水无阻力(图 4-0-9);第三:滴水于气腹针内可被腹腔内负压快速吸入(图 4-0-10)。接通气腹后,可见低腹压高流速的进气状态,也可进一步验证气腹针的位置正确。

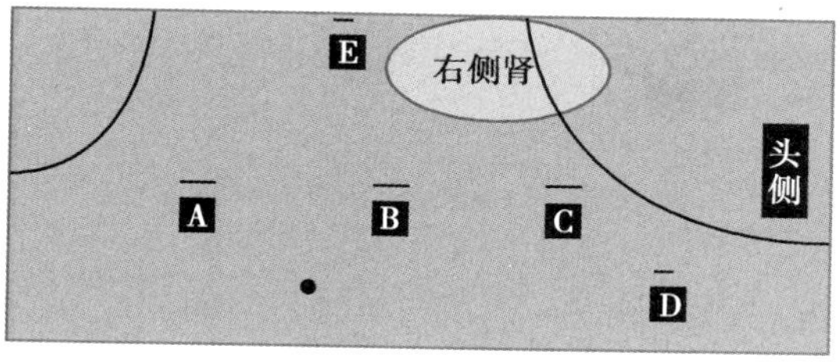

图 4-0-5 右侧手术可在剑突下加一辅助孔

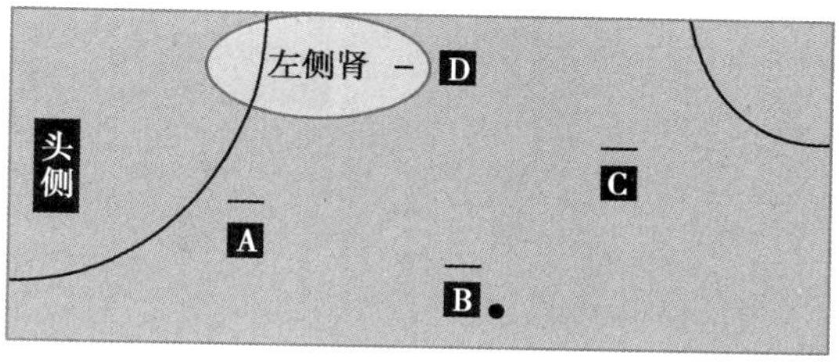

图 4-0-6 左侧手术的菱形分布图

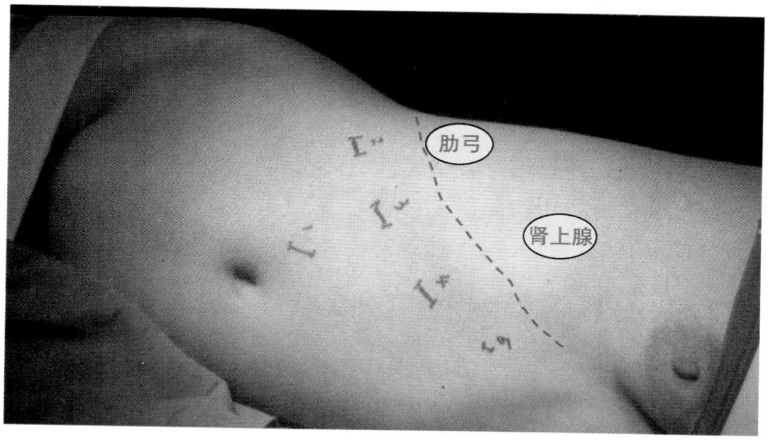

图 4-0-7 沿肋缘的“扇形”布局用于经腹肾上腺手术

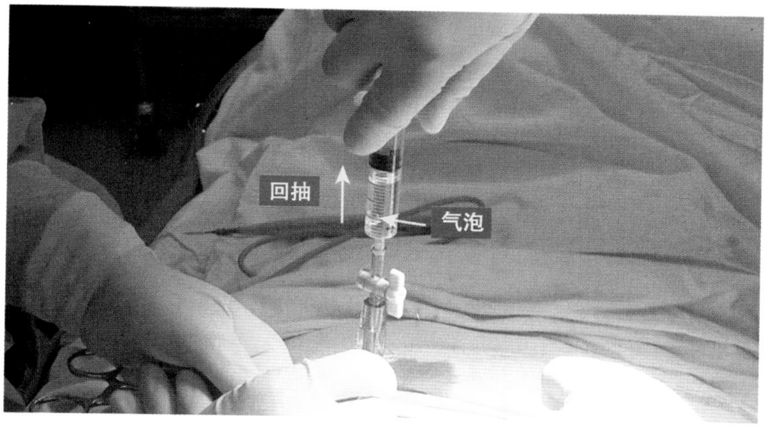

图 4-0-8 5ml 注射器回抽可见气泡

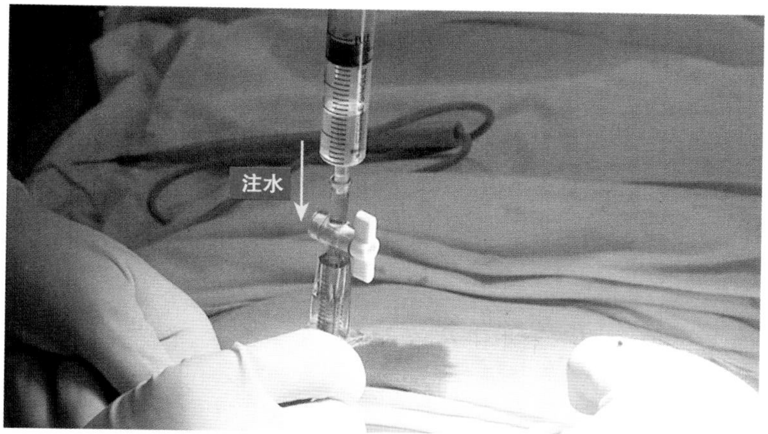

图 4-0-9 5ml 注射器注水无阻力

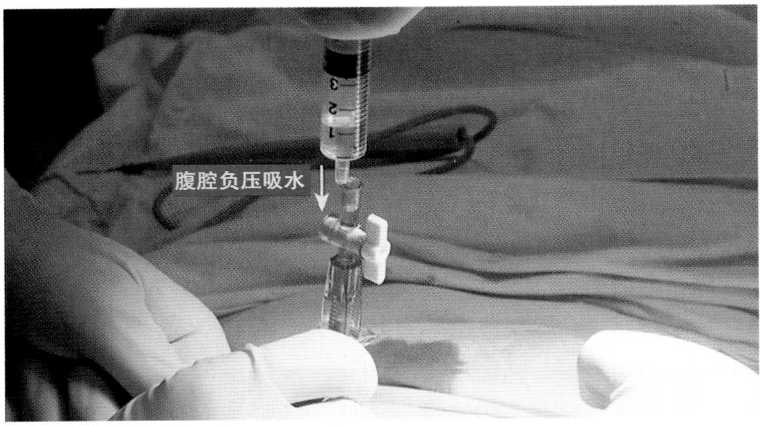

图 4-0-10 滴水于气腹针内可被腹腔内负压快速吸入

遇及既往有腹腔手术史的患者，最安全的方式还是切开腹壁，置入套管，建立通道。带气囊扣的一次性套管是防止皮下气肿和漏气的最佳装置，缺点是费用较高（图 4-0-11）。当手术区域有明显粘连时，可“曲线救国”，在邻近区域先置入套管，器械剥离粘连带后，再于理想的位置置入手术所需套管。

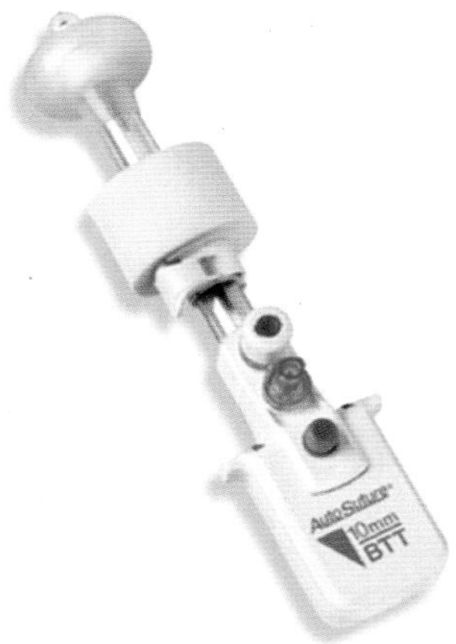

图 4-0-11 带气囊的一次性套管

二、上尿路手术的经腹膜外入路

1. 体位 上尿路手术的经腹腔外入路采用完全侧卧位，躯体尽量贴近术者。折叠腰桥，充分展开腰部空间，宽胶布固定髋部和前胸。注意对颈、肩、肘、膝和踝关节的保护（图 4-0-12）。

2. 套管的布局 经腰腹膜外入路的空间较小，套管的布局相对固定，基本为倒三角形，尽量保证套管间距不小于 6cm。术者可根据自己的习惯进行微调，背侧的套管不应过分贴近腰大肌，避免活动受限制。但需要增加辅助套管时，最合适的位置是腹侧套管的下方 5cm 处，与观察孔基本平行（图 4-0-13、图 4-0-14）。该套管可用来辅助推挡肾脏或牵拉腹膜，协助显露，对于复杂病例或应急止血时，作用明显。

3. 建立气腹的方法 经腹腔外入路只能采用开放方式，用止血钳撑开腰部肌肉，手指进入腹膜后间隙（图 4-0-15）。然后利用自制气囊或商品化的腹膜后扩张器进一步扩大腹膜后腔隙（图 4-0-16）。操作要点是手指要紧贴腹壁肌肉剥离，将腹膜后脂肪与肾周筋膜整体推开。腹膜后腔隙扩张结束后，可在手指引导下置入其他套管，也可在直视下置管。如果不慎将腹膜撕开，破口较大时，可在腹腔镜下用钛钉夹闭修补，而破口较小又无法寻及时，可利用气腹直接在朝腹腔置入 5mm 套管放气。

三、下尿路手术的经腹腔入路

1. 体位 膀胱癌根治术和前列腺癌根治术是最常见的泌尿外科下尿路手术，多采用标准的 Trendelenburg 体位，即头低脚高，双手内收，两腿略分开（图 4-0-17）。对于经腹腔入路，需要利用重力使肠管离开术野，倒向头侧，倾斜角度较大，一般需要大于 20°。为了标准化操作，可采用数字化测角仪（图 4-0-18）。摆放体位时，患者的稳妥固定十分重要。

2. 套管的布局 对于传统腹腔镜手术，下尿路手术的套管布局相对固定，即以盆底为中心的扇形布局（图 4-0-19）。布置套管的原则为套管之间距离不小于 6cm，最外侧的套管距离髂前上棘不小于 2cm。多数人习惯主刀和一助分侧操作，符合人机工程学原理，减少疲劳感。少数人使用观察镜两侧的套管操作，符合手术视野习惯，但手术时间延长后容易腰部疲劳。

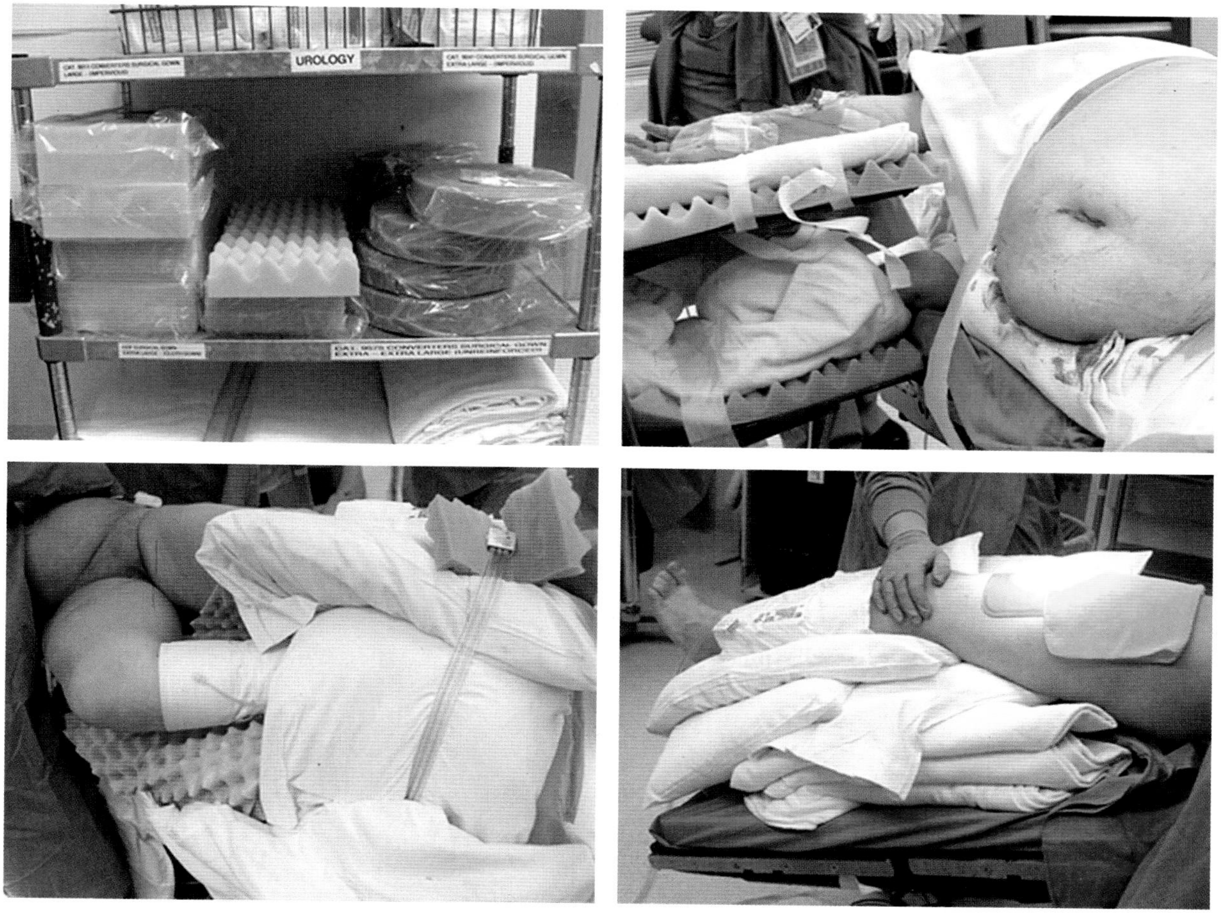

图 4-0-12　对患者躯干的保护措施

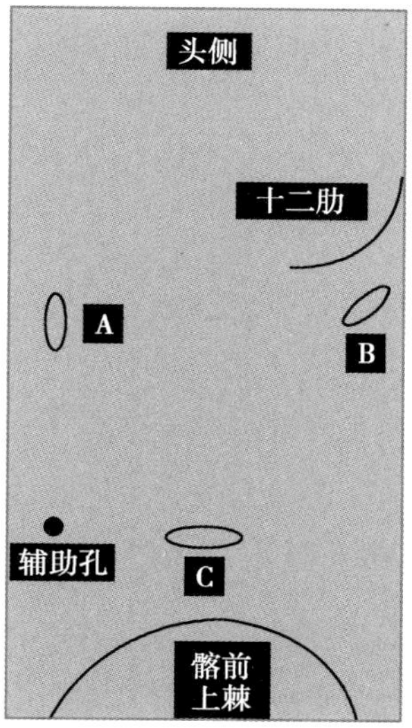

图 4-0-13　上尿路手术腹膜外入路套管布局

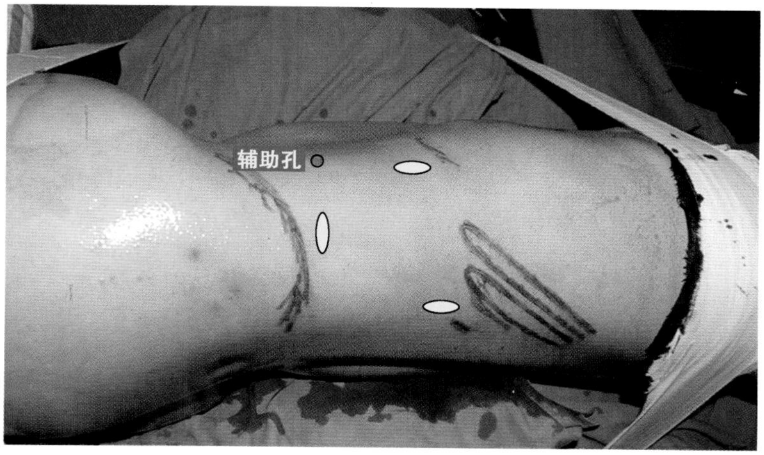

图 4-0-14　上尿路手术腹膜外入路体位和套管布局

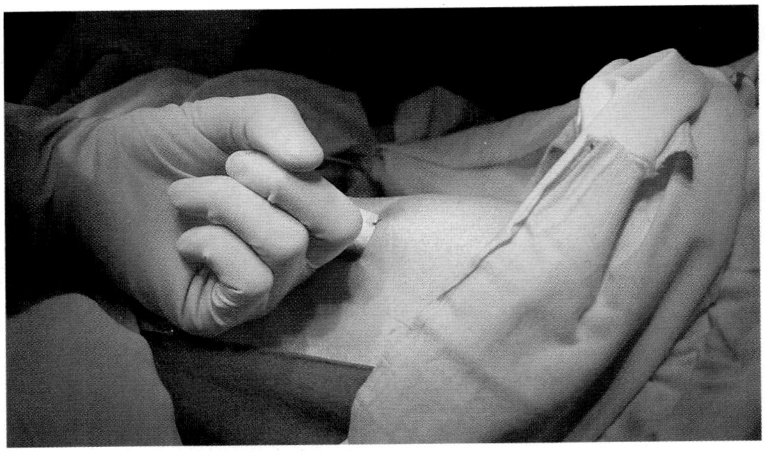

图 4-0-15　手指扩开腹膜后间隙

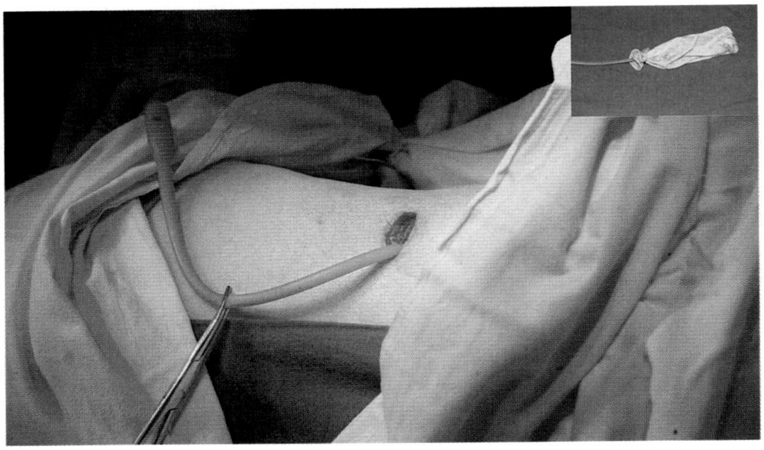

图 4-0-16　用自制气囊进一步扩大腹膜后间隙

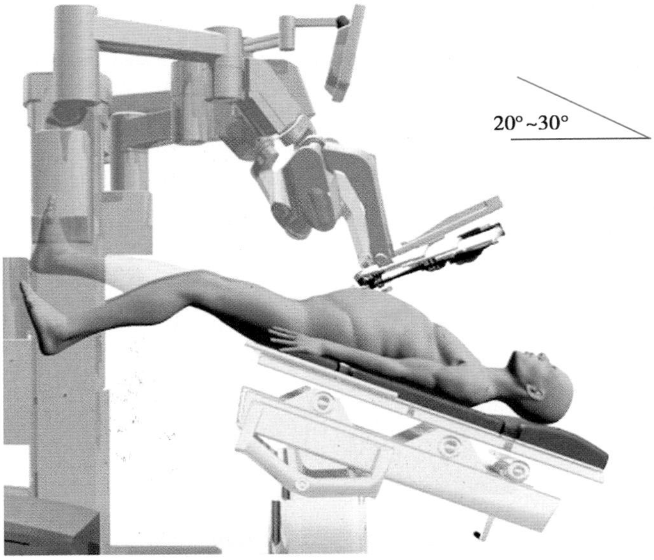

图 4-0-17　下尿路手术的 Trendelenburg 体位

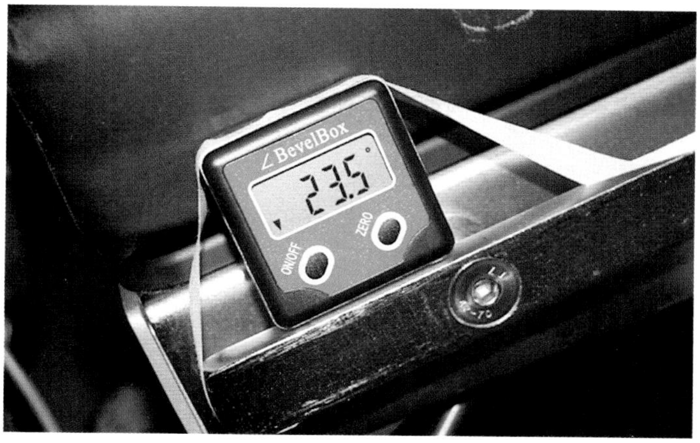

图 4-0-18　数字化测角仪

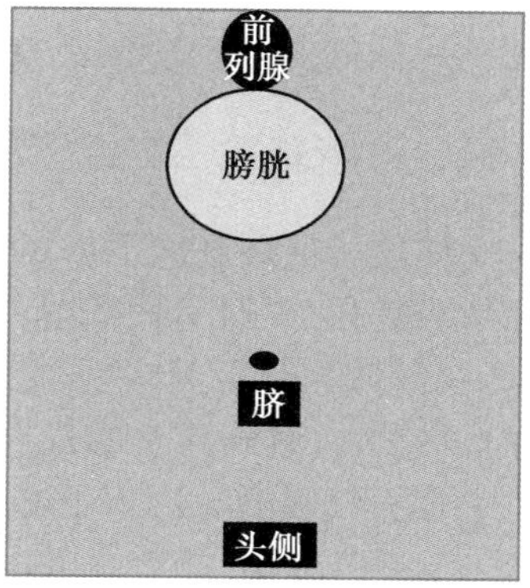

图 4-0-19　以盆底为中心的下尿路手术解剖标识

对于机器人辅助的腹腔镜手术，套管的布局变化较多，根据所用机器臂的数量和术者的习惯而定。基本原则是机器臂套管之间距离不小于 8cm，机器臂与辅助孔之间距离不小于 6cm，最外侧的辅助孔与髂前上棘之间距离不小于 2cm。无论采用何种方法，术前做好标记，可大大减少安装机器的时间（图 4-0-20、图 4-0-21）。

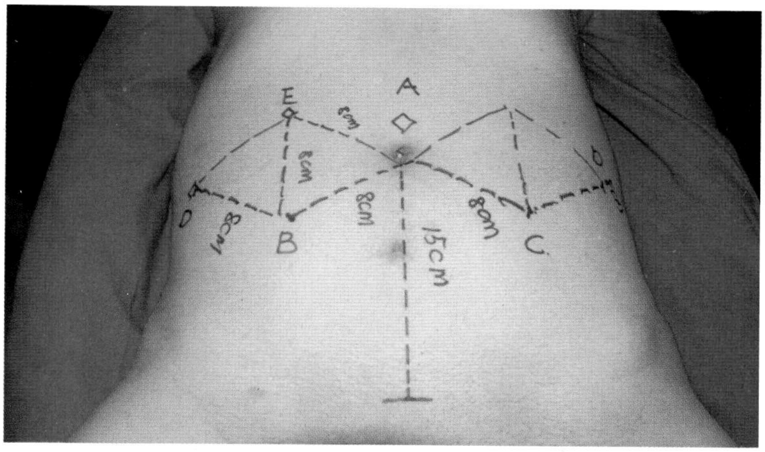

图 4-0-20　以盆底为中心的下尿路手术的“扇形”布局

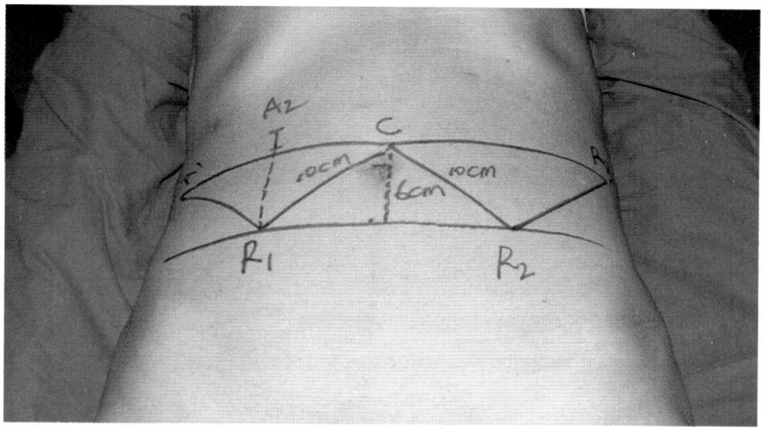

图 4-0-21　以盆底为中心的下尿路手术的“曲线形”布局

3. 建立气腹的方法　建立气腹方法与上尿路经腹腔入路一致，关键在于确定气腹针的位置。正确的操作流程是：气腹针建立气腹，置入观察镜，摆好 Trendelenburg 体位，直视下置入其他套管。既往有阑尾炎手术史时，应先置入左侧套管，然后用带电剪刀分离右侧腹壁粘连。

四、下尿路手术的经腹膜外入路

1. 体位　前列腺癌根治术常用该入路，也采用 Trendelenburg 体位，由于气腹可将肠管推开，故头低倾斜角度 10°～15°即可（图 4-0-22）。

2. 套管的布局　与经腹腔入路基本相同，沿着脐与髂前上棘连线，形成倒 V 布局（图 4-0-23）。

3. 建立气腹的方法　了解下腹壁的解剖层次是建立腹膜外入路的基础，正确的路径是切开脐下皮肤和皮下脂肪层，甲状腺拉钩显露腹直肌前鞘。然后打开腹直肌前鞘后纵形撑开腹直肌，并显露后鞘。最后，用手指贴着后鞘朝盆底方向扩张，在弓状线位置突破腹横筋膜进入腹膜外间隙（图 4-0-24）。手指适度扩张后，改用自制气囊或商品化的肾形可视扩张器进行大范围扩张（图 4-0-25）。

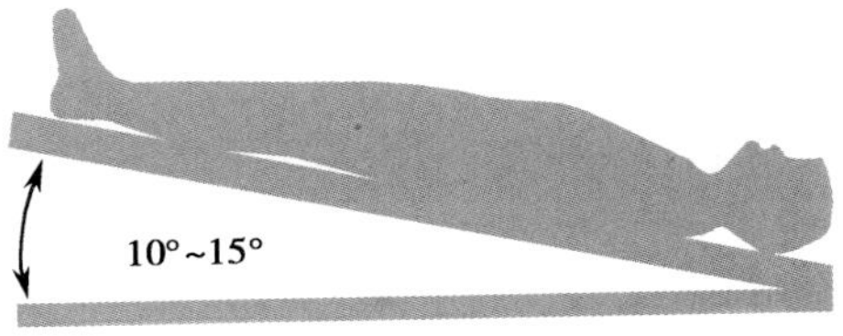

图 4-0-22　倾斜角度 10°～15°

需要牢记的是：脐水平以上的腹膜不易推开，不要企图用手指扩张至脐上，否则极易撕破腹膜。自制气囊扩张时，最外侧的腹膜常不能完全推开，可先置入脐旁两侧的套管，用器械贴腹壁肌肉分离腹膜后，再直视下置入最外侧的套管。

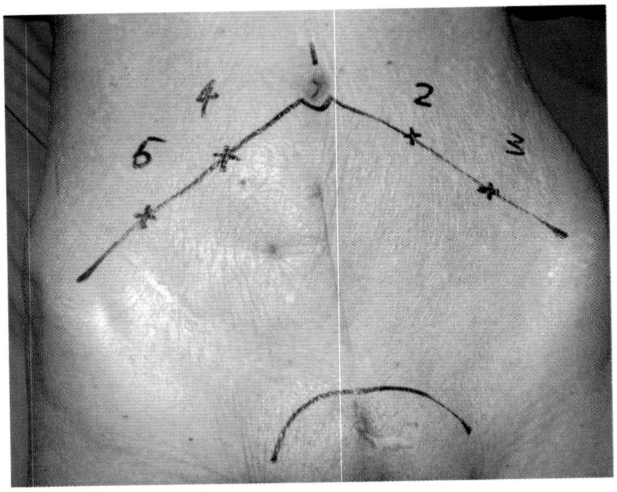

图 4-0-23　V 布局

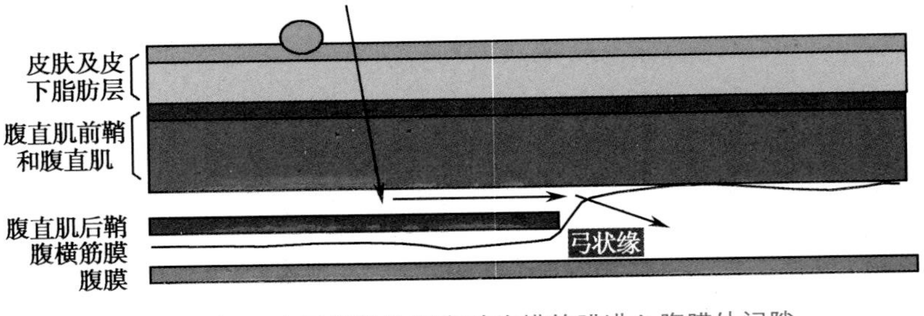

图 4-0-24　在弓状线位置突破腹横筋膜进入腹膜外间隙

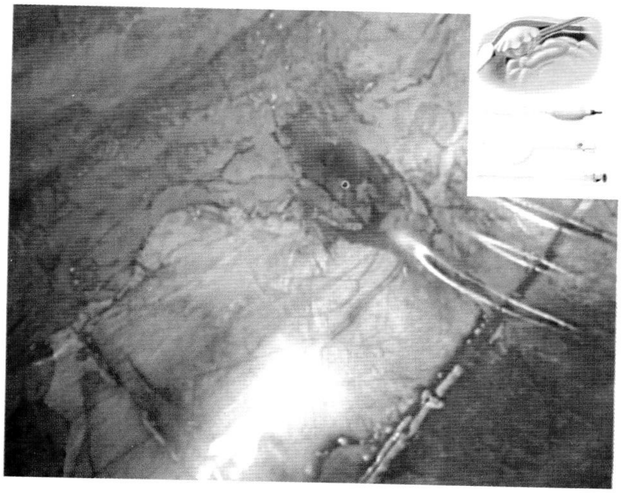

图 4-0-25　肾形可视扩张器扩大腹膜外间隙

一旦腹膜在扩张时被撕破，腹腔内的气腹将压缩腹膜外的操作空间，手术难度明显加大。可经腹腔置入额外的套管排气减压，如效果不佳，应果断地改为经腹腔入路。

（孙颖浩　王林辉）

参考文献

1. Cadeddu JA, Chan DY, Hedican SP, et al. Retroperitoneal access for transperitoneal laparoscopy in patients at high risk for intra-abdominal scarring[J]. J Endourol, 1999, 13:567-570.
2. Nambirajan T, Jeschke S, Al-Zahrani H, et al: Prospective, randomized controlled study: Transperitoneal laparoscopic versus retroperitoneoscopic radical nephrectomy[J]. Urology, 2004, 64:919-924.
3. Capelouto CC, Kavoussi LR. Complications of laparoscopic surgery[J]. Urology, 1993, 42:2-12.
4. Rassweiler JJ, Frede T, Henkel TO, et al. Nephrectomy: A comparative study between the transperitoneal and retroperitoneal laparoscopic versus the open approach[J]. Eur Urol, 1998, 33:489-496.
5. Abbou CC, Cicco A, Gasman D, et al. Retroperitoneal laparoscopic versus open radical nephrectomy[J]. Urology 1999; 161:1776.
6. Gill IS, Schweizer D, Hobart MG, et al: Retroperitoneal laparoscopic radical nephrectomy: The Cleveland Clinic experience [J]. J Urol 2000; 163:1665-1670.
7. Abbou CC, Salomon L, Hoznek A, et al: Laparoscopic radical prostatectomy: Preliminary results[J]. Urology 2000; 55: 630-633.
8. Bollens R, Vanden Bossche M, Roumeguere T, et al. Extraperitoneal laparoscopic radical prostatectomy: Results after 50 cases [J]. Eur Urol 2001; 40:65-69.
9. Eden CG, King D, Kooiman GG, et al. Transperitoneal or extraperitoneal laparoscopic radical prostatectomy: Does the approach matter? [J]. J Urol 2004; 172(6 pt 1):2218-2223.
10. Wolfram M, Brautigam R, Engl T, et al. Robotic-assisted laparoscopic radical prostatectomy: The Frankfurt technique[J]. World J Urol 2003; 21:128-132.

第一节　腹腔镜下肾上腺嗜铬细胞瘤切除术

腹腔镜手术已经成为治疗肾上腺肿瘤的金标准，但由于肾上腺嗜铬细胞瘤分泌大量的儿茶酚胺，麻醉和术中操作易导致患者血压、心率发生剧烈波动，此外，嗜铬细胞瘤一般瘤体较大、血运丰富，也增加了手术的难度和风险。因此,腹腔镜下嗜铬细胞瘤切除术是否安全可行曾一度在国内外学者之间存在争议。但随着腹腔镜手术经验的积累,近年来已有大样本的研究表明腹腔镜手术完全适合具有适应证的肾上腺嗜铬细胞瘤的手术治疗,而且损伤小、恢复快,已经成为国内各大医疗中心治疗肾上腺嗜铬细胞瘤的标准术式,包括经腹膜后途径和经腹腔途径。

一、后腹腔镜肾上腺嗜铬细胞瘤切除术

(一) 手术适应证

境界清楚、无恶性生长倾向、周围无明显粘连,直径小于 6~7cm 的嗜铬细胞瘤。

(二) 术前准备

1. 控制高血压

(1) α-受体阻滞剂:最常用的是长效非选择性 α-受体阻滞剂酚苄明,初始剂量 5~10mg,2 次/天,根据血压调整剂量,每 2~3 日递增 10~20mg;血压正常或略低、体位性低血压或鼻塞出现等提示药物剂量恰当。也可选用 α_1-受体阻滞剂如哌唑嗪(0.5~1mg,3 次/天)、特拉唑嗪(2~5mg/d)、多沙唑嗪(2~16mg/d)等。亚宁定(乌拉地尔)具有中枢和外周双重作用,每日 30~90mg,分次口服。

服药期间进正常或含盐较多的饮食,以减少体位性低血压的发生,并有助扩充血容量。

(2) 钙离子拮抗剂:钙离子拮抗剂能够阻断去甲肾上腺素介导的钙离子内流入血管平滑肌细胞,达到控制血压和心律失常的目的,它还能防止儿茶酚胺相关的冠状动脉痉挛,有利于改善心功能。其疗效几乎与 α-受体阻滞剂相当,但不会引起体位性低血压。

2. 控制心律失常　对于儿茶酚胺或 α-受体阻滞剂介导的心动过速(>100~120 次/分)或室上性心律失常等需加用 β-受体阻滞剂,使心率控制在<90 次/分。但 β-受体阻滞剂必须在 α-受体阻滞剂使用 2~3 日后应用,因单用 β-受体阻滞可阻断肾上腺素兴奋 β_2 受体扩张血管的作用而可能诱发高血压危象、心肌梗死、肺水肿等致命的并发症。推荐应用选择性的 β_1 受体阻滞剂如阿替洛尔、美托洛尔等。

3. 术前药物准备的时间和标准　药物准备至少 10~14 天,发作频繁者需 4~6 周。以下几点提示术前药物准备充分:

(1) 血压稳定在 120/80mmHg,心率<80 次/分。

(2) 无阵发性血压升高、心悸、多汗等现象。

(3) 体重呈增加趋势,红细胞压积<45%。

(4) 轻度鼻塞,四肢末端发凉感消失或有温暖感,甲床红润等表明微循环灌注良好。

4. 常规术前准备

(1) 术前一天交叉配血,手术当天早晨仍应服用 α-受体阻滞剂。

(2) 术前晚洗肠。

(3) 留置导尿,术中观察尿量。

(4) 手术前建立 3~4 条通畅的静脉通道,中心静脉置管监测中心静脉压(CVP),动脉穿刺置管监测血压,并准备好去甲肾上腺素、多巴胺、α-受体阻滞剂苄胺唑啉(酚妥拉明)、硝普钠等升、降压药物和抢救药物、器械。

(三) 手术步骤

1. 麻醉和体位　采用气管插管全身静脉复合麻醉,麻醉医师与手术医师的密切配合是保证手术安全的必要条件,在切除肿瘤以前,应控制血压的急剧上升,必要时用 α-受体阻滞剂苄胺唑啉(酚妥拉明)降压,当阻断肿瘤主要引流静脉时,要增加血容量,使用血管收缩药物,避免血压过度下降。

患者采取完全健侧卧位,腋下垫软枕、腰下垫圆枕,升高腰桥。

2. 手术过程

(1) 制备腹膜后操作空间并放置套管:腹膜后腔是位于腹膜后的一个潜在腔隙,手术时常需要人工制备。建立和扩张后腹腔的主要方法有两种。

1) Hasson 开放技术:于腋后线 12 肋下横行切开皮肤及皮下组织 1.5~2.0 厘米,用两把止血钳

交错撑开肌层，进入腹膜后间隙。伸入示指从背侧向腹侧推开后腹膜。扩大腹膜后腔隙可采用后腹膜腔扩张球囊或乳胶手套自制球囊等。可将水囊置入腹膜后腔，依患者体型注水 300 ~ 500ml 或注入空气 600 ~ 800ml，保持 5min。用吸引器吸尽水囊内盐水，取出水囊。手指引导下经腋中线髂嵴上缘约 2cm 处置入 10mm Trocar，将 10 ~ 12mm 的 Trocar 插入腋后线切口，用 7 号丝线缝合关闭切口，保持密闭，防止气体漏出。将腹腔镜从腋中线髂嵴上缘 Trocar 置入，打开气腹开关，注入 CO_2 气体，调节压力为 11 ~ 14mmHg。经腋后线 Trocar 置入吸引器，用吸引器头游离腹膜和侧腹壁交界处腹膜外脂肪，可在吸引器头指引下于腋前线肋缘下置入 10mm 或者 5mm Trocar，避免损伤腹膜及肠管。

2）Veress 气腹针技术：常选择在腋中线髂嵴上使用 Veress 气腹针直接穿刺入腹膜后间隙，连接气腹机充气扩张后腹腔，然后在穿刺点置入 10mm Trocar，用腹腔镜镜体做钝性分离扩张，在腹腔镜监视下再分别于腋后线 12 肋下放置 10 ~ 12mm 的 Trocar、腋前线肋缘下放置 10mm 或者 5mm Trocar。

（2）清理腹膜后脂肪，扩大腹膜后腔：腹膜后腔间隙被肾脏、肾上腺和脂肪组织充满，自制水囊扩张后的腹膜后腔空间还需进一步扩大。经腋后线和腋前线处 Trocar 放入分离钳和超声刀，自上而下整块清理腹膜外脂肪，并将其游离后向髂窝方向推移。清理腹膜外脂肪后，可辨认肾周筋膜、膈肌、腰大肌、腹膜返折线等解剖结构。

（3）纵向打开肾筋膜，分离范围上至膈下，下至髂窝上缘水平（图 4-1-1、图 4-1-2）。

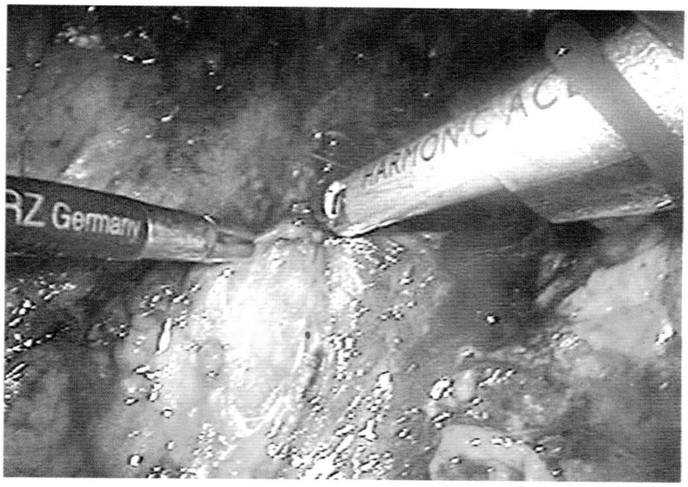

图 4-1-1　纵行切开肾周筋膜

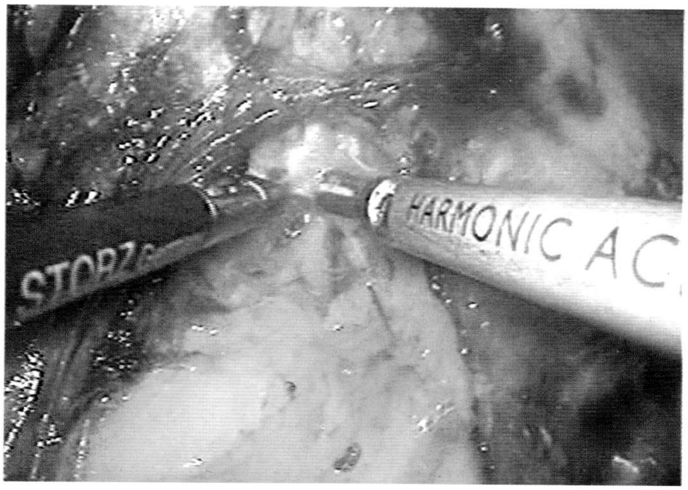

图 4-1-2　切开范围上至膈下

（4）寻找肾上腺及肿瘤：可在脂肪堆中找到肾上腺，应注意肾上腺组织所特有的金黄色。由于是从外侧角度视野，注意左侧肾上腺静脉在左肾上腺基底部的内下方，如果有困难，可先找到左肾静脉，再沿其汇合处，找到肾上腺静脉及肾上腺。右侧肾上腺静脉相对较短，且右侧肾上腺比右肾上极更靠近内侧，所以右侧腹膜后路径手术相对困难，术中注意将右肾向内侧及下方推开，并及早确定下腔静脉位置，沿下腔静脉向头侧方向，于右肾静脉上方易找到右肾上腺静脉。

现在更为主流的手术方式是解剖式切除，①选择位于肾脏内上方的肾周脂肪囊与前层肾周筋膜之间的相对无血管间隙作为第一个分离层面（图 4-1-3）。以钝性分离为主，遇到血管时则用超声刀离断。向内侧深面游离，直至显露肾上腺或肿瘤的腹侧面为止（图 4-1-4）。②选择肾脏外上方的肾周脂肪囊与后层肾周筋膜之间的相对无血管间隙作为第二个分离层面（图 4-1-5），向上分离直至与第一分离层面汇合，向内分离至肾上极内侧。③沿肾上极实质表面与肾上腺底部脂肪囊之间作为第三个分离层面（图 4-1-6）。

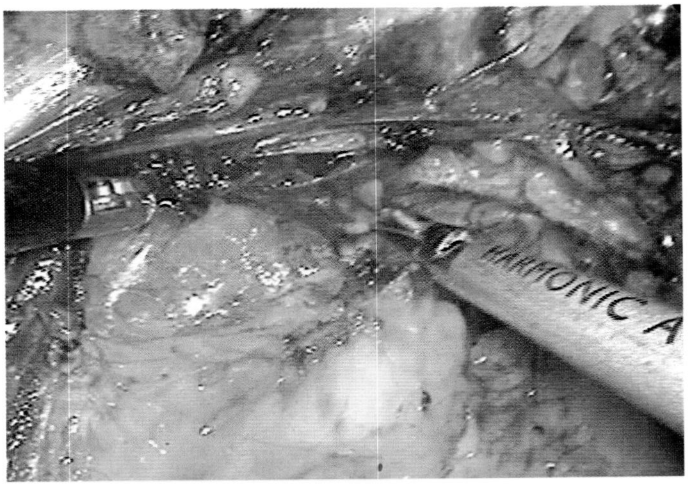

图 4-1-3 第一个无血管层面

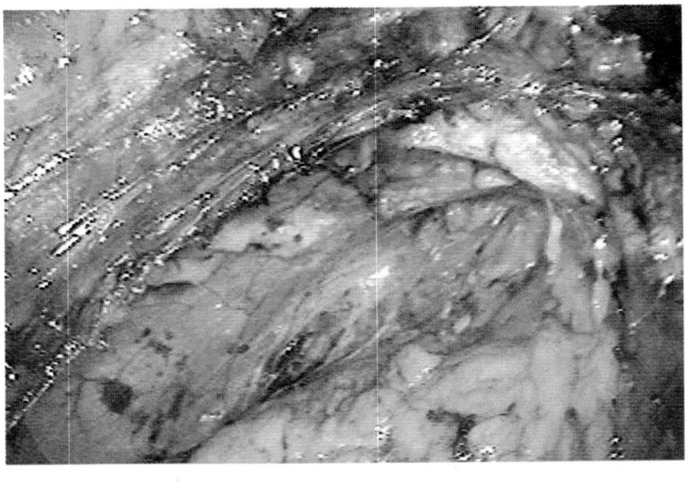

图 4-1-4 显露肾上腺腹侧面

（5）切除肾上腺及肿瘤：一侧肾上腺嗜铬细胞瘤应行患侧肾上腺全切；双侧肾上腺嗜铬细胞瘤较大的一侧行肾上腺全切，肿瘤较小的一侧应行单纯肿瘤切除，保留残存的肾上腺组织，但在手术中要注意保留肾上腺的血液供应。肾上腺腺体较脆，容易出血，术中应注意避免钳夹，可将其抬高，用电刀

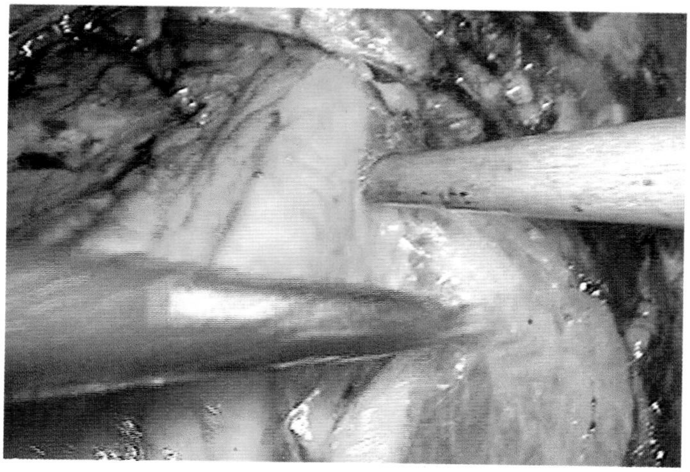

图 4-1-5　第二个分离层面

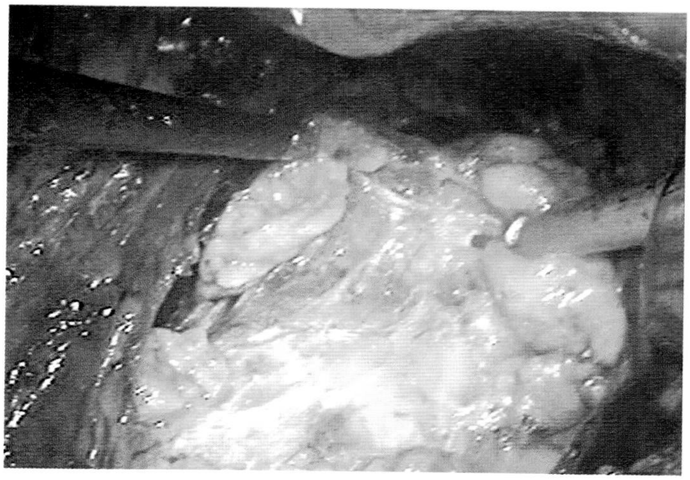

图 4-1-6　第三个分离层面

或超声刀沿其基底部逐一分离，大血管可再上 Hem-o-lok 夹。行腺体完全切除时，可先找到肾上腺中央静脉，上三个 Hem-o-lok 夹，近端两个，远端一个，然后剪断，提起中央静脉远端，向上游离整个肾上腺（图 4-1-7、图 4-1-8）。

（6）取出腺体：将切除的腺体置入标本袋里，从 10mm 的套管切口中取出，如肿瘤较大，可适当扩大切口。检查创面，无活动出血，放胶管引流，退镜，关闭切口。

（四）术后处理

心电监护 24～48 小时，持续的心电图、动脉压、中心静脉压等监测，及时发现并处理可能的心血管和代谢相关并发症。术后高血压、低血压、低血糖较常见，应常规适量扩容和 5% 葡萄糖液补充，维持正平衡。

（五）术中注意事项

肾上腺嗜铬细胞瘤一般血管丰富，钳夹易出血，术中尽量避免直接钳夹肿瘤组织，分离时可抓起肾上腺及肿瘤周围脂肪，动作要轻巧。遵循解剖式切除手术方式在游离肾上腺时主要是在肾上腺周围脂肪表面进行操作，对肿瘤的直接钳夹刺激相对较少，因此可最大程度避免游离肿瘤时瘤体受压，儿茶酚胺类血管活性物质进入血液循环导致术中血压巨大波动。

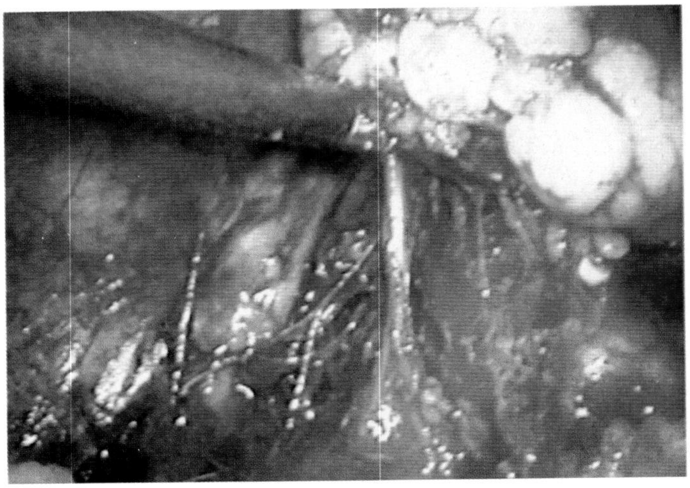

图 4-1-7　暴露左侧肾上腺中心静脉

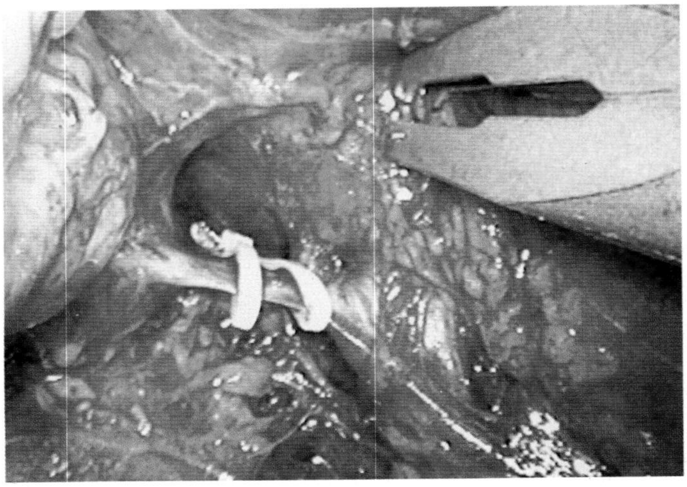

图 4-1-8　暴露并夹闭右肾上腺中心静脉

（六）手术并发症及处理

1. 入径相关并发症

（1）腹壁血肿：较少见，选择好正确的套管入路，在手术结束时留意一下切口的情况有助于避免血肿的出现。

（2）皮下气肿：偶发，主要因操作时套管滑脱到皮下未注意；或者手术结束时未将气体完全排出就缝合切口所致。轻微气肿 1 ~ 2d 后可吸收，严重皮下气肿可发展为纵隔气肿，影响心肺及循环情况，危及生命，应及早作穿刺引流。

（3）皮下神经损伤：由于创伤小，较少发生且较轻微，无需特殊处理。

（4）内脏穿伤：如第一个套管采用盲穿法，有可能损伤肾脏、肠管或输尿管。

2. 术中并发症

（1）出血：最常见并发症之一，多因损伤肾上腺中央静脉、下腔静脉或其分支等原因造成，出血后视野一片模糊，往往令经验不足的医生手忙脚乱，此时切忌在出血处盲目钳夹，否则可能造成进一步的创伤和出血。应一边用吸引器将出血吸净，一边在暴露清楚的情况下用组织钳将出血点夹紧，然后电灼止血或上 Hem-o-lok 夹。多数出血都能制止或自动凝固，除非伤及大血管，一般出血量不多，无需输血。

（2）腹膜破裂：是经腹膜后入路的一种特有的并发症，主要与术中解剖标志辨认不清有关。

（3）心肺及循环功能影响：CO_2充气后患者心率明显加快，Pa CO_2明显升高，后腹腔入路的患者升高较快，同时 pH 值下降。因此必须合理掌握手术适应证，熟练操作，缩短手术时间，同时加强生命体征和血气监测，术后可适量给予碱剂。

（4）高血压危象：多于术中挤压、触动肿瘤引起；少数情况下，搬动患者、气管插管等刺激也可诱发。此时应暂停手术，并从静脉输注 α-受体阻滞剂苄胺唑啉（酚妥拉明）或硝普钠等降压药物，待血压略平稳后再开始手术。

（5）严重低血压：常在肿瘤切除后发生，有时合并心律失常，甚至发生心搏停止。应立即静注去甲肾上腺素、多巴胺等药物，加快输液速度，有时需使用利多卡因、普萘洛尔等药物调整心律。

3. 术后并发症

（1）伤口感染：时有发生，常见原因是异物残留，包括术野内的小缝线头、小纱布碎片等。另一发生感染的原因是引流不畅，如引流管经腋后线的套管口引出，患者平卧时有可能屈曲或压迫引流管，造成引流不畅而致伤口积液感染。

（2）持续性伤口疼痛：主要与皮下神经损伤有关，但比开放性手术轻微。

（3）其他：包括有肠梗阻、迟发性血肿、未察觉的肠道损伤等，均较少见。

二、经腹腹腔镜肾上腺嗜铬细胞瘤切除术

（一）手术适应证

同后腹腔镜肾上腺嗜铬细胞瘤切除术。

（二）术前准备

同后腹腔镜肾上腺嗜铬细胞瘤切除术。

（三）手术步骤

1. 麻醉和体位　麻醉及准备同后腹腔镜肾上腺嗜铬细胞瘤切除术。

患者采取健侧卧位，肩部后仰 30°，腰桥可以不抬高，腋窝垫软垫防止腋神经损伤，术者和二助站在患者腹侧，一助站在患者背侧，腹腔镜影像系统放在患者头侧。

2. Trocar 的放置　左侧一般放置 3 个 Trocar（必要时添加另 1 个，牵引脾脏或肾脏）；右侧放置 4 个 Trocar（其中 1 个用于牵引肝脏）。选择平脐腹直肌外缘气腹针或 Hasson 方法置入第一个 Trocar，置 30°腹腔镜，以连接此孔与肾上腺点的连线为高做等腰三角形（夹角略小于 90°），腰长 10～15cm，于另外两点处分别穿刺建立操作孔道，在主操作孔外侧建立辅助孔。

3. 气腹的安全建立

（1）建立气腹的闭式方法：在大多数肾和肾上腺手术，使用经侧腹壁腹腔入路时，根据病变部位，通常使用平脐或脐以上水平、两侧腹直肌旁插入气腹针（Veress 针）。把气腹针插入腹腔，并通过该针向腹腔内注入二氧化碳气体而成功建立气腹。

（2）建立气腹的开放技术（Hasson 方法）：即在拟穿刺部位做 1 个 1.5～2cm 小切口，切开腹壁各层组织，切开腹膜，然后伸入 1 个手指入腹，证实肠管或网膜与腹前壁无粘连后，将 1 个 10mm 或 12mm Trocar 鞘放入腹腔内，缝合两边并固定套管，并确定使 Trocar 周围不漏气。获得入腹径路后，注入二氧化碳气体，直视下再置入其他 Trocar。

4. 手术过程

（1）左侧手术

1）超声刀离断脾结肠韧带，抓钳略抬起脾脏后，切开脾后的后腹膜，注意避免损伤脾血管和胰尾（图 4-1-9）。

2）找到左肾上腺中央静脉，游离后用 2 个 Hem-o-lok 夹夹闭，中间切断。（图 4-1-10、图 4-1-11）

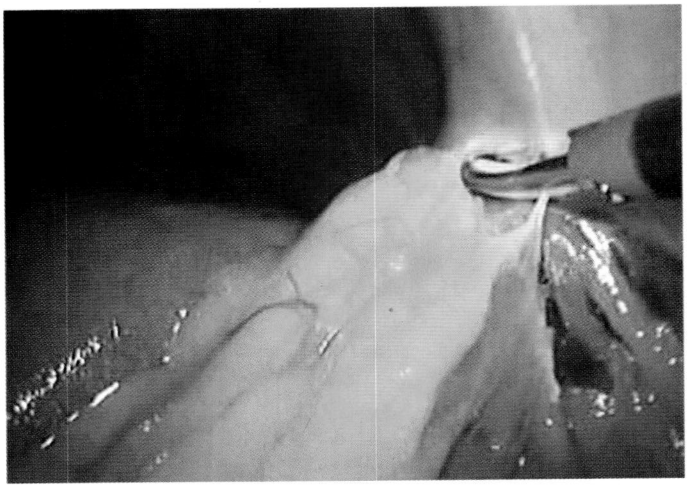

图 4-1-9　离断脾结肠韧带

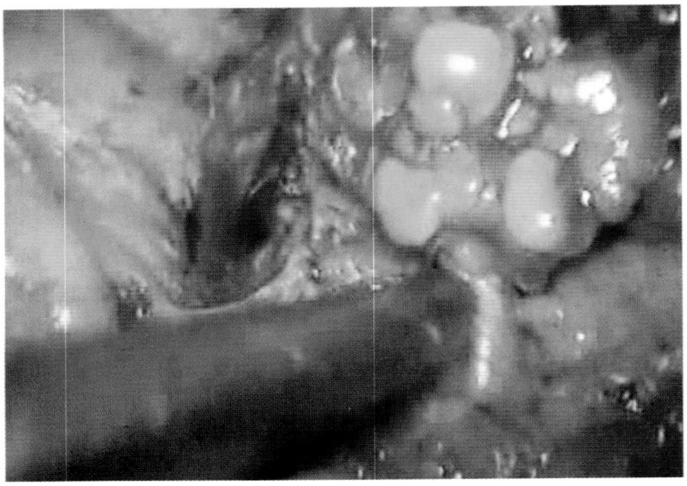

图 4-1-10　游离显露中央静脉

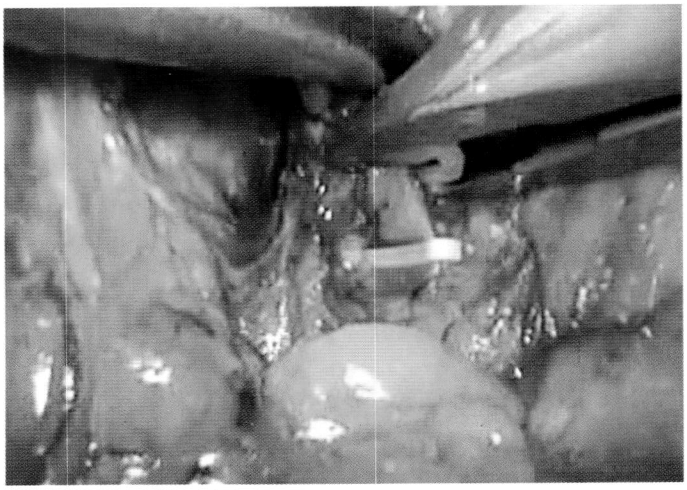

图 4-1-11　夹闭中央静脉

3）自肿瘤及肾上腺边缘游离肿瘤及肾上腺，边游离，边用超声刀离断肾上腺上、中、下动脉，一般来说，嗜铬细胞瘤瘤体血管均较丰富，结扎肾上腺动脉最好也应用 Hem-o-lok 夹夹闭。检查肾上腺腺窝，彻底止血（图 4-1-12）。

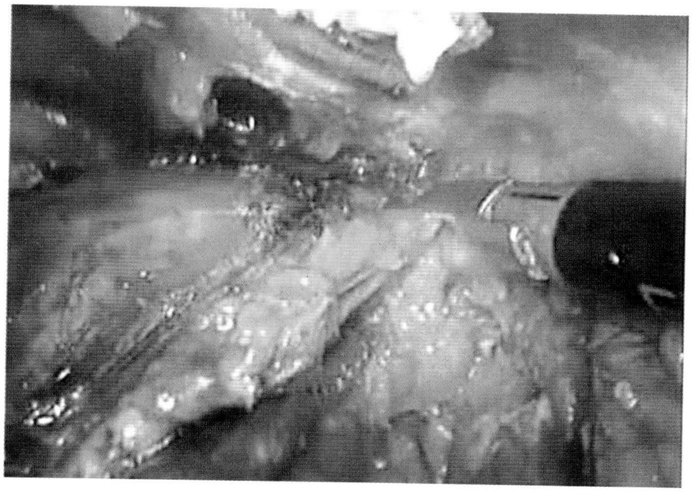

图 4-1-12　游离肾上腺

4）根据肿瘤情况扩大主操作孔至合适大小，用标本袋将标本从扩大的切口取出，放置引流管。

（2）右侧手术

1）抓钳略抬起肝脏后，切开肝结肠韧带。

2）显露下腔静脉，沿下腔静脉外缘向上分离找到肾上腺中央静脉，2 个 Hem-o-lok 夹夹闭，中间切断（图 4-1-13）。

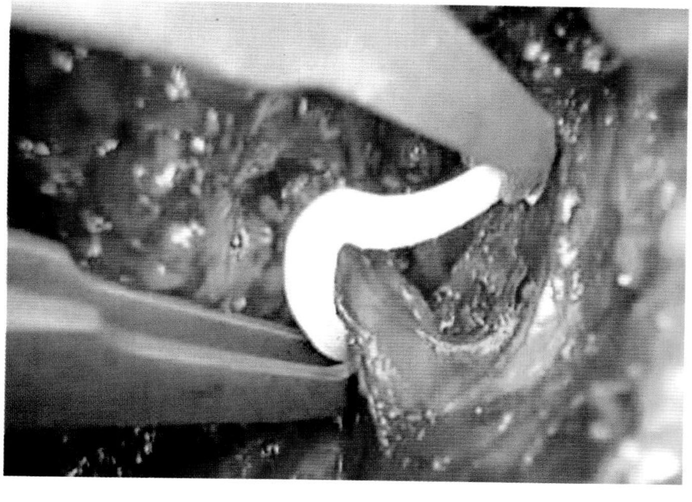

图 4-1-13　游离、夹闭中央静脉

3）自肿瘤及肾上腺边缘游离肿瘤及肾上腺，边游离边夹闭并用超声刀离断肾上腺上、中、下动脉，一般来说，嗜铬细胞瘤瘤体血管均较丰富，结扎肾上腺动脉最好也应用 Hem-o-lok 夹夹闭。检查肾上腺腺窝，彻底止血。（图 4-1-14）

4）根据肿瘤情况扩大主操作孔至合适大小，用标本袋将标本从扩大的切口取出，放置引流管。

（四）术后处理

同后腹腔镜肾上腺嗜铬细胞瘤切除术。

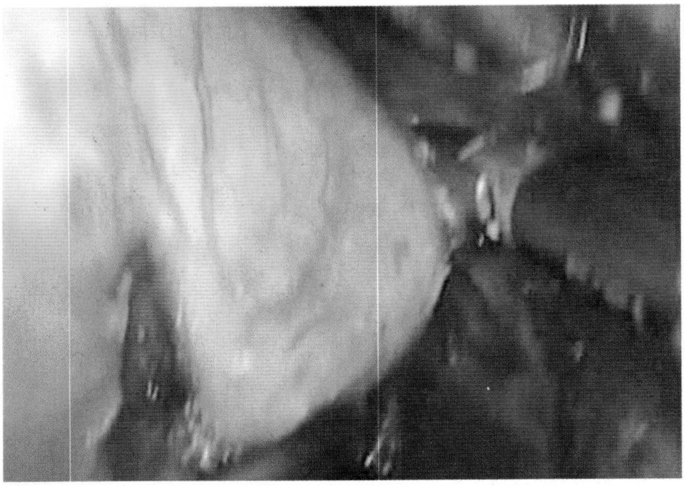

图 4-1-14 游离肾上腺及肿瘤

（五） 术中注意事项

同后腹腔镜肾上腺嗜铬细胞瘤切除术。

（六） 并发症及处理

同后腹腔镜肾上腺嗜铬细胞瘤切除术。

（孔垂泽 刘贤奎）

参考文献

1. 张旭. 泌尿外科腹腔镜手术学[M]. 3 版. 北京：人民卫生出版社，2011.
2. 高新，周祥福. 微创泌尿外科手术与图谱[M]. 广州：广东科技出版社，2008.
3. 张大宏. 经腹腔入路泌尿外科腹腔镜手术操作技巧[M]. 北京：人民卫生出版社，2012.

第二节 腹腔镜肾上腺肿瘤（5cm 及以上）切除术

近年来随着腹腔镜器械的发展和泌尿外科医生手术经验的积累、技术的完善与提高，腹腔镜在泌尿外科的应用日益广泛。自 1992 年 Ganger 等人首次成功进行腹腔镜肾上腺切除术以来，腹腔镜在治疗肾上腺疾病中的应用越来越广泛，逐渐显示了其优越性，并成为肾上腺切除的金标准。尤其是后腹腔镜肾上腺切除术腔镜可以直接到达隐蔽的肾上腺部位，解剖层次清楚，术野清晰，在视野放大的优势下，可以更仔细的分离，减少术中并发症的发生，术中出血少，疗效确切。

对于较大肾上腺皮质肿瘤（5cm 及以上），一般认为其恶性可能较大，以往多进行开放手术治疗。另外巨大嗜铬细胞瘤分泌大量儿茶酚胺，术中可能血压波动较大，腹腔镜手术切除瘤体也存在一些争议。但随着技术水平的提高，直径大于 5cm 的肾上腺肿瘤不再是腹腔镜手术的禁忌证。Kercher 等认为大体积嗜铬细胞瘤的切除与术者水平密切相关，经验丰富、技术娴熟的外科医生完全能够安全有效的切除大体积肿瘤，Gill 等人也认为肾上腺巨大肿瘤可以通过腹腔镜手术切除，而非手术禁忌证。

一、手术适应证

直径大于 5cm 及以上的肾上腺良恶性肿瘤，包括：

1. 肾上腺髓质脂肪瘤。

2. 肾上腺皮质腺瘤。
3. 肾上腺嗜铬细胞瘤。
4. 肾上腺皮质腺癌。
5. 肾上腺转移瘤。
6. 节细胞神经瘤。

二、手术禁忌证

1. 全身出血性疾患。
2. 严重心肺疾病,全身情况难以耐受手术者。
3. 既往有手术史,估计粘连较重者。
4. 术前影像学检查发现肾上腺肿瘤明显浸润周围组织脏器或有远处转移者。

三、术前准备

1. 术前仔细的询问症状、病史,仔细专科查体。

2. 完善实验室及影像学检查,术前常规检查及血皮质醇、儿茶酚胺、肾素-血管紧张素-醛固酮检查等,影像学检查包括B超、CT、MRI等。

3. 对于无功能性的肾上腺肿瘤,其术前准备同一般的腹腔镜手术,包括术前检查、术前常规用药等。

4. 对于功能性肾上腺肿瘤,术前必须根据其病理生理特点给予相应的处理。原发性醛固酮增多症:如果患者并发低血钾,可通过口服氯化钾片剂以及螺内酯以控制高血压和纠正低血钾。

5. 嗜铬细胞瘤　术前降压和扩容是嗜铬细胞瘤手术成功的关键。这主要是因为机体在过度分泌的儿茶酚胺作用下,血管长期处于收缩状态,心血管系统等多器官存在着不同程度的功能受损。患者血压虽高,但血容量往往不足。术前根据情况应用以α受体阻滞剂为主的药物扩张血管,降低血压。术前药物准备时间推荐至少10~14天。对于持续血压升高者在有效控制血压的前提下,术前三天适当输注以胶体为主的液体进行扩容。

四、手术步骤

手术入路:可经腹腔入路或经腹膜后腔入路。

手术方法(以经腹膜后入路,取左右两侧各一肿瘤为例)(图4-2-1)。

1. 体位　全身麻醉后患者取健侧卧位,抬高腰部。

2. 套管放置　于腋后线肋缘下切开皮肤约2cm,用血管钳钝性分开腰背筋膜,手指深入分离腹膜

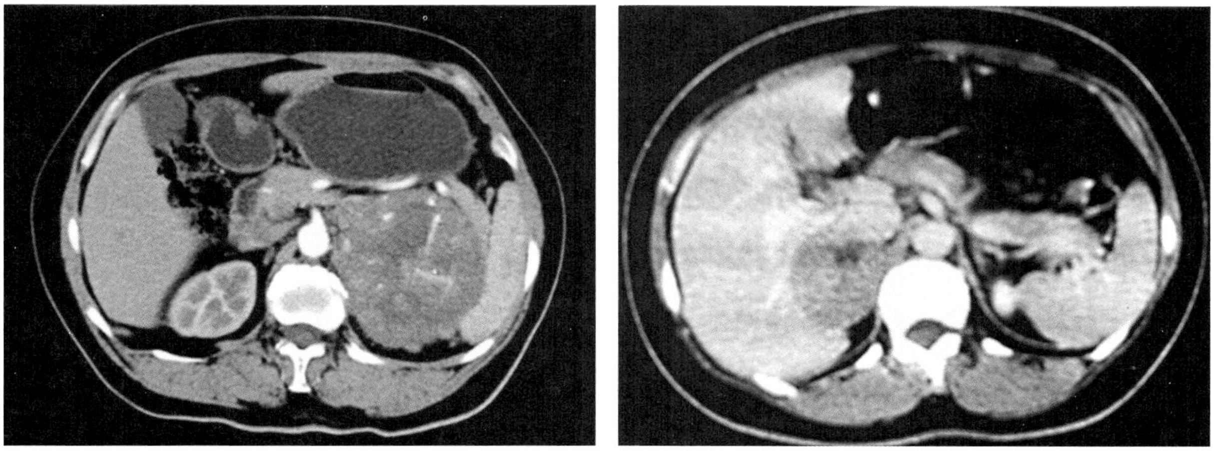

图4-2-1　左图为左侧肾上腺巨大肿瘤(10.3cm×9cm×8cm);右图为右侧肾上腺巨大肿瘤(5cm×6cm×4cm)

后间隙，经该切口放入扩张气囊，充气 700～1000ml，扩张腹膜后间隙，维持 3min，建立腹膜后腔。从该点处用示指伸入后腹腔，手指引导下分别在腋前线肋缘下置入 5mm 套管（A），在腋中线髂骨上 2 横指处置入 10mm 套管（B）。腋后线切口处置入 10mm 套管，缝合密闭切口（C）。由于腹膜后腔操作空间较小，为方便暴露，行 5cm 肿瘤切除时常需放置第 4 个套管，在 A 套管下方 5cm 处（D）。经 B 套管放入腹腔镜，其余三个套管放置相应的腔内操作器械，充入二氧化碳，压力为 15mmHg。

3. 手术步骤　经后腹腔镜肾上腺手术一般经如下八个步骤进行。

（1）清除肾脏上方及肾上腺区域的腹膜外脂肪，此步骤对体积小的肾上腺肿瘤切除可以省略，但对体积较大的肾上腺肿瘤手术是非常有必要的。这样可使手术视野更加清楚（图 4-2-2）。

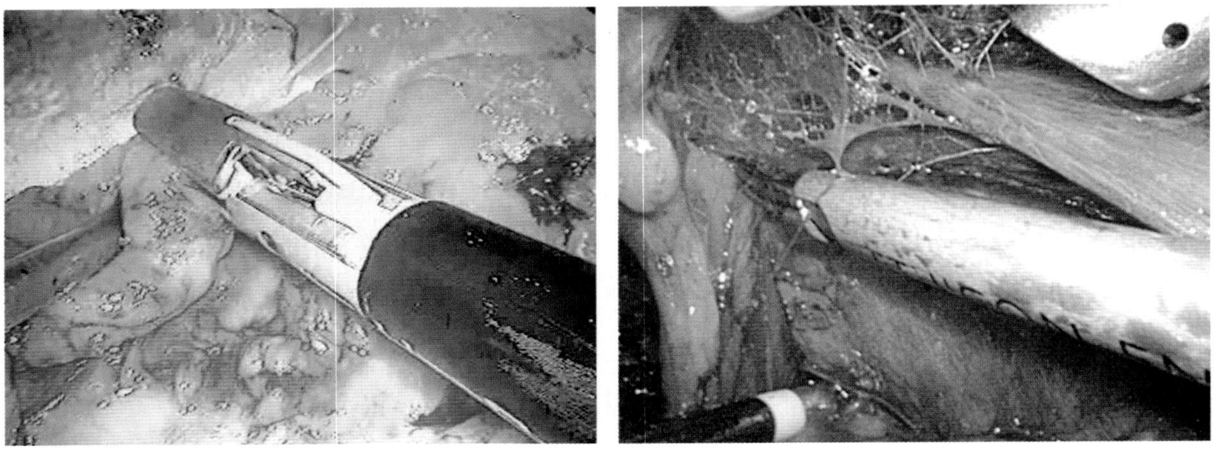

图 4-2-2　清除腹膜外脂肪。左图为左侧肿瘤；右图为右侧肿瘤（下同）

（2）打开 Gerota 筋膜，用超声刀或 Ligasure 纵行打开肾周筋膜上至膈肌角，下至肾脏下极，游离肾脏背侧（图 4-2-3）。

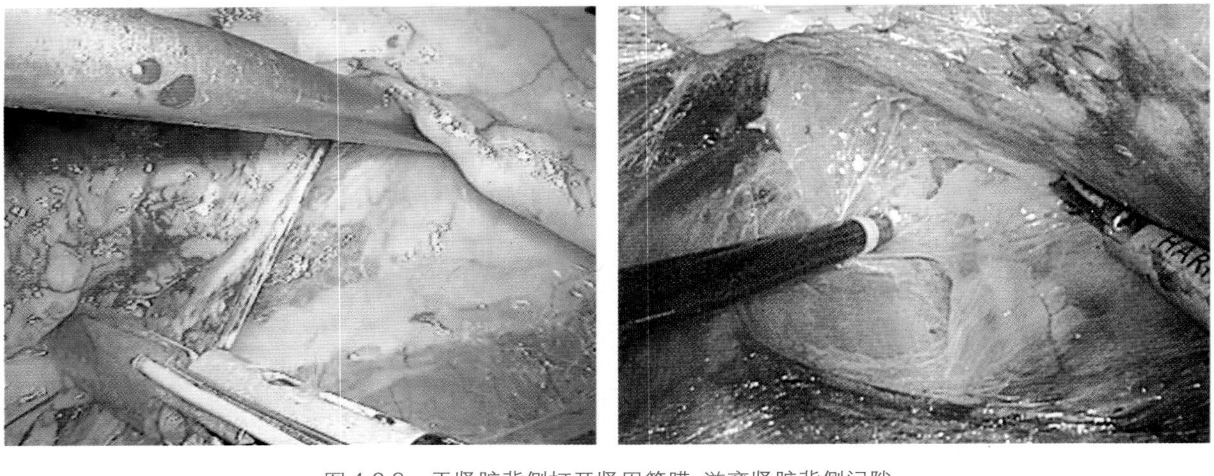

图 4-2-3　于肾脏背侧打开肾周筋膜，游离肾脏背侧间隙

（3）在 Gerota 筋膜内游离肾脏腹侧与腹膜之间的间隙，充分暴露肾脏上极，注意尽量不要打开腹膜，影响手术视野的暴露（图 4-2-4）。

（4）在肾脏与肾上腺之间分离，打开肾脏与肾上腺之间的连接，将肾脏向下推压，使其向内下方移位，获得足够的操作空间。处理进入肾上腺的血管。在分离过程中常常可以看到左侧肾上腺中央静脉，可用 Hem-o-lok 夹夹闭，切断。右侧肾上腺也常遇到进入肾上腺的动静脉，给予处理（图 4-2-5）。

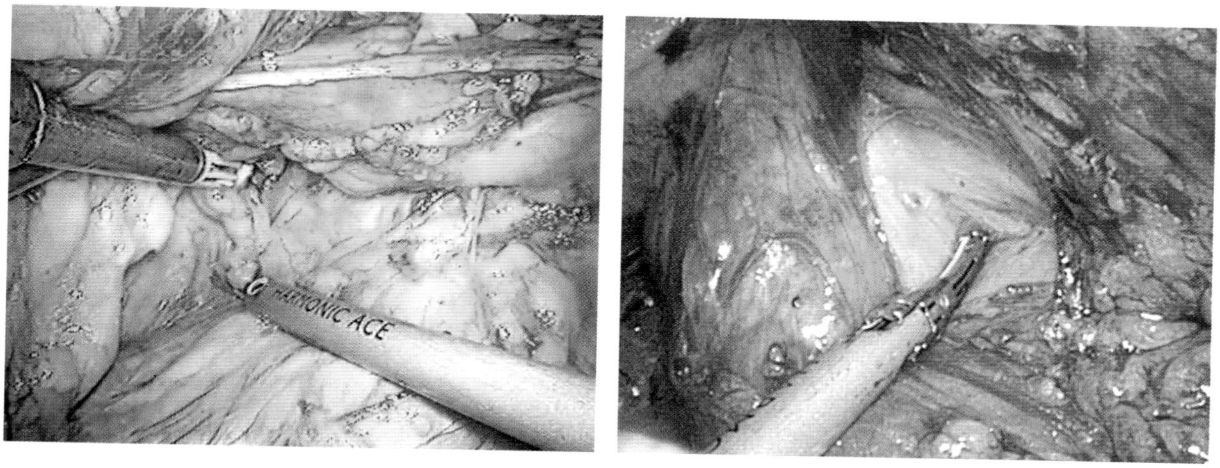

图 4-2-4　于肾周筋膜内游离肾脏腹侧间隙

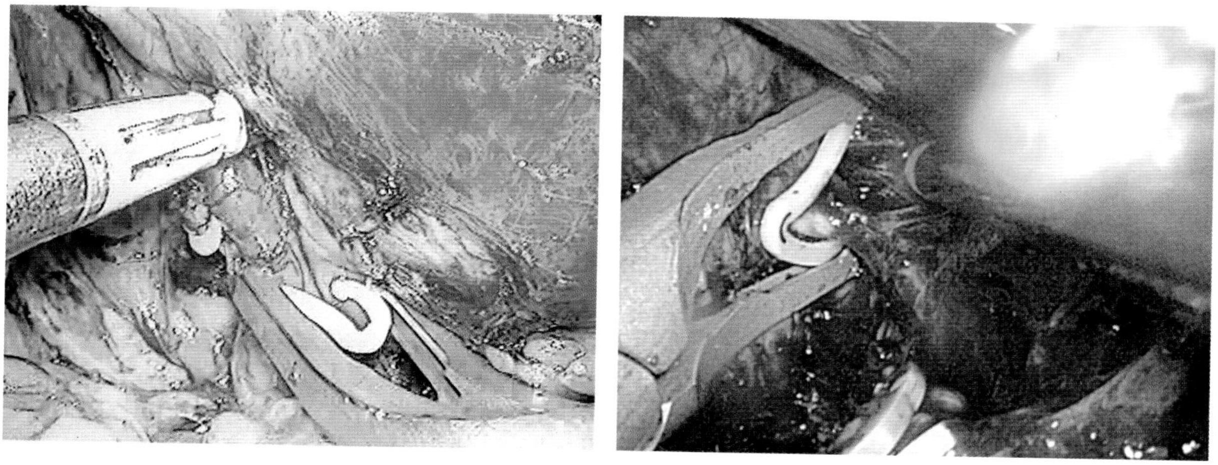

图 4-2-5　打开肾脏与肾上腺之间的连接，获得足够的操作空间

（5）游离肾上腺膈面，可用超声刀或 Ligasure 直接处理（图 4-2-6）。

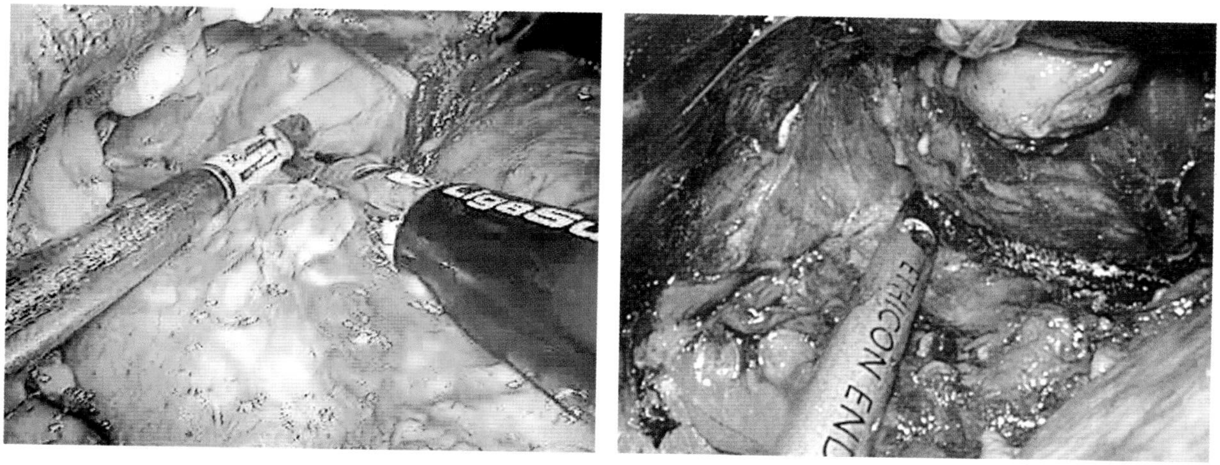

图 4-2-6　分离肿瘤膈面

（6）游离肾上腺肿瘤腹侧，此处为手术过程中较为复杂的部分，右侧毗邻下腔静脉，左侧毗邻胰腺，要注意避免损伤。若保留下方的正常肾上腺，常可用大号（16mm）Hem-o-lok 夹夹闭肾上腺组织，然后中间切断。右侧在分离过程中，可看到肾上腺中央静脉，给予处理（图 4-2-7）。

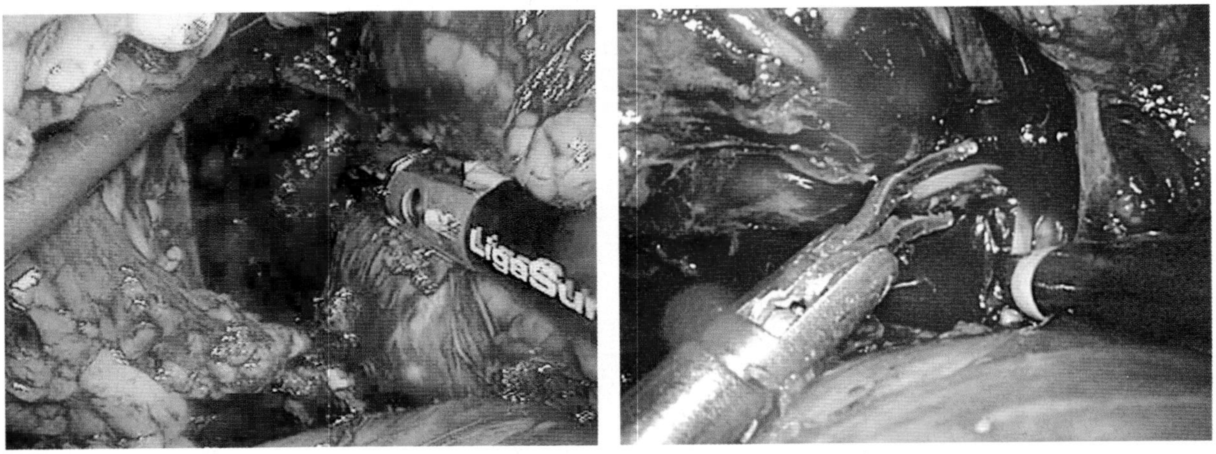

图 4-2-7　分离肿瘤腹侧

（7）处理肾上腺肿瘤上极，此步骤一般放在最后，因为这样可以使肿瘤悬挂在视野中，便于分离。若要保留肾上腺肿瘤上方的正常肾上腺组织，亦可用大号（16mm）Hem-o-lok 夹夹闭，然后中间切断（图 4-2-8）。

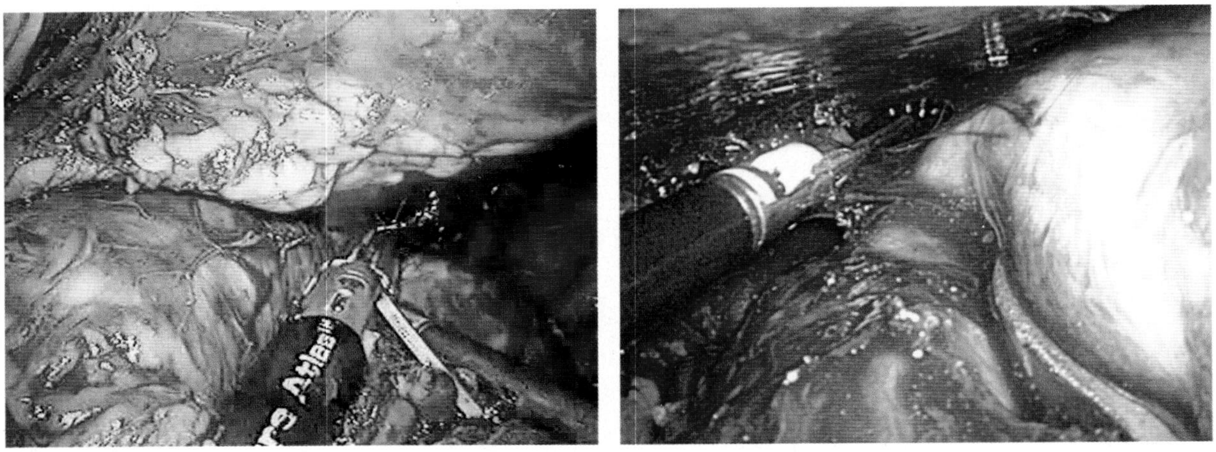

图 4-2-8　游离肿瘤上极

（8）充分游离肿瘤，处理尚未分离的粘连，完整切除肿瘤。完全切除肾上腺巨大肿瘤后，吸引器洗净出血部位。检查无明显出血后，放置止血纱布。将肾上腺肿瘤放入标本袋，由 D 套管处扩大切口取出，术毕放置引流管关闭切口（图 4-2-9）。

4. 手术切除的肾上腺肿瘤标本（图 4-2-10）

五、术后处理

1. 密切监测血压脉搏等生命体征，记录出入量。

2. 术后高血压、低血压、低血糖较常见，应常规适量扩容和 5% 葡萄糖补充，并根据情况调整血压。

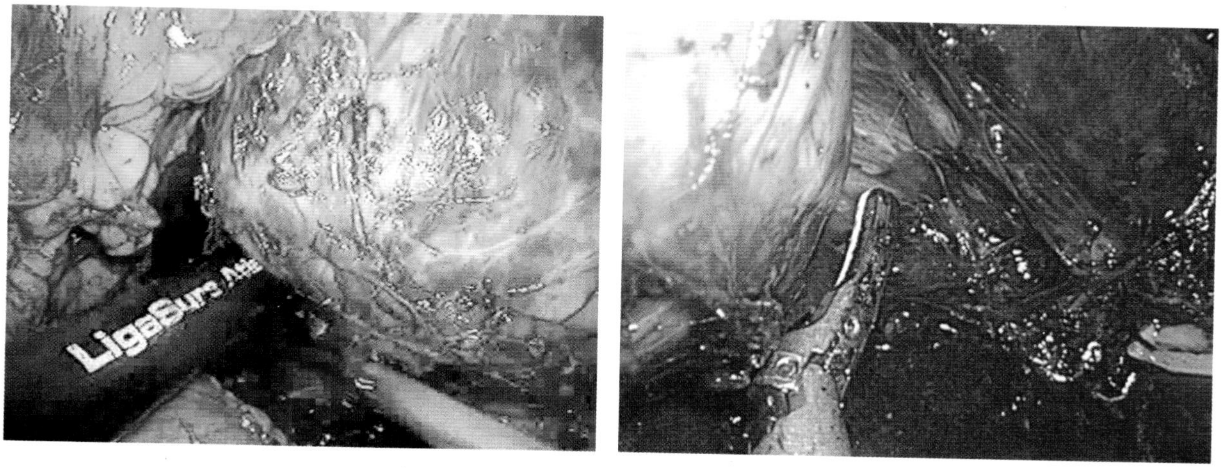

图 4-2-9　充分游离并切除肿瘤

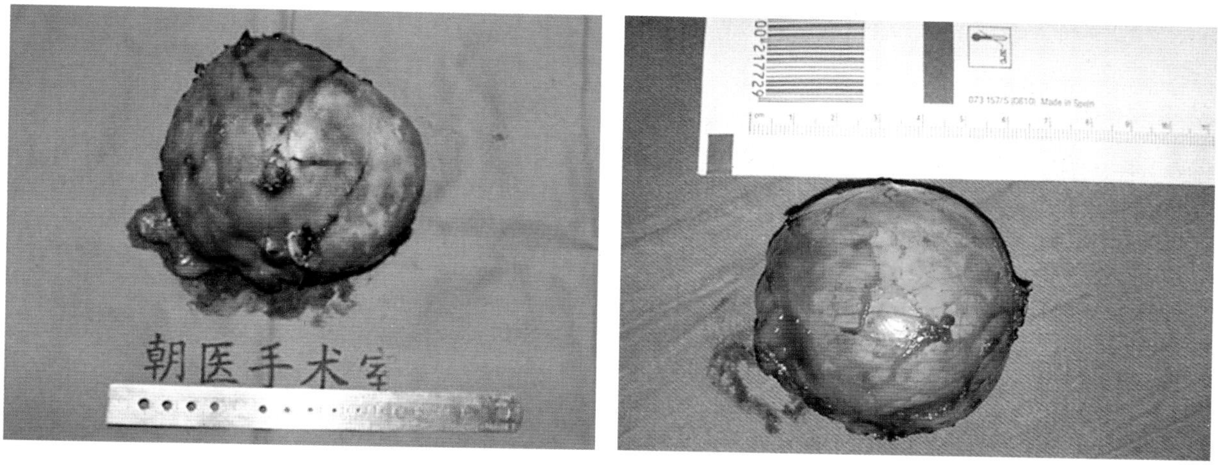

图 4-2-10　切除的肿瘤标本。左图为左侧肿瘤；右图为右侧肿瘤

3. 术后肾上腺皮质功能低下者，应及时给予补充糖皮质激素，同时辅助补液和对症治疗。
4. 若手术时间较长，患者年龄较大者，术后应用抗生素预防感染。
5. 术后观察引流液情况并记录液量。
6. 术后第一天即可拔除胃管、尿管。

六、术中注意事项

1. 对于较肥胖的患者，应将腹膜外脂肪剔除干净，不影响视野，便于操作，注意分离出足够的手术空间，充分暴露肾上腺肿瘤。

2. 肾上腺组织质脆，易出血，尽可能避免钳夹肾上腺肿瘤，防止造成肾上腺肿瘤组织出血，影响手术视野。

3. 术中可用 Ligasure 直接结扎、切断较粗肾上腺血管，止血效果满意，可节省手术时间。

4. 游离时锐性与钝性分离相结合，尽量避免用力挤压瘤体，防止引发手术过程中血压波动过大。

5. 切除肾上腺巨大嗜铬细胞瘤时，可先结扎、切断肾上腺静脉，可尽量避免血压波动太大。

七、并发症及处理

1. 术中术后出血 少量出血,多为小的动静脉或者腺体组织出血,较容易处理。处理肾上腺中央静脉有时会误伤下腔静脉或左肾静脉,因此要仔细分离,如果出血严重难以在腔镜操作下控制,则应果断中转开放手术。术后观察引流量,给予止血对症治疗,必要时手术探查止血。

2. 肾上腺危象 术前给予充分评估,如必要术中术后注意补充糖皮质激素,纠正水及电解质紊乱,抗感染及全身支持治疗。

3. 高血压危象 监测血压、脉搏,给予有效降压药物,预防心脑血管意外发生。

4. 周围组织损伤包括十二指肠,胰腺等 放置 Trocar 时应注意避免损伤肠管,术中发现肠管损伤可及时缝合;术后发现肠管损伤应开腹探查。左侧肾上腺手术术中容易损伤胰腺,应明确解剖关系,仔细分离肾上腺,小的胰腺损伤可以进行缝合修补,术后保证充分引流。

5. 腹膜破裂 腹膜破裂的常见原因是腋前线套管针的盲目置入及切开肾周筋膜最上端时误伤所致,仔细操作,多能避免。在分离巨大肾上腺肿瘤时,若肿瘤与腹膜粘连较重,也易伤及腹膜,通常可增加一个通道帮助牵引暴露以完成手术。

(邢念增)

参考文献

1. Gagner M, Lacroix A, Bolte E. Laparoscopic adrenalectomy in Cushing´s syndrome and pheochromocytoma[J]. N Engl J Med, 1992, 327(14): 1033.
2. Smith C D, Weber C J, Amerson J R. Laparoscopic adrenalectomy: new gold standard[J]. World J Surg, 1999, 23(4): 389-396.
3. Henry J F, Sebag F, Iacobone M, et al. Results of laparoscopic adrenalectomy for large and potentially malignant tumors[J]. World J Surg, 2002, 26(8): 1043-1047.
4. Naya Y, Suzuki H, Komiya A, et al. Laparoscopic adrenalectomy in patients with large adrenal tumors[J]. Int J Urol, 2005, 12(2): 134-139.
5. Rubinstein M, Gill I S, Aron M, et al. Prospective, randomized comparison of transperitoneal versus retroperitoneal laparoscopic adrenalectomy[J]. J Urol, 2005, 174(2): 442-445, 445.
6. Carter Y M, Mazeh H, S R, et al. Laparoscopic resection is safe and feasible for large (≥ 6cm) pheochromocytomas without suspicion of malignancy[J]. Endocr Pract, 2012, 18(5): 720-726.
7. Wang B, Ma X, Li H, et al. Anatomic retroperitoneoscopic adrenalectomy for selected adrenal tumors >5 cm: our technique and experience[J]. Urology, 2011, 78(2): 348-352.
8. Lang B, Fu B, Ouyang J Z, et al. Retrospective comparison of retroperitoneoscopic versus open adrenalectomy for pheochromocytoma[J]. J Urol, 2008, 179(1): 57-60, 60.
9. Hemal A K, Singh A, Gupta N P. Whether adrenal mass more than 5 cm can pose problem in laparoscopic adrenalectomy? An evaluation of 22 patients[J]. World J Urol, 2008, 26(5): 505-508.
10. Agcaoglu O, Aliyev S, Karabulut K, et al. Robotic versus laparoscopic resection of large adrenal tumors[J]. Ann Surg Oncol, 2012, 19(7): 2288-2294.

第三节 腹腔镜肾上腺全切或次全切除术

概述

目前,国内外相继成功开展了经后腹腔和经腹入路的腹腔镜肾上腺切除术,有普通腹腔镜、单孔腹腔镜、3D 腹腔镜和机器人辅助腹腔镜等方式。技术上日趋成熟,手术时间明显缩短,解剖层次更加清楚,手术操作更加精细。腹腔镜肾上腺手术的关键在于正确地辨认肾上腺结构并找到肿瘤,且安全地控制肾上腺主要血管,尤其是中央静脉。其严重的并发症和中转开放手术的主要原因为术中出血,肾上腺位置深、体积小、形态多样化、并不完全如帽状顶在肾脏上,而常是向肾脏的前内侧倾斜。其毗邻结构较多,尤其是左侧肾上腺,与脾脏、胰腺、腹主动脉以及左侧膈肌脚等多种结构相邻,解剖关系比较复杂。左侧肾上腺内、外肢厚度同膈脚厚度,其长度变化较大,可向下延续到左侧肾门水平,其下方为肾上极内缘,内面为腹主动脉,前面上 1/3 与网膜囊相邻,中下 1/3 与胰体左侧和脾动静脉相接,后面邻靠横膈并附于左膈脚。右侧肾上腺通常比左侧稍大,位于右肾上极的内侧,在下腔静脉的后方。肾上腺的形态变化多样,可呈倒“Y”形、倒“V”形、新月形和三角形等。左肾上腺肿瘤生长空间较右侧肾上腺肿瘤生长空间为大,肾上腺肿瘤向内、后生长,受脊柱、腹后壁的阻碍,左侧膈肌脚为相对固定结构,被推移的机会较少,肿瘤可推压左肾向后、下方移位,左侧 4cm 以上肾上腺肿瘤中,胰腺受推压的征象出现比例较高,注意勿过早过深游离腹侧,否则界限不清易损伤胰腺。肿瘤向前生长时,位置高于胰腺平面,肿瘤向前突入网膜囊或推压胃底;当肿瘤恰在胰腺正后方,则向前推移胰体及脾血管,损伤血管概率较大。由于右侧肾上腺被肝脏遮挡,毗邻下腔静脉,肾上腺中央静脉短,右侧肾上腺手术暴露相对较困难,而左侧肾上腺毗邻结构松散,位于肾脏内上方的低位,易于手术解剖并对肿瘤进行切除。大多数右肾上腺上动脉来源于右膈下动脉,右肾上腺中动脉直接发自主动脉,进入肾上腺中部,右肾上腺下动脉是右肾动脉的分支。肾上腺中央静脉较短,汇入下腔静脉。4% ~10% 的患者出现肾上腺副静脉,汇入右肝静脉,也可汇入膈下静脉。如果没有妥善处理可导致严重出血。极少数病例,右肾上腺中央静脉分为两支。大多数左肾上腺上动脉发自左膈下动脉,进入左肾上腺上极,左肾上腺中动脉位于肾上腺副静脉的后方,多数来源于主动脉,进入肾上腺中部,左肾上腺下动脉起源于左肾动脉,进入肾上腺下部。左肾上腺中央静脉与左膈下静脉会合,汇入左肾静脉。肾上腺上动脉最少 1 支,最多 6 支,以 3 ~4 支多见,外径 0.5 ~2.0mm,分三种情况进入肾上腺:①各分支扇形行至肾上腺上缘,再分支进入肾上腺(70%);②各分支在肾上腺上方吻合成类似胃血管的弓形,再分支进入肾上腺(25%);③从膈下动脉远端分出一支粗大的动脉支,斜向内下,从肾上腺外上侧直接进入腺体(5%)。肾上腺中动脉长 1.5cm ~2.0cm,外径 1.0 ~1.5mm,肾上腺中动脉可发生缺如。肾上腺下动脉向外上斜行至肾上腺下缘,分数小支进入腺体。两侧差别不大,动脉长 1.5 ~2.0cm,外径1.0 ~2.0mm,供应肾上腺肾面部分。除上述主要动脉外,尚有多支从肾上极到肾上腺的细小动脉支。右肾上腺中央静脉的平均长度为 12mm(0.5 ~15.0mm),平均直径为 4mm(2 ~7mm)。右肾上腺中央静脉与右下肝静脉汇合后汇入下腔静脉发生的比例约为 4% ~22%,汇合后的主干直径为 2 ~5mm。中央静脉汇入右肾静脉近下腔静脉开口处发生率较少,多汇入右肾静脉开口处上壁。多支肾上腺静脉汇合时一般头侧较粗,下侧较细。多支静脉可分别或同时汇入右下肝静脉、下腔静脉或肾静脉。左肾上腺中央静脉平均直径为 5mm(3 ~8mm),一般与膈下静脉汇合为主干后以 80°角汇入左肾静脉。多支静脉汇合成主干再与膈下静脉汇合后汇入左肾静脉的发生率约为 4%,少数中央静脉与膈下静脉分别汇入左肾静脉,也可与副肾静脉汇合后汇入左肾静脉主干或直接汇入下腔静脉。罕见左肾静脉呈环形包绕腹主动脉,而肾上腺中央静脉汇入环形袢的上支,或中央静脉直接汇入下腔静脉左侧面。

肾上腺血管的正确辨认和处理是顺利进行腹腔镜肾上腺切除的重要条件。腹腔镜右肾上腺切除手术,处理中央静脉较为重要,有时中央静脉最短者仅约 0.5mm,难以夹闭,或中央静脉直接汇入下腔静脉后侧难以游离。中央静脉管径较粗,尸检发现直径最粗者可达 7mm,一般主张用 Hem-o-lok 或钛夹夹闭中央静脉后切断,不主张直接用超声刀离断,以避免术后可能的大出血。右肾上腺中央静脉的变异更增加了手术的风险和难度,如中央静脉与右下肝静脉的汇合,若未能识别并将其分离出来,可能在剪断或分离中央静脉时将右下肝静脉剪破或撕裂而出血。左肾上腺静脉的变异同样增加手术的风险和难度,如中央静脉与左肾静脉夹角过小,在分离中央静脉时可能误伤肾静脉,中央静脉与膈下静脉分别汇入左肾静脉时,可能误将膈下静脉当作中央静脉处理,而未将中央静脉夹闭。特殊情况下,在肾上腺肿瘤下部接近肾门处时,建议先将肾动静脉游离出来,避免损伤。腹腔镜肾上腺切除术治疗肾上腺疾病已被越来越多的患者所接受和认可,成为肾上腺疾病治疗的金标准。

一、手术适应证

（一）肾上腺全切术（laparoscopic total adrenalectomy）的适应证

1. 异位促肾上腺皮质激素（ACTH）综合征原发肿瘤寻找或切除困难，病情危重（如严重感染、心衰、精神异常）者；药物治疗控制不满意或要求妊娠者。

2. 库欣病垂体瘤经放射治疗和药物治疗，甚至手术治疗后症状 4～8 个月不能好转，皮质醇分泌不能降至正常水平者。

3. 临床症状、体征典型，病程长，内分泌激素检测及药物试验均表现为库欣综合征者。

4. 各项影像检查皆显示为双侧肾上腺体积增大、变形、垂体无肿瘤者，既往肾上腺次全切除术，其症状复发，所保留的肾上腺可能再度增生，可行肾上腺全切除术。

5. 库欣综合征症状典型的原发性色素性结节性肾上腺病（PPNAD）。

6. 肾脏上极的恶性肿瘤，可选择行同侧肾上腺全切术。

7. 增生为主的特发性醛固酮增多症，可行患侧肾上腺全切术。

（二）肾上腺次全切除术（laparoscopic subtotal adrenal-ectomy）的适应证

1. 临床症状、体征典型，病程长，内分泌激素检测及药物试验均表现为库欣综合征者；对侧萎缩明显。

2. 单发库欣腺瘤和肾上腺醛固酮腺瘤可选择保留肾上腺的肾上腺部分切除术。

3. 身体其他部位及有关的脏器无可疑占位的异位促肾上腺皮质激素（ACTH）综合征者。

4. 垂体瘤经放射治疗，甚至手术治疗后症状不能好转，皮质醇分泌不能降至正常水平者。

5. ACTH 非依赖的肾上腺大结节增生（AIMAH），一侧全切，对侧次全切。

6. 肾上腺嗜铬细胞瘤，可选择肾上腺部分切除术。

（三）禁忌证

1. 心、脑、肝、肾伴有严重器质性疾病。

2. 严重出血倾向者。

3. 恶性肿瘤晚期出现库欣综合征者。

二、术前准备

1. 控制血压及血糖　对长期治疗无效的患者，除按一般库欣综合征术前准备外，因患者高血压、糖尿病、神经症状都较重，术前应控制高血压及应用降低血糖药物，将血压控制在正常范围，血糖控制在 10mmol/L 以下，纠正电解质和酸碱平衡紊乱，改善心脏功能。

2. 充分术前评估　除常规检查外，尚需骨骼系统 X 线和骨密度评价骨质疏松和骨折的风险。

3. 预防感染　术前应用广谱抗生素。

4. 注意少数库欣综合征患者存在精神心理障碍。

三、手术器械

气腹机、摄像成像系统（腹腔镜、冷光源、摄像机、监视器和光缆）、单极电凝、双极电凝、超声刀、吸引器、腔镜剪刀、分离钳、持针器等。

四、手术步骤

麻醉及体位选择　全身麻醉或硬脊膜外腔阻滞麻醉。健侧卧位或仰卧位（图 4-3-1）。

（一）经后腹腔途径

1. 建立操作空间　腋中线髂嵴上 2cm 纵行做 1.5cm 小切口，中弯血管钳撑开肌层及腰背筋膜，示指探入腹膜后间隙沿腹横肌表面向内侧推开腹膜，推开 12 肋缘下腋后线处脂肪组织，建立腹膜后空间，置入 10mm 套管，直视下于腋后、腋前线 12 肋缘下置入 10mm 和 5mm 套管。

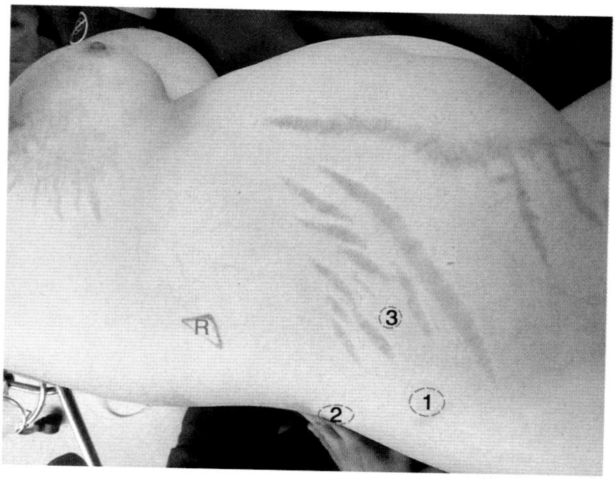

图 4-3-1 异位 ACTH 综合征患者体位、皮肤的局部状态及 Trocar 位置

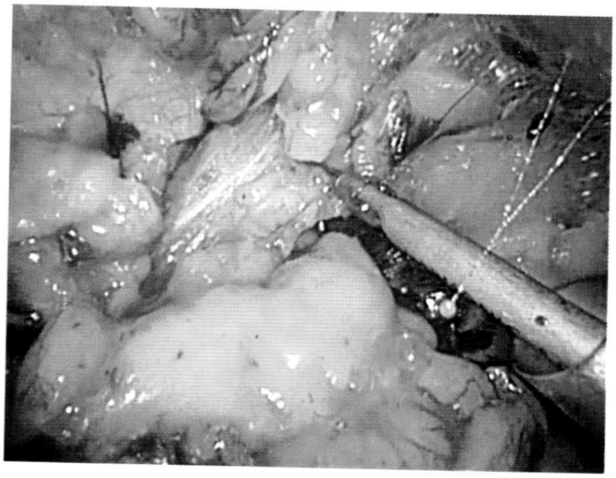

图 4-3-2 清理腹膜外脂肪，暴露腹腔镜下良好的手术视野

2. 辨认解剖标志 确认腹膜返折、腰大肌、肾脏及其他重要解剖标志（图 4-3-2），打开肾周筋膜，沿腰大肌向头侧游离肾脏背侧，游离肾脏腹侧（图 4-3-3 ~ 图 4-3-5）。

3. 显露肾上腺 充分游离肾上极，将肾脏压向背侧，在肾脏上极内侧上方腹膜返折处找到肾上腺。锐性分离肾上腺背侧、腹侧无血管区（图 4-3-6 ~ 图 4-3-8）。

4. 全切除肾上腺 左侧肾上腺静脉较右侧长，汇入左肾静脉的中段上缘，易于钳夹、切断、结扎。可向左肾内侧及上方进行游离后向下牵拉，分离显露清楚肾上腺及血管，依次结扎并切断进出肾上腺之血管，左肾上腺即被完整地切除。

右侧肾上腺静脉短而直接汇入下腔静脉须将肾上极游离、下拉，部分腺体上部居于腔静脉后方，将腔静脉外缘翻起，始能暴露出整个肾上腺及其静脉与腔静脉的汇合部。以无损伤性组织钳抓起腺体上部并向上牵拉翻起。分离显露清楚肾上腺静脉，Hem-o-lok 钳夹，切断肾上腺静脉，完整地切除右侧肾上腺（图 4-3-9、图 4-3-10）。

5. 标本取出，置引流管 将标本放入标本袋内取出，检查术野无渗血，术毕置引流管 1 根（图 4-3-11），拔出套管，关闭切口。

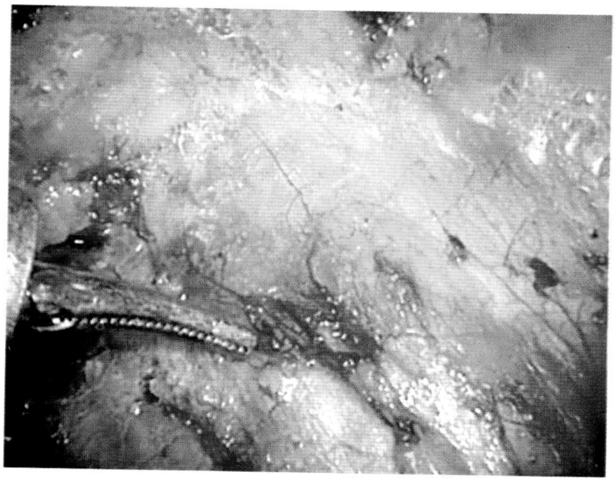

图 4-3-3 辨认腹膜返折，确定手术入路

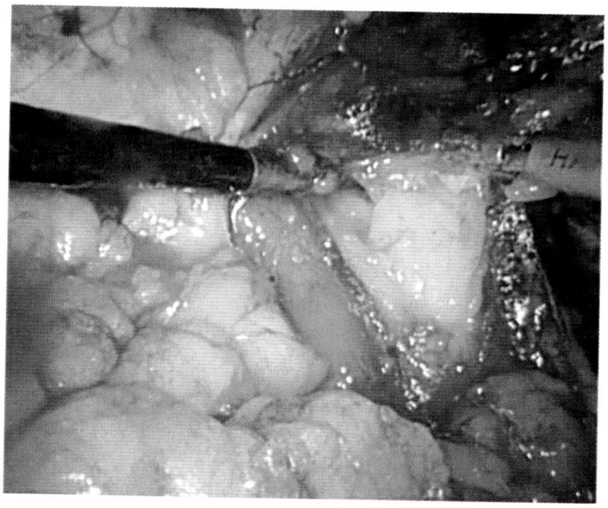

图 4-3-4 打开后腹膜，进入腹膜后间隙，见肾周脂肪

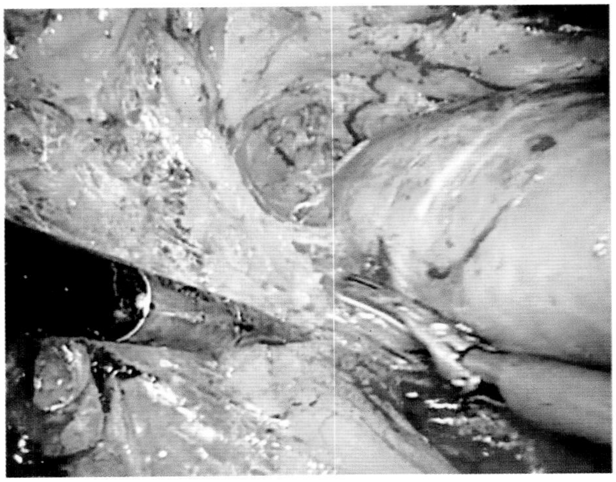

图 4-3-5 锐性游离肾周脂肪，以肾脏上极作为解剖标志

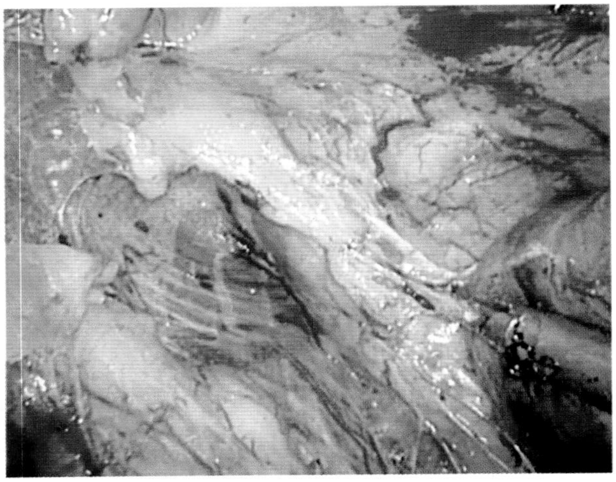

图 4-3-6 分离肾上腺与肾上极间相对无血管区

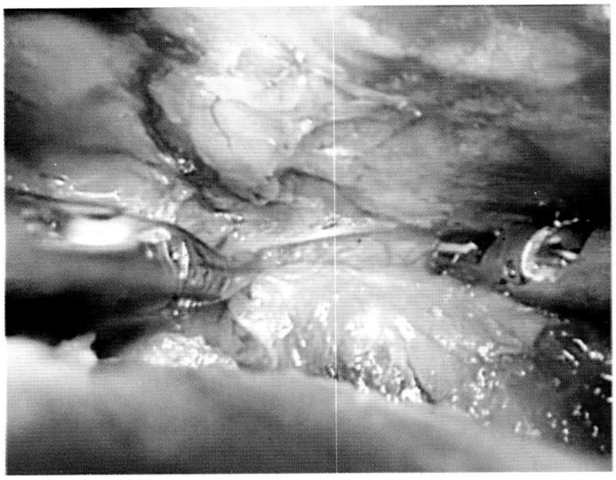

图 4-3-7 分离肾上腺腹侧相对无血管区

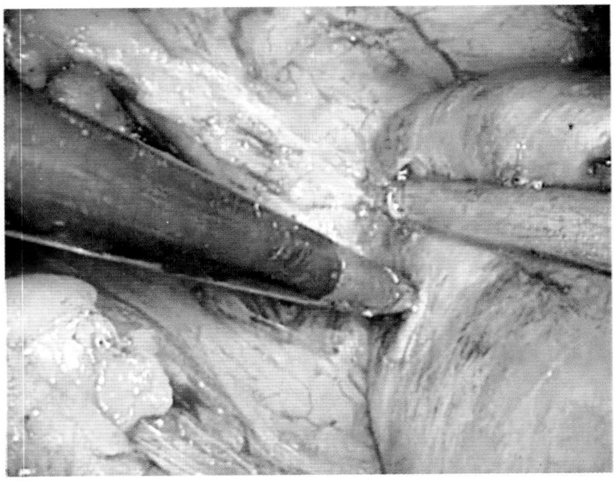

图 4-3-8 分离肾上腺与肾上极间相对无血管区

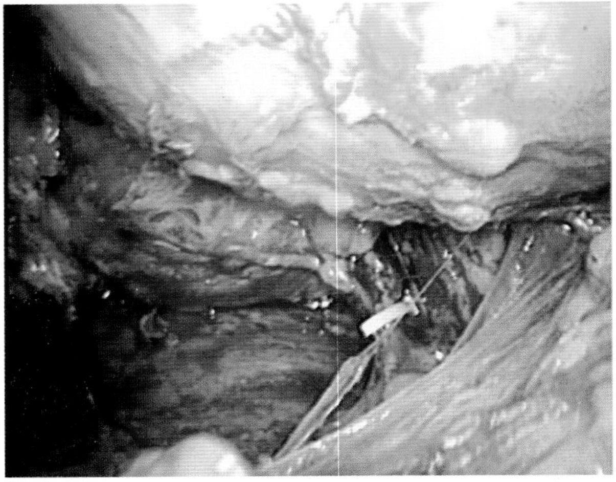

图 4-3-9 Hemolok 钳夹并离断肾上腺中央静脉

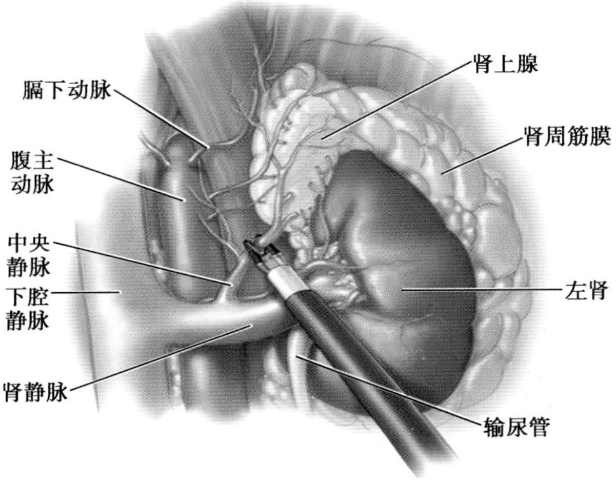

图 4-3-10 钳夹并离断肾上腺中央静脉示意图

(二) 经腹腔途径

患侧向上 45°侧卧位。在脐部、平脐锁骨中线和上腹正中穿刺置入 Trocar,在肋缘下腋前线增加一个 Trocar 以帮助牵开周围脏器。观察腹腔内解剖标志。从结肠开始,沿结肠旁沟切开侧腹膜的上段,用电凝剪(或超声刀)及钛夹离断外侧的部分结肠韧带,将腹膜及结肠推向对侧,暴露肾区,切开肾上极 Gerota 筋膜和肾周脂肪,在肾脏的上内侧找到肾上腺及其肿瘤组织,钝锐性结合将肾上腺肿瘤组织完整游离,标本放入标本袋中取出(图 4-3-12)。肾周置引流管 1 根,放出腹腔内的气体,关闭腹部切口。

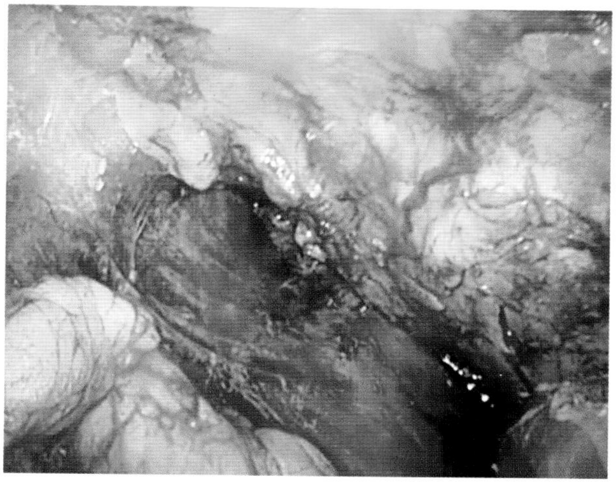

图 4-3-11 检查手术创面无明显渗血,放置引流管

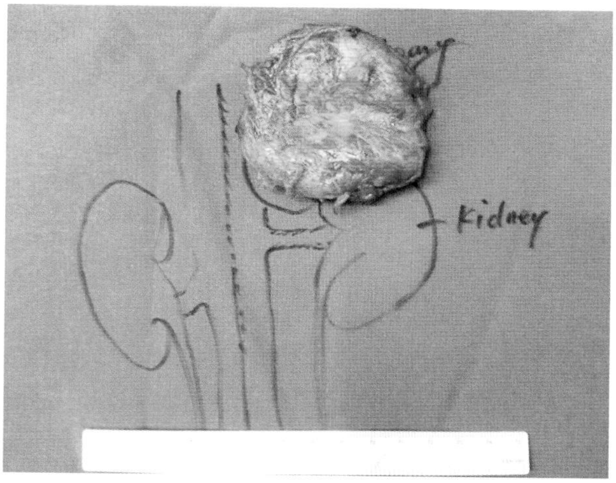

图 4-3-12 保留肾上腺的腹腔镜肾上腺肿瘤切除术后标本

肾上腺次全切除术:对于双侧肾上腺病变导致的库欣综合征,如非依赖肾上腺大结节增生(AIMAH)及原发色素性结节性肾上腺病(PPNAD)等,国外也有医院推荐双侧肾上腺全切术,术后终身皮质激素替代。但约 8.3% ~47% 的库欣综合征患者术后会出现尼尔森综合征。国内有推荐一侧肾上腺全切、对侧次全切,目的在于控制高皮质醇血症的同时避免或减少皮质激素替代,但肾上腺组织保留多少尚有争议。肾上腺自体移植或带蒂肾上腺移位术,尚须大量病例进一步证实疗效。

AIMAH 表现为双侧肾上腺大小不等结节状增生(图 4-3-13),肾上腺次全切除的腺体量应包括一侧全切,另一侧切除 3/4 ~1/3 的腺体,即切除两侧腺体总量的 85% ~90%,最低不能少于 80%(图 4-3-14)。何侧全切,何侧部分切除,如无特殊指征,一期手术时,先施行左侧,切除中、上部 3/4 腺体,只保留近肾门部带有肾上腺静脉的下 1/4 部的腺体,肾上腺下动脉也同时得以保留。因这一部分肾上

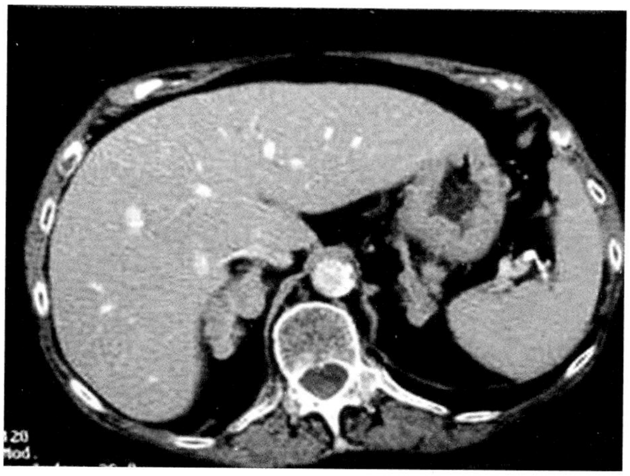

图 4-3-13 CT 提示双侧肾上腺为 ACTH 非依赖肾上腺大结节增生(AIMAH)表现

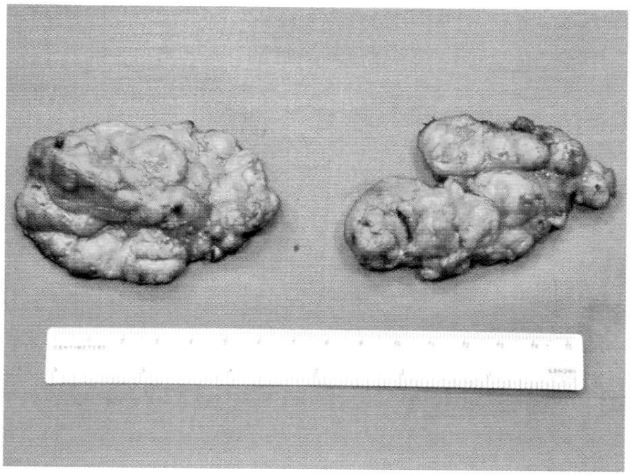

图 4-3-14 双侧 AIMAH 术后标本

腺解剖位置低,血运易保留,症状复发时再次手术易于探查而切除。多数术后恢复良好,容貌改变明显(图4-3-15),血压及肾上腺内分泌检查可降至正常。

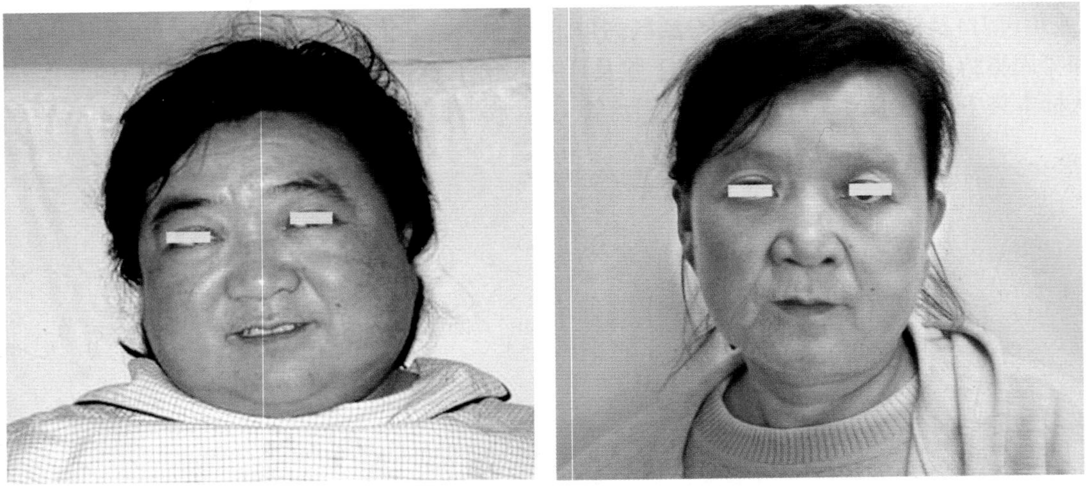

图4-3-15 双侧肾上腺大结节增生一侧全切对侧次全切术后3个月容貌明显改善

五、术中注意事项

1. 保持气腹压力在14～16mmHg,注意避免与气腹相关的并发症,如高碳酸血症、皮下气肿、气体栓塞等。
2. 直视或手指引导下穿刺,避免腹内空腔或实质性脏器损伤,腹膜后大血管损伤等。
3. 勿伤及周围脏器如胰腺、脾脏、肝脏、肠管及胸膜等,勿撕裂下腔静脉。
4. 缝合肌肉,以免发生经穿刺孔疝出的戳孔疝。

六、术后处理

1. 观察生命体征如体温的变化,了解有无内出血、副损伤等并发症。
2. 观察尿管尿液量及颜色。
3. 观察肾周引流管引流液的性质、色、量的变化。
4. 观察胃肠功能恢复情况,以及排便的变化。
5. 复查肝肾功能有无异常,有无电解质紊乱。
6. 必要时抗菌素预防感染,补充糖皮质激素。

七、术后并发症及处理

1. 肾上腺危象的处理　术后患者可能出现肾上腺危象,表现为厌食、腹胀、恶心、呕吐、精神不振、疲乏嗜睡、肌肉僵痛、血压下降和体温上升。最初1～2小时内迅速静脉滴注氢化可的松100～200mg,5～6小时内达500～600mg,第2～3天可予氢化可的松300mg,然后每日减少100mg;患者可能有血压下降和电解质紊乱,应予以补液,应用血管活性药物并纠正电解质紊乱。

2. 肾上腺皮质功能递减　糖皮质激素补充的基本原则:①术中、手术当日静脉给予氢化可的松;②术前酌情予地塞米松或醋酸可的松肌注;③术后禁食期间可选择静脉或肌注给予氢化可的松、地塞米松或醋酸可的松,进食后改为强的松口服;④皮质激素剂量逐渐递减至停药。遇疾病和生理应激因素或出现肾上腺皮质功能减退症状时应及时增加剂量1/2～1倍,症状明显者静脉给予氢化可的松。给药方案举例:①术前1天地塞米松2mg肌注,手术日术前地塞米松2mg肌注;②术中氢化可的松100～200mg静脉滴注;③术后当日再静脉滴注氢化可的松100～200mg;④术后第1天开始地塞米松

2mg 肌注 q6h，逐日递减至 2mg 肌注 q12h，然后改为强的松口服，20 ~ 25mg/d 开始，据病情渐减量至 10 ~ 15mg/d 出院，此后每 4 周减 2.5mg，监测血浆皮质醇和促肾上腺皮质激素，证实肾上腺皮质分泌功能恢复正常，方可减完停药，一般需 6 ~ 8 个月左右。

3. 尼尔森综合征　肾上腺全切后，虽经激素足够量的补替治疗，垂体分泌 ACTH 的功能仍难得到抑制，长期刺激的结果，致使垂体腺瘤，表现为全身皮肤色素沉着加重，视力出现缺陷，蝶鞍破坏，即尼尔森综合征。此种并发症的发生率青少年高于成人。发病时间 1 ~ 13 年，平均为 8.4 年。此并发症最低发病率为 8%，最高可达 44%。对垂体施行放射疗法是否能防止此并发症尚难肯定。ACTH 抑制剂丙戊酸钠也只在试用阶段。手术治疗法是经蝶窦行腺瘤切除术。肾上腺自体组织种植术及异体肾上腺移植术能否防止此种并发症的发生，尚缺乏长期随访及大组患者的临床经验。

4. 术后随访　肾上腺全切及次全切除术后重点注意：①肿瘤有无残留；②库欣病复发率约15% ~ 20%，需定期复查肾上腺皮质激素水平；③隐匿性异位 ACTH 发生率 20%，切除靶腺后，尽可能继续寻找原发肿瘤；④监测下丘脑-垂体-肾上腺轴功能状态，调整激素替代剂量；⑤并发症的监测与控制；⑥原发性色素性结节性肾上腺病（PPNAD）/Carney 综合征其他伴随肿瘤的及早发现。随访内容包括临床表现、生化指标（血常规、血糖、电解质、血脂等）、激素水平（ACTH、午夜血浆或唾液皮质醇、24h-UFC、LDDST、CRH-刺激试验）、CT/MRI 扫描等。

（李汉忠　邓建华）

参考文献

1. Isidori AM, Lenzi A. Ectopic ACTH syndrome[J]. Arq Bras Endocrinol Metabol, 2007, 51(8): 1217-1225.
2. Wajchenberg BL, Mendonca BB, Liberman B, et al. Ectopic adrenocorticotropic hormone syndrome[J]. Endocr Rev, 1994, 15(6): 752-787.
3. Shraga-Slutzky I, Shimon I, Weinshtein R. Clinical and biochemical stabilization of Nelson's syndrome with long-term low-dose cabergoline treatment[J]. Pituitary, 2006, 9(2): 151-154.
4. Powell AC, Stratakis CA, Patronas NJ, et al. Operative management of Cushing syndrome secondary to micronodular adrenal hyperplasia[J]. Surgery, 2008, 143(6): 750-758.
5. 严维刚，李汉忠，毛全宗，等. 靶腺切除治疗异位 ACTH 综合征[J]. 中华泌尿外科杂志，2004，(04): 4-6.
6. Thompson SK, Hayman AV, Ludlam WH, et al. Improved quality of life after bilateral laparoscopic adrenalectomy for Cushing's disease: a 10-year experience[J]. Ann Surg, 2007, 245(5): 790-794.

第四节　腹腔镜马蹄肾峡部切除术

马蹄肾是最常见的肾脏融合畸形，人群中发生率大约为 0.25%。在 95% 的患者中，其表现为双侧肾脏下极融合（图 4-4-1）；而在小部分患者中，则表现为双肾上极的融合。通常，峡部较为肥厚且含有正常肾实质，并且拥有独立血供。峡部位于第 3、4 腰椎前方，肠系膜下动脉起始部下方。峡部血供变异较多，血管可以发自双侧肾动脉，也可以独立起源于峡部附近的腹主动脉。马蹄肾可能会与其他泌尿系畸形一同出现，如重复输尿管、膀胱输尿管反流、隐睾、尿道下裂等。至少 50% 的患者不会产生临床症状，而症状的产生通常与马蹄肾合并肾积水、上尿路感染、肾结石有关，从而需要泌尿外科处理。

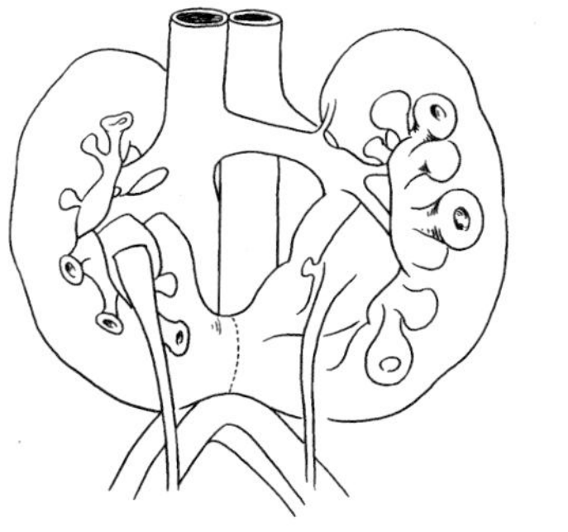

图 4-4-1　马蹄肾畸形

一、适应证和禁忌证

（一）适应证

1. 马蹄肾峡部引起明显的腹膜后压迫症状，疼痛严重者。

2. 由于输尿管梗阻，引起肾积水、感染、结石等并发症需手术处理者。

3. 峡部肿瘤患者。

（二） 禁忌证

偶然发现的无症状马蹄肾，无机械性上尿路梗阻，无其他并发症者。

心肺功能差，不适于接受腹腔镜手术者。

二、术前准备

1. 应详细了解马蹄肾是否合并肾积水、泌尿系感染、肾结石，是否合并有其他先天畸形，有无肾脏肿瘤等。

2. 仔细分析影像学资料，对肾脏血供、峡部与周围脏器血管的解剖关系进行判读；并判断是否存在机械性上尿路梗阻等需要同期处理的其他问题。

3. 了解双侧分肾功能情况，以利于术中决策。

4. 备血。

三、手术步骤

根据患者情况可选用经腹膜后或经腹腔途径，笔者通常采用经腹腔途径，其具有空间大、峡部显露充分等优点，并有利于助手提供协助，降低手术难度。患者通常采用60°的侧卧位，并且适当将腰桥升高（图 4-4-2）；术中可根据显露情况调整侧卧角度。

1. Trocar 放置　第 1 个 Trocar（12mm）放置于肚脐水平腹直肌外侧缘，引入腹腔镜；而后在直视下分别置入剩余的 3～4 个 Trocar，如图 4-4-2 所示。可利用 Veress 气腹针穿刺建立气腹，或利用开放的 Hasson 技术建立气腹。

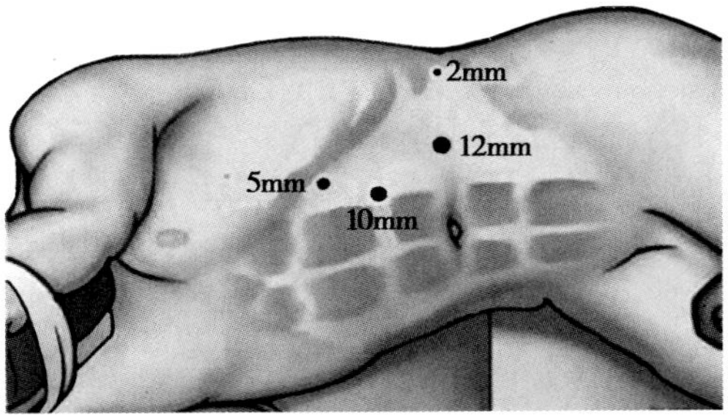

图 4-4-2　患者体位及 Trocar 的放置

2. 显露　沿结肠外侧的 Toldt 线打开后腹膜，在 Gerota 筋膜表面游离结肠系膜，使结肠内翻。再利用超声刀打开脂肪囊，首先会发现扩张的肾盂位于肾脏前方，注意通过其表面的血管；充分显露肾脏下极及峡部，注意纵行偏内侧通过峡部前方的输尿管，将其适当游离并穿过血管阻断带由助手提起牵引。

游离峡部：探查峡部背侧，注意观察其来自于髂动脉、腰动脉的变异血管。通过仔细地钝性分离，将较为纤细的峡部游离并提起。峡部与周围组织常有粘连，可用吸引器钝性分离，必要时将粘连组织夹闭、切断，较粗血管应尽量予以保留。游离峡部要越过中线，使随后的峡部切除及缝合易于进行。

3. 处理峡部　利用钛夹或 Hem-o-lok 离断峡部血供，对于游离中遇到的变异血管，可利用 Bulldog 血管阻断钳夹闭，观察肾实质缺血范围，再决定是否需要夹闭离断。仔细检查峡部，若峡部为纤维索带，则易于处理，分离后以 Hem-o-lok 夹闭离断即可。若峡部为较厚的肾实质组织，注意观察峡部与两肾的结合部，此处通常较为纤细并有凹陷的间沟，可将其作为切断部位。于拟切断部位的近远侧分别以 2-0 可吸收缝线深层缝合肾实质并打结，阻断切开处血供，此线可保留，切断时由助手牵引。切断面应仔细检查是否与集合系统相通，可用 3-0/2-0 可吸收线关闭破损集合系统。肾实质断面用 2-0/1-0 可吸收线连续缝合并覆盖肾周脂肪。

4. 处理同侧残余峡部　根据肾脏与峡部的缺血边界，以上述方法切除残余的峡部，并将肾脏下极与腰大肌固定。

5. 关闭切口　外科取物袋取出手术标本，检查肠道无破损、手术创面无渗血漏尿、Trocar 孔无出血后，留置硅胶引流管自 Trocar 切口引出，而后缝合切口或以胶剂粘合伤口。

四、术中要点

1. 在游离峡部时，若有异位血管，应先试夹该血管，了解其供血范围。因为偶有峡部血管同时供应双肾，切忌盲目切断、结扎，造成肾脏部分缺血。
2. 分离峡部时，要注意其后方的腹主动脉和下腔静脉，避免损伤，必要时行峡部被膜下分离、切断。
3. 峡部并非都应切除，可选择峡部切断加肾固定术，亦能解除压迫症状，且并发症少。
4. 马蹄肾峡部切除术中，若合并有结石、肾积水或其他先天性畸形等病变，应作相应的处理。
5. 手术后，应尽可能将肾脏向正常轴位旋转及较高外侧位固定，使引流通畅。

五、术后处理

1. 术后卧床休息，具体下床活动时间视术中情况及术后引流情况决定。
2. 根据引流情况决定拔管时间，通常在 2 ~3 天患者下地活动后，引流量不多时拔除。
3. 应用抗生素防止感染。

六、术后并发症

1. 出血　多由于术中缝合不确切或止血不充分所致。如术后患者引流量多，颜色较红，则应延长卧床时间。如出血量不多，可尝试止血药物；否则应考虑超选择性肾动脉介入栓塞，甚至二次手术止血。

2. 尿瘘　多为术中损伤集合系统而未作相应处理所致。术中切断峡部时若损伤集合系统，可用 2-0/3-0 可吸收线缝合。若术后出现尿瘘，可经膀胱镜置入输尿管支架管，引流尿液，促进尿瘘愈合。

3. 感染　马蹄肾常继发泌尿系感染，术中尿液污染伤口，可导致感染。术后放置引流，应用抗生素，可控制感染。

（周利群　张崔建）

参考文献

1. Lee YS, Yu HS, Kim MU, et al. Retroperitoneoscopic partial nephrectomy in horseshoe kidney[J]. Korean J Urol, 2011, 52: 795-797.
2. Blanc T, Koulouris E, Botto N, et al. Laparoscopic pyeloplasty in children with horseshoe kidney[J]. J Urol, 2014, 191(4): 1097-1103.
3. Khan A, Myatt A, Palit V, et al. Laparoscopic heminephrectomy of a horseshoe kidney[J]. JSLS, 2011, 15(3): 415-420.
4. Lallas CD, Pak RW, Pagnani C, et al. The minimally invasive management of ureteropelvic junction obstruction in horseshoe kidneys[J]. World J Urol, 2011, 29(1): 91-95.
5. Zumsteg J, Roberts WW, Wolf JS. Laparoscopic heminephrectomy for benign renal anomalies[J]. J Endourol, 2010, 24(1): 41-47.

第五节　腹腔镜肾切除术

1991 年 Clayman 完成首例腹腔镜肾切除术，之后许多学者将该技术用于肾脏疾病的治疗，其中就包括肾脏恶性肿瘤的手术治疗。目前国内外大样本研究表明其治疗效果和开放手术相当，并具有开放手术无法比拟的微创优势。目前腹腔镜手术已经成为具有适应证的肾癌治疗的标准术式，包括经腹膜后途径和经腹腔途径，选择何种入路主要综合考虑瘤体大小、标本的取出方式、有无腹腔手术史和手术者的经验。

一、后腹腔镜根治性肾切除术

（一）手术适应证

适用于肿瘤局限于肾包膜内，无周围组织侵犯以及无淋巴转移和静脉癌栓的局限性肾癌患者（T_1 和 T_2期肿瘤）。

（二）术前准备

除了常规化验检查外，影像学检查包括腹部 CT 平扫和增强扫描，了解肿瘤的位置、大小及范围；CTAV 检查可以排除肾静脉和腔静脉癌栓，同时可以了解肾脏血管变异情况；IVU 或者肾图检查了解对侧肾功能情况；腹部超声和肺 CT 检查了解有无转移性病灶。

术前 1 天进无渣流质饮食，术前晚普通灌肠，麻醉后留置导尿管，术前静脉内预防性应用抗生素。

（三）手术步骤

1. 麻醉和体位　采用气管插管全身静脉复合麻醉，患者采取完全健侧卧位，腋下垫软枕、腰下垫圆枕，升高腰桥。

2. 手术过程

（1）制备腹膜后操作空间并放置套管：腹膜后腔是位于腹膜后的一个潜在腔隙，手术时常需要人工制备。建立和扩张后腹腔的主要方法有两种。

1）Hasson 开放技术：腋后线 12 肋下横行切开皮肤及皮下组织 1.5～2.0cm，用两把止血钳交错撑开肌层，进入腹膜后间隙。伸入示指从背侧向腹侧推开后腹膜。扩大腹膜后腔隙可采用后腹膜腔扩张球囊或乳胶手套自制球囊等。可将水囊置入腹膜后腔，依患者体型注水 300～500ml 或注入空气 600～800ml，保持 5min。用吸引器吸尽水囊内盐水，取出水囊。手指引导下经腋中线髂嵴上缘约 2cm 处置入 10mm Trocar，将 10～12mm 的 Trocar 插入腋后线切口，用 7 号丝线缝合关闭切口，保持密闭，防止气体漏出。将腹腔镜从腋中线髂嵴上缘 Trocar 置入，打开气腹开关，注入 CO_2 气体，调节压力为 13～15mmHg。经腋后线 Trocar 置入吸引器，用吸引器头游离腹膜和侧腹壁交界处腹膜外脂肪，可在吸引器头指引下于腋前线肋缘下置入 10mm 或者 5mm Trocar，避免损伤腹膜及肠管。

2）Veress 气腹针技术：常选择在腋中线髂嵴上使用 Veress 气腹针直接穿刺入腹膜后间隙，连接气腹机充气扩张后腹腔，然后在穿刺点置入 10mm Trocar，用腹腔镜镜体做钝性分离扩张，在腹腔镜监视下再分别于腋后线 12 肋下放置 10～12mm 的 Trocar、腋前线肋缘下放置 10mm 或者 5mm Trocar。

（2）清理腹膜后脂肪，扩大腹膜后腔：腹膜后腔间隙被肾脏、肾上腺和脂肪组织充满，自制水囊扩张后的腹膜后腔空间还需进一步扩大。经腋后线和腋前线处 Trocar 放入分离钳和超声刀，自上而下整块清理腹膜外脂肪，并将其游离后向髂窝方向推移。清理腹膜外脂肪后，可辨认肾周筋膜、膈肌、腰大肌、腹膜返折线等解剖结构。

（3）清除肾旁脂肪，显露侧椎筋膜：（图 4-5-1）

（4）分离肾脏腹侧：在腹膜后返折的背侧，超声刀纵行切开侧椎筋膜，显露肾前筋膜。在肾前筋膜外与腹膜之间向腹侧深面分离，暴露出肾脏中下极的肾旁前间隙（图 4-5-2）。

（5）分离肾脏背侧，处理肾蒂：在肾后筋膜与腰肌筋膜之间钝性分离，上至膈下，下至髂窝。沿腰大肌向深面分离，左侧通常先显露主动脉、右侧通常先显露下腔静脉（图 4-5-3、图 4-5-4）。约平肾脏中段水平可见肾动脉搏动，超声刀切开肾动脉鞘，直角钳游离出肾动脉，以 Hem-o-lok 夹闭，近心端 2～3个，远心端 1 个，于中间离断（图 4-5-5、图 4-5-6）。继续向深面游离显露肾静脉及其属支，同法以 Hem-o-lok 处理或用 Endo-GIA 离断（图 4-5-7、图 4-5-8、图 4-5-9）。

（6）完成肾脏腹侧分离：继续游离扩大腹侧的肾旁前间隙，并与背侧会合贯通（图 4-5-10）。

（7）处理肾脏两极：在近髂血管水平用超声刀将肾下极连接组织和输尿管切断（图 4-5-11）。然后切断肾上极与膈下筋膜相连的部分，并于肾上极与肾上腺之间紧邻肾上腺分离，保留肾上腺。需要同时切除肾上腺的同时处理即可。

（8）将标本置于标本袋内，延长背侧切口，取出标本，放置引流管，缝合关闭各切口（图 4-5-12）。

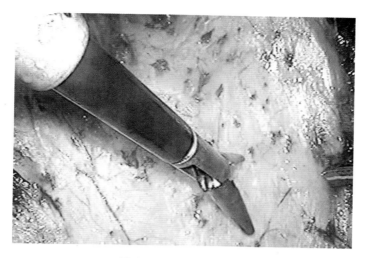

图 4-5-1 显露侧椎筋膜

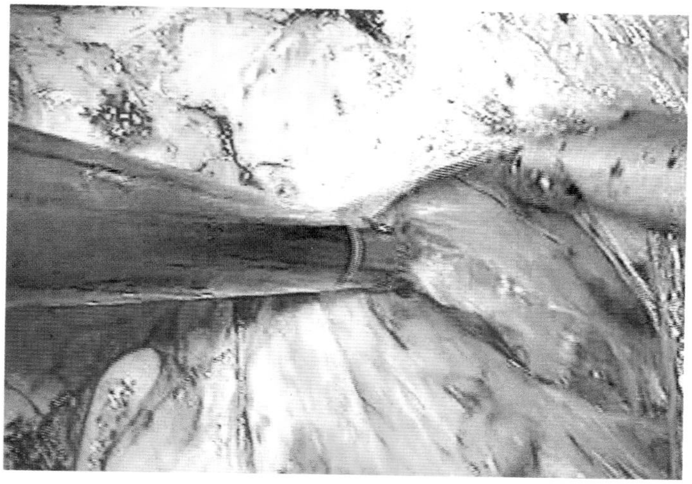

图 4-5-2 分离腹侧,显露肾前筋膜

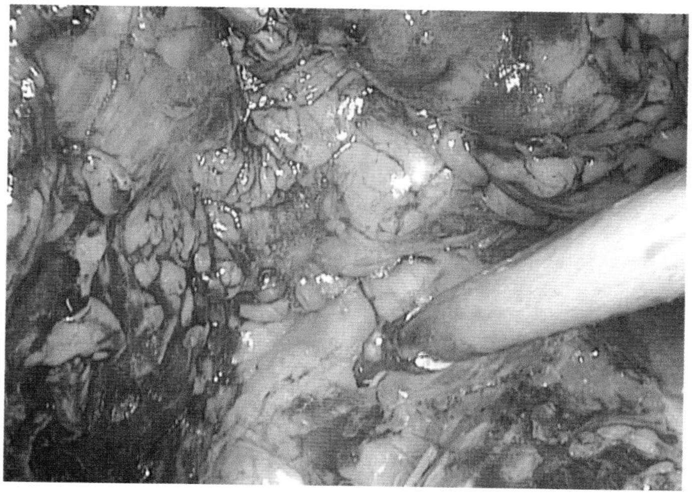

图 4-5-3 腰大肌内侧,超声刀所指处为主动脉

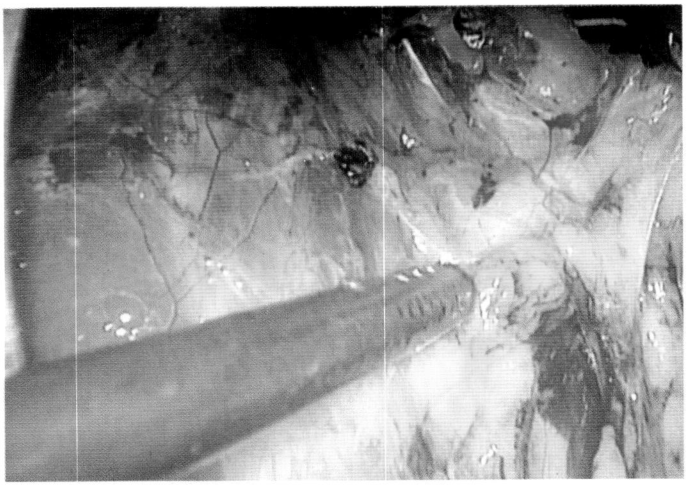

图 4-5-4　吸引器所指处为下腔静脉

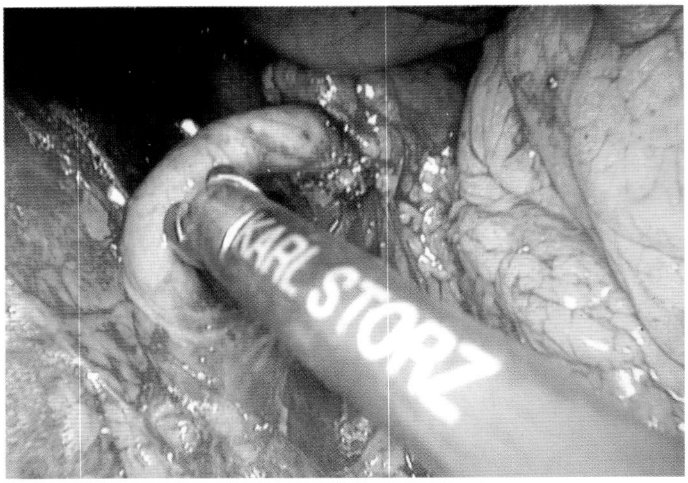

图 4-5-5　紧贴腰大肌内缘，游离肾动脉

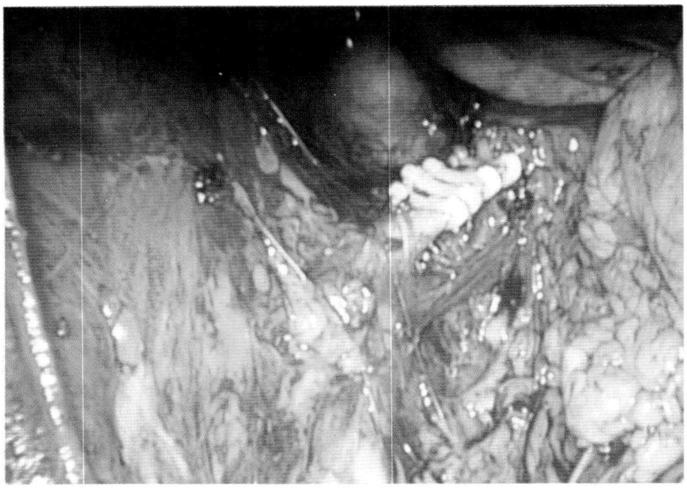

图 4-5-6　Hem-o-lok 夹闭肾动脉

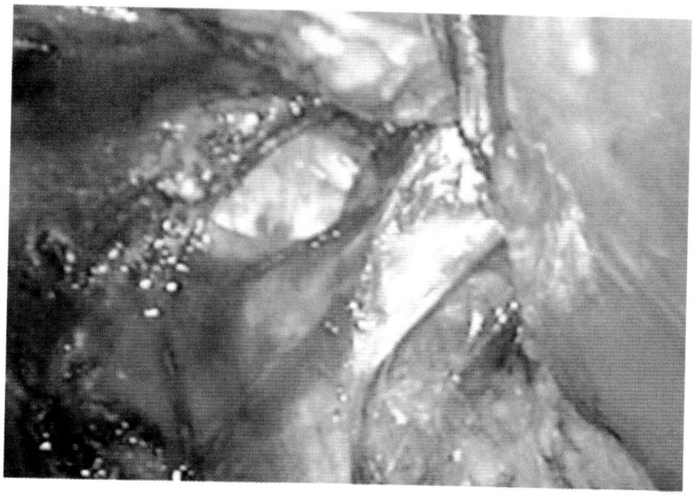

图 4-5-7　显露右肾静脉与下腔静脉

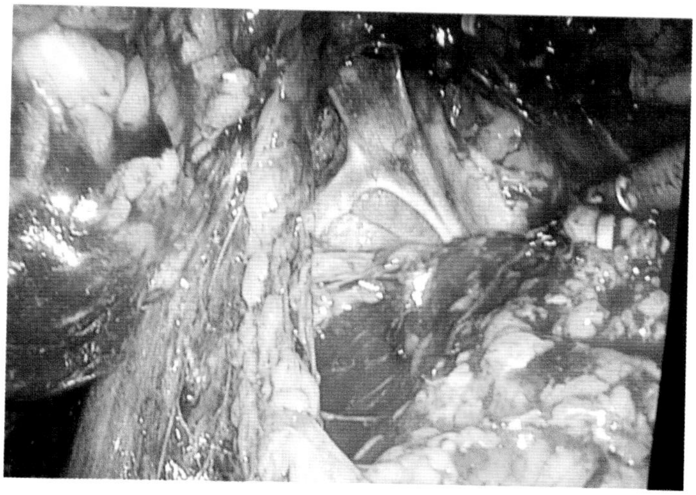

图 4-5-8　显露左肾静脉及其属支

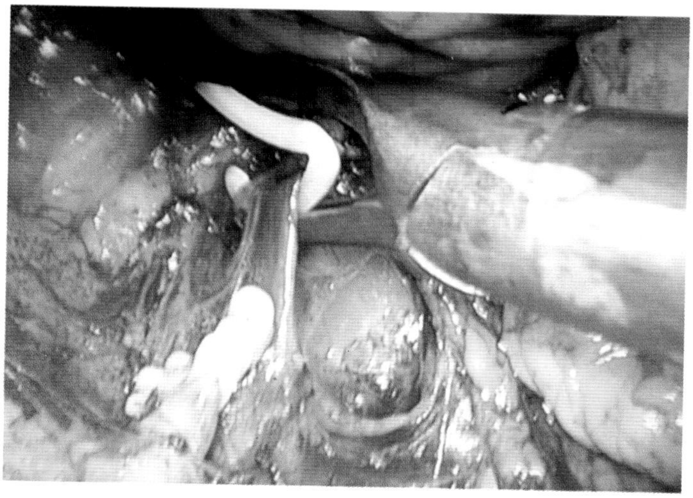

图 4-5-9　Hem-o-lok 夹闭肾静脉

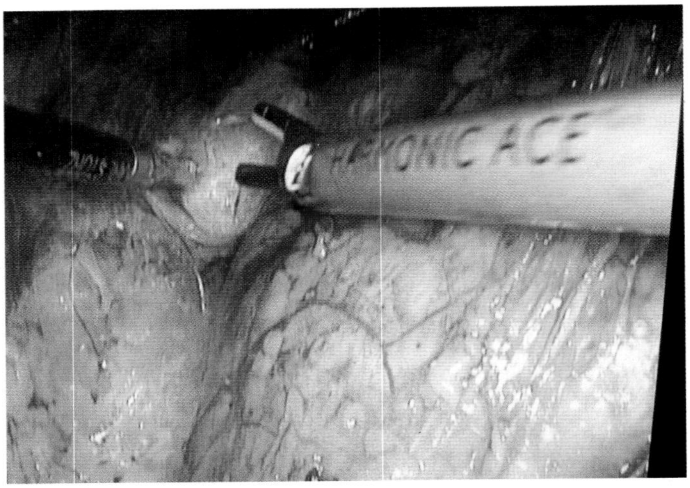

图 4-5-10 继续扩大腹侧间隙(左侧)

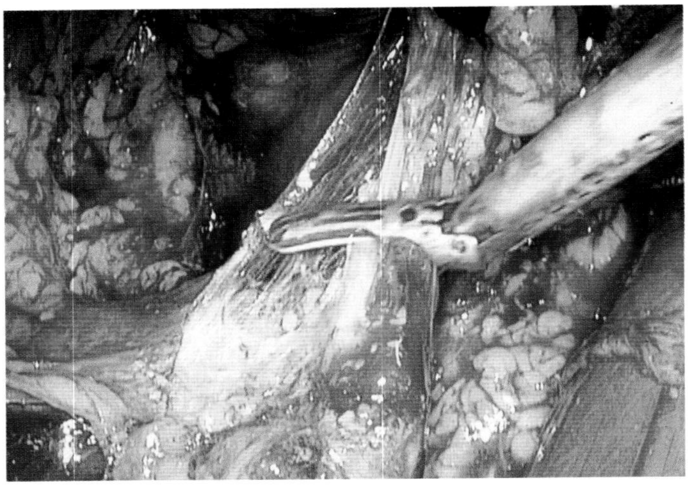

图 4-5-11 超声刀离断输尿管

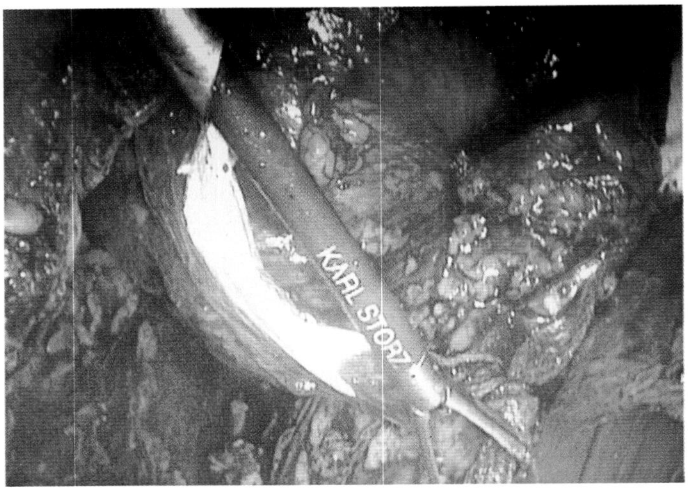

图 4-5-12 标本装袋

（四） 术后处理

术后按原则常规应用抗生素，注意观察腹膜后引流液的颜色、性状和引流量，24 小时引流量小于 10ml 时拔除。

（五） 术中注意事项

1. 后腹腔手术空间的制备 后腹腔应位于肾周筋膜外、腹膜与腹横筋膜之间。血管钳穿透腰背筋膜、腹横筋膜时，应该体会突破感及深度。避免过深直接进入肾周筋膜内，违背肾筋膜外肾癌根治的原则；也要避免过浅，否则建立的后腹腔手术空间位于腰背筋膜、腹横筋膜外与腹壁肌肉之间，不容易寻找肾脏。

2. 肾蒂的处理 肾动脉搏动明显，可在腰大肌内侧深面，约沿肾脏中段水平寻找，可采用吸引棒和超声刀相结合方式，将肾动脉与周围组织进行钝、锐性分离，最后用直角钳游离一定长度，以 Hem-o-lok 或切割器处理。肾静脉夹闭后，如静脉近肾端呈充盈状态，则表明肾动脉有变异，应该继续寻找。

处理肾蒂血管时需注意左右侧略有不同，左侧肾动脉较短，游离空间小，此时需要注意肾动脉提早分支的问题，尽量靠近主动脉方向显露主干后处理，以避免重复处理肾动脉主干分支，增加出血风险。右侧肾静脉较短，肾脏贴近腔静脉，游离时一定辨别好彼此的关系，个别右肾静脉非常短的患者，周围关系不清楚时，有时可能将腔静脉误认为肾静脉，此时一定要将肾静脉、腔静脉、肾脏三者的关系辨别清楚后再进行进一步处理。

3. 寻找正确解剖平面 肾脏的腹、背两侧有相对无血管平面，腹侧位于肾前筋膜与腹膜之间，背侧位于腰肌与肾后筋膜之间，分离平面时可见大量白色丝网状条带。在此平面内分离，既符合根治术原则，又可减少副损伤和出血。

（六） 并发症及处理

1. 术中并发症

（1） 血管损伤和出血：右侧手术时可能会损伤腔静脉，一旦损伤，尽量维持气腹压力，吸引器清理积血，无损伤血管缝线修补破口即可，腔内缝合技术不足者，可中转开放手术处理。主动脉损伤罕见，一旦发生尽快中转手术抢救患者。肾静脉或其属支损伤出血可用钛夹或者 Hem-o-lock 夹闭处理。

（2） 脏器损伤：主要是肝脏、脾脏、胰腺、十二指肠的损伤，通常发生在粘连严重的病例，若损伤发生，需要中转开放手术处理。

2. 术后并发症

包括腹膜后血肿或脓肿、切口感染、气胸和切口疝等。腹膜后血肿或脓肿、切口感染时主要加强抗感染治疗，必要时切开引流。气胸发生时应及时行胸腔闭式引流。切口疝轻者可应用压力带行，重者可行修补手术。

二、经腹腹腔镜根治性肾切除术

（一） 手术适应证

同后腹腔镜根治性肾切除术。

（二） 术前准备

同后腹腔镜根治性肾切除术。

（三） 手术步骤

1. 麻醉和体位 采用气管插管全身静脉复合麻醉，患者采取健侧卧位，肩部后仰 30°，腰桥可以不抬高，腋窝垫软垫防止腋神经损伤。

2. Trocar 的放置 一般放置 4 个 Trocar。于平脐腹直肌外缘放置 10mm Trocar，放置腹腔镜；于放置腹腔镜点外侧 5～7cm 处放置 12mm Trocar，用于使用超声刀、Hem-o-lok 钳、加转换器使用分离钳或吸引管等；髂前上棘内、上 2cm 及肋弓下缘呈同一水平线分别放置 5mm Trocar；必要时再增加辅助孔用于拨开肝脏、脾脏或结肠系膜等（图 4-5-13）。

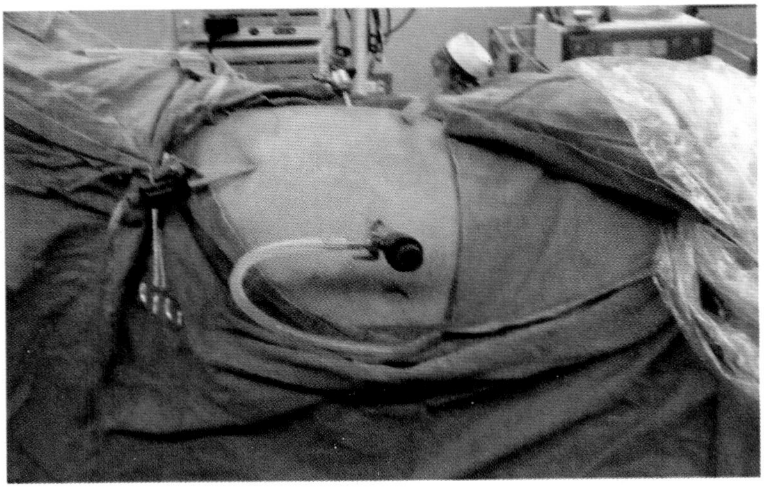

图 4-5-13 Trocar 放置的基本位置

3. 气腹的安全建立

（1）建立气腹的闭式方法：在大多数肾和肾上腺手术，使用经侧腹壁腹腔入路时，根据病变部位，通常使用平脐或脐以上水平、两侧腹直肌旁插入气腹针（Veress 针）。把气腹针插入腹腔，并通过该针向腹腔内注入二氧化碳气体而成功建立气腹。

（2）建立气腹的开放技术（Hasson 方法）：即在拟穿刺部位做 1 个 1.5～2cm 小切口，切开腹壁各层组织，切开腹膜，然后伸入 1 个手指入腹，证实肠道或网膜与腹前壁无粘连后，将 1 个 10mm 或 12mm Trocar 鞘放入腹腔内，缝合两边并固定套管，并确定使 Trocar 周围不漏气。获得入腹径路后，注入二氧化碳气体，直视下再置入其他 Trocar。

4. 手术过程

（1）左肾癌根治术

1）打开左结肠旁沟侧腹膜并将降结肠推向内侧。（图 4-5-14、图 4-5-15）

2）离断脾结肠韧带和脾肾韧带。

3）在内侧暴露主动脉并于肾门处打开肾周筋膜。（图 4-5-16、图 4-5-17）

4）游离暴露左肾动脉及静脉。（图 4-5-18、图 4-5-19）

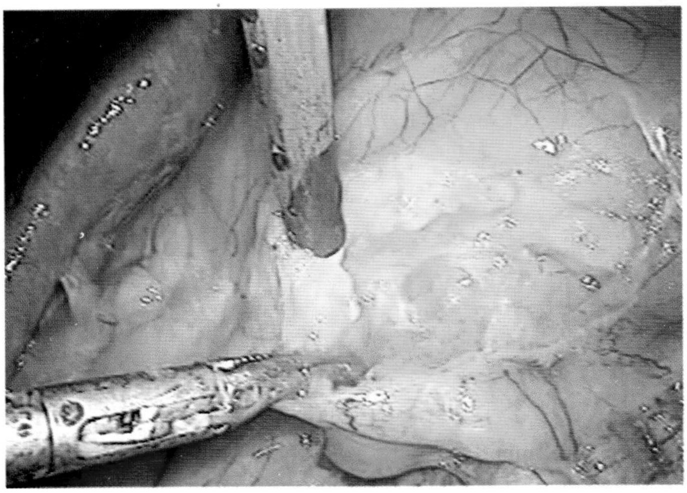

图 4-5-14 打开侧腹膜

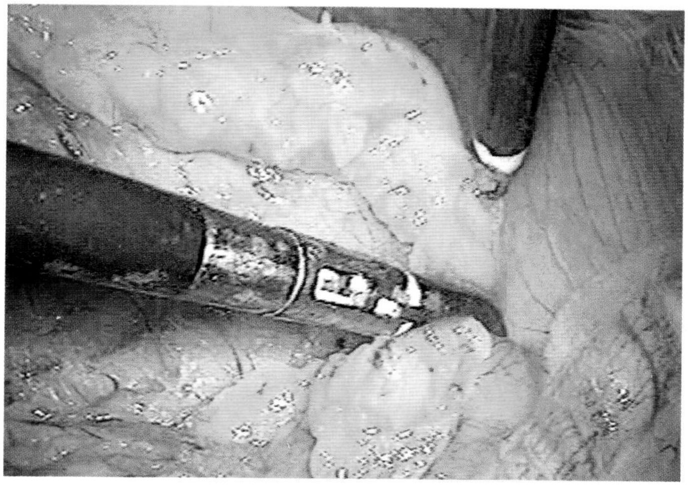

图 4-5-15　将结肠推向内侧

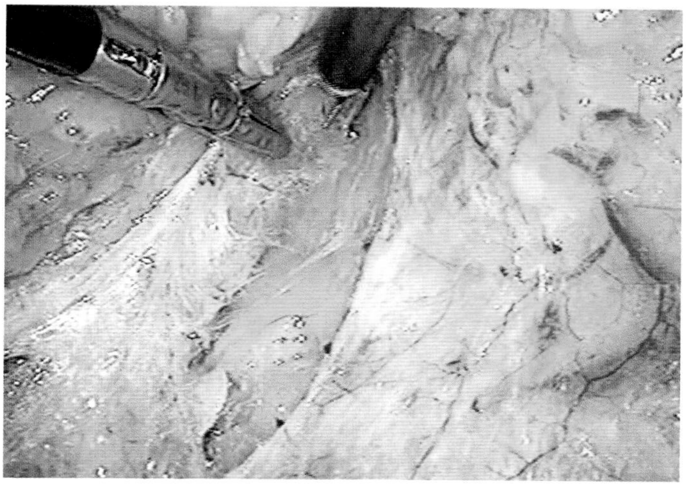

图 4-5-16　暴露主动脉

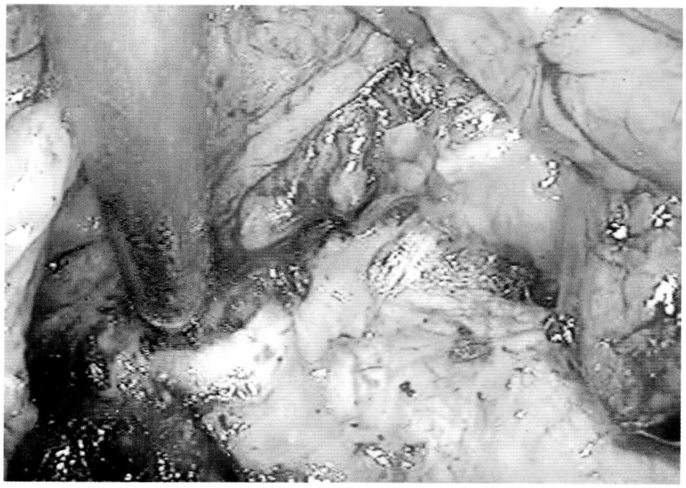

图 4-5-17　肾门处打开肾周筋膜

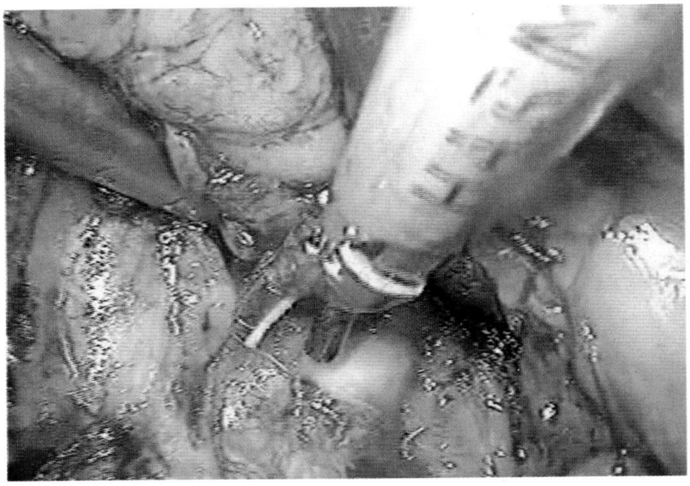

图 4-5-18 游离显露左肾动脉

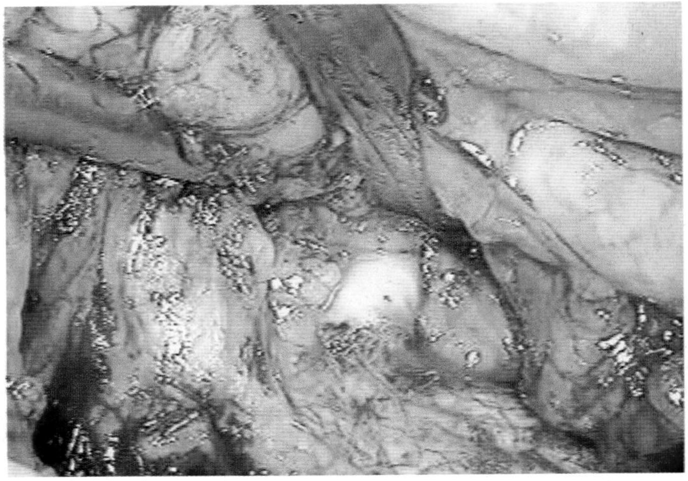

图 4-5-19 显露左肾动脉及静脉

5）夹闭并离断左肾动、静脉。（图 4-5-20、图 4-5-21）

6）夹闭离断输尿管和生殖静脉。

7）切除肾周筋膜和肾脏，依据情况决定是否切除肾上腺。（图 4-5-22）

8）取出标本和放置引流管。

（2）右肾癌根治术

1）游离腹膜和腹膜下脂肪，将其和升结肠一并推向内侧。（图 4-5-23）

2）游离十二指肠，将十二指肠向内侧游离暴露下腔静脉。

3）打开下腔静脉鞘，暴露下腔静脉、肾静脉及腰大肌。（图 4-5-24）

4）游离肾动、静脉，并夹闭离断（图 4-5-25、图 4-5-26、图 4-5-27）

5）离断输尿管和生殖血管，沿肾周筋膜外切除肾脏。

6）扩大切口取出标本后放置引流管。

（四）术后处理

术后 1 天拔导尿管，常规应用抗生素预防感染。保持引流管通畅，24h 引流量小于 20ml 拔除。鼓励早期下床活动预防肠粘连。排气后开始进食流质或半流食。

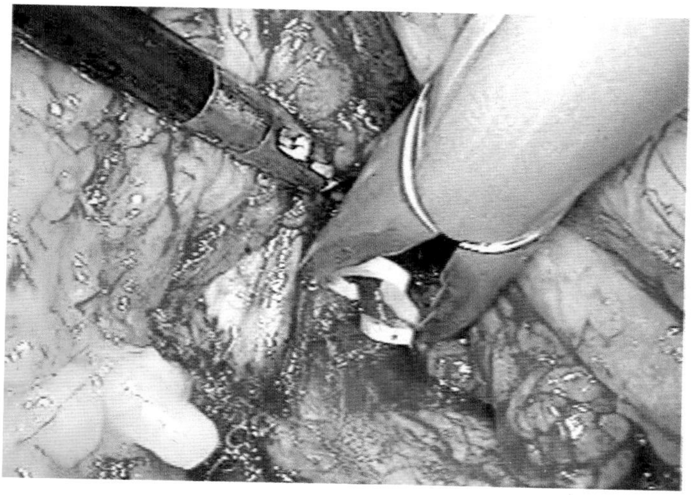

图 4-5-20　夹闭左肾动脉

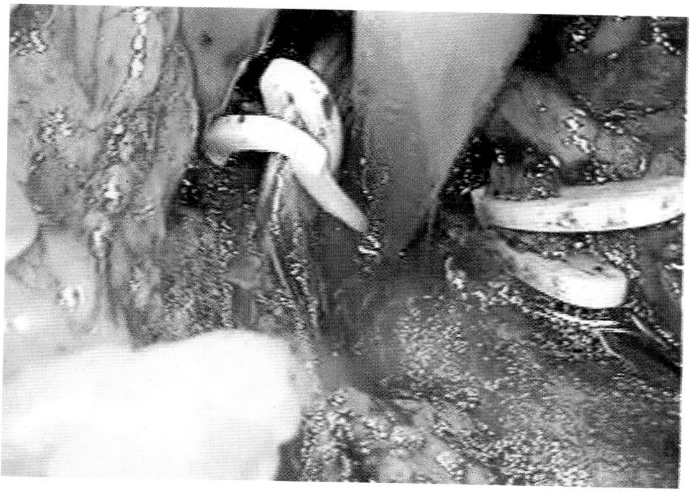

图 4-5-21　夹闭左肾静脉

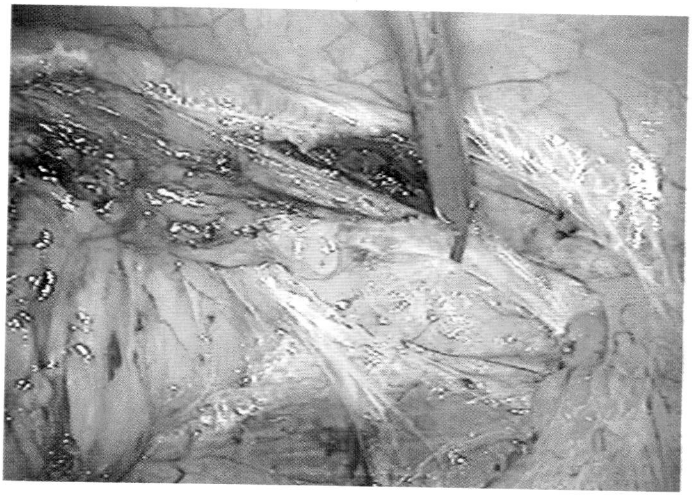

图 4-5-22　沿肾周筋膜外切除左肾脏

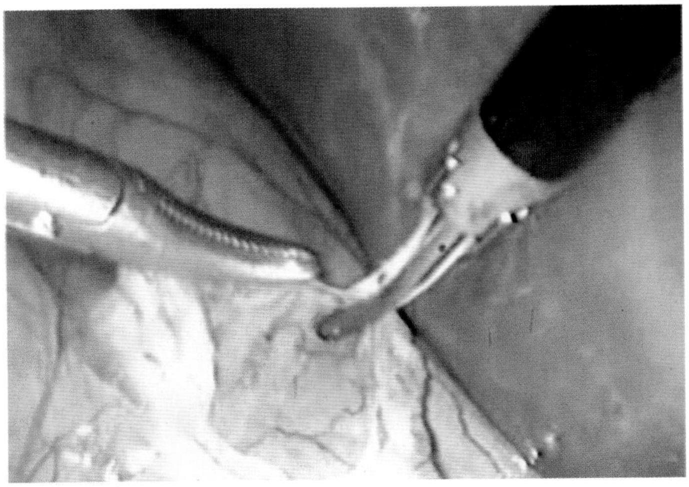

图 4-5-23　打开腹膜

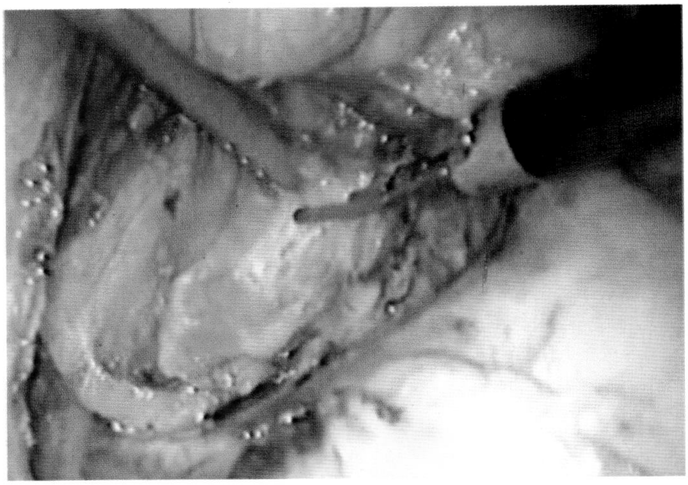

图 4-5-24　暴露下腔静脉和肾静脉

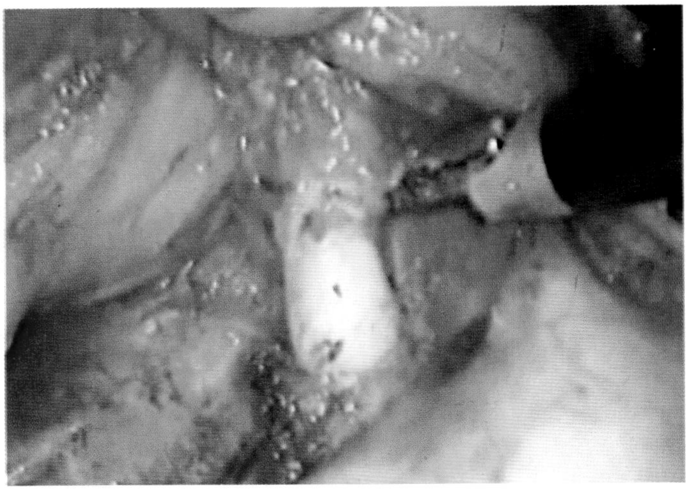

图 4-5-25　游离动静脉

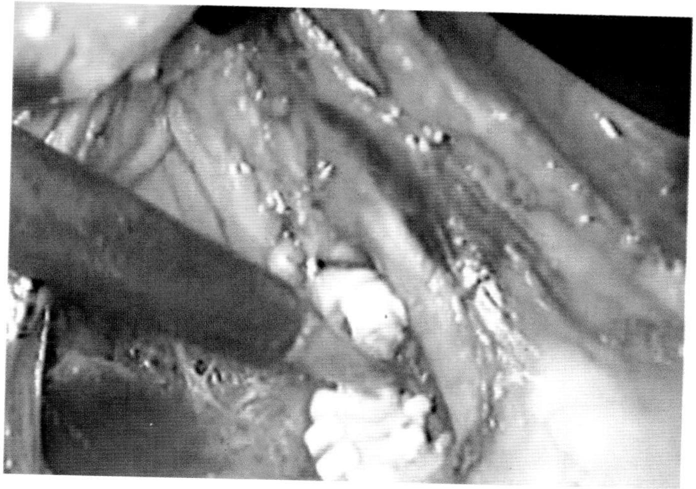

图 4-5-26　夹闭离断肾动脉

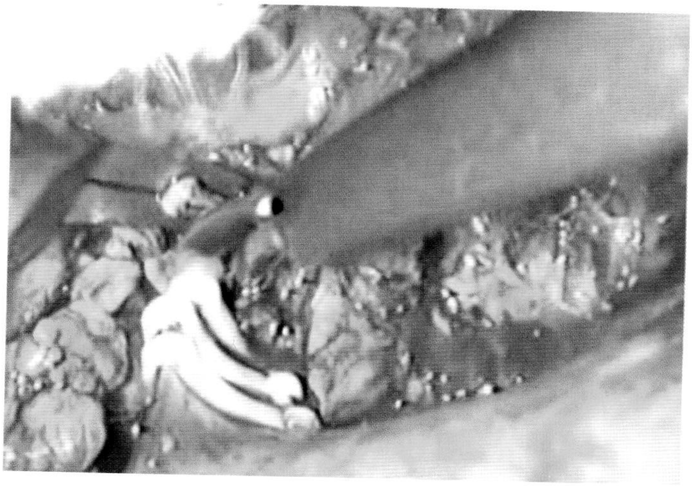

图 4-5-27　夹闭离断肾静脉

（五）术中注意事项

1. 沿正确的解剖层次游离，经腹腔途径打开侧腹膜和腹膜下脂肪后，沿肾周筋膜外无血管层尽量向内侧游离至下腔静脉或主动脉前方再打开肾周筋膜在血管前方的延续段（前鞘）和血管鞘。主动脉的外侧有大量的淋巴脂肪组织和数只腰动脉，分离时要注意勿损伤腰动脉。

2. Hem-o-lok 夹处理肾蒂血管时，血管残端需要适当多保留一些，以防止滑脱。

（六）并发症及处理

同经后腹腔途径根治性肾切除术。

三、后腹腔镜单纯性肾切除术

（一）手术适应证

大多数良性疾病所致肾脏永久性、不可逆性的功能丧失，而对侧肾脏功能正常是腹腔镜单纯肾切除的基本适应证。主要包括：①慢性反流性及梗阻性肾病；②慢性肾盂肾炎、肾结核和黄色肉芽肿性肾盂肾炎感染性疾病；③肾血管性高血压；④有症状的先天性或获得性肾囊肿病。

（二）术前准备

术前实验室检查包括血尿常规、肝肾功能、血糖、电解质、凝血功能等血生化检测；心电图、胸片等心肺功能检查。感染病例需要行尿培养和药物敏感实验。影像学检查包括肾脏超声、CT、IVU 或肾图。增强 CT 检查是必要的，以便了解肾脏大小、有无合并结石或感染、肾血管有无异常，如有条件最好行肾 CTAV 检查，明确有否血管变异，便于术中准确处理血管。

术前 1 天流质饮食，术前晚洗肠，术前预防性应用抗生素。结核病患者至少应用抗结核治疗 2 周以上。

（三）手术步骤

1. 麻醉和体位　采用气管插管全身静脉复合麻醉，患者采取完全健侧卧位，腋下垫软枕、腰下垫圆枕，升高腰桥。

2. 手术过程

（1）制备腹膜后操作空间并放置套管：同后腹腔镜根治性肾切除术。

（2）清理腹膜后脂肪，扩大腹膜后腔：腹膜后腔间隙被肾脏、肾上腺和脂肪组织充满，自制水囊扩张后的腹膜后腔空间还需进一步扩大。经腋后线和腋前线处 Trocar 放入分离钳和超声刀，自上而下整块清理腹膜外脂肪，并将其游离后向髂窝方向推移。清理腹膜外脂肪后，可辨认肾周筋膜、膈肌、腰大肌、腹膜返折线等解剖结构。

（3）游离肾脏：靠近后腹膜返折背侧纵行切开肾周筋膜和肾周脂肪（图 4-5-28），沿肾实质表面，循肾周脂肪和肾包膜之间的平面，以超声刀或电钩钝、锐性结合的方法游离肾脏，一般按背侧、上极、下极、腹侧的顺序游离（图 4-5-29、图 4-5-30、图 4-5-31、图 4-5-32）。

（4）辨别并处理肾蒂血管：游离肾脏背侧后，以分离钳将肾脏推向腹侧，使肾蒂血管保持一定的张力。在腰大肌深面肾门处识别肾动脉的搏动，用冲洗吸引管或者超声刀游离脂肪后可显露肾动脉，用超声刀切开肾动脉鞘（图 4-5-33），用直角钳充分游离暴露肾动脉，游离血管周围适当范围，用 Hem-o-lok 夹闭肾动脉，一般近心端 2 ~ 3 个，远心端 1 个，于其中间离断（图 4-5-34）。离断肾动脉后一般可见肾脏体积缩小、颜色变黑，肾静脉塌陷，如无上述表现，可能存在迷走肾血管，需要继续寻找处理。然后进一步游离显露其下面深在（腹侧）的肾静脉，游离出足够长的肾静脉主干，注意肾静脉的分支，用 Hem-o-lok 夹闭肾静脉，一般近心端 2 个，远心端 1 个，夹闭后离断（图 4-5-35）。

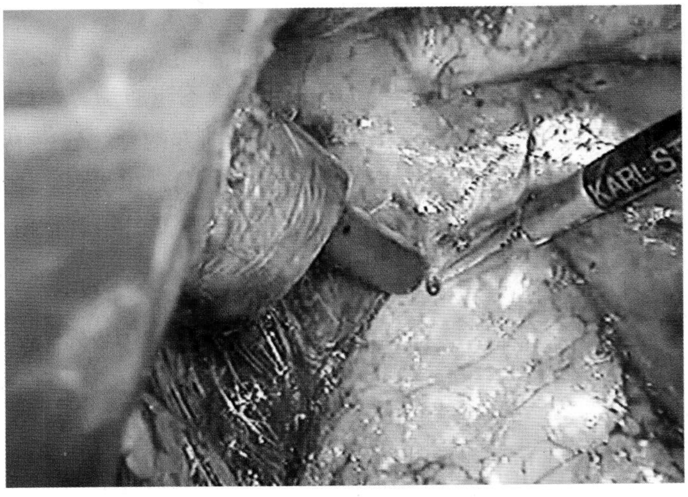

图 4-5-28　纵行打开肾周筋膜和脂肪囊

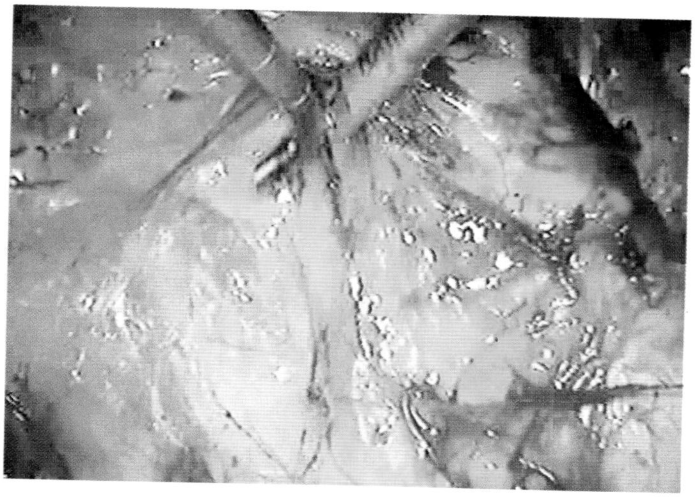

图 4-5-29　分离肾脏背侧

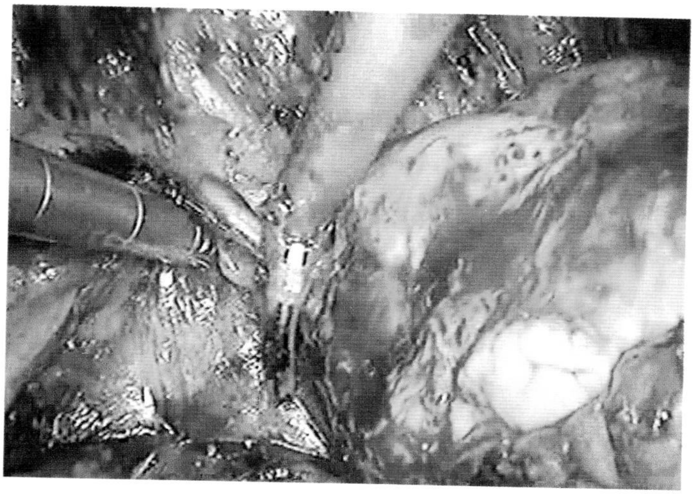

图 4-5-30　分离肾脏上极

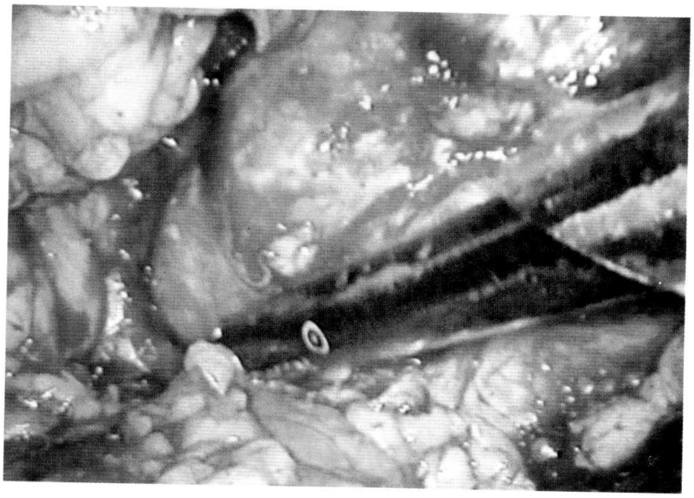

图 4-5-31　分离肾脏下极

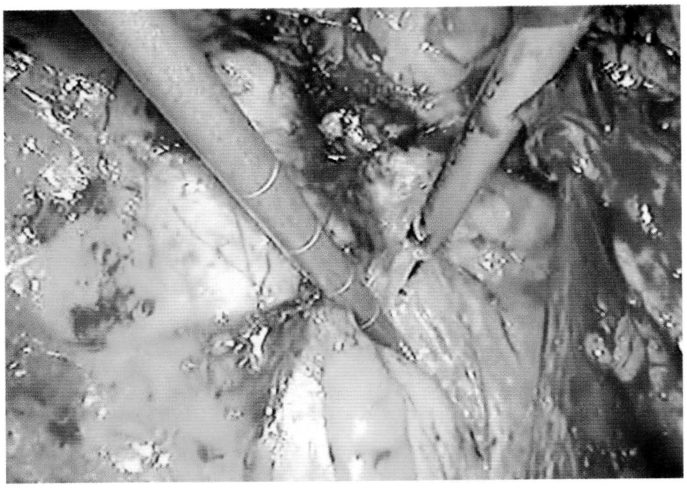

图 4-5-32　分离肾脏腹侧

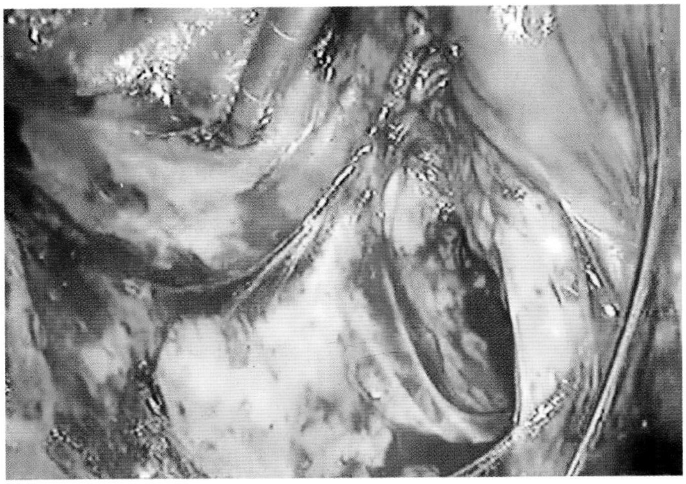

图 4-5-33　显露肾动脉鞘

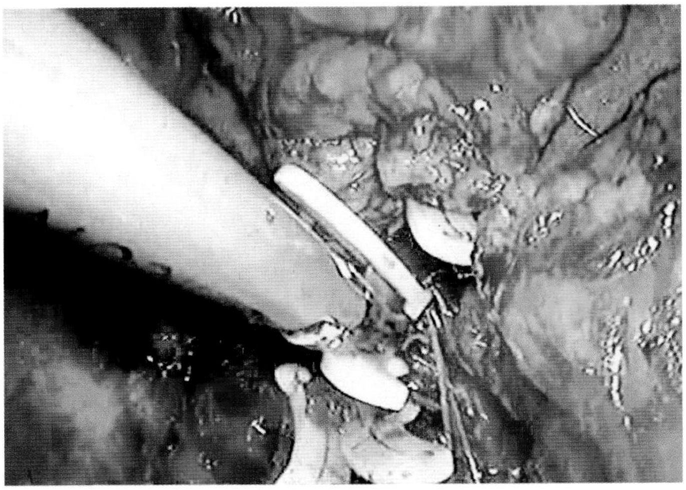

图 4-5-34　夹闭、离断肾动脉

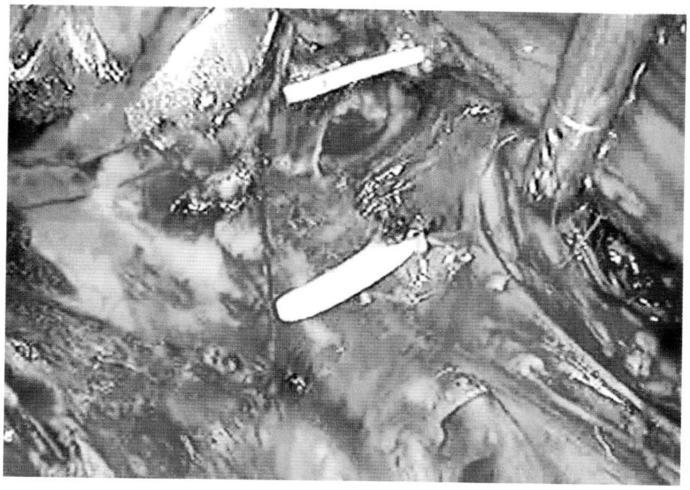

图 4-5-35　游离显露肾静脉

处理肾蒂血管时需注意左右侧略有不同，左侧肾动脉较短，游离空间小，此时需要注意肾动脉提早分支的问题，尽量靠近主动脉方向显露主干后处理，以避免重复处理肾动脉主干分支、增加出血风险。右侧肾静脉较短，肾脏贴近腔静脉，游离时一定辨别好彼此的关系，个别右肾静脉非常短的患者，周围关系不清楚时，有时可能将腔静脉误认为肾静脉，此时一定要将肾静脉、腔静脉、肾脏三者的关系辨别清楚后再进行进一步处理。

（5） 游离输尿管：紧贴腰大肌表面游离显露输尿管，用钛夹或 Hem-o-lok 夹闭后离断（图 4-5-36）。

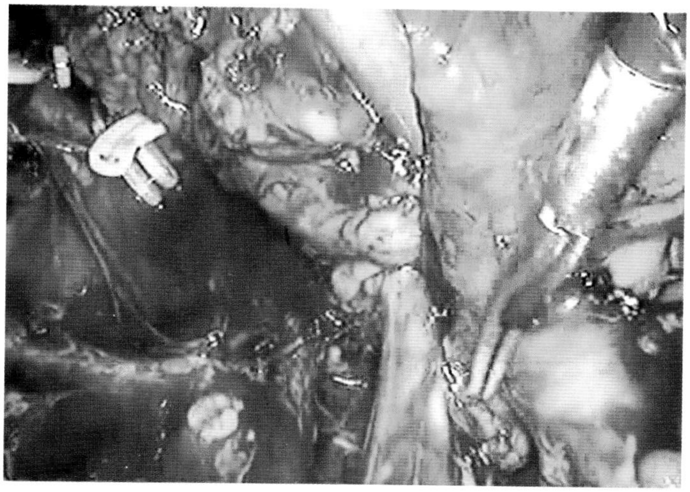

图 4-5-36　显露输尿管

（6） 取出标本：降低气腹压力至 3～5mmHg，检查术野特别是肾蒂处是否有活动性出血，如有出血可以依据具体情况采用超声刀、双极电凝、Hem-o-lok 或钛夹等处理。切除的肾脏可用标本回收袋，通过延长的 Trocar 口完整取出。留置腹膜后引流管，关闭切口。

有关手术的顺序可以有细微的差别，有人主张沿腰大肌与肾周筋膜间的间隙向下可以直接游离肾动脉，先夹闭肾动脉，然后游离肾脏，可以缩小肾脏体积，减少肾脏游离过程中的出血，特别是术前估计肾周粘连致密者，有利于手术操作。也有人主张首先结扎输尿管上段后并切断之，然后提起输尿管有利于游离显露肾门血管，结扎后再游离肾脏。

（四） 术后处理

术后按原则常规应用抗生素，肾结核患者继续规范的抗结核治疗。注意观察腹膜后引流液的颜色、性状和引流量，24 小时引流量小于 10ml 时拔除。

（五） 术中注意事项

1. 肾蒂血管的处理　处理肾静脉前，先试行阻断肾静脉，如充盈，提示可能有肾动脉未扎或者副肾动脉及迷走血管的存在。右肾静脉较短，处理时最好充分暴露右肾静脉与下腔静脉的关系后，再予以离断会更安全。左肾静脉属支较多，要防止损伤出血。

2. 巨大肾积水的处理　对体积明显增大的积水肾脏，术中游离部分肾脏后可切开菲薄的肾实质吸出积液，可明显增大腹膜后操作空间，有利于下一步操作。此类病例中肾动脉常常是萎缩、变细移位的，因此操作过程中对于稍粗条索状结构最好都用 Hem-o-lok 夹闭后离断，以保证安全。

3. 肾脏的游离　肾脏的游离应在肾周筋膜或肾包膜与肾周脂肪囊之间的平面内进行，此平面几乎无大血管，较易游离。

4. 粘连的处理　肾周有粘连但若纤维化不严重，肾包膜与肾周脂肪间一般仍能够分离出间隙，在游离肾脏时，要尽可能保持在这个间隙内游离。遇到粘连，尽量使用超声刀紧贴肾脏表面进行锐性分离，减少或不用钝性分离，这样才能有效保持分离层次在正确的间隙，而且能尽量避免副损伤并减少术中出血。

若肾蒂周围粘连严重，必要时中转开放手术。初学者一定要掌握中转手术时机，避免出现严重并发症。

（六） 并发症及处理

同经后腹腔途径根治性肾切除术。

四、经腹腹腔镜单纯肾切除术

（一） 手术适应证

同后腹腔镜单纯肾切除术。

（二） 术前准备

同后腹腔镜单纯肾切除术。

（三） 手术步骤

1. 麻醉和体位　同经腹腹腔镜根治性肾切除术。

2. Trocar 的放置　同经腹腹腔镜根治性肾切除术。

3. 气腹的安全建立　同经腹腹腔镜根治性肾切除术。

4. 手术过程

（1） 游离结肠，左侧切除时，先用超声刀从髂血管水平开始沿 Toldt 线切开降结肠外侧腹膜至脾脏上缘，切断膈结肠、脾结肠及脾肾韧带，使脾脏与胰腺和结肠一起移向内侧，注意勿损伤横膈膜。右肾切除时，腹膜切开应向头部方向切至结肠肝曲水平，包括右侧三角韧带、右前方的冠状韧带和肝横结肠韧带。向内方提起结肠显露肾结肠间结缔组织并切断之，完全游离结肠。

（2） 游离输尿管，结肠充分移开后，即可见到腰大肌。输尿管通常位于腰大肌内侧缘与下腔静脉和主动脉外侧缘之间，性腺血管的深面。提起输尿管使其保持一定张力，向上游离至肾下极和肾门。（图 4-5-37）

（3） 游离肾脏，在肾脏下极处切开 Gerota 筋膜和肾脂肪囊，游离肾门外的肾周脂肪。（图 4-5-38、图 4-5-39）

（4） 处理肾蒂，提起输尿管及肾下极，辨认进入肾门的血管。拉直肾蒂血管利于分离和结扎，并将肾下极从腰大肌表面完全游离。游离时注意紧贴腰大肌及肾实质。

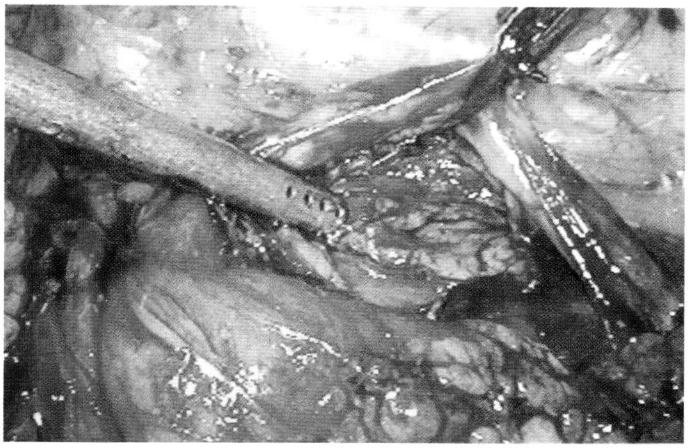

图 4-5-37　游离输尿管

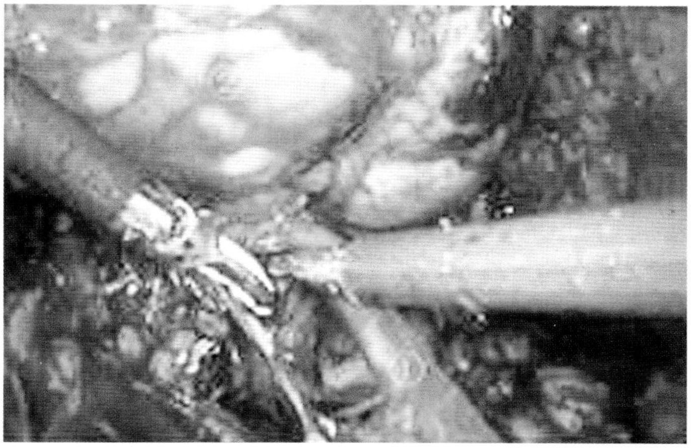

图 4-5-38　游离肾下极和腹侧

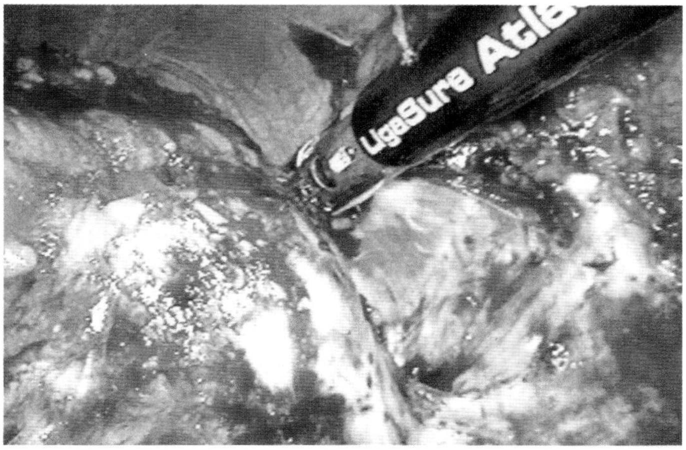

图 4-5-39　游离肾脏背侧

（5）结扎肾蒂，仔细分离肾门脂肪，找到肾动、静脉，紧贴血管外膜游离。肾动脉保留端上2～3个、切除端上1个Hem-o-lok夹，然后切断。同法处理肾静脉，最后紧贴肾脏游离，完成整个肾脏的切除。（图4-5-40）

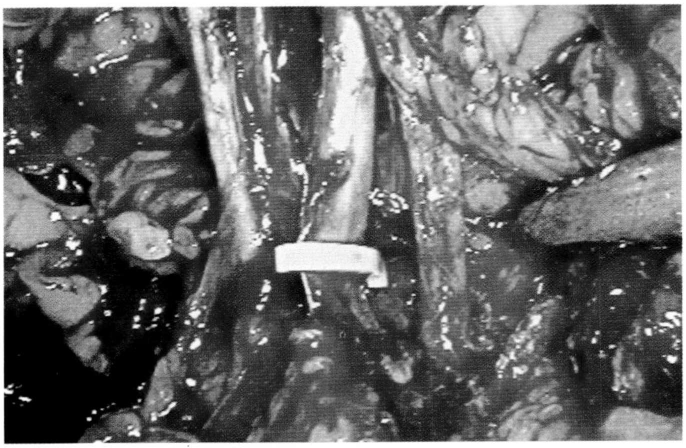

图4-5-40　处理肾动脉

（6）取出标本，结束手术，将肾脏放置入标本袋，通过延长的切口取出。复位结肠，后腹膜可不必缝合，放置引流管，放出二氧化碳气体，取出套管，缝合创口。

（四）术后处理

术后1天拔导尿管，常规应用抗生素预防感染。保持引流管通畅，24小时引流量小于10ml拔除。鼓励早期下床活动预防肠粘连。排气后开始进食流质或半流食。

（五）术中注意事项

1. 肾脏的游离应在肾周筋膜或肾包膜与肾周脂肪囊之间的平面进行，此平面几乎无大血管，较易游离。

2. 结扎肾门血管应贴近肾脏侧，此处常有肾动静脉分支存在，应予以注意，肾血管变异多，特别是异位动脉，故处理肾周索条组织最好先结扎再切断。右肾静脉较短，处理时应特别注意勿损伤下腔静脉。

3. 肾积水严重者，应先放水减压使其体积缩小后再予以切除。

（六）并发症及处理

同经后腹腔途径根治性肾切除术。

（孔垂泽　刘贤奎）

参考文献

1. 张旭. 泌尿外科腹腔镜手术学[M]. 3版. 北京：人民卫生出版社，2011.
2. 高新，周祥福. 微创泌尿外科手术与图谱[M]. 广州：广东科技出版社，2008.
3. 张大宏. 经腹腔入路泌尿外科腹腔镜手术操作技巧[M]. 北京：人民卫生出版社，2012.
4. 高振利，刘运祥. 泌尿外科微创手术操作与技巧[M]. 北京：人民卫生出版社，2009.

第六节　后腹腔镜供肾取肾术

目前，亲属活体供肾切取术的方式主要有4种，即传统的开放活体供肾切取术（open live donor nephrectomy,OLDN)、经腹腹腔镜活体供肾切取术(laparoscopic live donor nephrectomy,LLDN)、手助腹腔镜活体供肾切取术(hand- assisted laparoscopic live donor nephrectomy,HLLDN)和后腹腔镜活体供肾切取术(retroperitoneoscopic live donor nephrectomy,RPLDN)。本节主要介绍最后一种方法。

一、手术适应证

1. 年龄大于18岁。
2. 总肾及分肾功能正常。
3. 无局部或全身细菌或病毒感染。
4. 具有完全民事行为能力,无精神及心理疾病者。
5. 供者与受者血型相容,淋巴毒试验阴性。
6. 经过人体器官移植伦理委员会批准。

二、术前准备

术前供者准备同一般肾切除术,麻醉诱导之前留置尿管,术前常规预防性使用抗生素。

三、手术步骤

(一) 手术入路

侧卧位,抬高腰桥,于腰大肌前缘肋缘下做斜切口,分离进入后腹腔,用气囊扩张操作空间,插入13mm Trocar,用于主要操作器械的通道;于腋中线髂嵴上穿刺放入10mm Trocar,用于镜头通道;于腋前线肋缘下穿刺放入5mm Trocar,用于辅助操作器械的通道。

(二) 游离肾脏

一般左手持吸引器或弯钳,右手持超声刀,依术者习惯或术中情况也可两者调换。清除腹膜外脂肪,顺腰大肌用超声刀切开侧椎筋膜和肾周筋膜,即可暴露黄色的肾周脂肪。切开肾周脂肪,显露肾表面,紧贴肾被膜游离肾脏,脂肪囊和肾表面间的纤维组织和侧支小血管显露清晰,用超声刀逐一切断。肾上极内侧偶有较粗血管,为肾与肾上腺之间的侧支血管,应凝固切断。游离次序一般为肾背侧、上极、外侧、内侧、下极,也有时混合进行,用吸引器推开或用弯钳牵开肾周脂肪,此时脂肪与肾脏间有一层白色纤维组织或小血管,用超声刀逐一切断这些组织,肾即完全游离。在未充分游离肾血管之前,肾上极腹侧面脂肪不要完全游离,肾脏相对固定时便于游离肾血管。(图4-6-1、图4-6-2)

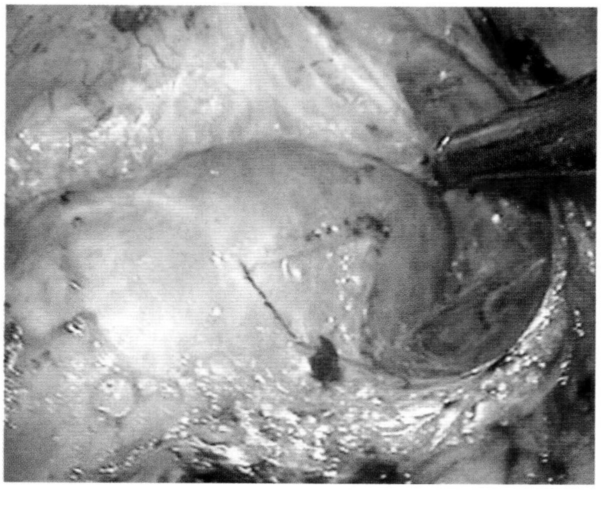

图4-6-1 游离肾脏腹侧

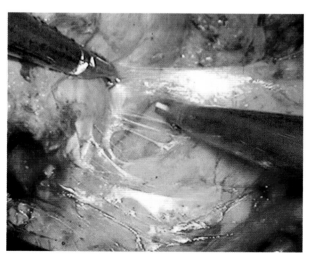

图4-6-2 游离肾脏背侧

（三）游离肾血管与输尿管

在肾脏中部水平与腰大肌之间向深处分离，即可见到搏动；肥胖供者有时搏动不明显，但在肾脏中部与腰大肌之间有束状隆起的组织，下方即为肾动脉。要鉴别搏动处为腹主动脉还是肾动脉，腹主动脉为纵向搏动，肾动脉为横向搏动即腹主动脉与肾之间组织的搏动。肾动脉周围常有丰富的淋巴组织，用超声刀慢挡逐一切断，预防术后淋巴瘘。打开肾动脉外鞘，将肾动脉周围纤维组织用超声刀切断。尽量将肾动脉分离至腹主动脉起始处，以保障有足够长度的肾动脉。左肾上腺下动脉远离肾动脉主干夹闭后切断。左肾静脉属支较多，一般有3~5分支汇入，其中3支较粗，分别为性腺静脉、腰静脉和肾上腺静脉。肾静脉下方汇入的静脉为性腺静脉，在女性供者此静脉可以很粗，可以采用超声刀慢挡，在切断点两端分别凝固后再切断，也可以远心端上Hem-o-lok夹，近心端超声刀凝固后切断。腰静脉位于腰大肌与肾静脉之间，需要同样处理。在肾静脉上缘，与性腺静脉相对应处为肾上腺静脉，同样予以凝固切断。如此处因肾动脉遮挡不方便处理肾上腺静脉时，可在处理肾上极内侧时，靠近肾上腺处理肾上腺下动脉和静脉。在处理肾静脉属支时，近肾脏一侧的血管断端尽量避免使用钛夹或Hem-o-lok夹，以免夹子影响后续的血管处理。左肾静脉相对较长，一般游离到肾上腺中央静脉以近处，血管长度基本够用。右肾静脉没有多余属支而且血管长度较短，需要游离到肾静脉汇入下腔静脉处。

游离输尿管时，要特别注意保护输尿管的血运，以避免术后发生输尿管坏死。用输尿管钳提起输尿管时，张力不可过大，否则同样可造成输尿管血管损伤导致输尿管坏死。输尿管一般游离至肾下极下方7~8cm即可，保留太长输尿管并无意义，用钛夹夹闭远端输尿管，近端用剪刀剪断。用超声刀切断输尿管会影响输尿管末端血供，增加术后尿漏的机会。在切断肾动、静脉以前，一定要确定除肾动、静脉外无其他组织相连。否则切断肾动脉、静脉后，再分离切断其他组织耽误取出肾脏，会延长热缺血时间，增加术后肾功能延迟恢复的发生率（图4-6-3~图4-6-13）。

在切断肾肾动、静脉以前，顺第一个穿刺套管切口向前下方切开4~6cm，只要术者的手能够伸入切口即可，需要切开皮肤皮下，但要保持肌层完整，这样既可以避免漏气，又可以减少取出肾脏的时间，缩短热缺血时间（图4-6-14）。

在最后切断肾动静脉以前，最后再检查一遍，确保肾脏除了肾血管相连以外，再无其他组织相连，然后静脉给予肝素50mg，最后再夹闭切断肾动脉和静脉。

肾动脉和静脉切断一般有两种方式：一种为用直线切割缝合器直接切断，此方法为开展腹腔镜取肾早期多采用的方法，优点是安全，缺点为供肾的肾动脉和静脉会短一些，而且费用较贵；另一种方法是用Hem-o-lok夹夹闭后再用剪刀剪断，此方法的优点是肾动脉和静脉与前述方法相比可以延长0.3~

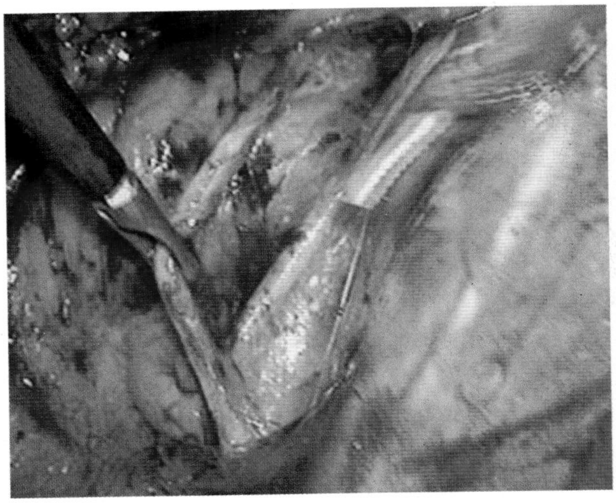

图4-6-3 用无损伤钳提起游离输尿管

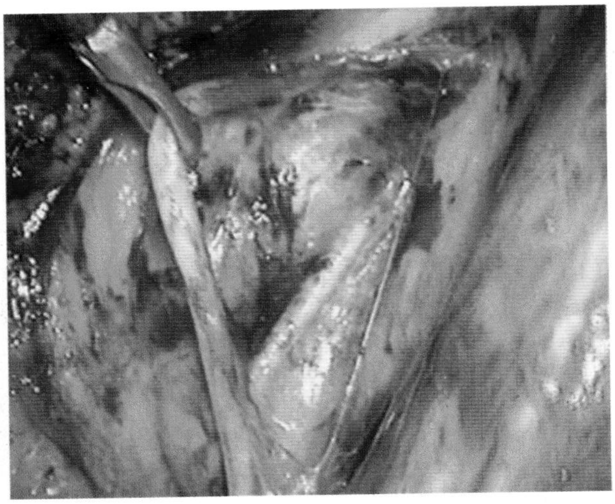

图4-6-4 游离输尿管适当长度

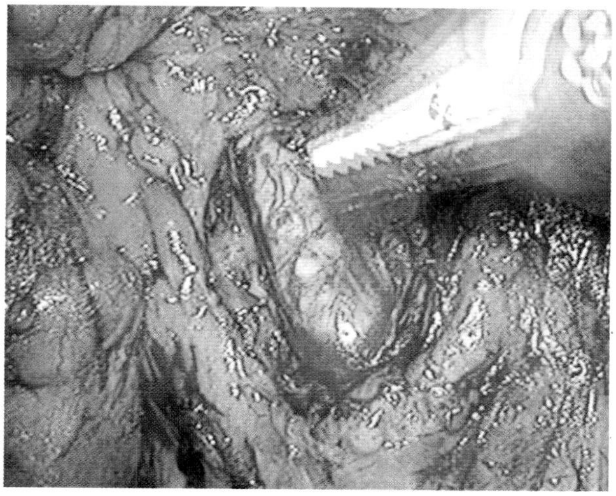

图 4-6-5　游离肾动脉

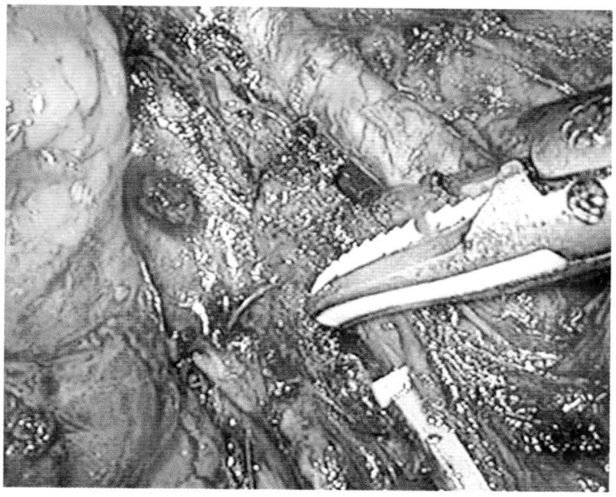

图 4-6-6　游离肾静脉

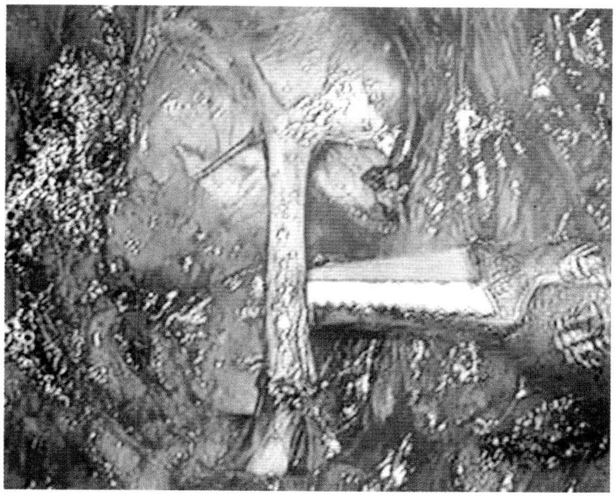

图 4-6-7　游离生殖腺静脉

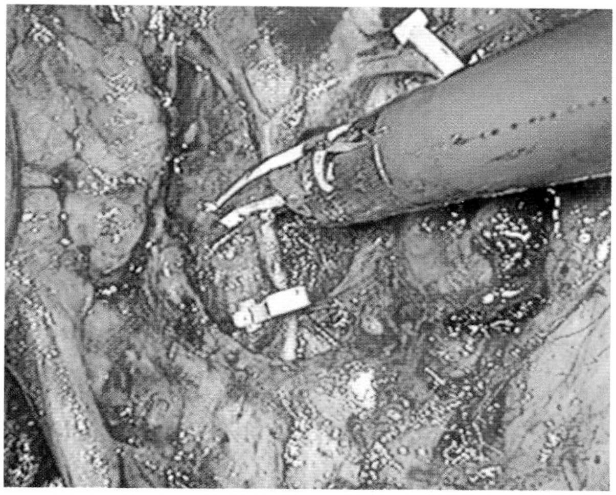

图 4-6-8　超声刀凝固切断生殖腺静脉

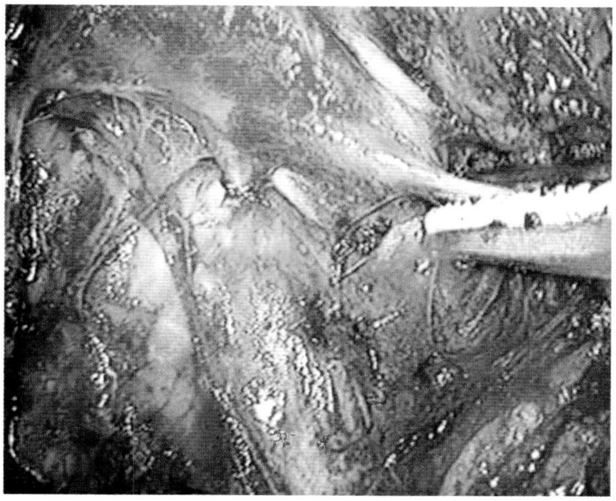

图 4-6-9　超声刀凝固切断腰静脉

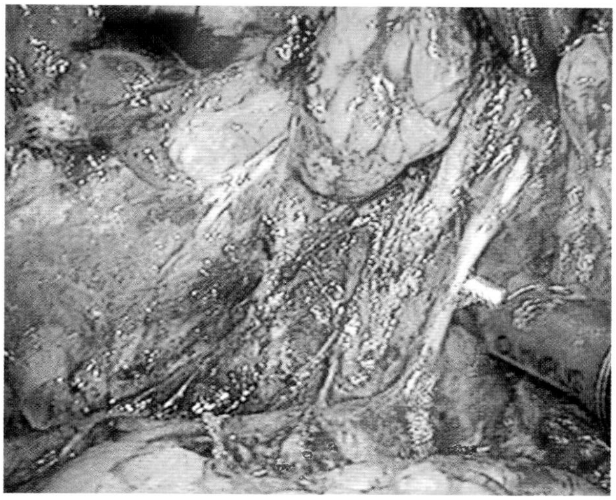

图 4-6-10　超声刀凝固切断肾上腺静脉

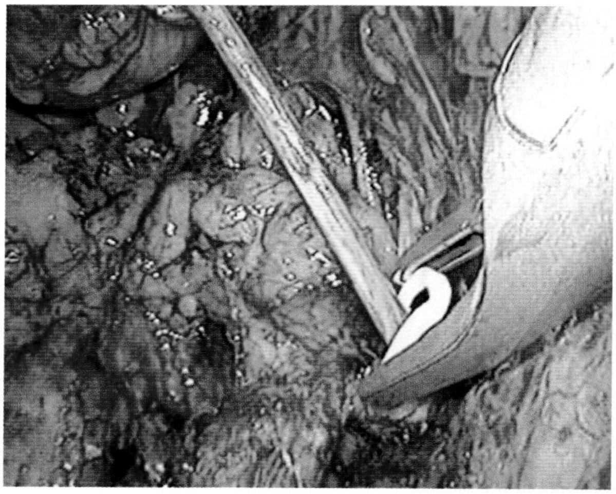

图 4-6-11 夹闭远端输尿管

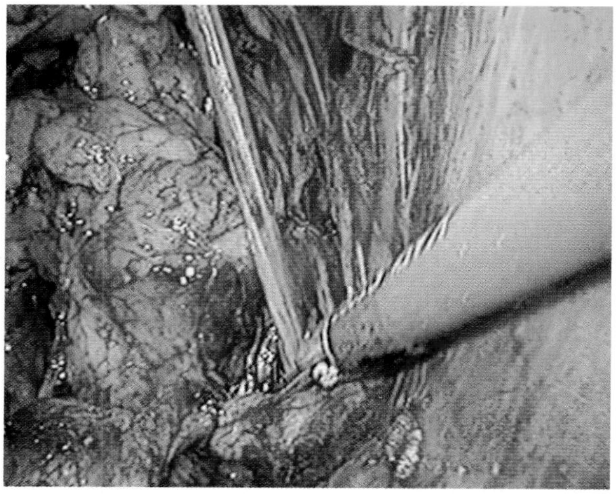

图 4-6-12 用剪刀剪断输尿管

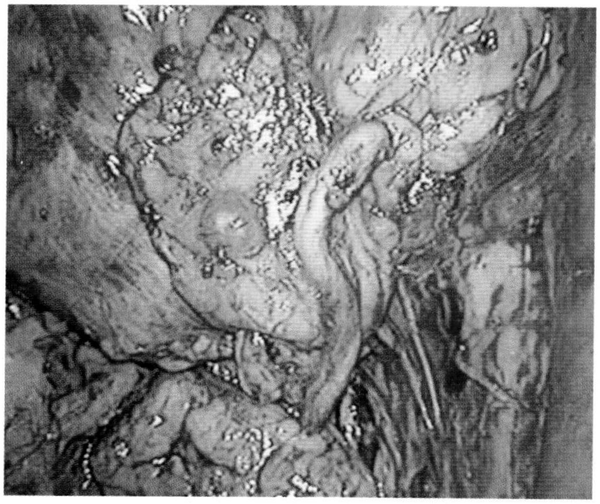

图 4-6-13 输尿管已经剪断

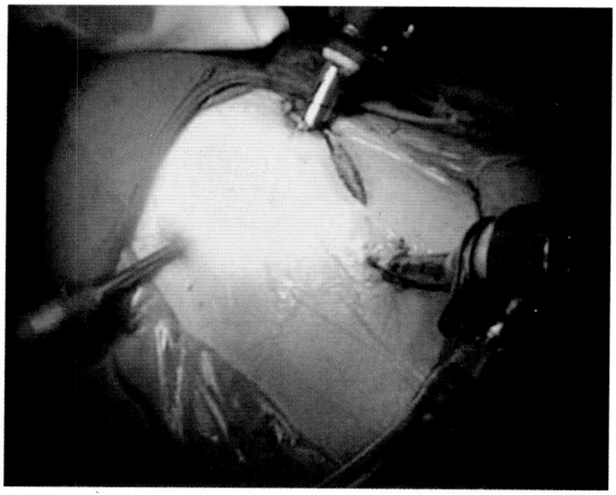

图 4-6-14 提前做好皮肤切口

0.5cm，而且费用较低，缺点是对技术要求较高，而且文献报道有 Hem-o-lok 夹子脱落导致大出血的病例，有一定的风险。第一种方法：将肾动脉游离至腹主动脉起始处，用直线切割器切断，尽量一次夹闭成功，反复夹闭肾动脉易造成肾动脉内膜损伤，而且术后易形成血栓。用直线切割器在性腺静脉与腔静脉之间夹闭肾静脉并切断。右肾切取时注意十二指肠在腔静脉的腹侧，处理肾腹侧组织时勿伤及十二指肠。另外，右肾静脉较短，应该将静脉游离至腔静脉。直线切割器从髂嵴上穿刺套管处置入，由第一个穿刺套管处放入腹腔镜，由于角度的原因，这样切割肾静脉可使肾静脉延长一些。第二种方法：用 Hem-o-lok 时，首先在肾动脉近心端上 2 个夹子，然后再在性腺静脉与腔静脉之间的肾静脉近心端上 2 个夹子，在夹子和肾之间分别剪断肾动脉肾静脉（图 4-6-15 ~ 图 4-6-20）。

（四）取出肾脏

剪断肾血管后，立即静脉给予鱼精蛋白 50mg 中和肝素，马上去掉 3 个 Trocar，沿已经预先切开的皮肤切口，大弯钳挑起肌层和腰背筋膜，用电凝逐层切断，伸手进入后腹腔，将肾脏取出，剪掉肾动脉、肾静脉上的切割器的钉子（用直线切割器取肾时），用 0 ~ 4℃ 的肾保存液灌注离体肾脏。若用 Hem-o-lok 取肾则可直接灌注，一般用 100 ~ 250ml 肾保存液即可将肾灌成无血色，灌注时要注意，500ml 肾保存液中加入肝素 100mg，灌注液高度要高于肾脏水平 1m 左右，不宜过高，灌注时，注意肾静脉流出液的颜色，一般流出液转清即可，灌注不宜过多。灌注过程中注意肾脏颜色，只要肾脏表面大部分转为苍白色即可。灌注结束后，将肾脏装入肾袋或用纱布包裹，放入冰盐水中保存（图 4-6-21 ~ 图 4-6-23）。

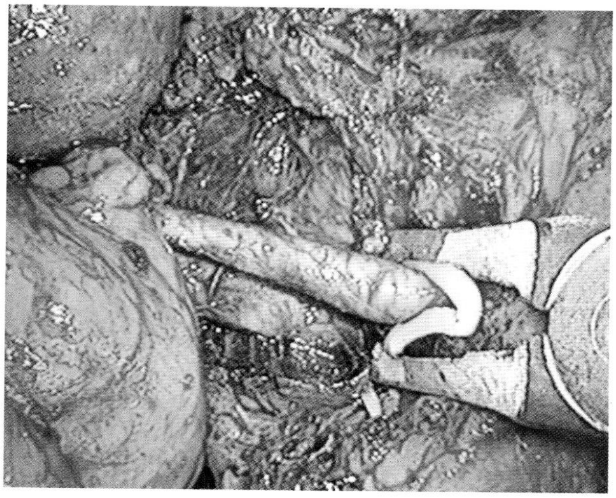

图 4-6-15 夹闭肾动脉

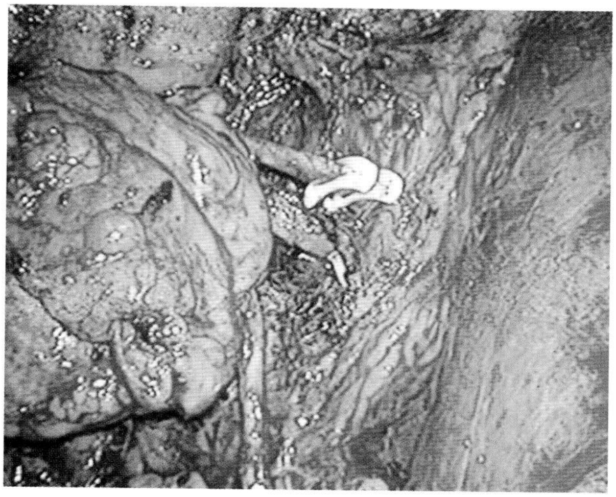

图 4-6-16 双重夹闭肾动脉

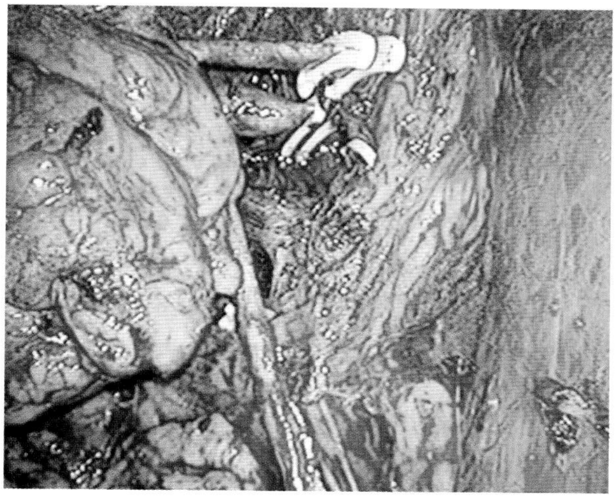

图 4-6-17 双重夹闭肾静脉

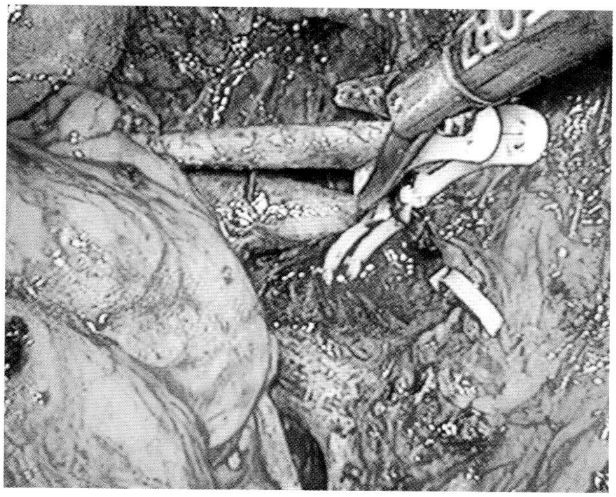

图 4-6-18 剪断肾动脉

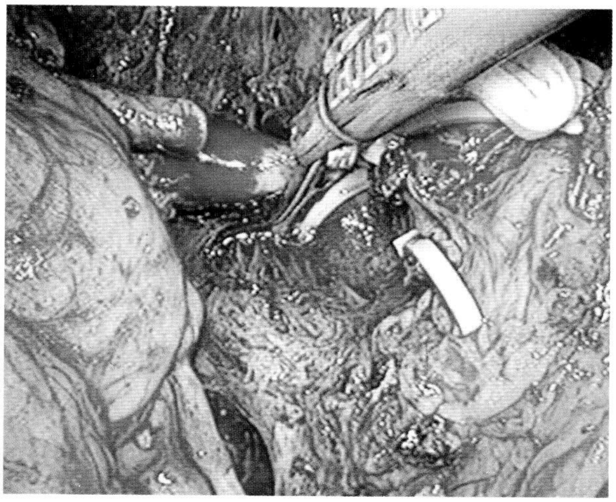

图 4-6-19 剪断肾静脉

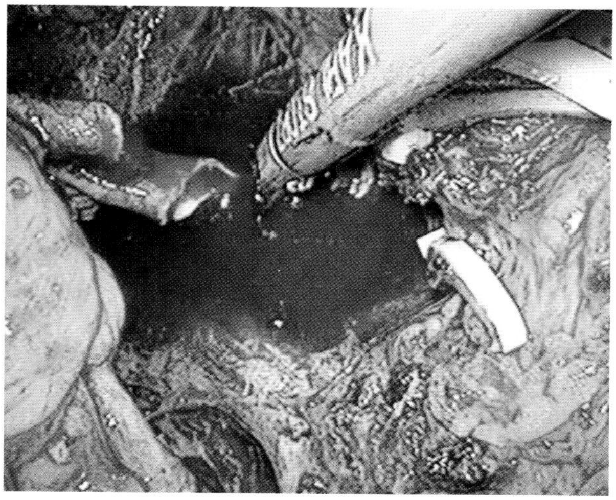

图 4-6-20 剪断肾静脉

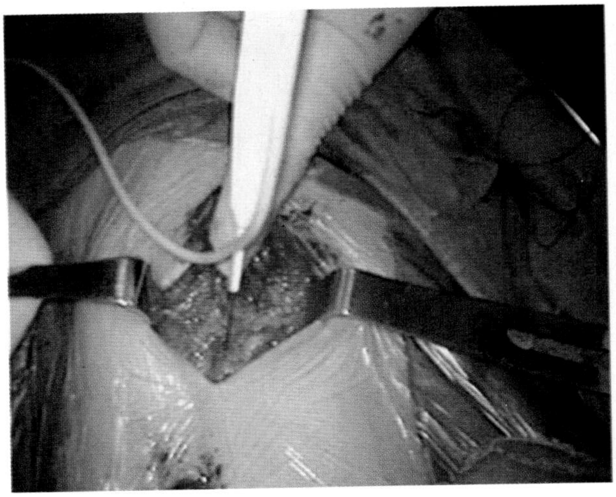

图 4-6-21　迅速切开肌层

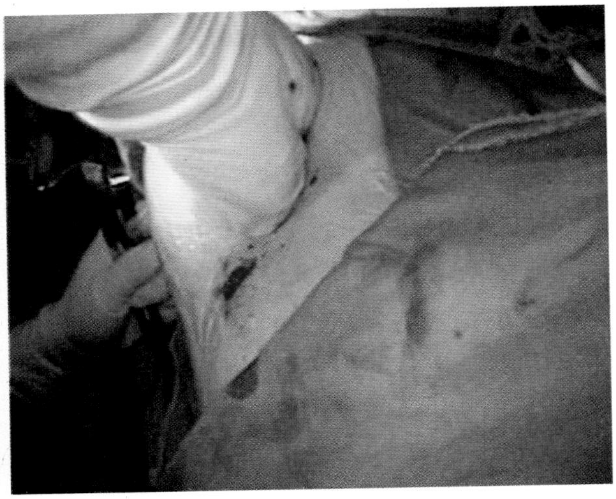

图 4-6-22　术者将肾脏取出

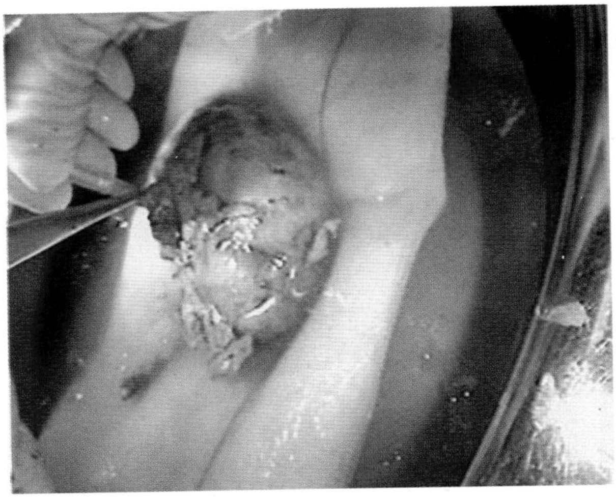

图 4-6-23　灌注肾脏

（五）缝合切口

仔细检查创面并确切止血，放入引流管，排出后腹腔内气体，关闭 Trocar 孔。

四、术后处理

1. 注意观察肾区引流管引流情况，24 小时少于 20ml 时可拔除。如引流量较多，色鲜红，血压或血红蛋白进行性下降，应考虑有活动性出血，必要时应手术探查。有时引流量不多，局部膨隆或腰肋部皮下出现淤斑，血红蛋白有明显下降，应行后腹腔 B 超或者腹部 CT 检查以排除肾窝血肿。若发现明显肾区血肿，需要卧床休息，应用止血药物，使用抗生素预防感染，血肿一般都可自行局限和吸收。血肿较大或进行性增大时，需要手术探查止血。

2. 出院前检查一次肾功能。

五、术中并发症及处理

（一）肾静脉出血

多发生于分离肾静脉过程中，分离肾静脉侧支时侧支汇入肾静脉处破裂或切断侧支时残端出血。遇到出血时，首先借助吸引器明确出血点，血管钳暂时夹住出血点或其近心端，采用超声刀或双极电凝凝固止血，也可用钛夹或 Hem-o-lok 夹夹闭止血，但近肾端应尽量避免用夹子；肾静脉裂口较大时，可用 5-0 血管线缝合止血。如仍不能止血，用小纱布局部压迫暂时停止操作，同时提高气腹压至 20mmHg，5 分钟后检查出血情况，多数小出血可停止或明显减轻，切忌于血泊中盲目止血。上述措施无效时，应改开放手术，亦可切一小口手辅助止血。一般来说，供肾者都是健康人，肾脏周围没有粘连，血管层次清楚，只要仔细操作，并不易发生血管损伤，因此，重点在于按照解剖层次分离，仔细操作，避免不必要的损伤，游离血管时将其外鞘打开，尽量不要钝性分离，对于肾静脉各个属支的位置要做到心中有数，避免损伤。遇到腰静脉的变异较复杂时，更应耐心仔细解剖，将腰静脉的分支一一妥善处理。

（二） 肾裂伤及被膜下血肿

肾被膜破裂及被膜下血肿多发生于采用腹腔镜取肾早期，技术尚不娴熟，手法生硬，腹腔镜操作器械由于杠杆作用过度牵拉肾被膜或挤压肾脏引起肾裂伤或被膜下血肿，术中一般无需特殊处理。局部有出血时用小纱布压迫即可，也可用双极电凝止血，用超声刀或电钩一般不易止血。取出修肾时用可吸收线缝合修补肾裂伤处即可，被膜下血肿无需特殊处理。

（三） **Hem-o-lok** 夹滑脱引起肾动、静脉出血

Hem-o-lok 的说明书中提到在行腹腔镜活体取肾时不能使用 Hem-o-lok 处理肾血管，就是因为曾经有 Hem-o-lok 脱落，发生严重并发症的病例，主要原因是由于夹子放置位置不当和取肾时将夹子带脱。根据我们的手术经验，只要注意使用方式，Hem-o-lok 也可以安全地用于腹腔镜活体取肾。

处理措施：肾动脉、静脉出血时立即控制近心端，重新上 Hem-o-lok 夹或用血管线缝合止血。如技术不允许直接改为开放手术止血。

预防措施：我们认为预防 Hem-o-lok 脱落导致严重出血，有几点需要注意：游离肾动脉和肾静脉时，要在血管鞘内游离，使血管周围无多余组织；上 Hem-o-lok 夹时，一定要看到对侧的尖部，近心端上两个夹子时，至少要能看到一个 Hem-o-lok 夹的尖部，以免锁扣之间有组织，导致锁扣弹开；Hem-o-lok 夹不宜过分靠近腹主动脉和下腔静脉，Hem-o-lok 应当夹在肾动脉和肾静脉上，不能夹在腹主动脉和下腔静脉上，否则容易脱落；血管近心端一定要夹两个 Hem-o-lok 夹，而且两个 Hem-o-lok 夹要间隔 1mm 左右的距离，剪断血管时不能紧贴 Hem-o-lok 夹剪断血管，要保留 2mm 左右的血管残端。取出肾脏时，注意避免牵拉。只要注意这些问题，一般不会发生 Hem-o-lok 夹脱落。

（四） 所取肾血管过短

所取供肾血管过短，一般发生于技术不熟练时，游离血管长度不够，或者在夹闭和切断血管时没有靠近血管的根部，要改变这种情况，需要从技术上入手。游离肾动脉时，要游离至肾动脉从腹主动脉发出的部位，夹 Hem-o-lok 夹时第一个夹子要靠近腹主动脉。游离肾静脉时，右肾静脉要游离至下腔静脉处再夹闭切断，左肾静脉较长，不必游离至汇入下腔静脉处，一般游离到生殖腺静脉或肾上腺静脉以近或腹主动脉水平即可。

如果发现离体肾脏血管过短，可以分别做如下处理：

1. 供肾静脉过短　游离受体髂外静脉，将髂内静脉及髂外静脉周围的侧支静脉结扎，使髂外静脉尽量提高，一般用此方法都可将肾静脉吻合于髂外静脉上。

2. 供肾动脉过短，可用下述方法处理

（1） 单支动脉：若为单支动脉，游离足够长的髂内动脉做端端吻合，如果髂内动脉中有严重动脉粥样硬化，游离髂外动脉，将髂内动脉结扎，使髂外动脉处于能向上提起的状态。

（2） 两支或多支动脉：若肾动脉在腹主动脉起始处为两支，这种情况可尽量将两支肾动脉合并为一支，其余处理同上；若不易合为一支，可将髂内动脉充分游离，将其分支分别与多支肾动脉端端吻合。若髂内动脉不可用，可将髂内动脉结扎后，游离足够长的髂外动脉，使其处于提起状态，将多支肾动脉与髂外动脉分别吻合，或者较粗的肾动脉与髂外动脉吻合，较细的一支与腹壁下动脉吻合。

（马潞林　王国良　赵磊）

参考文献

1. Wright AD, Will TA, Holt DR, et al. Laparoscopic living donor nephrectomy: A look at current trends and practice patterns at major transplant centers across the United States[J]. J Urol, 2008, 179(4): 1488-1492.

2. Working Party of the British Transplantation Society and the Renal Association. United Kingdom Guidelines for living donor kidney transplantation. 3rd ed[M]. London: British Transplantation Society, May, 2011.
3. Z. Lei, M. Lulin, W. Guoliang, et al. Ensuring the Safety of Living Kidney Donors and Recipients in China Through Ethics Committee Oversight: An Early Experience[J]. Am J Transplant, 2008, 8(9): 1840-1843.
4. 马潞林,黄毅,侯小飞,等. 后腹腔镜下活体供肾切取术的临床应用[J]. 中华泌尿外科杂志,2005,26(3):169-171.
5. 王国良,马潞林,赵磊,等. 后腹腔镜活体供肾切取术手术并发症分析[J]. 中国微创外科杂志,2009,9(3):207-209.
6. Ye J, Huang Y, Hou X, et al. Retroperitoneal Laparoscopic Live Donor Nephrectomy: A Cost-effective Approach[J]. Urology, 2010, 75(1): 92-95.
7. Ma L, Ye J, Huang Y, et al. Retroperitoneoscopic live-donor nephrectomy: 5-year single-center experience in China[J]. Int J Urol, 2010, 17(2): 158-162.
8. Ma L, Li G, Huang Y, et al. Retroperitoneoscopic Live-donor Right Nephrectomy: A Chinese Single Center[J]. Exp Clin Transplant, 2011, 9(1): 20-25.
9. Ma LL, LiG, Huang Yi, et al. Do multiple renal arteries in the remnant kidney have a negative influence on kidney donors after kidney donation? [J] Nephrology, 2011, 16(6): 612-616.
10. Ma L, Ye J, Tian X, et al. Technical modification of retroperitoneoscopic live donor nephrectomy: Chinese experience[J]. Transplant proc, 2010, 42(9): 3440-3443.

第七节 腹腔镜肾部分切除术

腹腔镜肾部分切除术(laparoscopic partial nephrectomy, LPN):现已得到广泛开展。对于较小的肾癌(直径≤4cm),文献已证实保留肾单位的肾部分切除术与肾癌根治术疗效相同。而 LPN 几乎完全是在复制开放手术:阻断肾蒂,冷刀切除肿瘤、缝合修补肾盂肾盏、精确缝合肾实质创面。唯一与后者不同的是由于腹腔镜下肾脏降温技术较为复杂,临床可操作性较差,虽然文献报道有冰屑降温法、腹膜后腔冰水浸泡降温法、输尿管支架术中连续冰水灌注法、术前肾动脉置管术中冷却液灌注法等,但目前绝大多数学者均放弃了各类冷却方法,而选择了较为简单、直接的热缺血方法。虽然有很多文章报告了术中采用止血胶剂利于止血,但这些应是在精确缝合基础之上再加以应用,单纯应用这些胶剂止血效果并不可靠,精确的缝合仍是手术成功的关键,这无疑提高了对术者的要求。传统上肾部分切除术应尽量缩短热缺血时间以保护肾功能,热缺血时间不宜超过 30 分钟,否则肾功能将遭受不可逆性的损害。但近来有动物实验证实,热缺血时间达 50 分钟时肾功能有一过性损害,而长期肾功能不受影响。如肾脏原有功能损伤,则相同时间的热缺血会造成进一步的功能损害。也有相反结果的文献报道,热缺血 30 分钟以上患者肾功能损害 1 年后虽可大部分恢复,但仍有部分丧失,因而建议仍应将热缺血时间控制在 30 分钟以内。对于切除肿瘤后肾脏创面是否行组织活检以确定外科切缘是否阳性的问题,多数学者认为,在肾血管阻断完全、使用冷刀锐性切割创面清楚的情况下,不必行创面活检术;但如术中怀疑肿瘤被切破致有残余时应行创面组织活检术,以明确肿瘤切除是否完整。也有学者报道[32],术中将肿瘤切除后缝合创面同时行切除肿瘤的快速冰冻病理检查,以明确切缘是否阳性,是否需行补救性措施。作者本人均采用热缺血方法,尽量将缺血时间控制在 30 分钟左右,除个别切除有疑问的患者外,不常规做创面活检。

一、适应证

肾错构瘤等良性肾肿瘤及小于 4cm 的小肾癌($T_{1a}N_0M_0$),但目前国际上有扩大趋势,除孤立肾等绝对适应证外,对于 4~7cm 的肿瘤也有行部分切除术的报道。

二、术前准备

常规术前准备,对小肾癌患者需做胸片除外肺转移,B 超、CT 了解局部及远处肿瘤转移情况,明确临床分期。静脉肾盂造影(IVP)了解患侧病变部位及肾功能情况。推荐术前患者均行 CT 肾脏血管重建,以了解患侧肾脏血运情况,包括肾动静脉的数目、长度、位置及异位血管情况等,以利术中充分阻断肾脏血运,减少术中失血。术前留置导尿管,手术采用全身麻醉。

三、手术步骤

腹腔镜肾部分切除术可以采用经腹腔及经腹膜后两种途径,除与术者个人喜好有关外,与肿瘤所在位置有很大关系。一般肾脏内侧缘及肾门肿瘤多采用经腹腔途径,而其余位置的肿瘤我国学者多采用经腹膜后途径。下面就腹膜后镜肾部分切除术做一阐述。

(一) 腹膜后镜手术腹膜后腔的建立

1. IUPU 法(Institute of Urology, Peking University)　此方法由北京大学泌尿外科研究所首创,操作简便、安全,熟练后仅需 5 分钟左右即可完成。患者采用健侧侧卧位,垫高腰部(图 4-7-1)。先取髂嵴上缘 2cm 与近腋前线交点处切一约 1cm 切口,按图 4-7-2 置入气腹针入腹膜后间隙。充气压力至 14mmHg 后,置入第一个 12mm 套管针入腹膜后间隙。随后引入腹腔镜,以腹腔镜镜身直接做左右往复运动,行简单扩张即可产生足以开始操作的腹膜后腔隙。随后分别取肋缘下线与腋前线及腋后线的交点,于腹腔镜监视下行第二及第三套管针穿刺,进入已建立的腹膜后腔。绝大多数有关肾脏的手术均可通过这三个操作通道完成,如有必要可增加第四个穿刺点,以利于手术的操作。建立腹膜后腔是腹膜后镜手术的关键,第一根套管针穿刺一定要进入后腹膜间隙,切勿进入腹腔或肌肉组织内,以后的套管针穿刺要在腹腔镜的监视下进行。用腹腔镜本身在腹膜后间隙内进行分离时要注意鉴别血管及辨明方向(图 4-7-3 ~ 图 4-7-9)。

2. 水囊或气囊扩张法　选择上述第一个穿刺点或肋缘下线与腋后线的交点,皮肤切一约 1cm 小切口,并切开肌肉组织,以示指探入切口内达腹膜后间隙,稍加扩张后放入带冲气气囊的套管针,加压注气或生理盐水约 300 ~ 500ml,以扩张腹膜后间隙。由于该带气囊的进口套管过于昂贵,且仅能使用 1 次,故国内泌尿外科医师多使用自制的扩张气囊以代替之。扩张建立腹膜后间隙后,其余 2 个套管针的置入方法与 IUPU 法相同。自制带扩张气囊的导管虽然便宜,但每次手术前均需自己准备,增加了手术时间,且气囊质量无法保证。目前已有国产商品化带气囊的套管,为手术医师提供了极大便利。

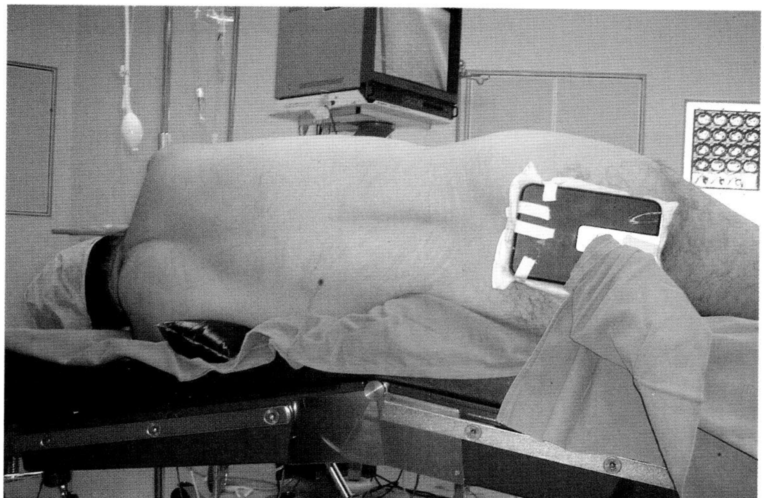

图 4-7-1　患者体位:健侧卧位

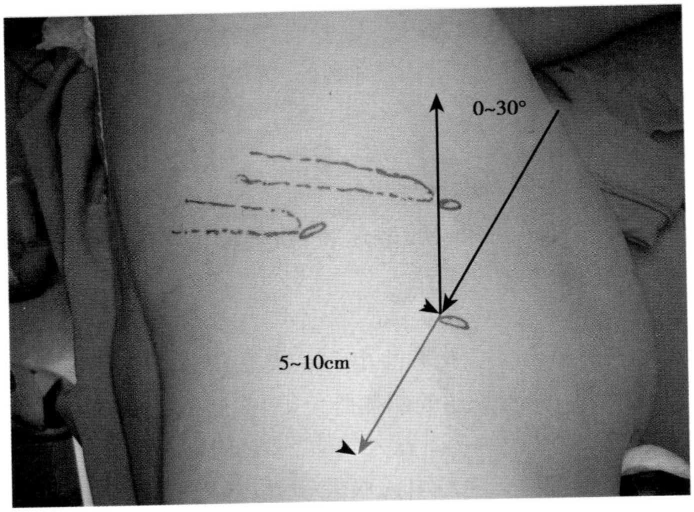

图 4-7-2　三个穿刺点位置及进针方向示意图

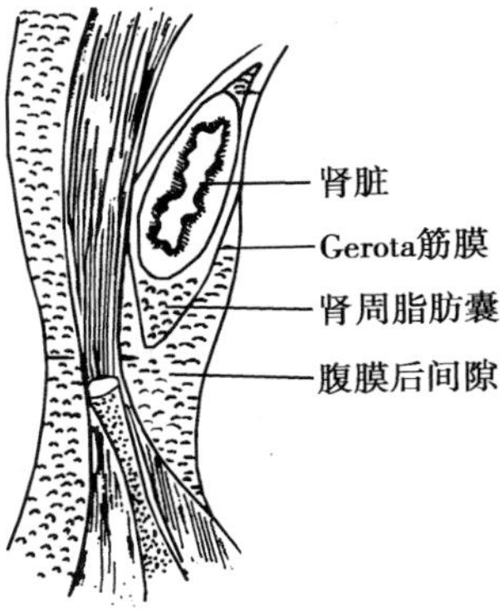

图 4-7-3　侧卧位腹膜后腔示意图

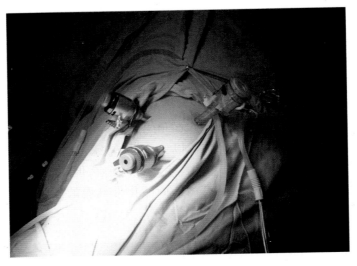

图 4-7-4　三个套管针置入后示意图

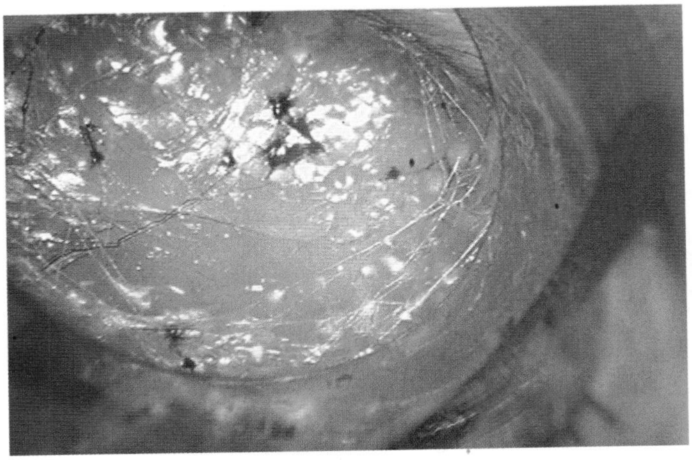

图 4-7-5　第一个套管针置入腹膜后腔所见

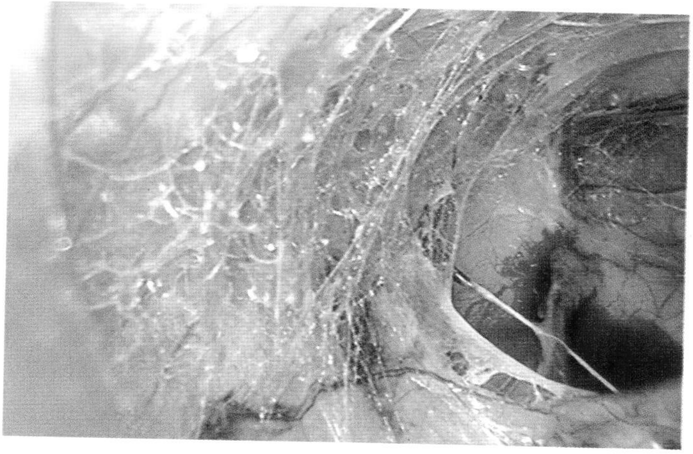

图 4-7-6 引入腹腔镜后以镜身扩张后形成的腹膜后间隙

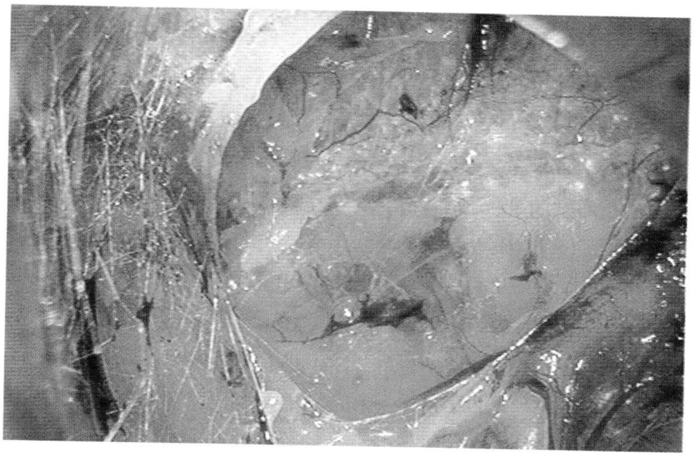

图 4-7-7 充分扩张后所形成的腹膜后间隙

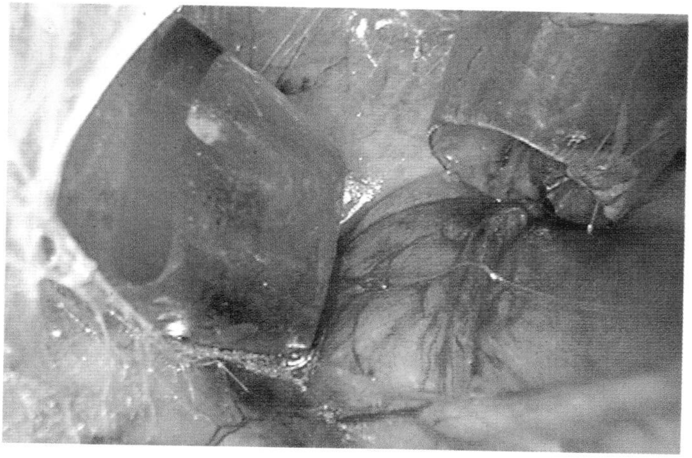

图 4-7-8 腹腔镜监视下置入其余 2 个套管针

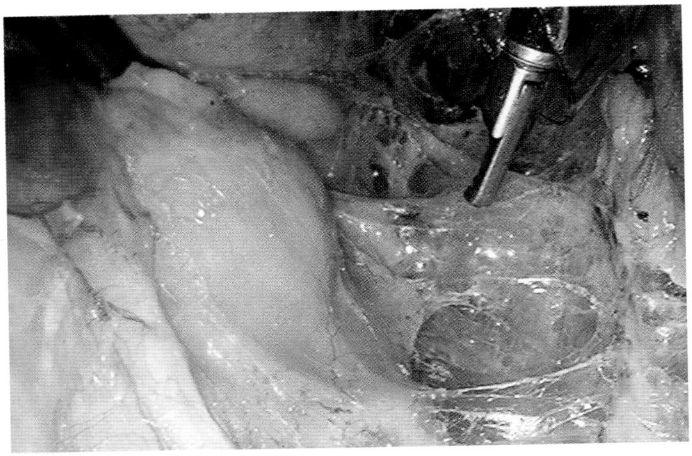

图 4-7-9 引入操作器械后进一步扩大腹膜后间隙

（二）腹膜后镜肾部分切除术（Retroperitoneal Laparoscopic Partial Nephrectomy，RPLPN）

1. 腹膜后镜肾部分切除术手术路径的选择　肾肿瘤如位于肾脏外侧缘、上下极、腹侧及背侧较为远离肾蒂处时多选择经腹膜后路径，如位于肾脏内侧缘或靠近肾蒂处时则多选择经腹腔路径。当然手术路径的选择也和术者的经验和习惯有关，不能一概而论。当肿瘤较为远离肾蒂时可单独阻断肾动脉，而不必再阻断肾静脉；而当肿瘤较为靠近肾蒂时则需同时阻断肾动静脉，因此时切缘肾静脉分级较高，口径较粗，又紧邻腔静脉，静脉压力较高，血液易倒灌致出血量增多。目前国内外有学者报道高选择性阻断肿瘤动脉分支的“零缺血”技术，为更好地保留患肾功能提供了一种新的技术可能。

2. 手术步骤　健侧卧位，腹膜后镜肾部分切除术可采用 3～4 个穿刺点，必要时可增加穿刺点。前 3 个穿刺点的位置及建立腹膜后腔的方法如前述 IUPU 法。第一穿刺点置入气腹针入腹膜后间隙，置入另外 2 个套管针后可分别以电钩、分离钳或超声刀进一步扩大腹膜后间隙。第四个穿刺点位于髂嵴上缘 2cm 与腋后线的交点处。切开 Gerota 筋膜及肾周脂肪囊，进一步游离肾脏，显露肿瘤组织。如为肾脏良性肿瘤，可将其表面脂肪囊组织与肿瘤完全游离以显露肿瘤；如为肾癌需保留肿瘤表面脂肪组织，与肿瘤一起切除以利肿瘤病理分期。游离显露肾蒂，以备阻断肾脏血运之用。将肌苷 1～2g 加入 100～150ml 生理盐水中快速静脉滴入，也可快速静脉滴入甘露醇 100～150ml，以利阻断肾蒂时保护肾功能。用于阻断肾蒂的方法包括自制无创阻断钳、一体式专用无创阻断钳、分离式专用无创阻断钳、套绳法和使用无创血管阻断钳 Bulldog 法等。前 2 种方法阻断钳需占用一个套管，而后 3 种方法不用占用套管。作者开展此手术初期，因无专业阻断钳，故使用自制的无创阻断钳，也取得了良好的阻断效果。现在则使用无创血管阻断钳 Bulldog，简便易行，也可减少套管的数目。然后依据上述原则确定单独阻断肾动脉还是需同时阻断肾动静脉。

阻断肾蒂后，以剪刀、电刀、超声刀或激光等沿肿瘤周边切割肾脏组织，对肾癌切缘应距瘤体边缘约 0.5cm 以上，避免残留癌组织卫星灶。建议使用剪刀进行锐性切割，可使创面显露清晰，应避免切破瘤体。由套管置入取物袋，将切除之瘤组织放入取物袋内，先置于肾脏边缘。仔细观察创面，如有肾盂肾盏被切开，应以可吸收的 3-0 微乔线予以缝合，如有较粗的血管断面也应予以缝扎。作者在开展此手术的初期就如早期文献报道所说，完全复制开放手术的方法，行间断“U”型缝合创面数针，进针处垫以脂肪组织，防止打结时缝线对肾脏组织的切割作用。但因缝线打结时常有张力，易致结松弛。现多采用如下双层缝合方法：①以 2-0 可吸收微乔线或倒刺线先连续“8”字缝合创面基底切开的肾盂肾盏及血管，以封闭之；②随后仍以 1-0 可吸收微乔线或倒刺线缝合肾实质创面，若用微乔线则每一针出针处均以 Hem-o-lok 夹加压钳夹，使缝线保持加压张力。若使用倒刺线则不必再钳夹，只需收紧缝线即可。

可于创面上喷涂止血胶剂以利止血，松开无创肾蒂阻断钳，恢复肾脏血运。仔细观察肾脏缝合处有无出血及渗血，肾脏颜色是否恢复，必要时需加针缝合以进一步止血。吸净创面，取出取物袋，若瘤体较大可适当扩大某一小切口以利取出。作者多采用斜行延长肋缘下腋后线处小切口，以后患者若再行腰部手术时可利用此切口或适当再延长。冲洗腹膜后腔，仔细检查无出血后，由其中一个套管（多为腋前线处）置入引流管后，缝合各小切口。手术过程请参见图 4-7-10 ~ 图 4-7-26。

四、术中注意事项

1. 正确选择手术入路，即经腹膜后还是经腹腔。两者没有优劣之分，依据自身经验及肿瘤位置加以适当选择。

2. 应尽量缩短热缺血时间，以保护肾脏功能。

3. 对于肾门部位的肿瘤，应同时阻断肾静脉以减少静脉血倒灌所致的出血。

4. 若术中或术后发现肾脏切缘阳性，应向患者交代病情，及时行肾脏根治性切除术。

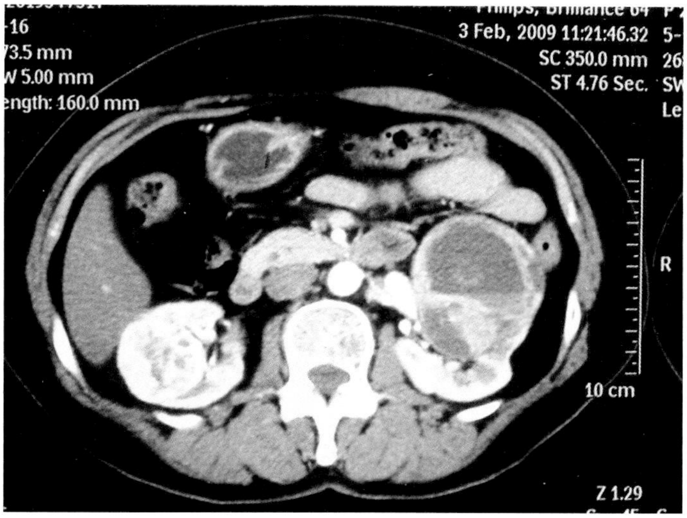

图 4-7-10　双肾癌患者的 CT 增强片，拟行右侧肾部分切除术

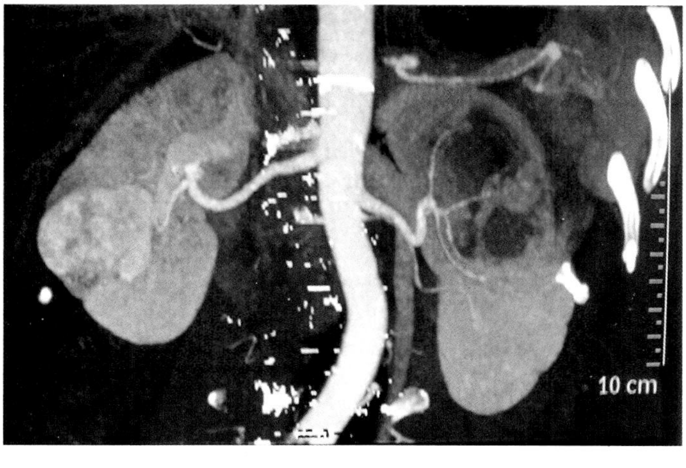

图 4-7-11　上述双肾癌患者的 CT 肾动脉重建片

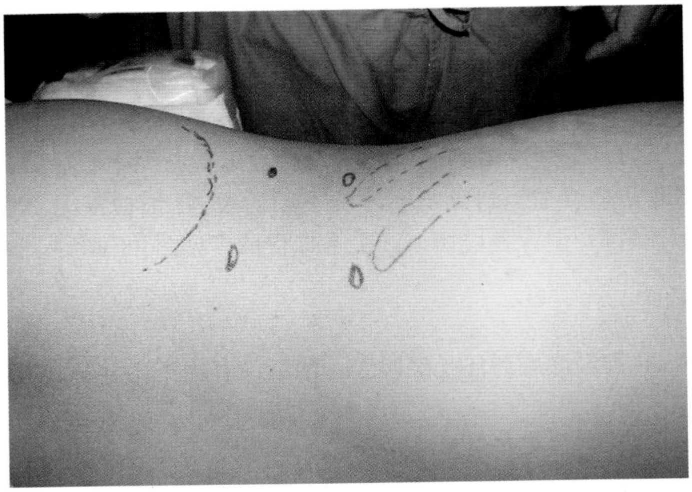

图 4-7-12 侧卧位 4 个穿刺点位置的示意图

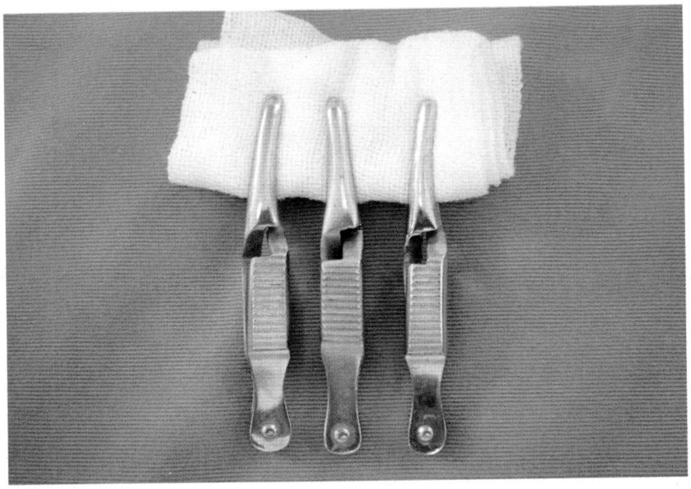

图 4-7-13 所用无创肾蒂血管阻断钳 Bulldog

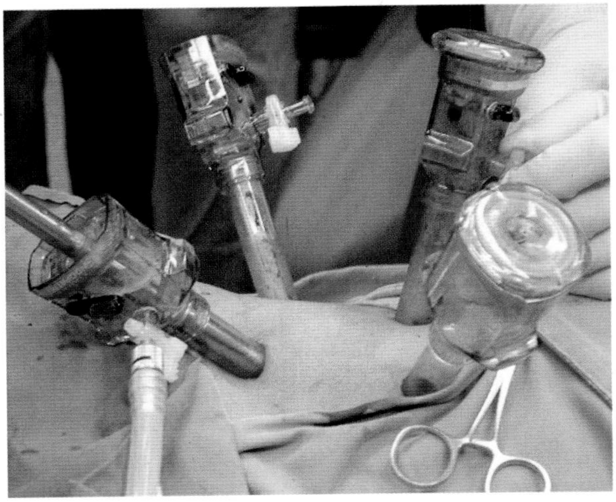

图 4-7-14 置入的 4 个套管针的位置

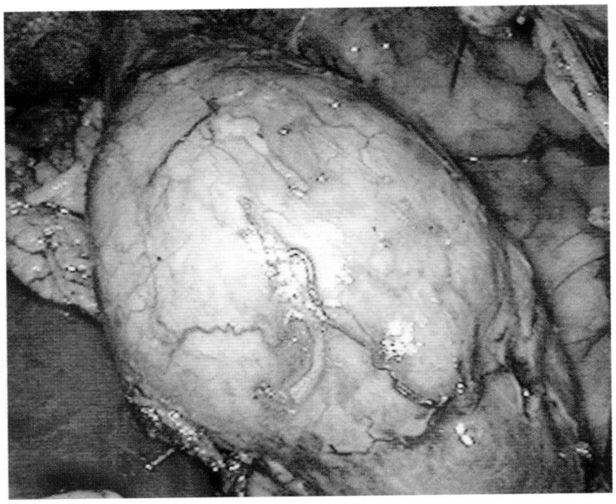

图 4-7-15 游离显露突出于肾外的肿瘤，并保留瘤体表面脂肪囊组织，一起送病理以分期

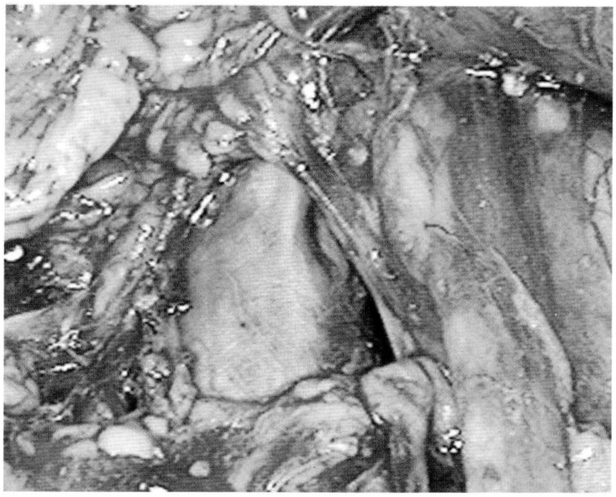

图 4-7-16　游离显露肾蒂

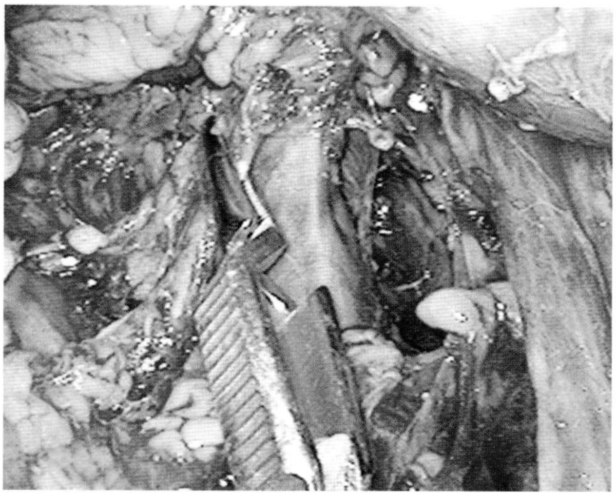

图 4-7-17　以无创血管钳 Bulldog 阻断肾动脉

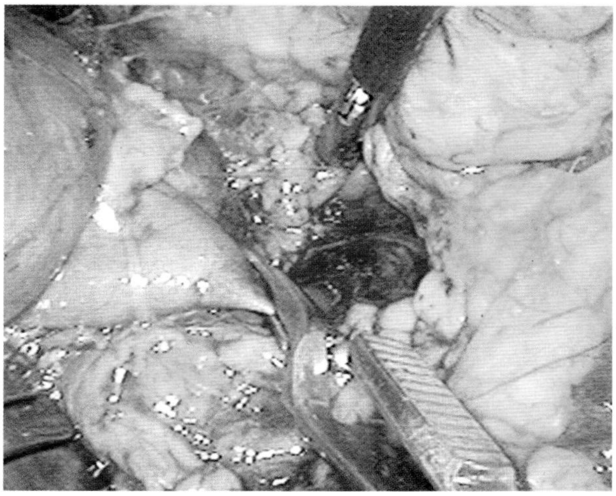

图 4-7-18　以无创血管钳 Bulldog 阻断肾静脉

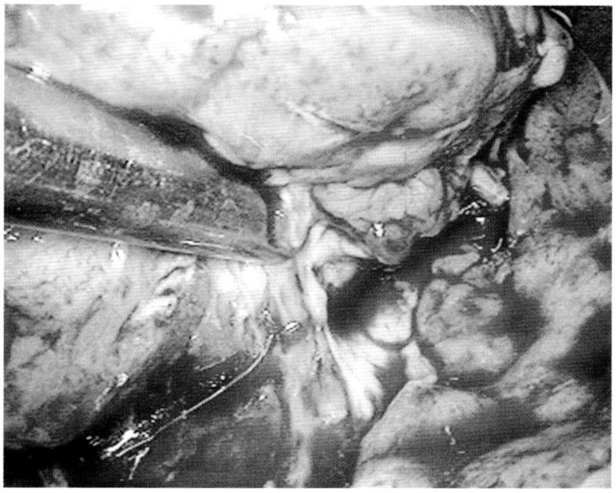

图 4-7-19　以冷剪刀锐性切除瘤组织

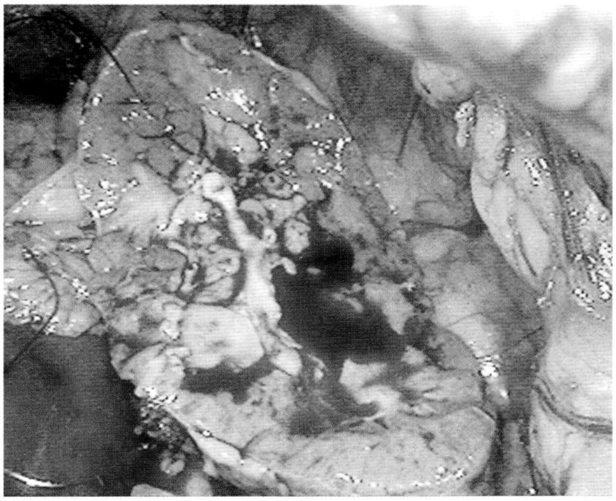

图 4-7-20　切除瘤体后的肾脏创面

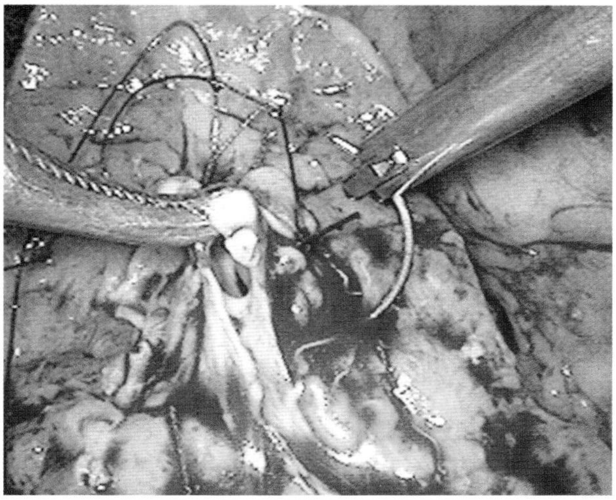

图 4-7-21　先缝合切破的肾脏集合系统

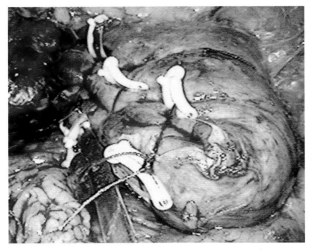

图 4-7-22　缝合后肾脏的创面，尚未开放肾动静脉

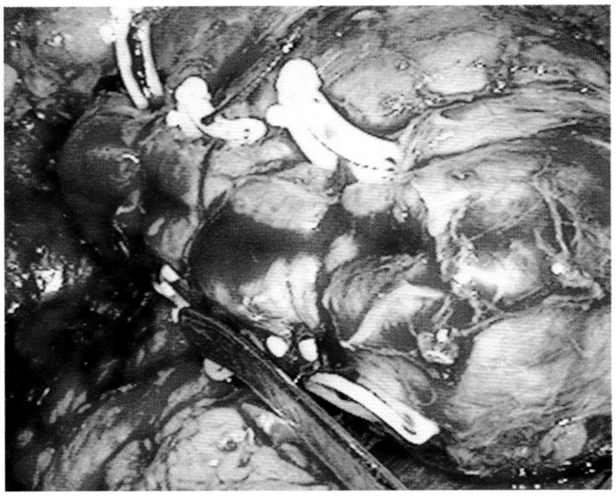

图 4-7-23　缝合后肾脏的创面，已开放肾动静脉

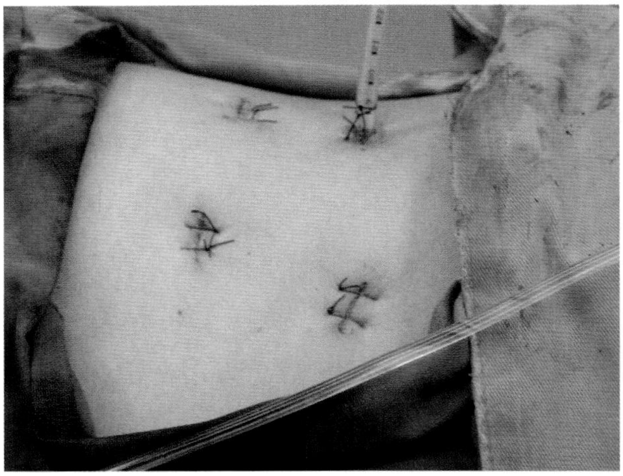

图 4-7-24　清洗腹膜后腔后留置伤口引流管，缝合各穿刺点

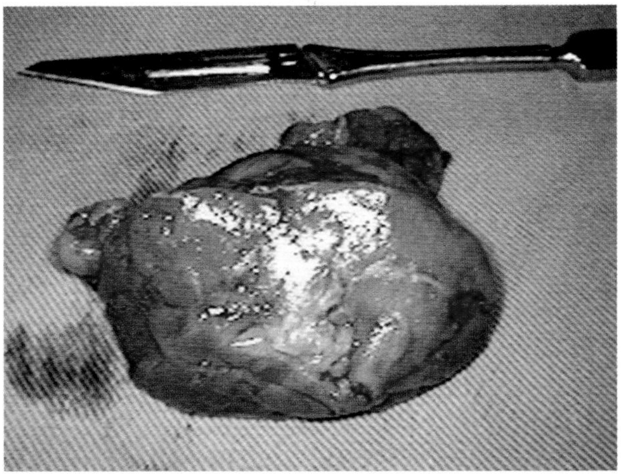

图 4-7-25　显示切除肿瘤的基底完整

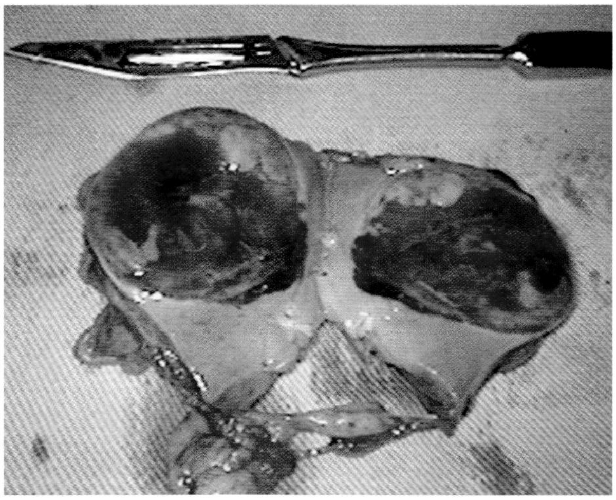

图 4-7-26　剖开切除的标本，可见肿瘤基底完整

五、术后处理

术后患者应按肾外伤处理，原来理论上至少卧床休息 2 周以上方可下地活动，且活动应循序渐进，3 月内不宜进行激烈的体育活动或重体力劳动。但就像开放手术一样，由于手术技术的熟练，缝合效果的可靠，依据具体情况可适当缩短患者卧床的时间。作者现在一般让患者术后第二天就可下地活动了。如出现血尿等症状应再次卧床休息，监测生命体征，进行必要的检查如 B 超等以明确肾周有无血肿等，适当给予止血药物及抗生素预防感染，必要时需输血治疗。如出血仍不能控制，可行超选择性肾脏血管栓塞术，多可控制出血，保住患侧肾脏。

参考文献

1. George AK, Herati AS, Rais-Bahrami S, et al. Laparoscopic partial nephrectomy for hilar tumors: oncologic and renal functional outcomes[J]. Urology, 2014, 83(1): 111-115.
2. Porpiglia F, Bertolo R, Amparore D, et al. Margins, ischaemia and complications rate after laparoscopic partial nephrectomy: impact of learning curve and tumour anatomical characteristics[J]. BJU Int, 2013, 112(8): 1125-1132.
3. Nadu A, Goldberg H, Lubin M, et al. Laparoscopic partial nephrectomy (LPN) for totally intrarenal tumours[J]. BJU Int, 2013, 112(2): E82-86.
4. Leslie S, Goh AC, Gill IS. Partial nephrectomy--contemporary indications, techniques and outcomes[J]. Nat Rev Urol, 2013, 10(5): 275-283.
5. Poon SA, Silberstein JL, Chen LY, et al. Trends in partial and radical nephrectomy: an analysis of case logs from certifying urologists[J]. J Uro, 2013, 190(2): 464-469.
6. Lane BR, Campbell SC, Gill IS. 10-year oncologic outcomes after laparoscopic and open partial nephrectomy[J]. J Urol, 2013, 190(1): 44-49.
7. Haber GP1, Gill IS. Laparoscopic partial nephrectomy: contemporary technique and outcomes[J]. Eur Urol, 2006; 49(4): 660-665.
8. Desai MM1, Gill IS, Kaouk JH, et al. Laparoscopic partial nephrectomy with suture repair of the pelvicaliceal system[J]. Urology., 2003, 61(1): 99-104.
9. Kane CJ1, Mitchell JA, Meng MV, et al. Laparoscopic partial nephrectomy with temporary arterial occlusion: description of technique and renal functional outcomes[J]. Urology, 2004, 63(2): 241-246.
10. Landman J1, Venkatesh R, Lee D, et al. Renal hypothermia achieved by retrograde endoscopic cold saline perfusion: technique and initial clinical application[J]. Urology. 2003, 61(5): 1023-1025.

（周利群）

第八节　腹腔镜肾固定术

概述

肾下垂是泌尿外科的少见病，1800 年以后才逐步被人们所认识。肾下垂的定义为患者体位由平卧位转为立位后肾脏下移超过 5cm 或两个椎体，多发生于右侧肾脏，好发于年轻女性，男女发病比例为 1∶10，其原因为消瘦者肾周围脂肪少，韧带松弛。过去肾下垂的修复手术被滥用，大约有超过 170 种将肾固定于腹膜后的不同术式，防止站立时肾下移。传统手术创伤大，大多数患者不愿意接受手术而采用保守治疗，然而保守治疗的效果差，症状改善不明显。同时，术后较高的复发率也限制了开放性肾固定术的应用。

随着腹腔镜在泌尿外科的应用，微创治疗肾下垂成为可能。1993 年 Urban 完成了第一例腹腔镜肾固定术，较好地解决了开放手术创伤大、并发症多等问题。近年来，腹腔镜肾固定术已成为治疗肾下垂的主流手术方式。

腹腔镜肾固定术入路有经腹腔和经腹膜后两种途径，两种路径各有优点：前者操作空间大、解剖标志明显；后者穿刺相对安全，对腹腔脏器干扰小。相对而言，腹膜后腔不是人体的自然腔隙，操作空间较小。1992 年，Gaur 提出自制水囊分离技术以建立腹膜后腔操作空间，使得后腹腔镜手术更为普及。经腹膜后肾固定手术中无翻动肠管等干扰腹腔脏器的操作，故术后腹腔脏器损伤、肠麻痹、肠粘连、感染等并发症少，且泌尿外科医生对腹膜后腔解剖结构熟悉，可作为微创腔镜肾固定术入路的优先选择。

一、手术适应证和禁忌证

（一） 手术适应证

1. 肾下垂合并结石、感染、肾积水。
2. 站立时腰部疼痛、坠胀不适感，平卧后缓解。
3. 当患者从仰卧位变为直立位时，静脉肾盂造影（IVP）检查示肾脏向下移动大于 5cm 或 2 个椎体。
4. 彩色多普勒超声检测站立时下垂肾脏的血流减少。
5. 站立位时静脉肾盂造影（IVP）或肾核素扫描显示梗阻。

（二） 手术禁忌证

全内脏下垂，症状与体位关系不大，而肾脏无明显病理改变。

二、术前准备

1. 术前评估患者是否能耐受全麻。严重心肺疾患不能代偿气腹所造成的高碳酸血症患者可选择开放手术。
2. 肠道准备：术前 12 小时流质饮食，术前 6～8 时禁食水，并术前常规灌肠。
3. 术前留置尿管，用抗生素。

三、手术步骤

1. 体位选择　健侧卧位，脐部平手术台的腰桥，适当升高腰桥，并将手术台完全折起以增大肋骨与髂嵴的距离。

2. 穿刺孔的选择、穿刺器穿刺与气腹建立　在患侧十二肋下与腋后线的交点处做一 20mm 斜行切口，钝性刺破腰背筋膜后置入自制球囊扩张，在手指引导下分别在十一肋尖部与腋前线交点处及髂嵴上腋中线处分别穿刺置入 10mm 穿刺器，通气建立气腹（图 4-8-1）。

3. 游离肾脏　锐性分离扩大腹膜后间隙，沿后腹壁向肾上极游离，直达膈肌角。显露游离肾上

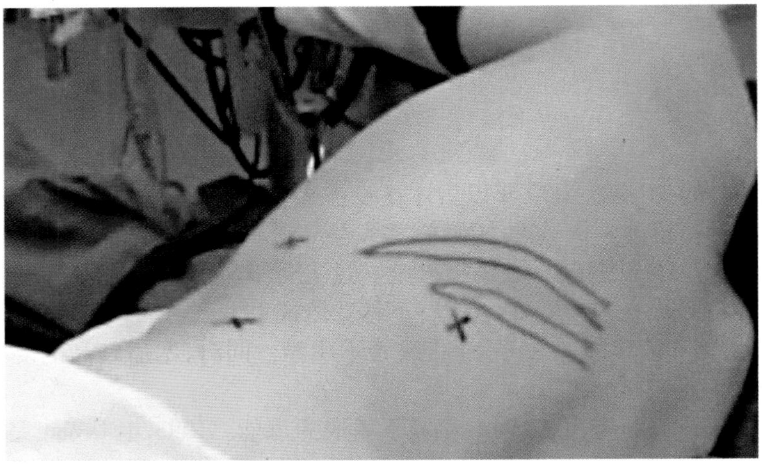

图 4-8-1　穿刺器穿刺点选择

极、肾下极、部分肾腹侧面及大部分背侧面，显露输尿管，显露覆盖于腰方肌和腰大肌上的筋膜（图4-8-2）。

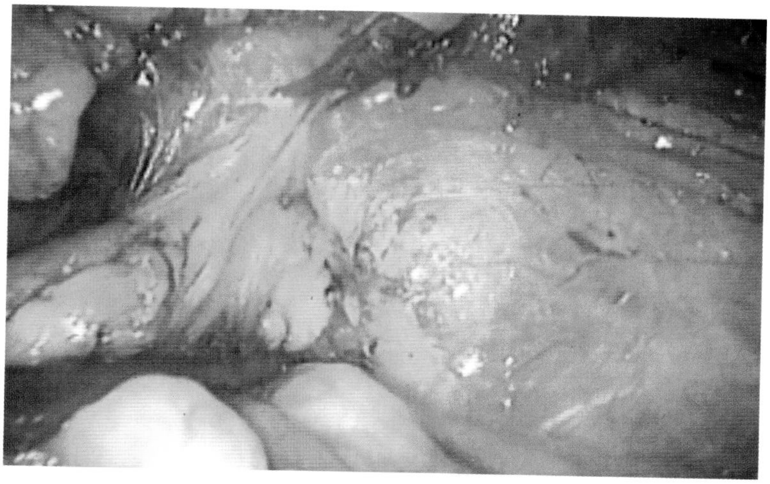

图4-8-2　充分游离肾脏背侧，显露腰方肌和腰大肌上的筋膜

4. 固定肾脏　分别在肾上极、肾中部和肾下极背外侧处采用不可吸收性缝线缝合固定，将肾脏的包膜固定在腰大肌或腰方肌的筋膜上。也有采用补片的方式，将部分肾脏包裹补片后，然后再将补片固定在肾周筋膜上（图4-8-3）。

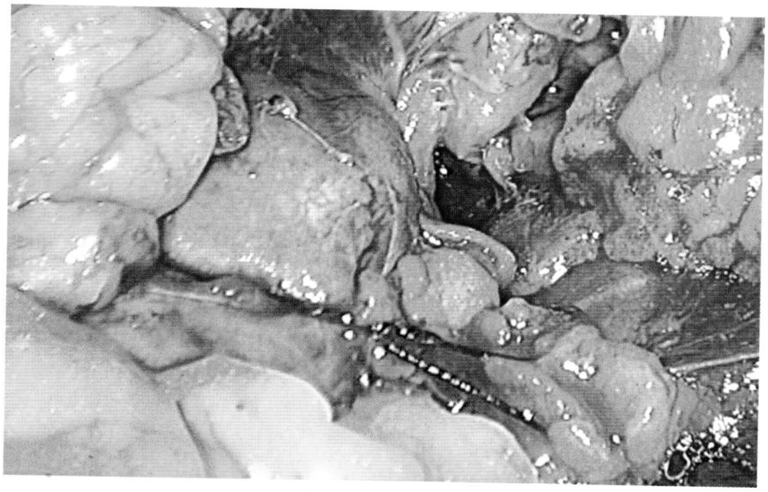

图4-8-3　将肾脏包膜与腰大肌或腰方肌的筋膜缝合

四、术中注意事项

1. 肾脏背侧充分游离　需将肾脏背侧上极、中部、下极充分游离，上极直达膈肌角。充分显露腰大肌或腰方肌的筋膜。

2. 缝合固定　缝合时应将肾周脂肪游离，显露肾脏包膜，将肾脏包膜与腰大肌或腰方肌的筋膜缝合固定在一起，注意尽量在无张力的状态下打结，避免包膜撕裂。

五、术后处理

1. 观察生命体征以体温的变化，了解有无内出血、副损伤等并发症。

2. 术后卧床3~7天后下地活动,术后2~3周恢复日常活动。

3. 术后12周复查立卧位B超及X线片评估手术的疗效。

六、术后并发症及处理

1. 出血 出血原因除肾蒂等血管损伤外还包括肾实质出血。主要因为术者缝合时进、出针角度过小或打结时用力过猛,将肾包膜及实质撕裂所致。故游离时应小心操作,缝合时应根据所选用的缝针曲度进、出针。打结时应张力适度,避免力度过大。

2. 周围脏器损伤 可损伤胸膜、腹膜、十二指肠、胰尾、肝脏及脾脏等,多发生于手术不熟练者,一旦损伤后应按外科原则处理。

(许克新 李清)

参考文献

1. Braash WF. Renalptosis and its treatment[J]. J JAMA,1948,138,(2):399.

2. Moss SW. Floating kidneys:a century of nephroptosis and nephropexy[J]. Jurol,1997,158,(3):699-702.

3. Hubner WA,Schramek P,Pfluger H. Laparoscopic nephropexy[J]. J urol,1994,152:1184.

第九节 腹腔镜肾实质切开取石术

目前关于肾结石的治疗方式,可供选择的方法很多。体外震波碎石(SWL)、输尿管镜(URS)、输尿管软镜及经皮肾镜碎石(PNL)技术能够有效治疗绝大多数肾结石。只有极少数复杂的肾结石(较复杂的肾鹿角形结石、肾内型肾盂结石或因结石分支嵌顿于肾盏内等)需要行腹腔镜肾实质切开取石术。

一、手术适应证

1. PNL、URS、SWL治疗失败的鹿角型结石。

2. 鹿角型结石,不能通过合理次数的PNL术完全取出。

3. 鹿角型结石伴肾脏畸形,如肾内集合系统解剖异常、肾盂输尿管交界处梗阻、异位肾、肾脏下垂伴旋转不良等。

4. 肾盏憩室内结石直径大于1.5cm,尤其是憩室位于前组肾盏时。

二、术前准备

除普通肾脏手术准备以外,还应注意以下几点:

1. 尿培养+药敏试验以了解有无泌尿系感染。如并发感染,需先行治疗,待感染控制后才施行手术。即使没有感染术前也应用抗生素3天。

2. 近期行逆行肾盂造影者,除加强抗感染外,应于造影后1周才施行手术。

3. 肾脏血管螺旋CT扫描+三维重建(CTA)或肾脏磁共振血管造影检查(MRA)以了解肾脏动脉分支情况。

4. 腹部平片+静脉尿路造影或CT泌尿系成像(CTU)以明确诊断。

5. 肾动态显像+肾小球滤过率检查了解分肾功能。

6. 备血800~1200ml。

三、手术步骤

1. 建立操作空间 全身麻醉成功后,经输尿管镜患侧置入双J管,健侧卧位,升高腰桥。在腋中线髂嵴上2横指处作2cm切口,长弯血管钳钝性分离肌层及腰背筋膜,伸入示指向腹侧推开腹膜。用示指扩张腹膜后间隙。在示指引导下于腋前线肋缘下放置5mm Trocar、腋后线十二肋缘下放置10mm Trocar，腋中线切口放置10mm Trocar。置入摄像系统及腹腔镜器械。

2. 分离肾脏及血管　沿腰大肌纵行切开肾周筋膜，在肾周脂肪囊下游离肾脏，分离出肾动脉。

3. 确定肾切口段间线　分离肾后段动脉，用无损伤血管钳阻断血流，可见缺血的后肾段呈发绀色。在肾包膜上标记出肾前、后段的段间线，开放肾后段动脉。注意勿把肾后外侧表面凹陷的Brodel白线与之混淆。亦可直接于Brodel白线切开肾实质。

4. 阻断肾血流　用血管夹阻断肾动脉。若肾脏积水较重，肾皮质薄，可不需阻断肾血流。

5. 切开肾脏　用超声刀沿已标记的段间线或Brodel白线切开肾实质，进入肾窦，显露肾盂及后组肾盏的漏斗部。

6. 取石　将结石取出后放在髂窝。对于较大的鹿角型结石，可先取出较短的分支，然后转动结石，将其他分支结石逐个移出。必要时用钳夹断鹿角型结石的分支，分块取出结石。用吸引器冲洗肾盂肾盏去除残余结石。

7. 缝合肾脏切口　用1-0可吸收线将肾实质作连续缝合。

8. 恢复肾脏血流　检查肾创面，缝合止血完善后开放肾动脉。

9. 降低气腹压力至5mmHg，再次检查创面无明显渗血，放置肾周引流管，取出结石后，拔除各Trocar，关闭切口。

四、术中注意事项

1. 肾脏热缺血不宜超过30分钟。巡回护士每隔5分钟提醒术者累计缺血时间。

2. 对于复杂结石，预计肾脏热缺血时间超过30分钟，可结合肾蒂阻断前静脉注射肌苷，开放肾蒂后使用呋塞米等措施，提高肾脏对缺血的耐受性，降低对肾功能的损害。

3. 根据术前CTA提示，如有副肾动脉，应同时阻断。

4. 阻断肾蒂期间肾切面仍不断出血，应调整肾动脉钳，使肾血流完全被阻断，防止肾静脉受压而动脉阻断不全。

5. 取石过程中避免夹伤黏膜，切忌暴力牵拉取石，以免撕裂肾窦内血管，引起难以控制的出血。

6. 取出结石后，可冲洗抽吸肾盂肾盏，尽可能减少结石残留。

7. 肾结石合并重度肾积水，肾皮质浅薄者，也可不阻断肾蒂行肾实质切开取石术。

五、术后处理

1. 密切观察患者生命体征及尿液颜色变化。
2. 常规预防性应用抗生素。
3. 术后及时复查血液常规及肾功能。
4. 手术后1周内应绝对卧床休息。
5. 若引流量少，无发热及漏尿，2～3天内拔除肾周引流管。2周后拔除双J管。

六、术后并发症及处理

腹腔镜肾实质切开取石术的并发症主要包括出血、尿漏。

1. 出血　缝合肾实质切口应对合整齐，创面喷洒生物止血胶，可有效减少术后出血。术后应严密监测生命体征并观察肾周引流管引流液颜色变化，动态监测血红蛋白及血细胞比容变化。若经积极抗休克治疗后生命体征无明显改善，血尿逐渐加重，血红蛋白及血细胞比容进行性下降，影像学检查证实肾周血肿明显增大，可考虑行选择性肾动脉栓塞，必要时手术探查。

2. 尿漏　可能由术中损伤输尿管、集合系统缝合欠佳、局部肾组织坏死等因素引起。术中良好控制肾脏动脉血供，保持创面清晰，有助于集合系统的良好缝合。绝大多数尿漏可通过经皮引流解决。

（王行环）

参考文献

1. Türk C, Knoll T, Petrik A, et al. Guidelines on Urolithiasis. In: EAU guidelines. EAU, 2013: 38-41.
2. Peminger GM, Assimoa DG, Lingeman JE, et al. AUA guideline on management of staghorn calculi: diagnosis and treatment recommendations[J]. J Urol, 2005, 173(6): 1991-2000.
3. Bove AM, Altobelli E, Buscarini M, et al. Indication to Open Anatrophic Nephrolithotomy in the Twenty-First Century: A Case Report[J]. Case Rep Urol, 2012, 2012: 851020.
4. Giedelman C, Arriaga J, Carmona O, et al. Laparoscopic anatrophic nephrolithotomy: developments of the technique in the era of minimally invasive surgery[J]. J Endourol, 2012 May, 26(5): 444-450.
5. Simforoosh N, Aminsharifi A, Tabibi A, et al. Laparoscopic anatrophic nephrolithotomy for managing large staghorn calculi [J]. BJU Int, 2008, 101(10): 1293-1296.
6. 叶剑青，高铁，张东旭，等. 腹膜后腹腔镜肾窦内肾盂切开取石术 17 例报告[J]. 腹腔镜外科杂志，2013，18(3)：213-215.
7. 周林玉，谈宜傲，曹正国，等. 后腹腔镜肾蒂阻断肾实质切开治疗鹿角形结石[J]. 中国微创外科杂志，2010，10(4)：319-320.
8. 孙颖浩，主编. 中国腔道泌尿外科手术视频图谱[M]. 1 版. 上海：第二军医大学出版社，2010.
9. 梅骅，陈凌武，高新，主编. 泌尿外科手术学[M]. 3 版. 北京：人民卫生出版社，2008.

第十节 腹腔镜肾盂切开取石术

肾盂结石多数通过体外冲击波碎石(extracorporeal shock wave lithotripsy ESWL)、经皮肾镜取石术(percutaneous nephrolithotripsy PCNL)、输尿管镜取石术(ureteroscopic lithotripsy URS)等微创方式治疗，治疗失败者需行开放肾盂切开取石术，创伤较大。后腹腔镜下肾盂切开取石术 1994 年由 Gaur 等首先报道，成为治疗肾盂结石又一种可选择的微创方式。多项研究表明腹腔镜下肾盂切开取石术可取得与开放手术相同的效果，结石清除率 88.9% ~100%，且术后患者康复快，并发症更少；与经腹腔途径相比，腹膜后途径腹腔镜肾盂切开取石术不需较大范围的游离就可到达手术部位，具有腹腔脏器干扰少、发生肠道并发症机会少、引流液局限于腹膜外间隙等优点，因而更有优势。

一、手术适应证

1. ESWL、PCNL、URS 治疗失败的肾盂结石。
2. 合并肾盂输尿管连接部梗阻(ureteropelvic junction obstruction UPJO)的肾盂结石。
3. 孤立肾并发肾盂结石。
4. 异位肾、马蹄肾合并肾盂结石。
5. 肉芽组织包裹的肾盂结石。
6. 合并肾囊肿、肾上腺肿瘤等疾病需同期手术治疗的肾盂结石。
7. 多选择肾外型肾盂结石，部分肾积水明显的肾内型肾盂结石也可达到理想效果。

二、术前准备

1. 全身常规检查，包括：血常规、尿常规、肝功能、肾功能、电解质、血糖、凝血功能、心电图、胸部 X 线检查等。

2. 常规影像学检查，包括肾脏 B 超、静脉肾盂造影(IVU)等，IVU 显影欠佳时，需行肾盂输尿管逆行造影、CT 泌尿系成像(CTU)，以了解肾集合系统及结石位置、大小等。

3. 尿常规有感染者需行尿细菌培养和药物敏感试验，应用敏感抗生素控制尿路感染。

4. 术前留置尿管，亚甲蓝注射液 2ml 加入 500ml 生理盐水中，膀胱灌注 300 ~500ml。

三、手术步骤

1. 麻醉和手术体位　气管插管全麻，健侧卧位，升高腰桥。

2. 建立腹膜后空间和放置 Trocar。于腋后线 12 肋缘下作一 2.0cm 长的切口，切开皮肤、皮下组织，用中弯钳逐层钝性分离至腰背筋膜，戳开腰背筋膜，手指确认腹膜后间隙后，向腹侧推开腹膜和腹膜外脂肪，置入自制气囊，注入空气 500～800ml，扩张 2～3 分钟，排气后拔出气囊，伸入手指，在指尖引导下于腋中线髂骨上 2.0cm 处放置 10mm Trocar，置入 30°观察镜，连接进气管，CO_2 充气，气腹压力设定为 13～15mmHg，直视下辨认腹膜返折处，于腋前线肋缘下 2.0cm 处置入 10mm 或 5mm Trocar，腋后线切口置入 10mm Trocar，10 号丝线缝合 Trocar 旁皮肤、皮下脂肪，以防漏气。

3. 游离腹膜外脂肪（图 4-10-1），超声刀纵向切开肾周筋膜（图 4-10-2），游离肾周脂肪囊（图 4-10-3），于肾脏下极与腰大肌之间隙钝性游离，沿输尿管上段向肾窦处游离，充分暴露肾盂（图 4-10-4）。

4. 于肾盂较低处剪开肾盂（图 4-10-5），用弯钳或吸引器小心剥离出结石（图 4-10-6），取石困难者自腋后线 Trocar 置入软性膀胱镜至后腹腔，进入肾盂（图 4-10-7a），以异物钳或套石篮将结石取出（图 4-10-7b），对直径小于 0.5cm 及泥沙样结石用生理盐水反复冲洗将之冲出（图 4-10-7c），之后详细观察肾内全貌（图 4-10-7d），了解是否有结石残留、肾盂肾盏内是否有占位性病变。检查后退出膀胱镜。

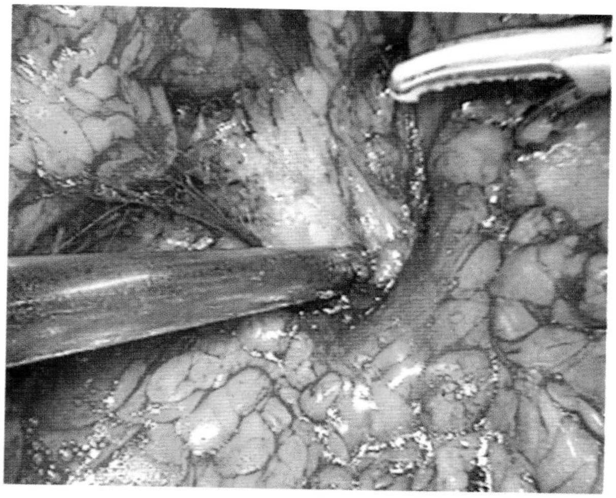

图 4-10-1　游离腹膜外脂肪

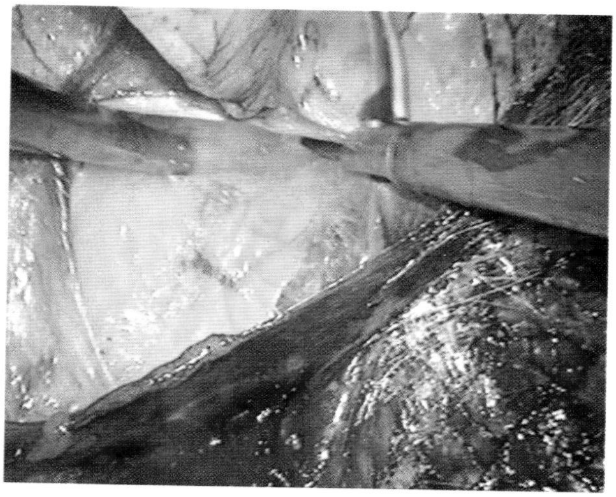

图 4-10-2　切开肾周筋膜

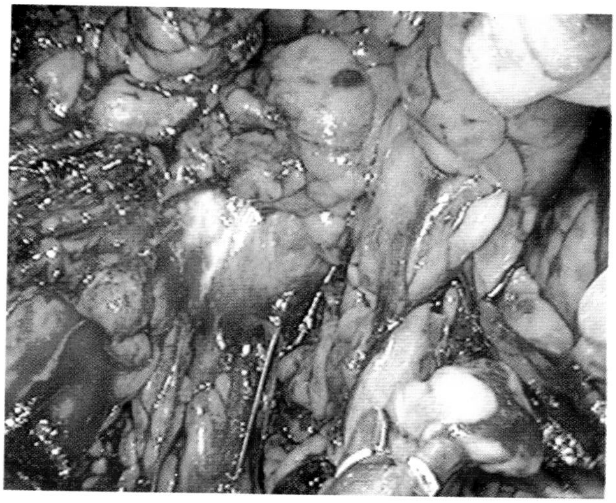

图 4-10-3　游离肾周脂肪囊

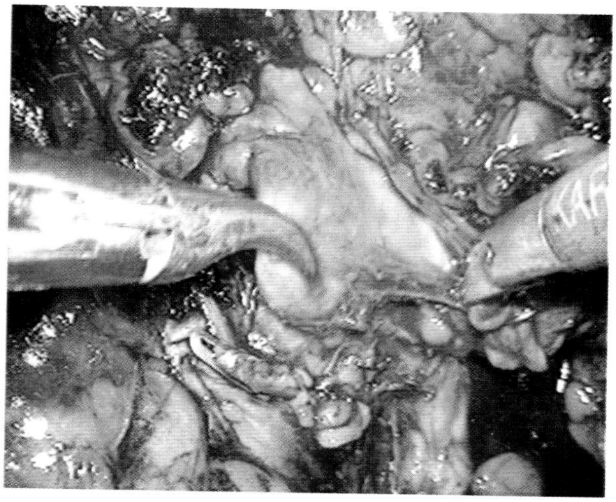

图 4-10-4　充分暴露肾盂

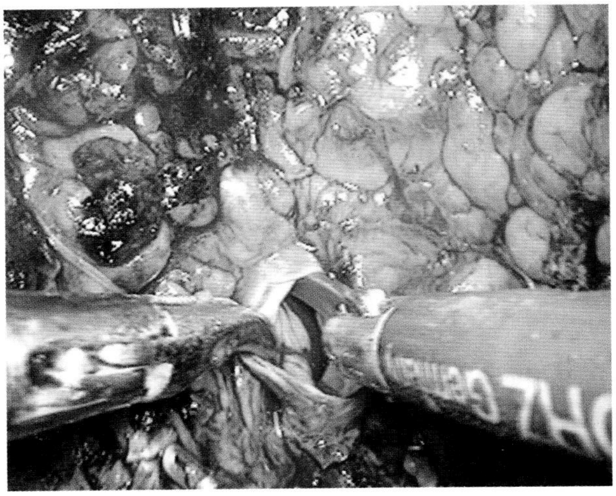

图 4-10-5　于肾盂较低处剪开肾盂

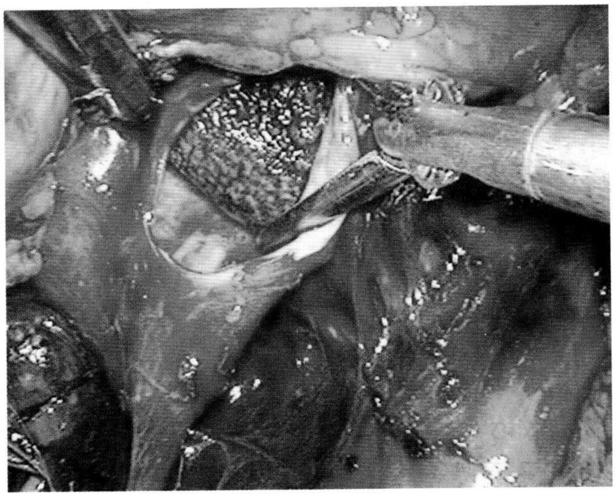

图 4-10-6　用弯钳取出结石

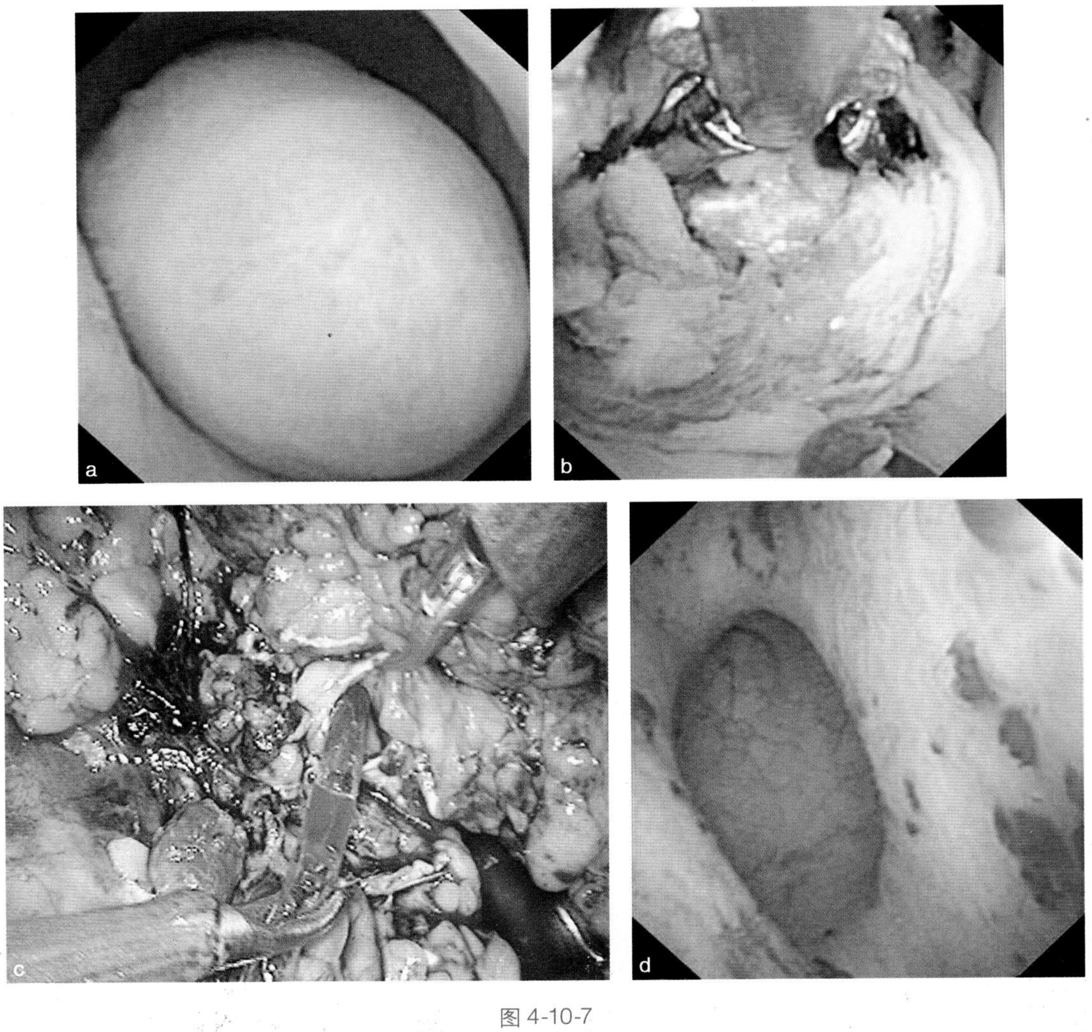

图 4-10-7

a. 软性膀胱镜进入肾盂观察；b. 以异物钳将结石取出；c. 冲洗肾盂；d. 软镜再次观察肾内全貌

5. 经腋后线 Trocar 外侧置入斑马导丝软头端(图 4-10-8),以腹腔镜器械将其置入输尿管内直至膀胱,在导丝引导下借助体外推力,配合体内器械的定位和调整,将双 J 管膀胱端置入到位。经膀胱内术前预注的亚甲蓝生理盐水自双 J 管侧孔溢出证实(图 4-10-9)后,再置入双 J 管肾盂端(图 4-10-10)。间断缝合肾盂切口(图 4-10-11)。

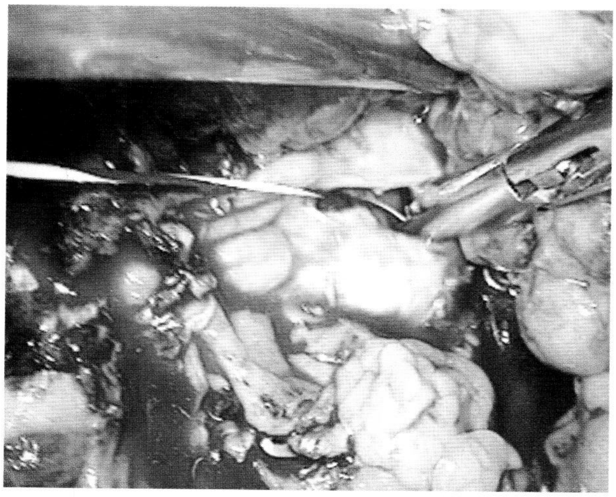
图 4-10-8 置入斑马导丝软头端至输尿管

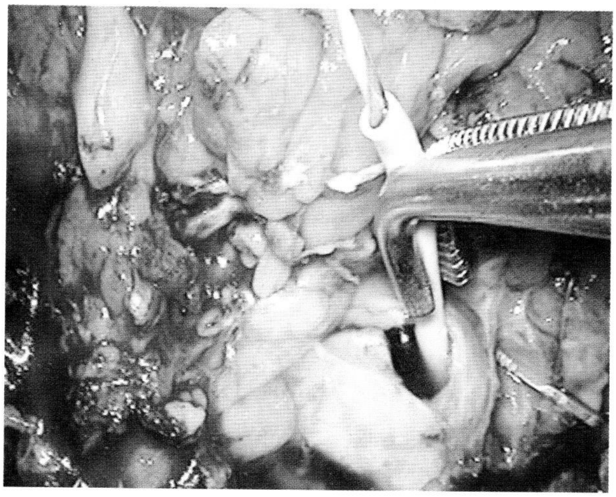
图 4-10-9 置入双 J 管膀胱端

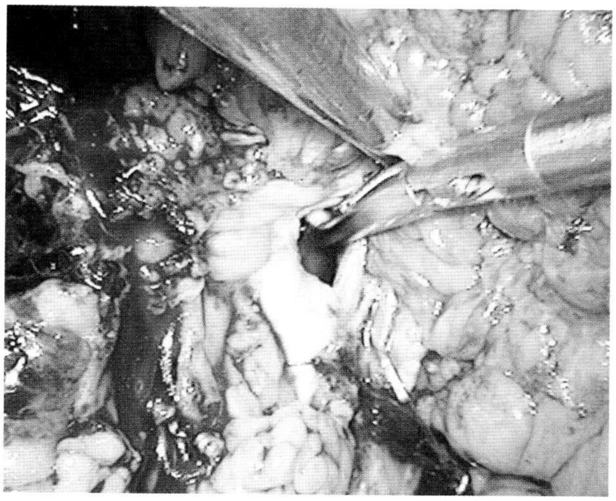
图 4-10-10 置入双 J 管肾盂端

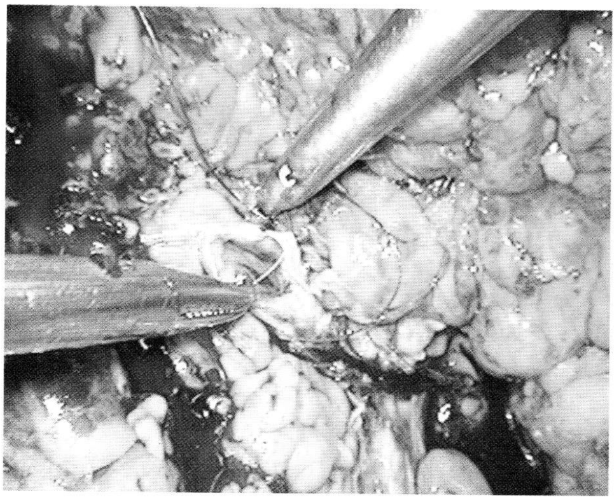
图 4-10-11 间断缝合肾盂切口

6. 肾盂切口吻合完毕后,检查吻合口是否有张力,是否漏尿,双 J 管肾盂端位置是否确切(图 4-10-12)。降低气腹压,检查术野和 Trocar 处有无出血。腹膜后间隙留置引流管,关闭各切口。

四、术后处理

1. 应用抗生素预防感染 3~5 天。
2. 3~5 天拔除尿管,若腹膜后引流管引流量未增加或 24 小时少于 10ml,则拔除引流管。
3. 术后 8~10 周膀胱镜下拔除双 J 管。
4. 定期复查肾积水和肾功能恢复情况。

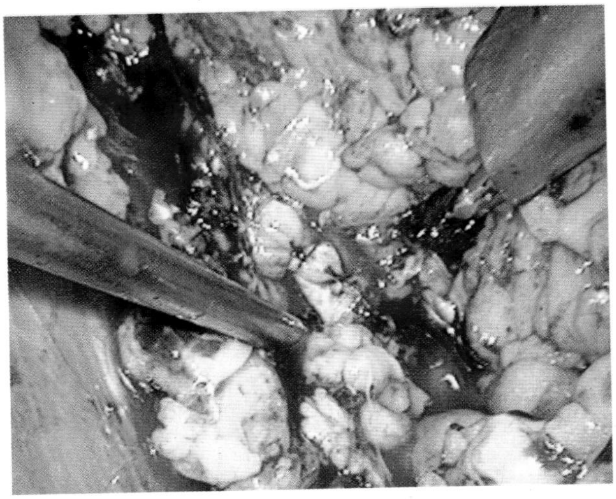

图 4-10-12 肾盂切口吻合完毕

五、术中注意事项

1. 由于结石刺激引起反复的炎性反应，肾盂周围组织通常粘连严重，需超声刀锐性清除肾盂外脂肪组织。

2. 肾内型肾盂基本被肾实质包绕，显露困难；有积水的肾内型肾盂部分肾盂向肾窦外扩张，通常可获得满意的显露。

3. 合并肾盂输尿管连接部梗阻（ureteropelvic junction obstruction，UPJO）行腹腔镜下离断式肾盂成形术。

六、术后并发症及处理

吻合口漏尿多为输尿管梗阻、双 J 管移位所致，要保持腹膜后引流管、尿管通畅，必要时行泌尿系平片（KUB）检查判断双 J 管的位置，加强营养，预防感染，一般吻合口漏尿可自愈。

（王东文）

参考文献

1. Nambirajan T，Jeschke S，Albqami N. et al. Role of laparoscopy in management of renal stones：single-center experience and review of literature[J]. J Endourol，2005，19(3)：353-359.
2. Badani KK，Hemal AK，Fumo M，et al，Robotic extended pyelolithotomy for treatment of renal calculi：a feasibility study[J]. World J Urol，2006，24(2)：198-201.
3. Kramer BA，Hammond L，Schwartz BF. Laparoscopic pyelolithotomy：indications and technique[J]. J Endourol，2007，21(8)：860-861.
4. Salvadó JA，Guzmán S，Trucco CA，et al. Laparoscopic pyelolithotomy：optimizing surgical technique[J]. J Endourol，2009，23(4)：575-578.
5. Elbahnasy AM，Elbendary MA，Radwan MA，et al. Laparoscopic pyelolithotomy in selected patients with ectopic pelvic kidney：a feasible minimally invasive treatment option[J]. J Endourol，2011，25(6)：985-989.
6. Lee JW，Cho SY，Yeon JS，et al. Laparoscopic pyelolithotomy：comparison of surgical outcomes in relation to stone distribution within the kidney[J]. J Endourol，2013，27(5)：592-597.
7. Simforoosh N，Aminsharifi A. Laparoscopic management in stone disease[J]. Curr Opin Urol，2013，23(2)：169-174.
8. 任宇，于广海. 后腹腔镜肾盂切开取石术的应用体会[J]. 中国医师进修杂志，2011，34(30)：45-47.
9. 吕强，殷长军，孟小鑫，等. 后腹腔镜肾盂切开取石术的临床应用[J]. 腹腔镜外科杂志，2012，17(3)：224-226.

第十一节 腹腔镜根治性肾输尿管切除术

上尿路尿路上皮癌易于在同侧复发，因此，肾盂、输尿管尿路上皮癌的治疗，通常选择同侧肾输尿管全切除术。传统的开放肾输尿管全切除术需要暴露肾脏、输尿管及膀胱，切口大、创伤重，患者术后恢复慢。腹腔镜根治性肾输尿管全切除术充分利用腹腔镜的放大作用和长柄器械优势，极大地减轻了患者的创伤和痛苦，提高了治疗效果。

一、手术适应证

局限于肾盂及输尿管内的尿路上皮癌，周围界限尚清，无淋巴结融合或与大血管紧密粘连。

二、术前准备

1. 高龄患者完善心肺方面检查，评价心肺功能。
2. 完善膀胱镜检，排除多源性肿瘤。
3. 常规备血 400～600ml。
4. 术前灌肠。

三、手术器械

1. 常规腹腔镜器械、自动恒压气腹机及高清腹腔镜系统。
2. 开放手术器械。
3. 根据具体术式，备带有针状电极的电切镜。

四、手术步骤

（一）目前，腹腔镜下肾输尿管全长及膀胱袖套状切除术的术式较多，不同之处主要在于对输尿管下端的处理，而肾脏的切除均由腹腔镜完成，经腹腔或经腹膜后途径均可，主要步骤为：

1. 经腹膜后途径 健侧卧位，常规建立腹膜后气腹腔，首先清除腹膜外脂肪，操作步骤同肾癌根治法，沿腰大肌，于 Gerota 筋膜外分离，如为肾盂癌，先分离出输尿管，予钛夹夹闭，防止肿瘤细胞脱落种植；于肾背侧肾门动脉搏动处游离出肾动脉，Hem-o-lok 双重夹闭后切断，于动脉的前下方分离出肾静脉，Hem-o-lok 双重夹闭后切断，夹闭之前注意异位肾动脉的存在；于 Gerota 筋膜外分离肾脏，至整块切除肾脏、肾周脂肪，向下尽量游离但不离断输尿管；检查肾蒂处理满意，创面无活动性出血，将切除的肾脏向下放置于髂窝，拔除 Trocar，缝合切口。

2. 经腹腔途径 斜仰卧位，患侧垫高，常规建立气腹腔，沿结肠旁沟切开侧腹膜，将结肠推向腹侧，暴露肾脏，先游离出输尿管，沿输尿管向上游离至肾蒂，寻及并游离出肾静脉，可带线提起，于肾静脉后方游离出肾动脉，Hem-o-lok 双重夹闭后切断，再 Hem-o-lok 双重夹闭肾静脉后切断，Gerota 筋膜外分离切除肾脏，最后处理输尿管下段。

（二）关于输尿管下端的处理主要分为以下几种：

1. 先利用腹腔镜切除肾脏，再处理输尿管下端。取平卧位，臀部垫枕，取下腹部腹直肌旁小切口，切开腹外斜肌腱膜，由腹直肌旁进入腹膜后，向内推开腹膜，于髂血管处寻及输尿管，沿输尿管向上将已切除的肾脏牵出体外，向下分离至膀胱壁间段，切除壁间段及周围 1cm 膀胱壁，2-0 可吸收线缝合膀胱切口，留置膀胱旁引流管，戳孔引出，逐层关闭切口，膀胱留置 F20 导尿管。

2. 先处理输尿管下端，再利用腹腔镜切除肾脏。取截石位，电切镜置入膀胱，镜检后，寻及患侧输尿管口，先用针状电极凝闭输尿管开口，再沿输尿管口周围 1cm 逐层切开膀胱黏膜、肌层、浆膜层，边切边推，直至可见膀胱外脂肪，将输尿管推出膀胱外，膀胱留置 F20 保留导尿管。

3. 完全腹腔镜下切除肾脏、输尿管全长。斜仰卧位，患侧垫高，肾脏切除后，沿输尿管向下分离至膀胱壁间段，镜下切开膀胱，袖状切除输尿管开口及部分膀胱壁，2-0 可吸收线镜下缝合膀胱切口，膀胱留置 F20 保留导尿管，留置膀胱旁引流管，戳孔引出。

五、术后处理

1. 根据输尿管下端处理的不同，决定导尿管留置的时间，通常为 7～10 天。
2. 由于上尿路尿路上皮癌具有同源性，故建议膀胱定期灌注药物，可选择卡介苗、丝裂霉素、吡柔比星等；灌注方案参考《膀胱肿瘤诊疗指南》。
3. 如为浸润性尿路上皮癌，建议全身化疗，推荐标准 GC 方案。
4. 术后定期随访，具体方案参考《膀胱肿瘤诊疗指南》。

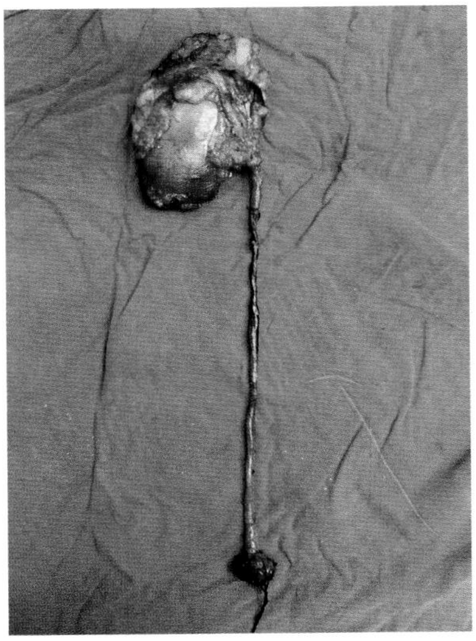
图 4-11-1 肾、输尿管及袖状膀胱壁

六、术中注意事项

1. 术中应保持患侧肾脏集合系统的完整性，避免尿液外溢而导致肿瘤种植。

2. 如为肾盂癌，为防止在切除肾脏时肿瘤细胞脱落，应在第一时间以钛夹夹闭输尿管。

3. 输尿管尽量直视下向下游离，防止由下腹切口牵拉肾脏时，损伤输尿管滋养血管，引起出血，形成腹膜后血肿。

4. 术中保持患侧上尿路的完整性，应包括患肾、肾周脂肪、全长输尿管及袖状膀胱壁（图 4-11-1）。

七、术后并发症及处理

1. 尿漏 保持导尿管引流通畅，通常可自愈。

2. 皮下气肿 气腹并发症，通常无需特殊处理。

3. 术后出血 少量出血，经引流多可以自愈；较多出血，应该寻找原因，对症处理。

（梁朝朝）

参考文献

1. Steinberg JR, Matin SF. Laparoscopic radical nephroureterectomy: dilemma of the distal ureter[J]. Curr Opin Urol, 2004, 14(2): 61-65.
2. 马璐林，黄毅，卢剑，等. 后腹腔镜下肾输尿管全长及膀胱袖状切除术 35 例报告[J]. 中华泌尿外科杂志，2006，27(7): 450-452.
3. 刘锋，毛祖杰，张琦，等. 完全腹腔镜肾盂输尿管癌根治术治疗上尿路肿瘤 32 例报告[J]. 中国微创外科杂志，2011，11(11): 989-991.
4. CHIANG PH, LUO HL, CHEN YT, et al. Is Hand-Assisted Retroperitoneoscopic Nephroureterectomy Better Than Transurethral Bladder Cuff Incision-Assisted Nephroureterectomy[J]? J Endourol, 2011, 25(8): 1307-1313.

第十二节 腹腔镜重复肾输尿管切除术

腹腔镜重复肾输尿管切除术已成为重复肾输尿管治疗的首选术式。腹腔镜重复肾输尿管切除术具有经腹途径和后腹腔途径。经腹途径有解剖标志清楚、操作空间大、手术视野清晰等优点，但有干扰腹腔脏器的缺点；后腹腔途径具有肾血管及输尿管处理相对容易、操作简单、腹腔脏器干扰小、术后恢复快等优点，但具有操作空间小、解剖标志欠明确、学习曲线长等缺点。本章节重点讲述后腹腔镜重复肾输尿管切除术。

一、手术适应证

如果重复肾的上半肾或下半肾积水严重、无功能和反复出现泌尿系感染等症状，且正常的下肾或上肾功能正常时，可行重复肾半肾输尿管切除术。

1. 重复肾双输尿管畸形，异位开口的输尿管相应的肾段发育不良或重度肾积水导致肾功能严重损害，余肾功能良好者。

2. 重复肾双输尿管畸形合并输尿管膨出的肾段伴有严重输尿管、肾积水或肾萎缩致肾功能严重受损，余肾功能良好者。

3. 重复肾双输尿管畸形的单一肾段合并肾积水、结石、慢性炎症导致肾功能丧失者。

二、术前准备

1. B超、CT、CTU、IVP、MRU确定重复肾盂输尿管具体解剖位置和病理类型。

2. 逆行肾盂造影可以协助判断输尿管走行以及异位开口位置；对于术前不能确定异位开口者，术中可通过反复输尿管插管或注入亚甲蓝进一步协助查找。

3. 通过增强CT、IVU和ECT认真评估患侧及对侧肾功能。

三、手术步骤

1. 建立后腹腔　气管插管全麻成功后，患者取90°健侧卧位，升高腰桥。取腋后线肋缘下1cm（A点）切开皮肤，长血管钳钝性分离肌层和腰背筋膜，示指进入触及第12肋内侧面，证实进入后腹腔并分离后腹膜，置入自制乳胶气囊，充气500～800ml，保留3～5分钟后取出。在手指引导下分别于腋中线髂嵴上2cm（B点）、腋前线肋缘下2cm（C点）穿刺，A、B、C三点分别置入12mm、10mm、5mm Trocar，在置入C点Trocar前，一定尽力前推腹膜，避免损伤腹膜。缝合密闭切口后经Trocar B置入0°或30°观察镜，Trocar A置入主操作器械。建立CO_2气腹并维持气腹压12～15mmHg。

2. 清理腹膜和肾周筋膜外脂肪组织　进入后腹腔后，用超声刀自上而下、由前至后锐性分离腹膜和Gerota筋膜外脂肪组织，之后可清晰辨认腹膜返折及Gerota筋膜。

3. 切开肾周筋膜　在保持腹膜完整性的前提下尽量靠近腹膜返折打开Gerota筋膜，上方超过肾上极，下方达肾下极2～3cm。尽量让腹膜返折和残留的肾周筋膜保持"拱形窗"，剪除多余的下垂脂肪组织和肾周筋膜，消除手术视野障碍。

4. 游离肾脏及重复肾盂输尿管　于肾脏与脂肪层之间充分游离肾脏，前后两面以及上下两端均充分游离。找到重复肾与正常肾脏之间的分界线。融合型重复肾与下肾在同一个包膜内，其分界线不甚清楚，可在肾后方先解剖出重复输尿管及其肾盂，沿肾盂边界确定重复肾与正常肾的分界。

5. 解剖肾蒂血管及重复肾血管　解剖出供应重复肾及正常肾的血管，将供应上面重复肾的血管结扎切断，注意勿损伤供应下面正常肾的血管。以Hem-o-lok夹夹闭重复肾血管近端，远端以超声刀电凝切断。

6. 切除重复肾　以5mm超声刀头沿正常肾与重复肾交界处，偏功能差的肾端切除重复肾，允许在正常肾脏的切面上残留少许重复肾组织，以避免损伤下面的正常肾脏。必要以3-0可吸收线缝合残端。

7. 切除重复输尿管　游离重复肾的输尿管，注意操作时切勿损伤下肾的肾蒂及输尿管。重复输尿管和正常输尿管汇合者，远端以Hem-o-lok夹夹闭，近端以超声刀切断。重复输尿管异位开口者可行腹股沟切口，尽量靠近异位开口切断并结扎远端，手术标本自腹股沟切口取出。

四、术后处理

1. 术后常规留置腹膜后引流管1～2天，观察有无尿液或较多的血性液体引出，如证实有尿液引出，说明有术中损伤下肾肾盏可能，可以先放置D-J管，如引流尿液不能减少，需要改开放手术修补。

2. 手术3天后，可行B超检查，了解下肾的血供及肾周围积液情况等。

3. 术后3～6个月可行IVP或CTU检查，了解下肾输尿管的情况。

五、术中并发症及处理

1. 建立腹膜后腔时，手指触及12肋内侧面，证实进入正确的后腹腔间隙，切勿把自制气囊置入肌肉组织间隙，置入腋前Trocar前一定要尽力前推腹膜，用手指引导，避免Trocar穿破腹膜或经腹腔再进入后腹腔。

2. 腹膜外和肾周筋膜外脂肪组织清理要完善，避免脂肪组织过多影响手术操作。

3. 在保证腹膜及腹膜返折完整性的前提下，尽量靠近腹侧切开肾周筋膜，保证后续手术操作在“拱形窗”下进行。可以用超声刀和钳子对抗撕开部分肾周筋膜，沿撕开口向上、向下切开肾周筋膜，尽量避免腹膜损伤。

4. 肾重复畸形的上下半肾一般都有独立的血供，因此只要先切断重复肾的供应血管，肾脏断面就不会有严重的出血，有时重复肾有多根供应血管，在处理血管时应特别注意。切除时可在上下半肾分界的患侧切除，断面保留少许重复肾的肾组织以减少渗血。在手术中采用电凝切除的方法，边切除边电凝止血，止血效果良好，切除后断面渗血少。一旦肾脏断面有较严重的出血，可采用钛夹、缝扎等方法止血。

5. 处理肾蒂及输尿管时，先游离输尿管，操作时紧靠重复输尿管壁进行分离，避免损伤下半输尿管。一般情况下，当输尿管无扩张、无反流时，可不必完全切除重复输尿管，在尽可能低的位置切除即可，以简化手术，减少损伤；只有当重复输尿管明显扩张、迂曲，伴有反流症状时，应尽量将其解剖至输尿管末端，行重复输尿管全长切除术，以免残余输尿管腔积液感染。游离肾蒂血管时，由于可能存在的重复肾血管解剖变异，因此要仔细辨认小的营养血管及分支盘管，不宜过于暴力并应仔细止血，分别钳夹、切断，以避免损伤正常肾血管，然后再处理大血管。处理较大血管时，一定要充分游离后再行 Hem-o-lok 钳夹，避免夹闭不确切而引起大出血。

6. 肾蒂周围可有较多淋巴管，应予以确实的电凝闭合，或以 Hem-o-lok 夹闭，防止术后淋巴漏的发生。

六、术后并发症及处理

1. 出血　术后出血是手术常见并发症，主要与重复肾血管夹闭不全，解剖供应重复肾分支的血管不清或重复肾与周围组织粘连有关，所以术中对肾创面的处理显得更为重要，在肾血管解剖不清晰时，为避免术中损伤正常肾血管致肾功能受损，必要时改开放手术。

如术后出现出血但出血速度较慢者可经非手术治疗使血压平稳，出血逐渐减少进而停止。非手术治疗包括输血、止血、扩容、抗感染等。非手术治疗时应注意：①引流管引出量不能完全反映出血量，应结合症状、体征及床边 B 超检查。②对凝血功能不良者尽量输新鲜血，适当加用凝血酶原复合物等。③腹腔积血包裹不能吸收，或有感染可能者，可待病情平稳后，在 B 超引导下穿刺引流。

对患者术后早期出现心慌、烦躁、面色苍白、心率加快、血压下降等休克表现，腹腔引出大量鲜红液体或腹腔穿刺抽出新鲜不凝血，应考虑发生腹腔内急性大出血，应及时处理，否则有生命危险。

2. 术后尿漏　术后尿漏主要是切除重复肾时损伤正常肾集合系统，因此在切除重复肾后应仔细检查创面，若发现集合系统破裂应立即修补。另外，在切除囊变的重复肾后，不要对残留的囊底进行电凝烧灼，以免损伤正常肾而发生尿漏。尿性囊肿多由于切除重复肾时保留部分重复肾肾盏黏膜，这部分黏膜仍有分泌功能，如处理不当可形成尿性囊肿，因此在超声刀切断上半肾肾实质后，残留的黏膜一定要切除干净，然后紧密缝合创面，且用脂肪组织与筋膜填塞，可减少渗液和渗血，有效避免尿性囊肿的发生。

尿漏发生后，积极寻找并去除病因，保持上尿路尿液引流通畅是消除尿漏的关键。处理尿漏的方法有逆行插管引流、缝合漏口甚至肾造瘘，如无效可能需要行患肾切除。

3. 输尿管残端反复感染　保留重复输尿管残端对于大部分患者是安全的，残端可不予处理。另外，如术中行重复输尿管全切，有损伤正常输尿管、膀胱颈的风险。因此应尽可能地将重复输尿管分离至远端后切除，对有反流或输尿管异位开口的病例则对残端结扎缝合或钛夹夹闭，以防残端引起术后腹腔感染或输尿管积脓。若随访发现膀胱输尿管残端反流导致尿路感染，可再次手术切除输尿管残端。

（高振利）

参考文献

1. El-Ghoneimi A, Farhat W, Bolduc S, et al. Retroperitoneal laparoscopic VS open partial nephroureterectomy in children[J].

BJU InL,2003,91:532-535.
2. 张旭,张军,李宏召,等. 后腹腔镜半肾输尿管切除术治疗成人重复肾 24 例报告[J]. 中华秘尿外科杂志,2007,28(7):447-449.
3. 贾占奎,王家祥,胡宝利,等. 后腹腔镜手术治疗重复肾重复输尿管畸形九例报告[J]. 中华泌尿外科杂志,2011,32(8):521-524.
4. Leclair MD,Vidal I,Suply E,et al. Retroperitoneal laparoscopic hemi-nephrectomy in duplex kidney in infants and children: a 15-year experience[J]. Eur Urol,2009,56(2):385-389.
5. Jayram G,Roberts J,Hernandez A,et al. Outcomes and fate of the remnant moiety following laparoscopic heminephrectomy for duplex kidney: a multicenter review[J]. J Pediatr Urol,2011,7(3):272-275.
6. Ozdo an O,Ateş O,Kart Y,et al. The diagnosis of yo-yo reflux with dynamic renal scintigraphy in a patient with incomplete ureteral duplication[J]. Mol Imaging Radionucl Ther,2012,21(3):114-116.
7. Yamasaki Y,Koga S,Minami Y,et al. Emphysematous pyelonephritis with complete duplication of the left urinary tract[J]. Can Urol Assoc J,2011,5(6):E101-103.
8. Lipson JA,Coakley FV,Baskin LS,et al. Subtle renal duplication as an unrecognized cause of childhood incontinence: diagnosis by magnetic resonance urography[J]. J Pediatr Urol,2008,4(5):398-400.
9. Sirasanagandla SR,Nayak SB,Jetti R,et al. Unilateral duplication of vas deferens: a cadaveric case report[J]. Anat Cell Biol,2013,46(1):79-81.
10. Marien TP,Shapiro E,Melamed J,et al. Management of localized prostate cancer and an incidental ureteral duplication with upper pole ectopic ureter inserting into the prostatic urethra[J]. Rev Urol,2008,10(4):297-303.

第十三节 腹腔镜肾盂成形术

随腹腔镜技术迅速发展,手术缝合器械不断完善,腹腔镜下治疗肾盂输尿管连接部梗阻(ureteropelvic junction obstruction,UPJO)的各种术式,包括 Anderson-Hynes 肾盂成形术、Foley Y-V 肾盂成形术、Fenger 非离断肾盂成形术等逐渐发展成熟。许多研究证实,和开放式肾盂成形术相比较,腹腔镜肾盂成形术近、远期疗效相当,术后创伤和并发症明显减少,具有明显的微创优势。腹腔镜下离断式肾盂成形术(Anderson-Hynes 肾盂成形术)的疗效优于非离断式。此外,和其他治疗 UPJO 的微创技术(顺行或逆行肾盂输尿管狭窄处内切开术或扩张术)相比较,腹腔镜肾盂成形术远期效果更满意。腹腔镜肾盂成形术有望成为治疗 UPJO 的“金标准”。

腹腔镜肾盂成形术可通过经腹腔或经后腹腔途径完成,因后腹腔途径不需较大范围的游离就可到达手术部位、对腹腔脏器干扰少、发生肠道并发症的机会少、引流液局限于腹膜外间隙等优势,后腹腔途径已成为腹腔镜肾盂成形术的首选方式。

一、手术适应证

1. 诊断明确的 UPJO 合并肾积水、肾功能损害者。
2. UPJO 继发肾结石。
3. UPJO 继发感染。
4. 异位血管压迫肾盂输尿管连接部。
5. 马蹄肾或盆腔异位肾合并 UPJO。
6. 内镜下扩张或内切开手术失败的 UPJO。

二、术前准备

1. 全身常规检查,包括:血常规、尿常规、肝功能、肾功能、电解质、血糖、凝血功能、心电图、胸部 X 线检查等。

2. 常规影像学检查,包括肾脏 B 超、静脉肾盂造影(IVU)、放射性核素肾图等,IVU 显影欠佳时,需行肾盂输尿管逆行造影,CT 泌尿系成像(CTU)。

3. 尿常规有感染者需行尿细菌培养和药物敏感试验，应用敏感抗生素控制尿路感染。

4. 术前留置尿管，亚甲蓝注射液 2ml 加入 500ml 生理盐水中，膀胱灌注 300～500ml。

三、手术步骤

1. 麻醉和手术体位　气管插管全麻，健侧卧位，升高腰桥。

2. 建立腹膜后空间和放置 Trocar。于腋后线第 12 肋缘下作一 2.0cm 长的切口，切开皮肤、皮下组织，用中弯钳逐层钝性分离至腰背筋膜，戳开腰背筋膜，手指确认腹膜后间隙后，向腹侧推开腹膜和腹膜外脂肪，置入自制气囊，注入空气 500～800ml，扩张 2～3 分钟，排气后拔出气囊，伸入手指，在指尖引导下于腋中线髂骨上 2.0cm 处放置 10mm Trocar，置入 30°观察镜，连接进气管，CO_2充气，气腹压力设定为 13～15mmHg，直视下辨认腹膜返折处，于腋前线肋缘下 2.0cm 处置入 10mm 或 5mm Trocar，腋后线切口置入 10mm Trocar，10 号丝线缝合 Trocar 旁皮肤、皮下脂肪，以防漏气。

3. 游离腹膜外脂肪（图 4-13-1），超声刀纵向切开肾周筋膜（图 4-13-2），游离肾周脂肪囊（图 4-13-3），于肾脏下极与腰大肌之间隙钝性游离，显露输尿管上段和肾盂，充分暴露扩张的肾盂（图 4-13-4），明确梗阻部位和梗阻原因。

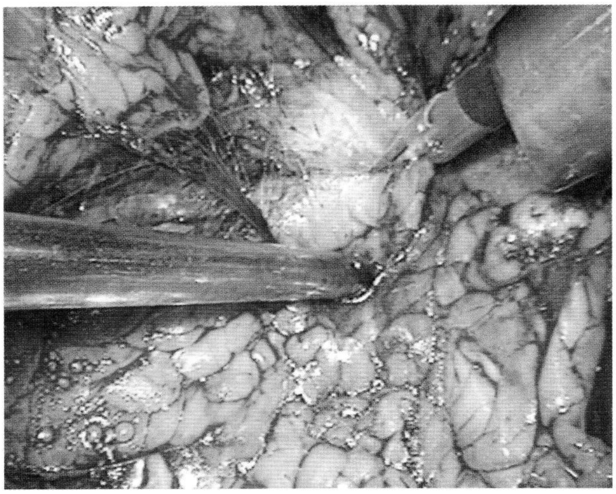

图 4-13-1　游离腹膜外脂肪

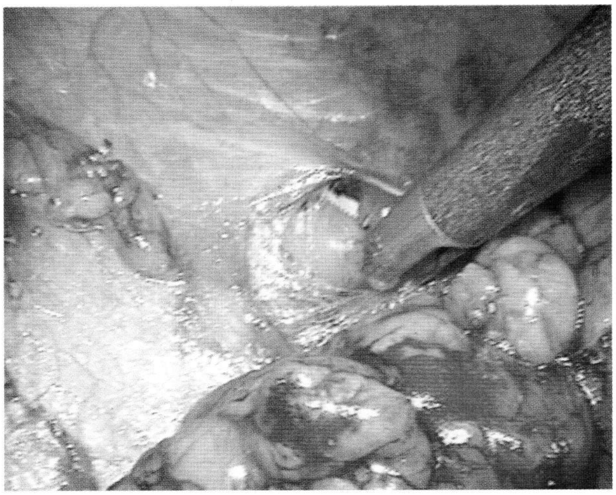

图 4-13-2　切开肾周筋膜

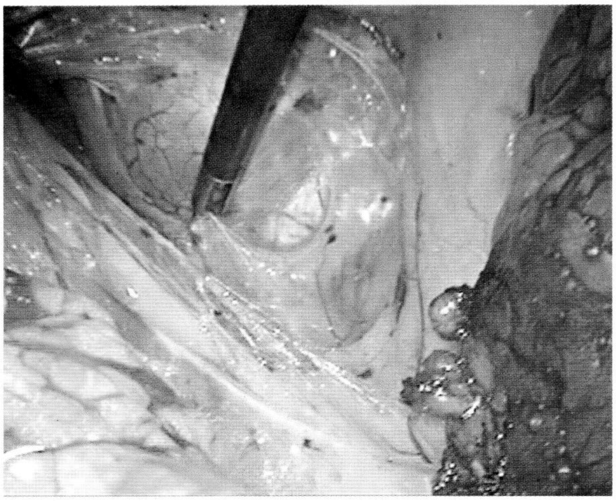

图 4-13-3　游离肾周脂肪囊

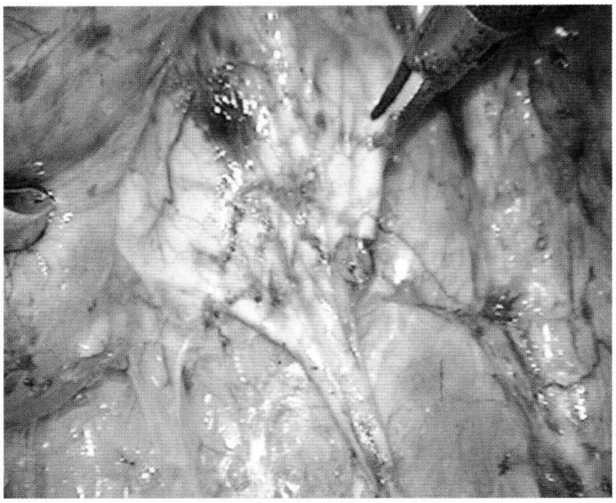

图 4-13-4　充分暴露扩张的肾盂

4. 于肾盂最低处剪开肾盂(图4-13-5),根据肾盂扩张程度,向上裁剪扩张的肾盂,使肾盂口呈喇叭状(图4-13-6),向下纵形剪开连接部至输尿管上段0.5~1.0cm,保留肾盂壁下角与输尿管壁内侧宽0.2~0.3cm的连接组织,使肾盂仍与输尿管相连(图4-13-7)。

5. 用4-0可吸收线间断缝合肾盂瓣下角与输尿管切开处最低位1~2针(图4-13-8)。离断保留的肾盂输尿管连接组织,并进一步完成肾盂的裁剪,切除肾盂输尿管连接部和裁剪的肾盂壁(图4-13-9)。

6. 4-0可吸收线连续缝合进行肾盂成形(图4-13-10)。

7. 经腋后线Trocar外侧置入斑马导丝软头端(图4-13-11),以腹腔镜器械将其置入输尿管内直至膀胱,在导丝引导下借助体外推力,配合体内器械的定位和调整,将双J管膀胱端置入到位(图4-13-12),经膀胱内术前预注的亚甲蓝生理盐水自双J管侧孔溢出证实后,间断缝合肾盂下口与输尿管断端3~4针后再置入双J管肾盂端(图4-13-13),以防在操作过程中引起缝合处撕脱。

8. 4-0可吸收线间断前壁。

9. 肾盂输尿管吻合完毕后,检查吻合口是否有张力,是否漏尿,尿液通过是否通畅,双J管肾盂端位置是否确切(图4-13-14)。降低气腹压,检查术野和Trocar处有无出血。腹膜后间隙留置引流管,关闭各切口。

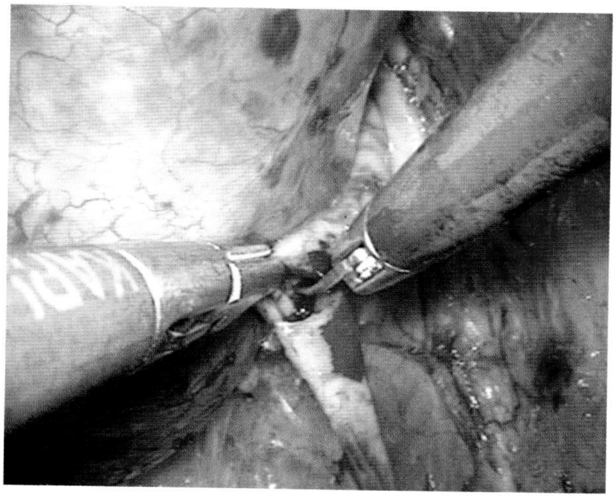

图4-13-5 于肾盂最低处剪开肾盂

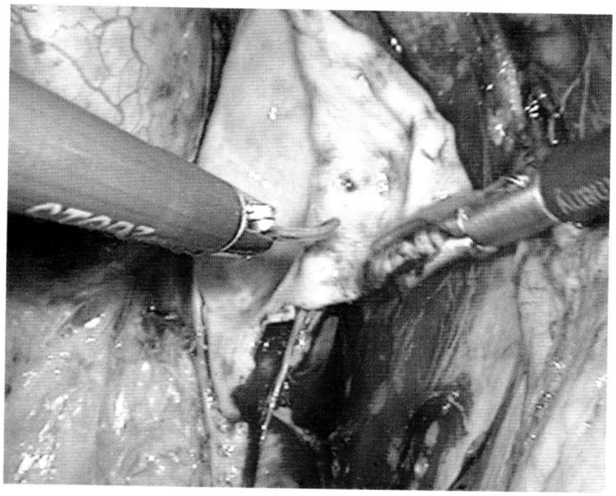

图4-13-6 向上裁剪扩张的肾盂,使肾盂口呈喇叭状

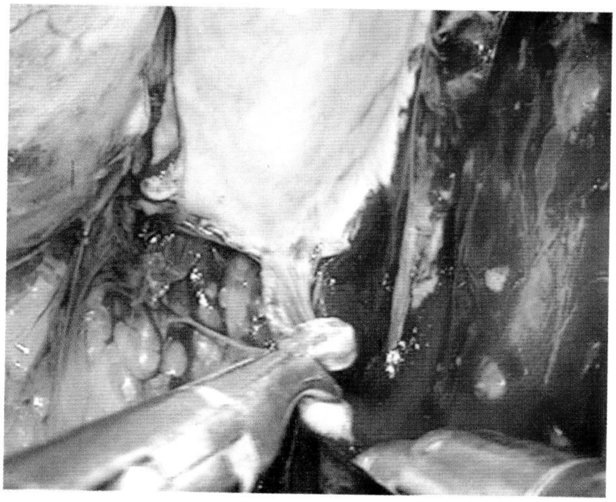

图4-13-7 保留肾盂壁下角与输尿管壁内侧的连接组织,使肾盂仍与输尿管相连

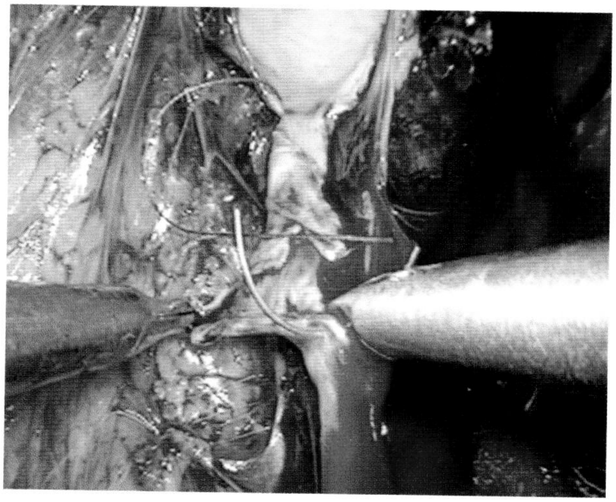

图4-13-8 间断缝合肾盂瓣下角与输尿管切开处最低位

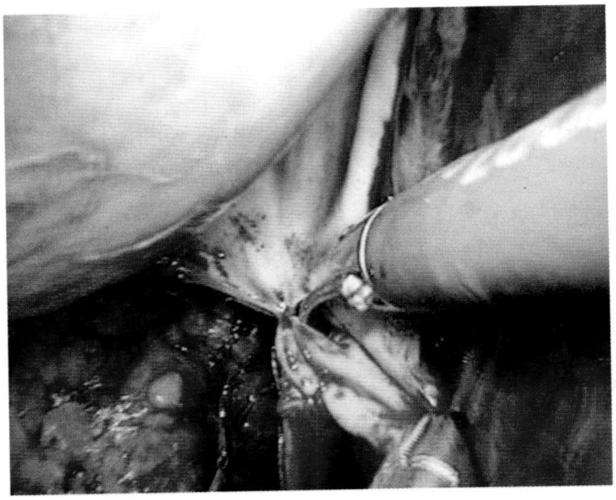
图 4-13-9　离断保留的肾盂输尿管连接组织

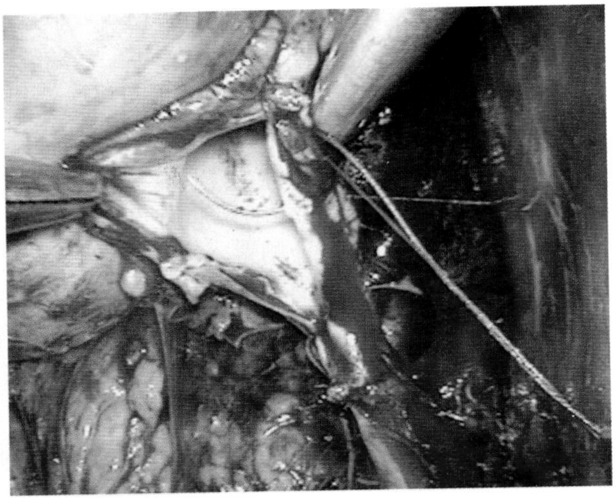
图 4-13-10　4-0 可吸收线连续缝合进行肾盂成形

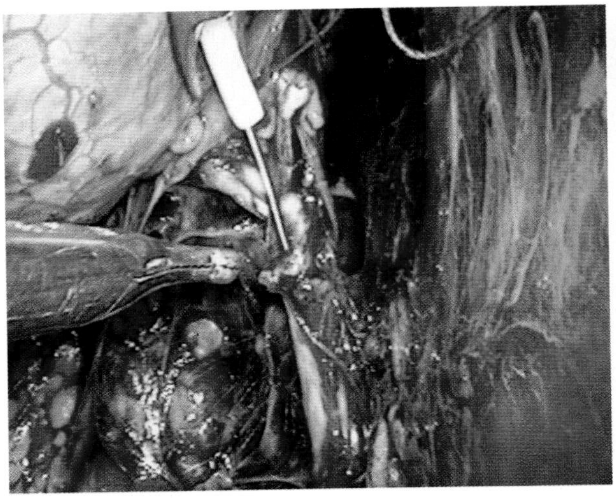
图 4-13-11　置入斑马导丝软头端至输尿管

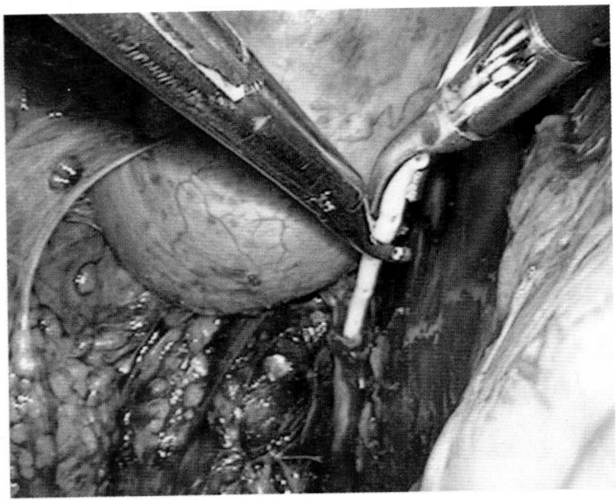
图 4-13-12　置入双 J 管膀胱端

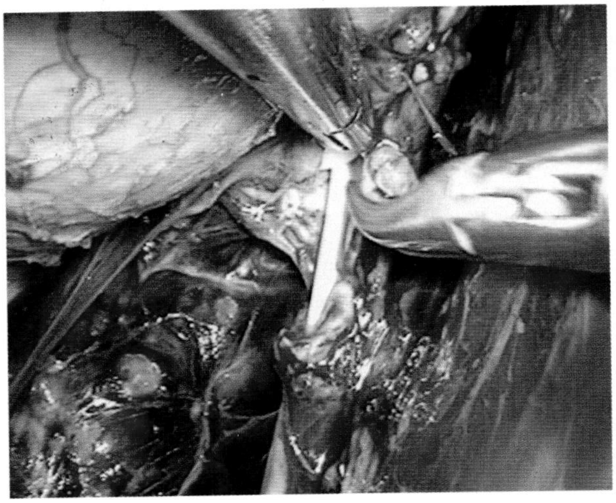
图 4-13-13　置入双 J 管肾盂端

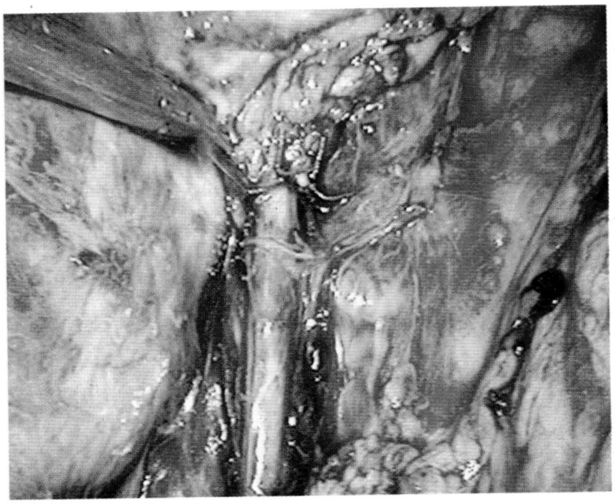
图 4-13-14　肾盂输尿管吻合完毕

四、术中注意事项

1. 术中不宜过多游离肾盂，近肾窦处易出血影响手术视野。

2. 术中不宜过多游离输尿管上段，只要能无张力吻合即可；输尿管腹侧系膜避免完全离断，可保证输尿管上段的血供。

3. 合并肾脏旋转不良的UPJO，尽量裁剪扩张肾盂的背侧叶，缝合时将部分肾盂的前侧叶拉向背侧缝合，以矫正肾盂的腹侧转位。

4. 存在异位血管压迫的UPJO，需将血管置于输尿管腹侧再行肾盂成形术。

5. 裁剪时暂不将肾盂和输尿管完全离断，保持肾盂壁下角与输尿管壁内侧0.3～0.5cm的连接组织，该连接可起到牵引作用，避免吻合时输尿管发生扭曲和旋转，此外尚可避免完全离断后因张力存在加大缝合难度，待缝合2针后再切除相连接的组织。

6. 小儿腰背筋膜发育不成熟，缺乏明显的突破感，而且腹膜外脂肪和肾周脂肪不丰富，腹膜菲薄，扩张时要动作轻柔，避免损伤腹膜和肾实质。

五、术后处理

1. 应用抗生素预防感染3～5天。

2. 3～5天后拔除尿管，如果腹膜后引流管引流量未增加或24小时少于10ml，则拔除引流管。

3. 术后8～10周膀胱镜下拔除双J管。

4. 定期复查肾积水和肾功能恢复情况。

六、术后并发症及处理

1. 吻合口漏尿　多为缝合输尿管不够严密或者吻合口远端梗阻、双J管移位所致，要保持腹膜后引流管、尿管通畅，必要时行泌尿系平片（KUB）检查，判断双J管的位置，加强营养，预防感染，一般吻合口漏尿可自愈。

2. 吻合口狭窄　多为瘢痕所致，术后3个月以上采用输尿管球囊扩张、顺行或逆行内切开术等腔内治疗，必要时行开放手术探查。

（王东文）

参考文献

1. Acher PL, Nair R, Abburaju JS, et al. Ureteroscopic holmium laser endopyelotomy for ureteropelvic junction stenosis after pyeloplasty[J]. J Endourol, 2009, 3(6): 899-902.
2. Chuanyu S, Guowei X, Ke X, et al. Retroperitoneal laparoscopic dismembered Anderson-Hynes pyeloplasty in treatment of ureteropelvic junction obstruction (report of 150 cases)[J]. Urology, 2009, 74(5): 1036-1040.
3. Juliano RV, Mendonça RR, Meyer F, et al. Long-term outcome of laparoscopic pyeloplasty: multicentric comparative study of techniques and accesses[J]. J Laparoendosc Adv Surg Tech A, 2011, 21(5): 399-403.
4. Szydełko T, Kasprzak J, Lewandowski J, et al. Dismembered laparoscopic Anderson-Hynes pyeloplasty versus nondismembered laparoscopic Y-V pyeloplasty in the treatment of patients with primary ureteropelvic junction obstruction: a prospective study[J]. J Endourol, 2012, 26(9): 1165-1170.
5. van der Toorn F, van den Hoek J, Wolffenbuttel KP, et al. Laparoscopic transperitoneal pyeloplasty in children from age of 3 years: our clinical outcomes compared with open surgery[J]. J Pediatr Urol, 2013, 9(2): 161-168.
6. 齐琳，祖雄兵，张旭，等. 后腹腔镜肾盂成形术治疗肾盂输尿管连接部梗阻的临床价值[J]. 中华泌尿外科杂志，2006，27(03)：171-173.
7. 陈合群，祖雄兵，齐琳，等. 经皮肾微造瘘钬激光腔内切开治疗肾盂输尿管连接处狭窄[J]. 中华泌尿外科杂志，2007，28(10)：686-688.

8. 王东文,张旭辉,曹晓明,等.改进后腹腔镜下离断式肾盂成形术(附65例报告)[J].中国微创外科杂志,2012,12(02):152-154.
9. 杨中青,周旭,曾怀德,等.肾盂输尿管连接处狭窄的微创治疗探讨[J].中国内镜杂志,2010,16(04):402-405.

第十四节 腹腔镜肾蒂淋巴管结扎剥脱术

乳糜尿为肠道吸收营养物质形成的乳糜液因淋巴管堵塞逆流至泌尿系统淋巴管中,引起泌尿系统淋巴管内压力增高、曲张破裂,乳糜液流入尿中所致。乳糜尿常导致患者营养不良。治疗通常以药物治疗特别是中药治疗为主,严重的乳糜尿需要手术。手术通常是将肾蒂及周围的淋巴管结扎,传统的开放手术创伤大、患者恢复慢。腹腔镜肾蒂淋巴管结扎剥脱术创伤小、恢复快,减轻患者痛苦的同时又由于腹腔镜的放大作用使得淋巴管结扎更为准确彻底,提高了治疗效果。

一、手术的适应证与禁忌证

(一) 适应证

1. 乳糜尿长期反复发作,伴或不伴肉眼血尿,经药物保守治疗或硬化疗法无效者。

2. 伴以下表现之一者 长期腰痛或多次发作肾绞痛,贫血和(或)体重减轻,乳糜凝块堵塞尿路出现排尿困难、尿潴留,在高脂饮食、饮酒或剧烈运动后明显加重(长期乳糜凝块、乳糜血尿影响生活或工作者)。

3. 慢性营养消耗者、机体免疫力降低者。

(二) 禁忌证

1. 绝对禁忌证为凝血功能障碍或其他原因不能耐受手术者。

2. 相对禁忌证为既往有腹膜后手术史,患侧肾脏手术史,合并其他感染等致患肾与周围组织粘连严重者,急性炎症期应在炎症控制后再手术。

二、术前准备

常规术前血常规、尿常规、便常规、肝肾功能、凝血功能、心肺功能检查;膀胱镜检查明确患侧别,必要时可逆行插管收集双侧肾盂尿行乳糜定性检查,逆行造影有助于了解淋巴管反流情况。

三、手术步骤

通常采用腹膜后入路,较少采用经腹腔入路。以经腹膜后入路为例,介绍手术步骤:

1. 全身麻醉,气管内插管。

2. 健侧卧位,垫高腰部。

3. 建立后腹膜腔 腋后线第12肋缘下切开皮肤2.0cm左右,长弯血管钳钝性分离肌层及腰背筋膜,伸入示指,紧贴腰背筋膜内层推开腹膜外脂肪,将球囊扩张器或自制扩张球囊置入腹膜后腔隙,充气800~1000ml,5分钟后放出气体拔除扩张器,在示指引导下于腋前线肋缘下放置Trocar(左侧为5mm,右侧为10mm或12mm),腋中线髂嵴上放置10mm Trocar,腋后线切口内放置Trocar(左侧为10mm或12mm,右侧为5mm),缝合切口防止漏气。

4. 手术步骤为肾背侧、肾腹侧、肾下极与输尿管、肾动静脉间隙、肾上极,肾上极组织可予适当保留不予切断,有利于牵拉肾脏,显露肾蒂血管,防止术后肾脏扭转和肾下垂。

(1) 离断肾门背侧淋巴管:纵向切开背侧肾周筋膜及肾周脂肪,上至膈顶,下至肾下极,沿肾包膜离断肾周脂肪至肾门,距肾门2cm处用超声刀纵行凝断汇入肾门的淋巴脂肪组织,显露并切开肾动脉鞘,凝断动脉鞘上下方所有与肾脏相连组织。直至显露肾静脉背侧面。

（2）离断肾门腹侧淋巴管：沿腹侧肾包膜外分离出患肾腹侧与肾下极，肾门处超声刀纵行凝切汇入肾门的淋巴脂肪组织，直至显露出肾静脉腹侧面。

（3）离断输尿管周围淋巴管：沿肾下极寻及输尿管，距肾盂输尿管连接部 3 ~ 4cm 处切断相连的淋巴脂肪组织，用分离钳挑起输尿管与肾下极，向上切断与其相连的结缔组织，直至与肾动脉背侧层面和肾静脉腹侧层面汇合。

（4）离断肾动脉与肾静脉间淋巴管：用分离钳挑起输尿管与肾下极，显露肾动脉与肾静脉之间的间隙，分离肾动脉与肾静脉之间的淋巴脂肪组织，钛夹夹闭后切断（图 4-14-1）。

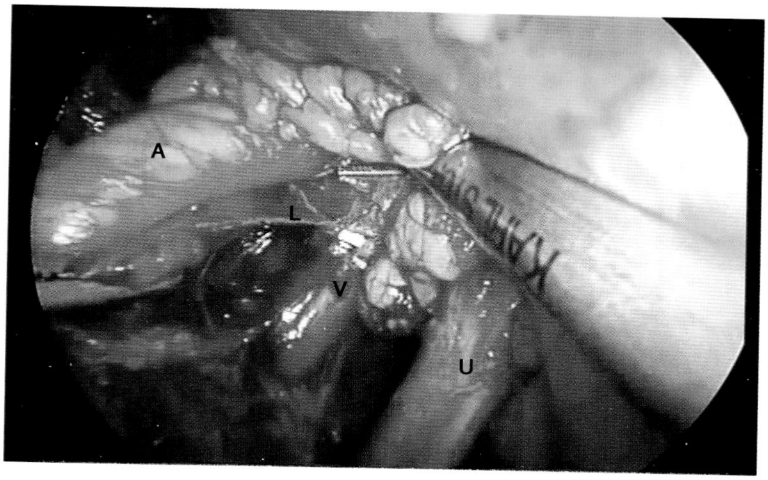

图 4-14-1　显露出肾动脉、肾静脉及输尿管

A 为右肾动脉，V 为右肾静脉，L 为右肾动静脉间淋巴组织，U 为输尿管

（5）离断肾动静脉上方淋巴管：分离切断肾动静脉上方淋巴脂肪组织，仅保留肾动脉及肾静脉（图 4-14-2）。

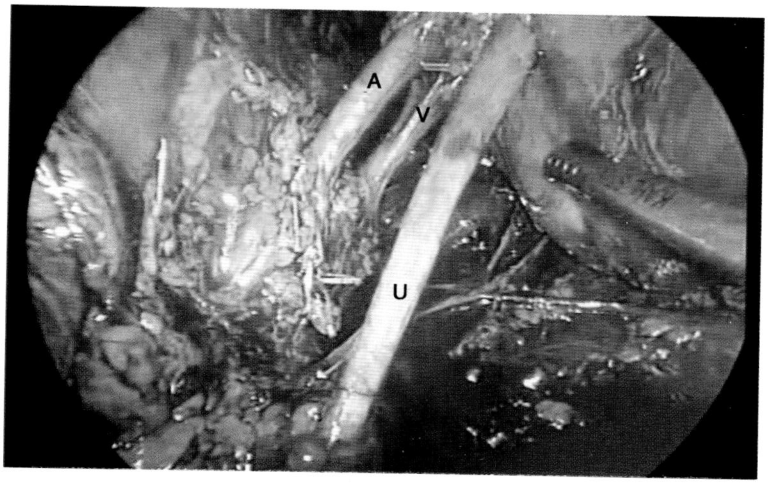

图 4-14-2　保留的肾动脉、肾静脉及输尿管

A 为右肾动脉，V 为右肾静脉，U 为输尿管

5. 降低气腹压力至 5mmHg，检查肾脏表面、肾动静脉及周围创面无活动性出血后，2-0 可吸收线将肾上极包膜与腰大肌筋膜缝合固定，防止肾脏翻转与下垂，腹膜后放置引流管，拔除 Trocar，缝合切口。

四、术后处理

术后卧床休息 3 天，术后次日拔除导尿管，进食流质，当引流量少于 10ml/d 时可拔除腹膜后引流管。术后 3 个月内避免高脂饮食。

五、术中注意事项

1. 长期乳糜尿患者肾蒂周围淋巴血管丛丰富，组织水肿且质地较脆，分离平面过于靠近肾门及钝性分离肾血管时极易出血而影响手术野，建议采用超声刀边凝边切，减少出血，如遇较粗的淋巴管可予钛夹夹闭后凝断。

2. 必须打开动静脉鞘，将包绕动静脉周围的组织彻底离断，防止淋巴管残留而导致术后复发，肾动脉与肾静脉间的腔隙狭小，不易分离，可以将肾下极向上托起，显露肾动脉与肾静脉之间的间隙，以肾动脉腹侧面为后缘，肾静脉背侧面为前缘，钛夹夹闭两缘间所有淋巴血管和脂肪组织。

3. 左肾静脉有多支血管汇入，在肾动脉后方常有腰静脉遮挡，需防止在分离过程中撕破导致出血，如影响显露时可予夹闭后切断，若在分离过程中出现肾静脉或腔静脉损伤，可将气腹压调高至 20mmHg，利用高压压迫静脉止血，吸引器吸除积血，显露破口后迅速在腹腔镜下缝合止血，若腹腔镜下无法完成，则在破口周围填塞纱布，分离钳按压纱布止血，然后迅速转为开放修补。右肾动脉可能有较多分支，需仔细分辨，以防止将动脉分支损伤。

六、术后并发症及处理

1. 皮下气肿　较轻的皮下气肿可自行吸收；严重的皮下气肿，应该终止手术，可以用注射器针头抽吸气体。

2. 术后淋巴漏　表现为引流液呈乳白色或黄色，经细菌培养排除细菌感染后，可延长引流管拔管时间多可以自愈，严重的淋巴漏可以局部放疗处理。

3. 术后血尿　多为术中翻动肾脏引起，2～3 天后可自行消失。如血尿较重，可加大补液量水化治疗，防止血凝块形成。

4. 乳糜尿复发　先行膀胱镜检明确为手术侧复发还是对侧再发，如为手术侧复发，可先调整饮食，或给予中药保守治疗，如无好转，也可采用硝酸银灌注治疗，2% 硝酸银 7～10ml 经输尿管导管注入肾盂内，保留 10 分钟左右后放出，此法压力不宜过大，灌注后患肾可能会出现肾绞痛，必要时可以给予镇痛治疗。

（梁朝朝）

参考文献

1. ZHANG X, ZHU QG, MA X, et al. Renal pedicle lymphatic disconnection for chyluria via retroperitoneoscopy and open surgery: report of 53 cases with follow up[J]. J Urol, 2005, 174(5): 1828-1831.
2. ZHANG Y, YE J, WU G, et al. Transumbilical laparoendoscopic single-site renal pedicle lymphatic disconnection for refractory chyluria[J]. J Endourol, 2011, 25(8): 1337-1341.
3. 邱祥政，董秉政，范涛，等. 改良的后腹腔镜下肾蒂淋巴管结扎术治疗乳糜尿[J]. 东南大学学报(医学版)，2010，29(5)：568-569.
4. 王共先，冯亮，曹润福，等. 后腹腔镜肾蒂淋巴管结扎术并发症的病因分析及处理[J]. 临床泌尿外科杂志，2007，22(8)：589-591.

第十五节 腹腔镜腹膜后淋巴结清扫术

睾丸非精原细胞瘤(nonseminomatous germ cell tumor,NSGCT)是原发性睾丸生殖细胞癌中常见的一种类型,包括胚胎癌、绒毛膜上皮癌、畸胎瘤、卵黄囊瘤及混合性生殖细胞瘤等。NSGCT的治疗主要是对原发肿瘤实施根治性睾丸切除术,术后根据患者具体情况进行腹膜后淋巴结清扫术(retroperitoneal lymph node dissection,RPLND)、辅助化疗或监测。NSGCT主要通过淋巴结转移,研究表明Ⅰ期NSGCT患者中有30%存在腹膜后淋巴结转移,因此RPLND在对肿瘤进行更加准确的病理分期的同时也为后续辅助化疗提供依据。

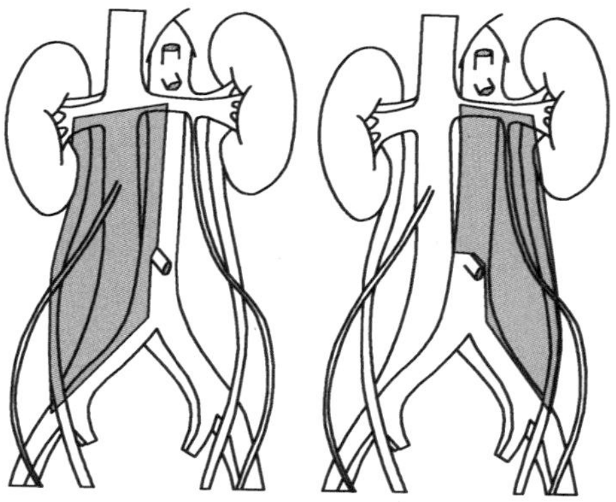
图4-15-1 RPLND的清扫范围示意图

RPLND的清扫范围包括患侧肾蒂上方平面以下的腹膜后脂肪、结缔组织及淋巴结完全清除,具体包括:患侧肾周筋膜内所有脂肪、淋巴和结缔组织,外侧上至肾蒂、下达髂血管和髂外血管的近1/3处,内侧至肾蒂上方、下达对侧髂总血管分叉处(图4-15-1)。扩大腹膜后淋巴结清扫术目前尚未达成共识。

传统的RPLND属于创伤性大的手术,主要缺点是切口巨大、围术期并发症较多、尤其是对消化道功能及性功能影响较大。近十余年来,随着泌尿外科腹腔镜技术的发展与成熟,腹腔镜腹膜后淋巴结清扫术(Laparoscopy retroperitoneal lymph node dissection,LRPLND)已经成为安全有效的微创化手术方式。

一、手术适应证

手术适应证主要是临床Ⅰ期NSGCT,近期有学者建议对于Ⅱa～b期NSGCT且肿瘤直径<5cm者实施LRPLND。

二、术前准备

术前肠道准备,口服抗生素,术前夜清洁灌肠,备血至少800ml,术前留置胃管及导尿管。

三、手术器械

(见相关章节)。

四、手术步骤

(一) 体位

全身麻醉后,患者取斜侧卧位,患侧躯干部分抬高与手术台成约30°,肩背臀部予软垫支撑及约束带固定。

(二) 手术入路

经腹腔入路。制备气腹(同前)。套管置放:脐部放置10mm套管,置入0°腹腔镜,脐上下各一个套管,脐上套管位置在脐与剑突连线的中点,脐下套管位置在脐与耻骨联合连线的中点,必要时可增加一个套管在患侧腋前线、髂前上棘与肋弓的中点处,便于牵开脏器协助术野显露。

(三) 手术步骤

1. 右侧腹膜后淋巴结清扫术

（1） 显露后腹膜间隙：于结肠旁沟剪开侧腹膜，上至结肠肝曲、下至髂血管，离断肝结肠韧带，钝性与锐性结合分离并推开升结肠，充分显露后腹膜间隙。

（2） 显露下腔静脉及肾蒂血管：将结肠向中线牵开，分离肾脏与肝脏、十二指肠之间的韧带与粘连，直至显露下腔静脉及肾蒂血管。

（3） 游离精索内静脉：向下分离精索内静脉于内环处找到根治性睾丸切除术所结扎的精索残端，提起并向上游离精索内静脉及附着的脂肪和淋巴组织直至汇入下腔静脉处，结扎离断后装入标本袋取出。

（4） 清扫下腔静脉与右侧输尿管之间的淋巴组织：剪开肾蒂血管鞘，游离肾蒂周围的淋巴和脂肪组织，分离输尿管内侧的淋巴和脂肪组织直至其跨越髂血管处。切开下腔静脉鞘，游离下腔静脉旁淋巴组织，向下达髂血管分叉处，游离时结扎切断该区域内腰静脉，切除下腔静脉后方淋巴和脂肪组织，保留椎旁交感神经链，完整切除下腔静脉与右侧输尿管之间的淋巴组织，装入标本袋取出。

（5） 清扫下腔静脉与腹主动脉之间的淋巴组织：剪开腹主动脉鞘，上至肾静脉平面，下至肠系膜下动脉，游离下腔静脉与腹主动脉之间的淋巴和脂肪组织，游离时结扎切断该区域内腰动脉，保留椎旁交感神经链，完整切除下腔静脉与腹主动脉之间的淋巴组织，装入标本袋取出。

（6） 留置腹膜后引流管 1 根，退出器械及套管，关闭戳口。

2. 左侧腹膜后淋巴结清扫术

（1） 显露后腹膜间隙：于结肠旁沟剪开侧腹膜，上至结肠脾曲、下至髂血管，离断脾结肠韧带及肾结肠韧带，钝性与锐性结合分离并推开降结肠，将结肠与小肠向中线牵开，充分显露后腹膜间隙。

（2） 左侧腹膜后淋巴结清扫范围及其他步骤与右侧手术类似。

五、术后处理

术后监测 24 小时尿量，根据肠道功能恢复状况适时拔除胃管，先进食低脂饮食有利于减少术后淋巴漏。术后根据病理结果，淋巴结阳性患者需常规进行以顺铂为基础的联合化疗（如 PEB、PVB 方案）。

六、术中注意事项

1. 避免血管损伤

（1） 腰静脉和腰动脉：游离下腔静脉和腹主动脉旁淋巴组织时需小心位置及角度个体差异较大的腰静脉和腰动脉，须妥善结扎或钛夹夹闭。

（2） 下腔静脉：下腔静脉管壁较薄易损伤，应视损伤大小及术者腔镜缝合技术及时选择血管缝合或中转开放手术。

2. 分离十二指肠时注意避免热损伤肠壁及其血供。

3. 游离输尿管时注意保护其血供。

4. 术中避免过度牵拉肠管导致缺血坏死。

5. 遇到较大直径的淋巴管时应先予结扎再行切断，防止术后发生乳糜腹水。

6. 尽可能保留腹膜后交感神经链，避免患者出现消化道功能紊乱及射精障碍。

七、术后并发症及处理

1. 逆行射精　术后少数患者出现逆行射精或射精障碍，术中精细操作及对椎旁交感神经链的有效保护，可防止出现逆行射精。

2. 淋巴漏（乳糜腹水）　围术期低脂饮食、术中严格结扎淋巴束或较大淋巴管，可有效减少淋巴漏的发生。淋巴漏的处理：低脂饮食，延长引流管拔管时间。

（杜传军　龚宇）

参考文献

1. Steiner Hannes, Peschel Reinhard, Bartsch Georg. Laparoscopic retroperitoneal lymph node dissection: current concepts and limitations[J]. BJU international, 2009, 104(9Pt B): 1376-1380.
2. Finelli Antonio. Laparoscopic retroperitoneal lymph node dissection for nonseminomatous germ cell tumors: long-term oncologic outcomes[J]. Current opinion in urology, 2008, 18(2): 180-184.
3. Prasad Sandip M, Shalhav Arieh L. Comparative effectiveness of minimally invasive versus open lymphadenectomy in urological cancers[J]. Current opinion in urology, 2013, 23(1): 57-64.
4. Kenney Patrick A, Tuerk Ingolf A. Complications of laparoscopic retroperitoneal lymph node dissection in testicular cancer[J]. World journal of urology, 2008, 26(6): 561-569.
5. Rassweiler Jens J, Scheitlin Walter, Heidenreich Axel. Laparoscopic retroperitoneal lymph node dissection: does it still have a role in the management of clinical stage Ⅰ nonseminomatous testis cancer[J]? A European perspective, European urology, 2008, 54(5): 1004-1015.
6. Guidelines on Testicular Cancer. European Association of Urology 2013.
7. Hyams Elias S, Pierorazio Phillip, Proteek Ornab. Laparoscopic retroperitoneal lymph node dissection for clinical stage Ⅰ nonseminomatous germ cell tumor: a large single institution experience[J]. The Journal of urology, 2012, 187(2): 487-492.
8. Mannuel Heather D, Mitikiri Nirupama, Khan Maleha. Testicular germ cell tumors: biology and clinical update[J]. Current opinion in oncology, 2012, 24(3): 266-271.
9. Cresswell Joanne, Scheitlin Walter, Gozen Ali. Laparoscopic retroperitoneal lymph node dissection combined with adjuvant chemotherapy for pathological stage Ⅱ disease in nonseminomatous germ cell tumours: a 15-year experience[J]. BJU international, 2008, 102(7): 844-848.

第十六节 腹腔镜腹膜后肿物切除术

腹膜后肿物包括原发性和继发性。原发性腹膜后肿物是指发生于腹膜后间隙的肿物，并不包括来源于腹膜后间隙各器官（肾、肾上腺、胰腺及输尿管等）的肿瘤，主要来源于腹膜后间隙的肌肉、脂肪、筋膜、血管、神经、淋巴及疏松结缔组织等。传统的治疗方法以开放手术为主。随着腹腔镜技术的出现，人们也开始尝试用创伤小、恢复快的腹腔镜技术来进行腹膜后肿物的切除。

一、手术适应证和禁忌证

（一）适应证

腹膜后肿物是否适合在腹腔镜下切除并没有绝对统一的标准，国内有报道在腹腔镜下最大完成了直径18cm的腹膜后肿瘤的切除。这与肿物是良性还是恶性，是否与周围组织粘连以及手术者的熟练程度等因素有关。但一般认为，腹腔镜手术对于直径≤6cm的良性肿瘤更为合适。对于囊性肿物，因抽吸囊液后，其体积会明显减小，无需扩大切口即可取出切除的肿物，指征可以放宽。

（二）禁忌证

1. 合并有腔静脉癌栓或肿物侵犯腹膜后大血管。

2. 巨大腹膜后肿物为腹腔镜手术的相对禁忌证，要看肿物是良性还是恶性，是否与周围组织粘连。

3. 有同侧腹膜后手术史、感染史等，也为相对禁忌证。

二、术前准备

1. 术前影像学检查应该包括CT腹膜后成像、CT腹膜后血管成像或MRI检查，以了解肿物的大小、位置、血供以及与周围脏器及大血管的关系。

2. 肾上腺区域的肿物，不能排除肾上腺来源者，应按肾上腺肿瘤准备。术前口服降压药α受体阻断剂 1～2 周，并适当扩容。

3. 肾区与肾脏有粘连的肿物，术中可能切除同侧肾脏，术前应评估对侧肾功能，行静脉尿路造影或放射性核素分肾功能测定。

4. 肿物如果靠近腹侧并可能与腹膜粘连，术前应该按肠道手术标准行肠道准备。术前 2 天进流食，术前 1 天口服泻药并禁食，加用静脉营养，术前当晚清洁灌肠。

5. 备红细胞 4～8 个单位，比常规手术要多 2～4 个单位。

三、手术步骤

腹膜后肿物的位置不同，其手术具体步骤也略有差异，本节以经腹膜后途径腹腔镜切除肾下极神经纤维瘤为例来介绍手术步骤。

1. 制备气腹并放置套管　患者取健侧卧位。在腋中线髂嵴上 2 横指处作 2cm 切口，长弯血管钳钝性分离肌层及腰背筋膜，伸入示指向腹侧推开腹膜。用示指扩张腹膜后间隙。在示指引导下于腋前线肋缘下放置 5mm Trocar，腋后线第 12 肋缘下放置 10mm Trocar，腋中线切口放置 10mm Trocar。置入摄像系统及腹腔镜器械。

2. 进入后腹膜腔，寻找解剖标志　首先清理腹膜外脂肪，暴露肾周间隙，保持肾周筋膜的完整性，辨认腰大肌等解剖标志，然后根据影像学检查提供的肿物所在位置，有目的的寻找肿物。

3. 找到肿物后，一般腹膜后肿物都有完整的包膜，应该紧贴肿瘤包膜分离，分离过程中要重点保护周围重要的器官组织，如肾上腺、肾、输尿管及大血管等。

4. 完全游离肿物后，将标本植入标本袋内，适当延长背侧或腹侧切口，取出标本，放置引流管，缝合管壁各个切口。

四、术中注意事项

1. 由于肿瘤体积较大压迫大血管，或瘤体侵犯大血管周围致使组织粘连，难以分离，术中易损伤大动脉或大静脉，通常静脉较动脉易于被损伤。当瘤体周围血管因受压难以充分游离时，应先充分游离受压血管的近端及远端，一旦分破血管，则可立即阻断血运，待瘤体切除后，再行血管修复或血管移植术。

2. 大血管被瘤体挤压、推移，可导致大血管走行方向改变，术中易被误伤。术前应充分阅读 CT 片，观察大血管是否移位，走行是否正常。游离血管过程中，应先游离大血管主干，在沿主干寻找并分离支配各器官的大血管。分离瘤体时应紧靠肿瘤包膜分离，避免损伤大血管。

3. 术中大出血时，手术医师应保持镇静，在未明确出血原因时，切勿盲目钳夹，可用吸引器充分吸出血液，借助腹腔镜的放大效果仔细观察破口部位，用无损伤血管钳夹住破口后进行修补。后腹腔镜腹膜后肿瘤切除术中大出血时切勿盲目改为开放手术，否则易因气腹压消失导致出血加剧危急患者生命。

4. 术中易损伤十二指肠、升结肠、降结肠、直肠等。如术中损伤肠系膜血管致肠壁血运不佳时，应继续游离切除瘤体，待瘤体彻底切除后可行肠切除吻合术。当怀疑有肠管损伤时，应将肠管近端阻断，自肛门注入亚甲蓝，观察疑损伤部位是否有蓝色染料溢出，确定肠管损伤后则待瘤体切除后进一步处理。

5. 腹膜后肿瘤可挤压推移同侧肾脏、输尿管，使肾脏、输尿管远离正常解剖部位，术中易于被损伤，术前可以常规放置输尿管支架管。一旦损伤输尿管，在肿瘤切除后应行输尿管缺口缝合或断端吻合术，并放置腹膜后引流管。

五、术后处理

后腹腔镜腹膜后肿瘤切除术后应持续心电监护及吸氧，密切监测患者生命体征，观察患者血压、心率、脉搏、体温等变化，及早发现问题，及早干预治疗。同时应密切观察腹膜后引流液体颜色、引流量等，保持引流管通畅，及早发现术后出血和肠道损伤等并发症，以便及时处理。

六、并发症及处理

1. 术后出血 腹腔镜腹膜后肿瘤切除术后最常见的并发症。腹膜后肿瘤手术创面大，且腹膜后血管网丰富，虽术中进行了充分止血，术后还是易发生创面渗血不止。若腹膜后引流管引流血性液体过多，血红蛋白进行性下降，经补液后患者血压逐渐降低，则应高度怀疑腹膜后出血，可考虑手术再次止血。可行腹腔镜或开放性手术再次止血，术中冲洗并清除血凝块，双极电凝止血，创面填压止血纱布，并重新放置引流管。术后可输注冷沉淀或红细胞，加强止血药物治疗。

2. 术后感染并发热 腹膜后巨大肿瘤可上抬膈肌压迫肺部，术后易发生肺部感染并发热，术后应积极复查胸片及血常规，明确诊断后对症治疗。后腹腔镜腹膜后肿瘤切除术中如损伤输尿管或肠道组织，则易因尿外渗或消化道内容物外漏而发生感染并发热，术后应加强抗感染治疗。如伴有尿外渗，则应保持腹膜后引流管引流通畅，留置导尿管，充分引流尿液。

3. 消化道并发症 后腹腔镜腹膜后肿瘤切除术中如因肠道损伤行肠道吻合术，则术后可能发生肠道吻合口漏。如肠道内容物外漏较少、腹膜刺激征轻，可行禁食及肠外营养治疗，部分患者肠道吻合口漏可自行愈合；如患者腹痛、腹膜炎刺激征重，则应及早行肠修补术或造口术。

4. 泌尿系统损伤 术后如引流管持续有大量尿液流出，则有可能损伤输尿管或肾盂，可以试行膀胱镜下留置输尿管支架，如不成功，则需后期行输尿管修补术。

（王行环）

参考文献

1. 孙颖浩. 中国腔道泌尿外科手术视频图谱[M]. 上海：第二军医大学出版社，2010.
2. 蒋彦永，罗成华. 原发性腹膜后肿瘤外科学——理论与实践[M]. 北京：人民军医出版社，2006.
3. 梅骅，陈凌武，高新. 泌尿外科手术学[M]. 3 版. 北京：人民卫生出版社，2008.

第十七节 腹腔镜输尿管切开取石术

输尿管结石是泌尿外科常见的疾病。1992 年 Raboy 等人首次成功进行了腹腔镜输尿管切开取石术，取得了满意的效果。随着微创泌尿外科技术的发展，输尿管结石的外科治疗也发生了革命性的变化。腹腔镜输尿管切开取石术不但具有腹腔镜手术的微创优势，而且对体积较大、质地较硬的结石，具有清石率高的优点，在因某种原因不能行体外冲击波碎石或输尿管镜碎石治疗时，腹腔镜输尿管切开取石术可替代开放手术。

一、手术适应证

1. 结石位于输尿管上段（第三腰椎到第五腰椎横突之间），质硬且直径大于 1cm 者，采用此项技术清石率高。
2. 结石直径大于 2cm，输尿管镜碎石困难或结石难以一次取尽者。
3. 复杂的输尿管上段结石，如输尿管迂曲或输尿管石阶。
4. 结石上段输尿管、肾盂扩张积水严重，结石容易上行进入肾盂者。
5. 结石以下输尿管严重狭窄，考虑碎石后结石排出困难，或不能置入输尿管镜。
6. 输尿管结石伴随其他肾盂、输尿管病变（如输尿管畸形或严重迂曲狭窄）须同时手术治疗者。

7. 急性梗阻的孤立肾，不适合行体外碎石或输尿管镜手术者。

二、手术禁忌证

1. 腰部手术史，腹腔或后腹腔严重粘连者。
2. 不能耐受全身麻醉者。
3. 过度肥胖者。

三、术前准备

1. 实验室检查

（1）完善血尿常规、血生化、凝血功能及传染病筛查。

（2）中段尿培养、药敏试验。若尿培养有细菌存在，应该选择敏感抗生素治疗。若尿培养阴性，手术前也应选用广谱抗生素预防感染。

（3）多次复发结石应收集 24 小时尿液分析。

2. 胸片、心电图，必要时超声心动图，评估心肺功能。

3. 影像学检查

（1）泌尿系超声：可发现 2mm 以上阴性结石及阳性结石，同时可以了解结石以上尿路扩张程度。

（2）尿路平片及静脉肾盂造影：可发现 90% 左右的阳性结石；明确结石位置，初步了解结石成分。术前应复查尿路平片确定结石位置。单纯尿酸结石和黄嘌呤结石能透过 X 线（阴性结石），纯胱氨酸结石 X 线显影淡。可利用静脉肾盂造影确定结石位置，了解尿路解剖及分肾功能（图 4-17-1）。对于肾绞痛、肾功能不全患者慎用静脉肾盂造影检查。

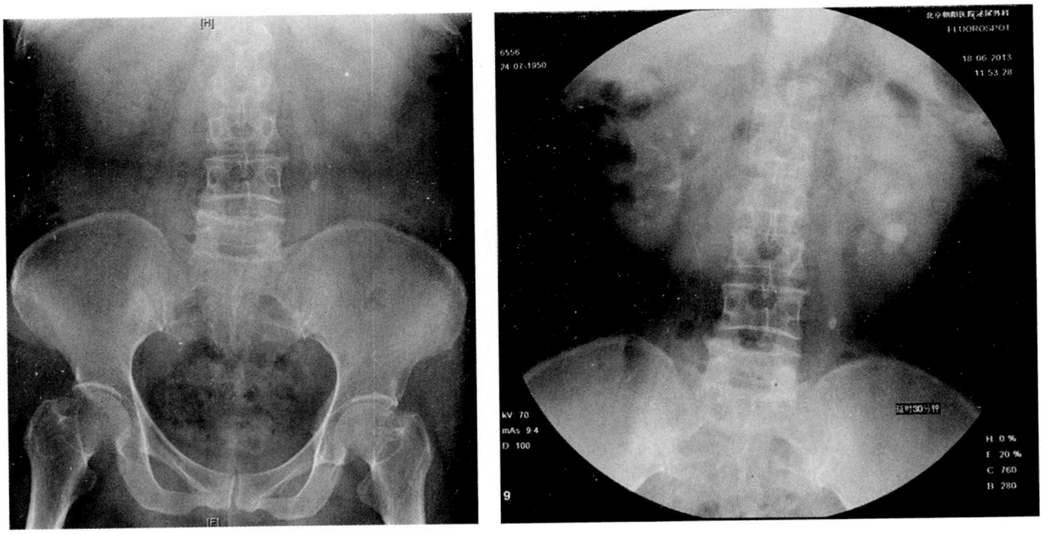

图 4-17-1　术前腹部平片（左）与术前静脉肾盂造影（右）显示左侧输尿管上段结石

（3）CT 扫描：CT 可确诊 X 线不显影的尿酸结石。结合三维重建影像可明确结石位置（图 4-17-2）。一般来说，位于肾下极以下至髂嵴以上的结石可考虑行腹腔镜输尿管切开取石术。

4. 术前复查腹部平片确定结石位置，对于 X 线不显影的阴性结石可行 CT 平扫确定结石位置。

5. 术前留置尿管并夹闭，保持膀胱充盈，以便于术中放置双 J 管。

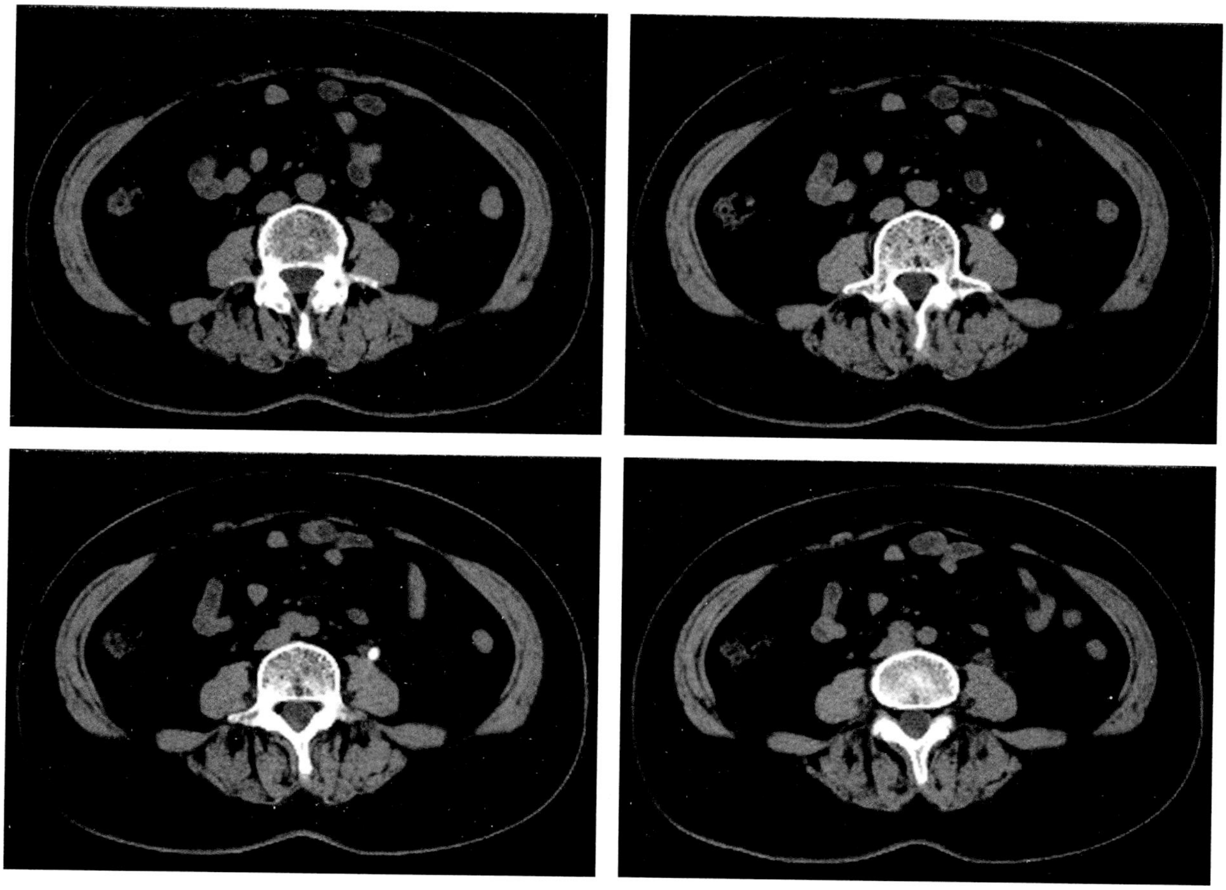

图 4-17-2　术前 CT 显示左侧输尿管上段结石

四、手术步骤

1. 全身麻醉，健侧卧位，腰部垫高并抬高腰桥（图 4-17-3）。

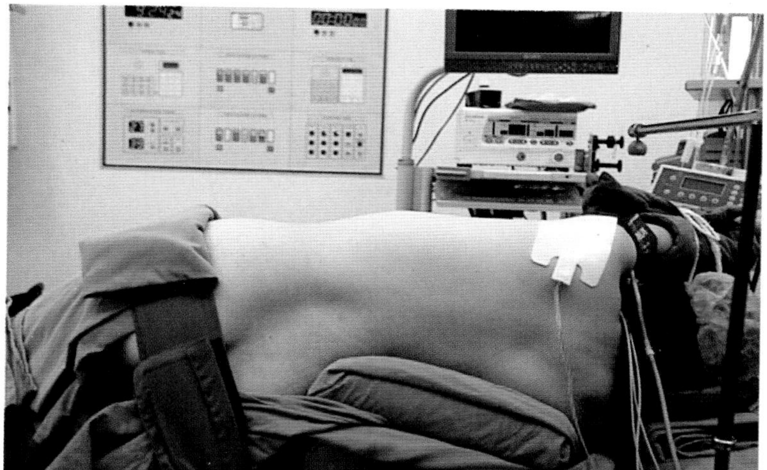

图 4-17-3　左侧输尿管上段结石，取患者右侧卧位，腰部抬高

2. 在腋后线12肋下（A点）做一2cm切口，切开皮肤、皮下组织后，用止血钳钝性分开腰背筋膜，进入腹膜后间隙，置入气囊扩张器，充气700～1000ml，维持3分钟。

3. 由A点切口伸入示指，手指引导下在腋前线肋缘下（B点）、腋中线髂嵴上2cm（C点）穿刺，分别置入10mm及5mm的Trocar；双10号丝线缝入A点腰背肌肉，置入12mm Trocar，打结密闭切口并固定Trocar（图4-17-4）。经C点放入30度监视镜，充入CO_2，气压设置为15mmHg；A、C点分别置入超声刀和无损伤血管钳或吸引器。若结石位置较低，可将以上三个Trocar同步向下适当移动（图4-17-5）。

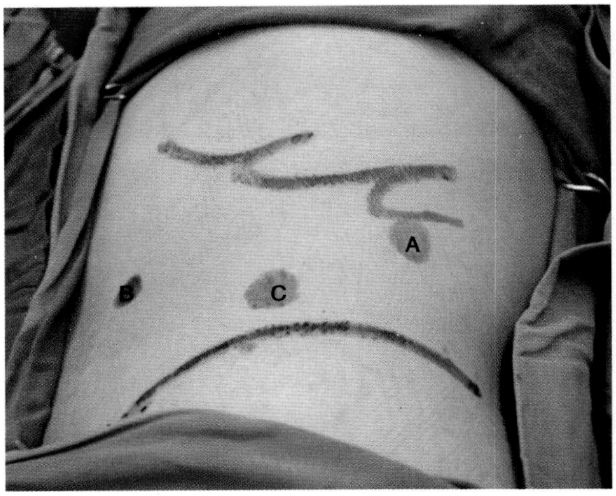

图4-17-4 Trocar置入位置

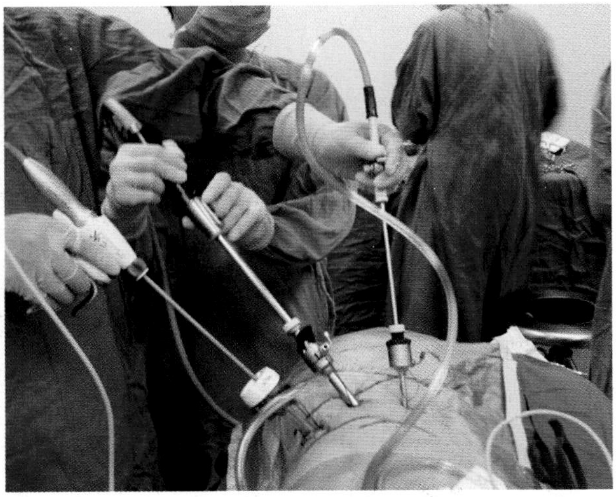
图4-17-5 经Trocar置入器械

4. 沿腰大肌切开Gerota筋膜，分离肾周脂肪，在腰大肌前方找到输尿管（图4-17-6）。注意：术前腹部平片和静脉肾盂造影可大致确定结石位置及其与肾下极的关系。如果遇到脂肪较多或输尿管周围粘连较重的患者，沿腰大肌外侧缘将肾下极分离并托起，输尿管随肾脏上托张力增大而上移，在肾下极与腰大肌之间张力较大的组织内稍做分离即可发现输尿管。

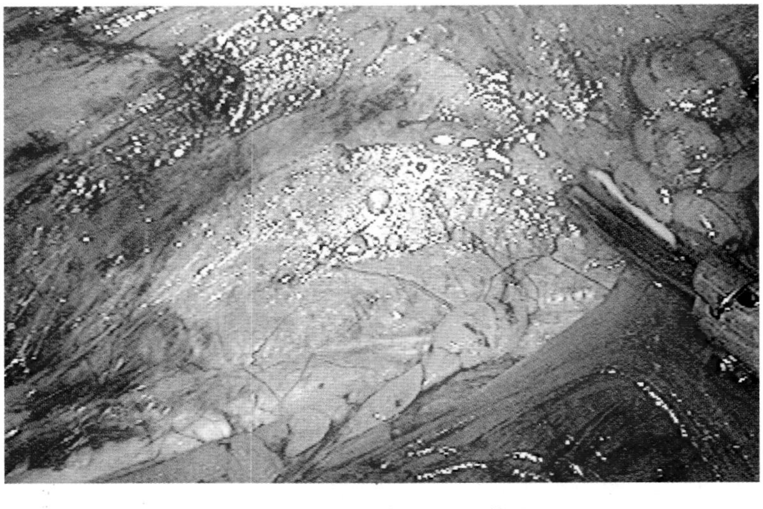
图4-17-6 切开Gerota筋膜

5. 输尿管在腹腔镜下呈灰白色，质韧，有一种厚实感，无搏动，用血管钳刺激时可有蠕动波出现（图4-17-7）。寻找输尿管可以通过一些解剖标志确定其位置，如性腺血管与输尿管交汇处形成一静脉角，在静脉角前方即可找到输尿管。术前放置输尿管支架管有可能改变结石位置，而且只有在见到输尿管时才能感觉到支架管。所以，预先放置输尿管支架管无助于术中寻找输尿管。

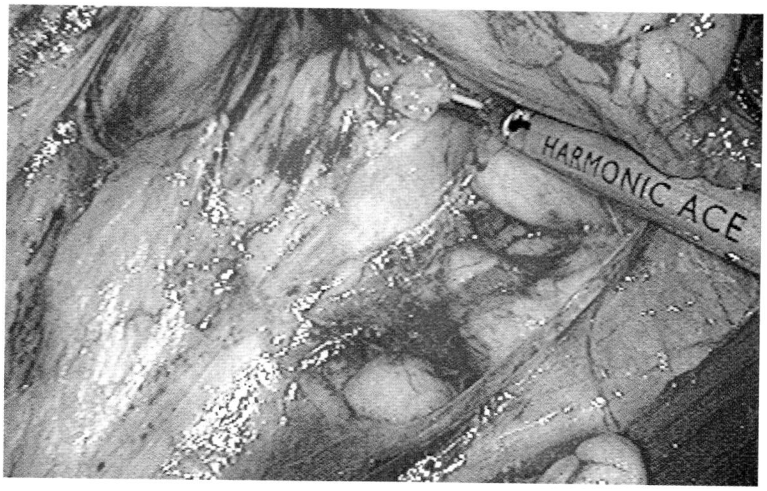

图 4-17-7　输尿管呈灰白色管状结构

6. 找到输尿管后，可先判断结石大致位置，用无损伤钳由上至下钳夹管壁，确定结石位置（图 4-17-8）。若术中结石寻找困难，可应用术中超声协助寻找。

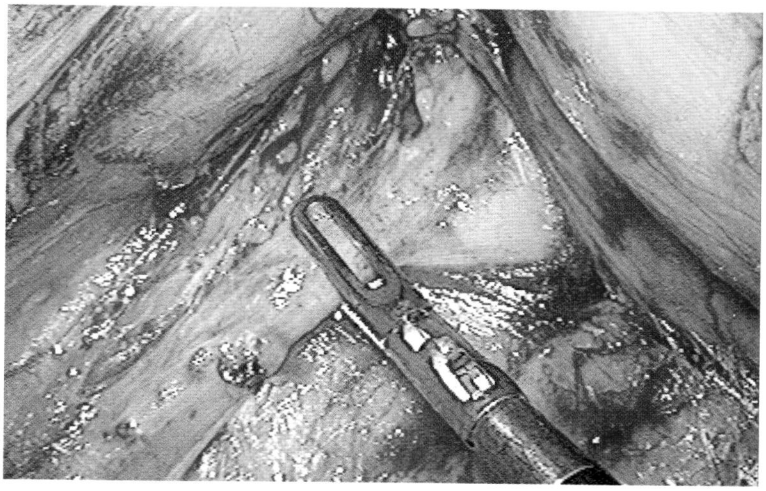

图 4-17-8　使用无损伤钳找到输尿管结石

7. 用电凝钩在结石上方 2/3 处纵行切开输尿管壁（图 4-17-9）。切开输尿管后尿液流出，结石上移的可能性减小。电凝钩可准确切开输尿管壁，无需固定输尿管，同时止血，且损伤小，手术过程较快。若结石体积较大，可用剪刀扩大切口。我们设计的翘头剪刀方便术中操作，且较普通剪刀准确性更高（图 4-17-10）。

8. 小心地完整取出结石，避免结石碎裂。用取石钳经 Trocar 将结石取出体外，或将其放置一旁，待手术结束后取出（图 4-17-11、图 4-17-12）。若结石产生梗阻但未粘连，在移动过程中结石可能会向上移动，此时可用无损伤血管钳挤压输尿管使结石向切口方向移动。当结石较硬时可用直角钳或抓钳将结石取出，避免抓碎结石。

9. 结石完整取出后，用直角钳探查切口两端，确定无结石残留（图 4-17-13）。

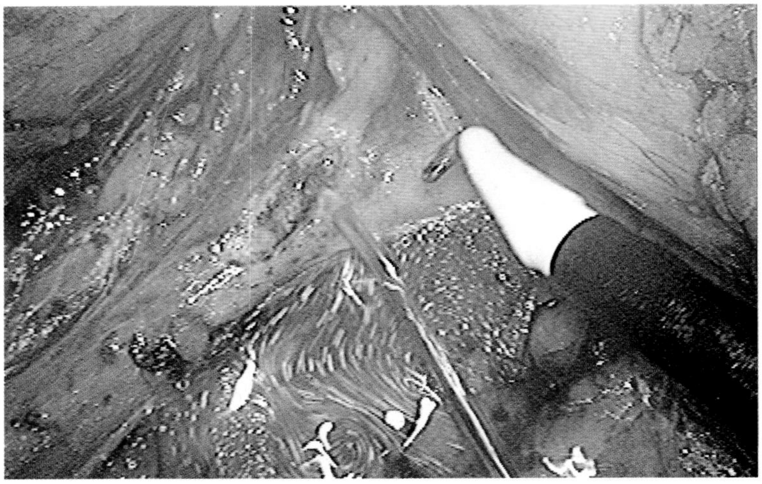

图 4-17-9　使用电凝钩切开输尿管壁

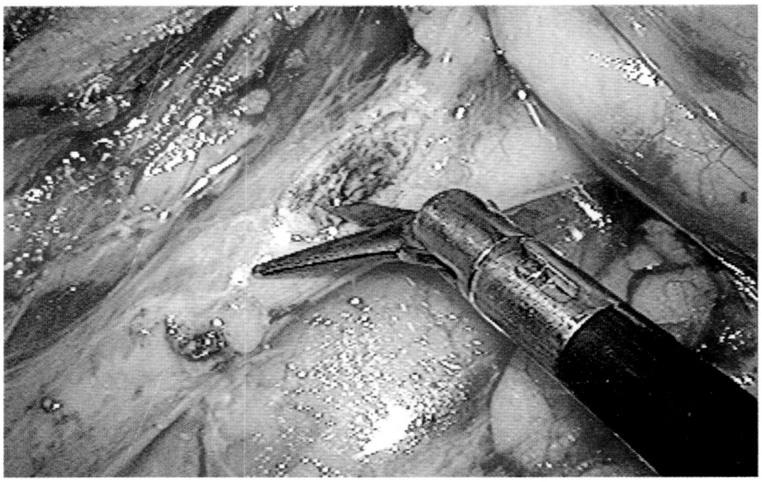

图 4-17-10　使用翘头剪刀扩大切口

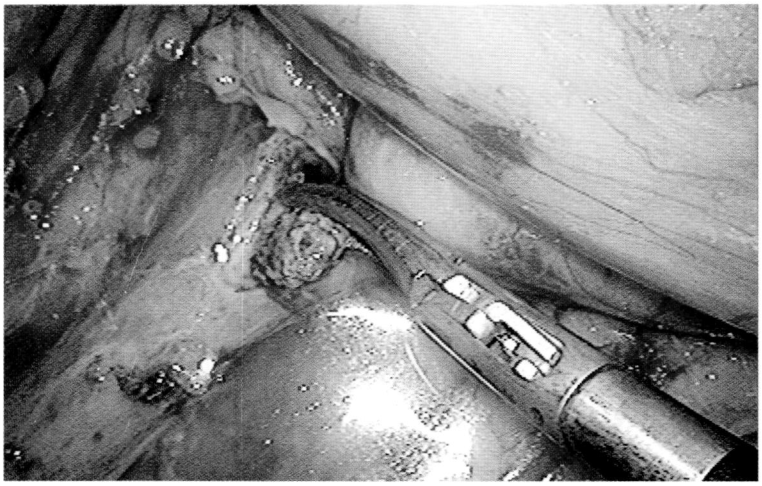

图 4-17-11　使用弯钳取出结石

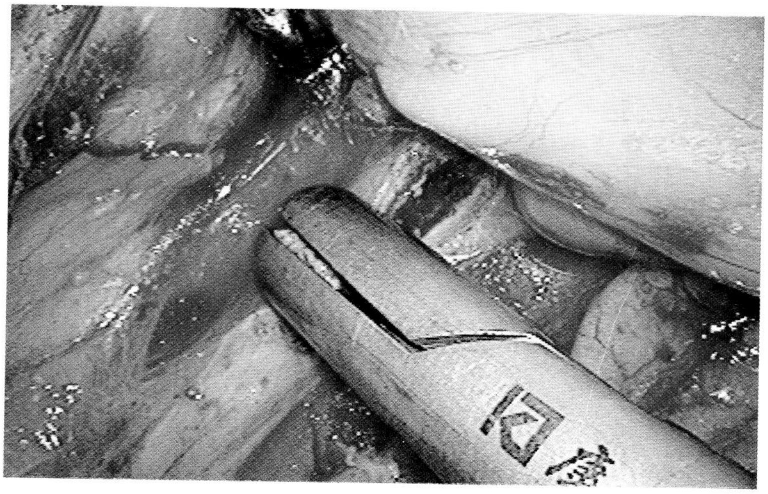

图 4-17-12　使用取石钳将结石取出体外

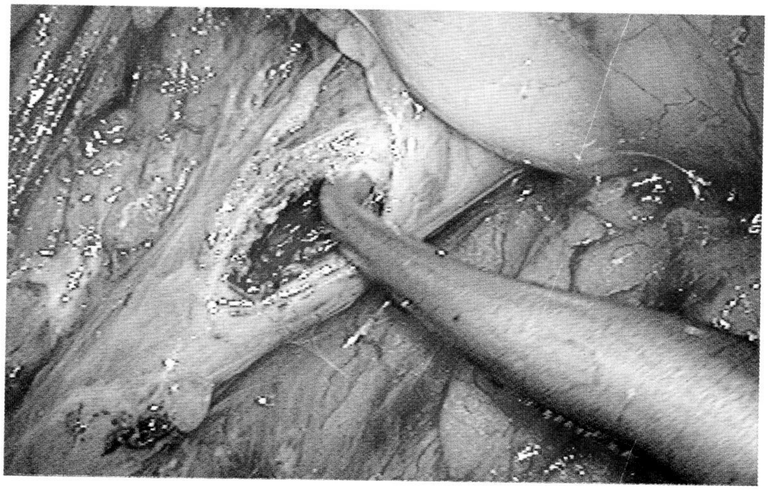

图 4-17-13　以直角钳探查有无结石残留

10. 放置双 J 管。将导丝硬头插入双 J 管，由 A 点 Trocar 插入后腹腔，经输尿管切口插入膀胱，拔除导丝。由于术前夹闭导尿管，保持膀胱充盈，有利于放置双 J 管，有尿液溢出可协助判断双 J 管远端已经进入膀胱（图 4-17-14）。双 J 管肾盂端蜷曲于输尿管切口处，用弯钳或直角钳夹住双 J 管头端并经切口送入肾盂，卵圆钳配合交替夹住双 J 管，如此数次将双 J 管足够长度送入肾盂（图 4-17-15）。

11. 缝合输尿管。合适的穿刺套管位置和整齐的输尿管壁切口是快速缝合输尿管的前提条件。用 4-0 可吸收缝线连续全层缝合输尿管切口，缝合时应注意尽可能准确对合输尿管黏膜，缝合组织不宜过多，针距不宜过密，以免术后血运不良影响切口愈合或出现狭窄。缝合至尽头可锁边缝合一针，再连续缝合浆膜层后与第一针回头线打结牢靠，则出现尿瘘可能性很小（图 4-17-16）。

12. 经 B 点留置腹膜后腔引流管一根（图 4-17-17）。

13. 取出的结石标本（图 4-17-18）。

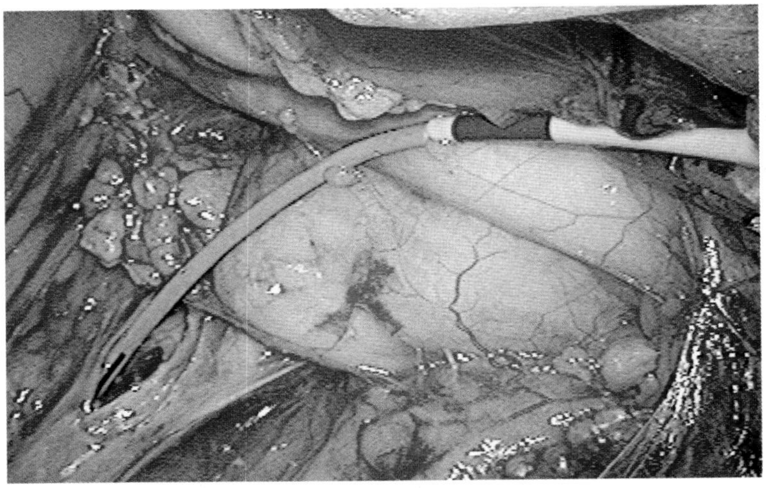

图 4-17-14　将双 J 管远端置入膀胱

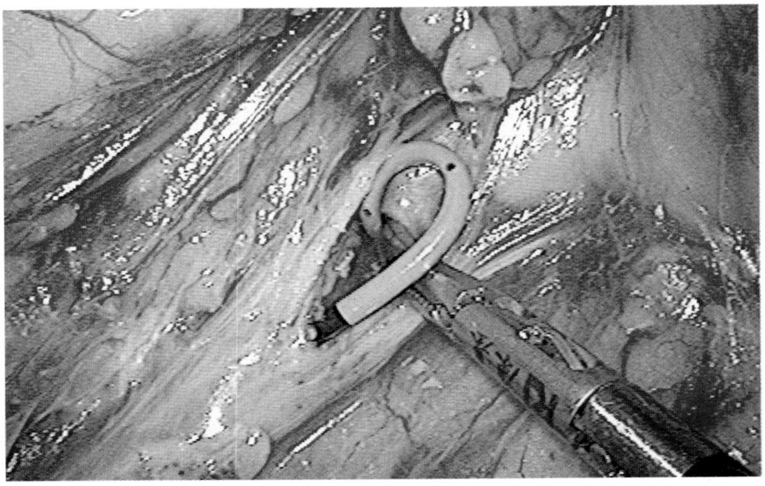

图 4-17-15　将双 J 管头端置入肾盂

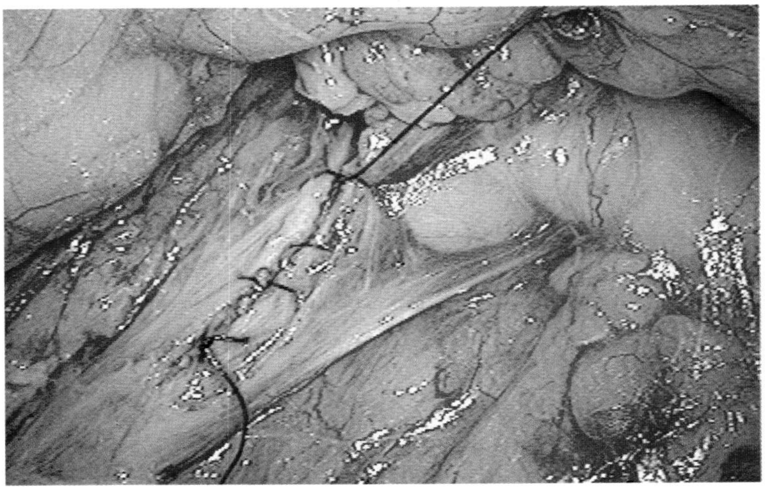

图 4-17-16　缝合输尿管切口

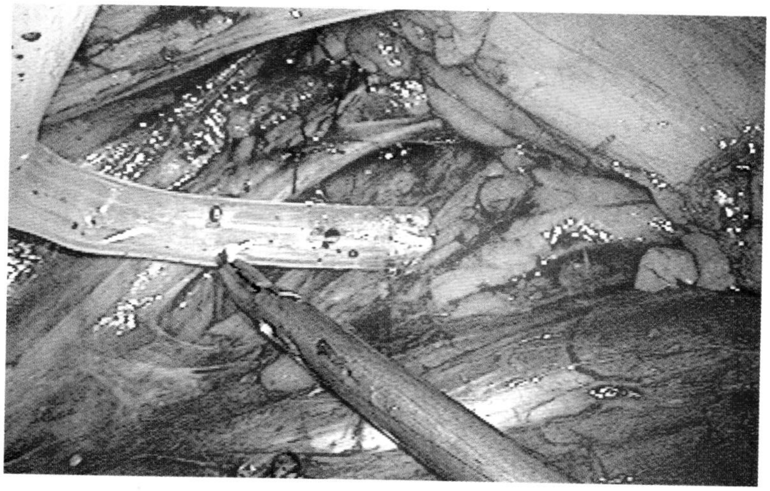

图 4-17-17　留置引流管

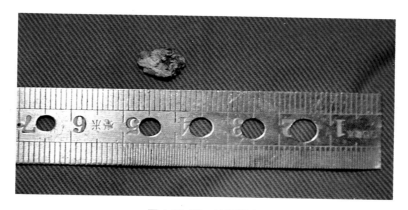

图 4-17-18　结石标本

五、术后处理

1. 48 小时内预防性应用抗生素。
2. 术后尽早拔除胃管，嘱患者下地活动。
3. 保留导尿 3 ~ 5 天。
4. 复查腹部平片，观察双 J 管位置及是否有结石残留。
5. 引流液少于 10ml 时，可拔除腹膜后引流管。
6. 30 天后经膀胱镜拔除双 J 管。
7. 门诊定期复查泌尿系超声，防止输尿管狭窄等并发症发生。

六、术中注意事项

1. 穿刺通道出血　拔出 Trocar 前可用腹腔镜在后腹腔内检查穿刺道有无出血，可予电凝或缝合止血。

2. 肠管损伤　放置 Trocar 时应注意避免损伤肠管，术中发现肠管损伤应及时缝合；术后发现肠管损伤应开腹探查。

七、术后并发症及处理

1. 尿漏　一般一周左右自行停止。如漏尿量大、时间长，多有输尿管梗阻，如双 J 管位置不当，应调整双 J 管位置并保留导尿管。

2. 输尿管狭窄　术中缝合输尿管切口时边距不要太宽，针距不要太密。术后出现输尿管狭窄多因吻合口周围瘢痕所致，可首先考虑行输尿管狭窄段内切开术或球囊扩张术。

（邢念增）

参考文献

1. Gaur DD, Trivedi S, Prabhudesai MR, et al. Laparoscopic ureterolithotomy: technical considerations and long-term follow-up[J]. BJU Int, 2002, 89: 339-334.
2. 张旭，朱庆国，马鑫，等. 后腹腔镜输尿管切开取石术 26 例[J]. 临床泌尿外科杂志，2003，18(6)：327-329.
3. 张建忠，张军晖，邢念增，等. 后腹腔镜下输尿管切开取石术：附 25 例报告[J]. 临床泌尿外科杂志，2008，23(3)：357-361.
4. Farooq Qadri SJ, Khan N, Khan M. Retroperitoneal laparoscopic ureterolithotomy-a single centre 10 year experience[J]. Int J Surg, 2011, 9: 160-164.
5. Vishwajeet S, Rahul JS, Dheeraj KG, et al. Transperitoneal Versus Retroperitoneal Laparoscopic Ureterolithotomy: A Prospective Randomized Comparison Study[J]. J Uro, 2013, 189: 940-945.

第十八节　腹腔镜腔静脉后输尿管整形术

一、概述

下腔静脉后输尿管为一种少见的先天性发育异常的泌尿系疾病，是因下腔静脉胚胎发育异常所致。临床症状通常在 30～40 岁间出现，由右输尿管受压后尿液排出受阻所致腰部胀痛，亦可出现血尿和泌尿系感染，严重者可导致肾功能丧失。

由于该发病率低，腹腔镜技术报道资料有限。既往实施后腹腔镜手术多采用健侧卧位腰部入路，现介绍俯卧位背侧入路后腹腔镜输尿管整形术治疗下腔静脉后输尿管的手术方式。

二、手术适应证

适应证：下腔静脉后输尿管合并肾积水、肾功能损害和(或)继发结石、感染、腰痛症状。

三、术前准备

1. 术前诊断　主要依据影像学检查。B 超可发现右肾和上段输尿管积水扩张。IVU 和(或)CTU 可明确诊断，有特征性表现：输尿管在第 3、4 腰椎水平向中线移位形成 S 形，梗阻上方输尿管扩张，肾盂积水(图 4-18-1)。MRU 也可明确诊断并且无创。有创检查逆行肾盂输尿管造影也可明确诊断(图 4-18-2)。

2. 术前检查　完善术前常规准备如血常规、尿常规、血生化、肝肾功能、凝血功能、血糖、心电图和胸部 X 线检查。术前尿常规有感染者做尿培养和药敏试验，使用有效抗生素。常规行肺功能测定和动脉血气检查，评估肺功能。

3. 肠道准备。

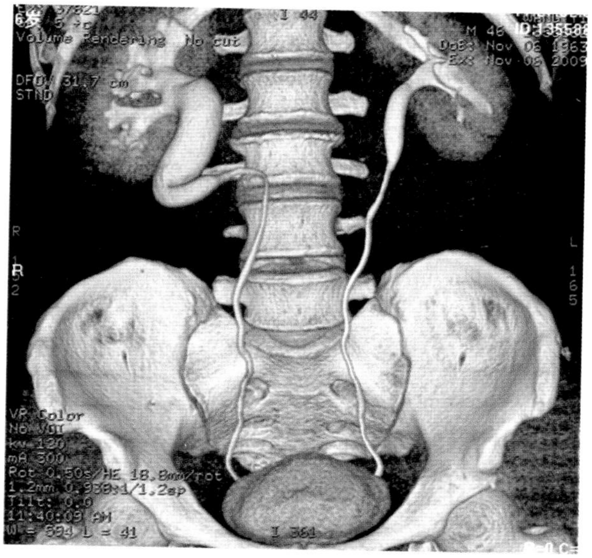

图 4-18-1 CTU 提示腔静脉后输尿管

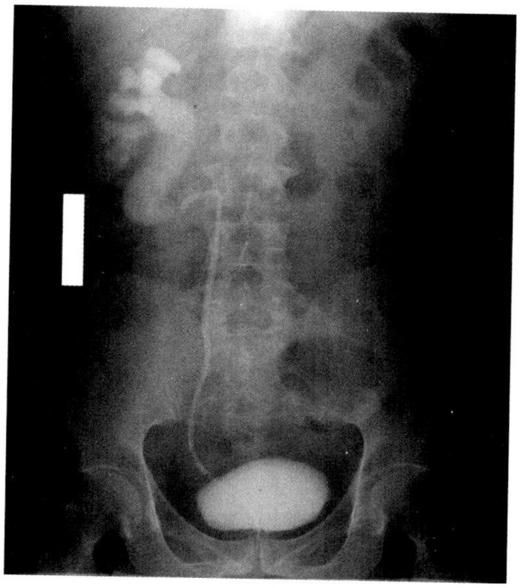

图 4-18-2 逆行造影提示腔静脉后输尿管

四、手术步骤

1. 麻醉与体位 气管插管后全身麻醉。俯卧位,患者胸部及骨盆部垫高(图 4-18-3a)。借助重力作用使得腹腔内容物下垂。肾脏和输尿管位于后腹膜腔内分布在脊柱两侧,能悬空于脊柱和腹腔内

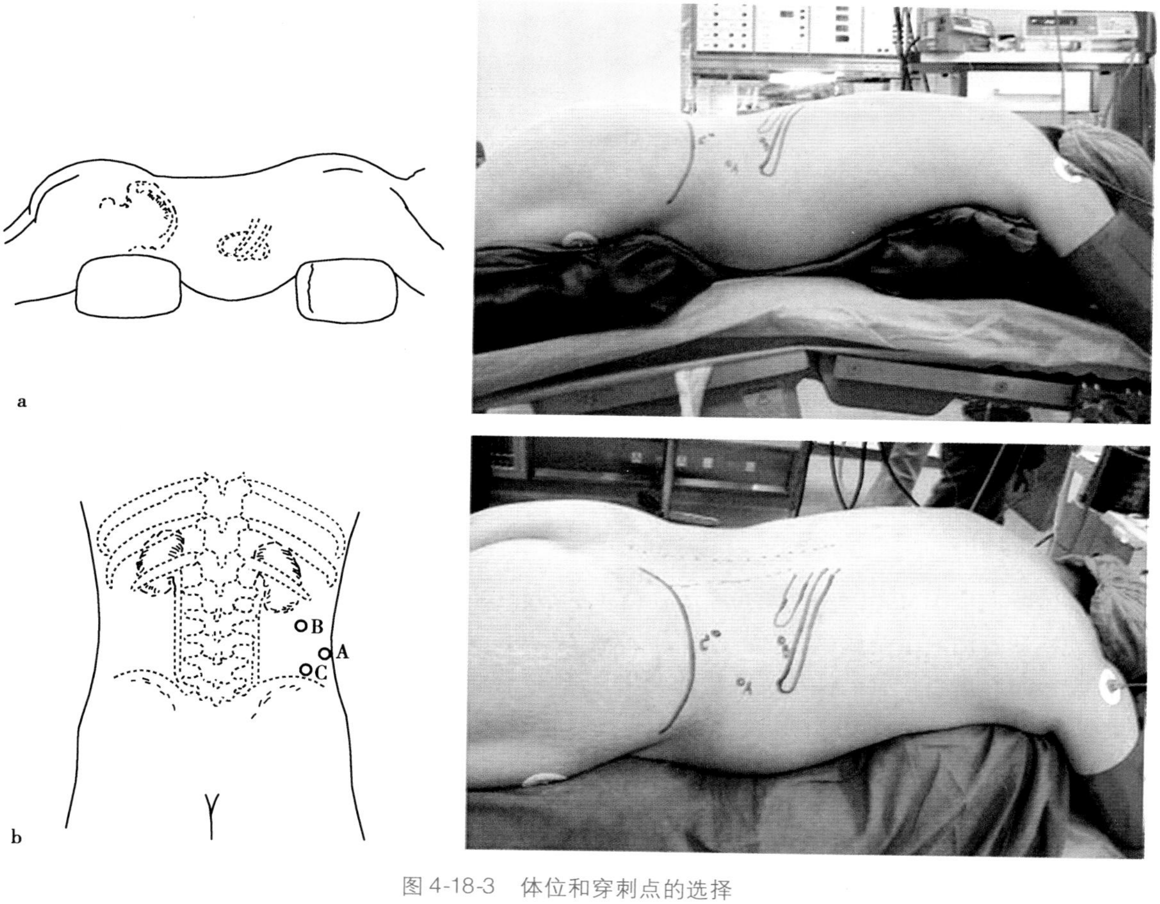

图 4-18-3 体位和穿刺点的选择

容物之间。在 CO_2 气腹压力的帮助下，从而能够有较好的手术暴露，增加手术操作空间。在手术操作过程中不需要过多分离腹膜和腹膜外脂肪，减少副损伤和节省手术时间。

2. 穿刺点的选择、气腹建立 于右侧腋后线上，在 12 肋尖和髂嵴的中点做长约 1.5～2.0cm 皮肤切口，用血管钳钝性分离至腰背筋膜下，示指伸入腹膜后间隙作钝性分离。置入扩张球囊于腹膜后间隙，充气约 600ml，维持 5 分钟后排气取出。伸入示指在其引导下，于骶棘肌外缘分别在第 12 肋下和髂嵴上作一小切口，放入 2 个 10mm 的 Trocar，建立操作通道。第一个 10mm 的 Trocar 置入 30°腹腔镜，连通气腹机，充入 CO_2，压力维持在 12～15mmHg（1mmHg=0.133kPa）（图 4-18-3b）。

3. 清理腹膜后脂肪，游离腔静脉后输尿管 超声刀锐性、钝性分离结合，清理腹膜后脂肪，横行剪开肾周筋膜和脂肪囊，显露肾盂和上段输尿管，沿输尿管向下游离，可见扩张的输尿管悬吊于下腔静脉上，并紧贴于腰大肌表面（图 4-18-4）。

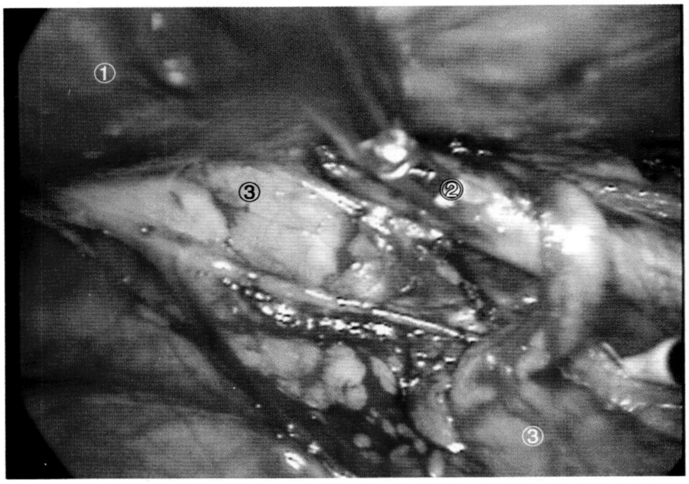

图 4-18-4 显露下腔静脉和输尿管的关系（①腰大肌；②下腔静脉；③输尿管）

4. 输尿管整形术 充分游离输尿管，并于扩张下段斜形切断（图 4-18-5），镜下观察腔静脉后的输尿管部分蠕动较差，且有明显狭窄，切除狭窄段输尿管 2～3cm（图 4-18-6）。将扩张的近端斜形修整，远端在输尿管外侧缘无血管区作纵行切开 0.5～1cm（图 4-18-7），使得两端呈斜面对齐，行端端吻合术。用 4-0 可吸收线间断缝合两断端输尿管后壁，在导丝引导下置入双 J 管（图 4-18-8），使用同样方法缝合前壁（图 4-18-9）。冲洗创面后，镜下确认输尿管端端吻合口无张力（图 4-18-10）。降低气腹压力，观察手术视野确认无活动性出血，于第一个 Trocar 处留置腹膜后引流管 1 根，关闭切口（图 4-18-11）。

五、术后处理

1. 静脉使用抗生素预防感染。观察生命体征的变化，了解有无感染、副损伤等并发症。
2. 观察尿管尿液量及颜色，若无发热，于术后 2～3 天予以拔出。
3. 观察腹膜后引流管的性质、色、量的变化，拔出尿管后，如引流管引流量过多，考虑漏尿可能，必要时再次给与保留尿管，充分引流尿液；如无明显引流液，待引流液 24 小时小于 10ml 予以拔出。
4. 观察胃肠功能恢复情况，以及排便的变化。
5. 术后 4～6 周拔出双 J 管。术后第 3 个月复查泌尿系超声和 IVU 或 CTU，评估术后恢复情况。

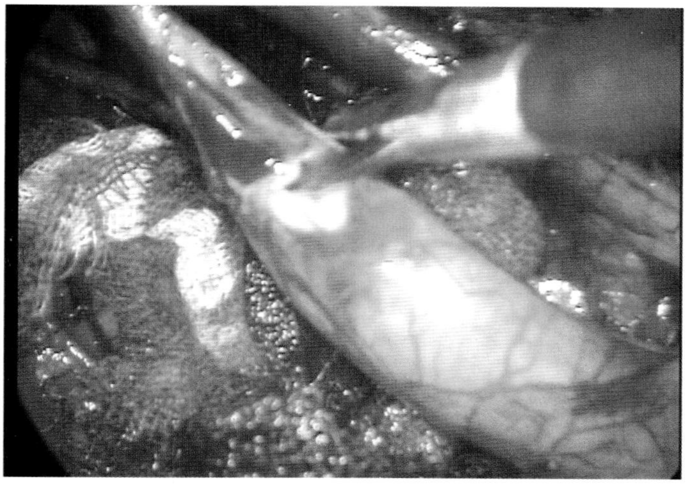

图 4-18-5　斜形剪开扩张的近端输尿管

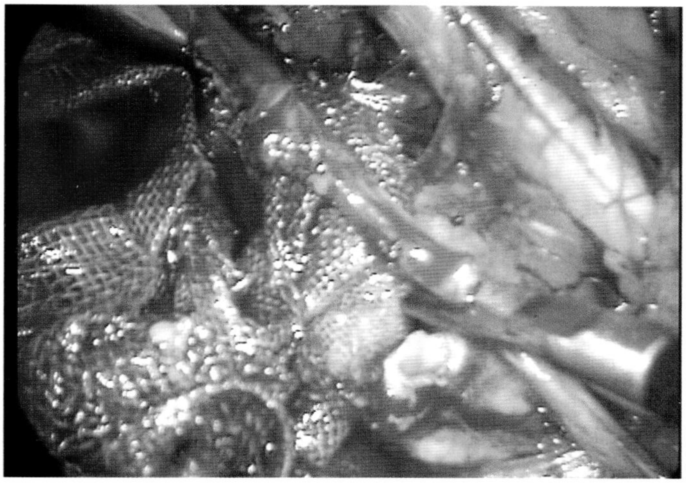

图 4-18-6　切除狭窄段输尿管

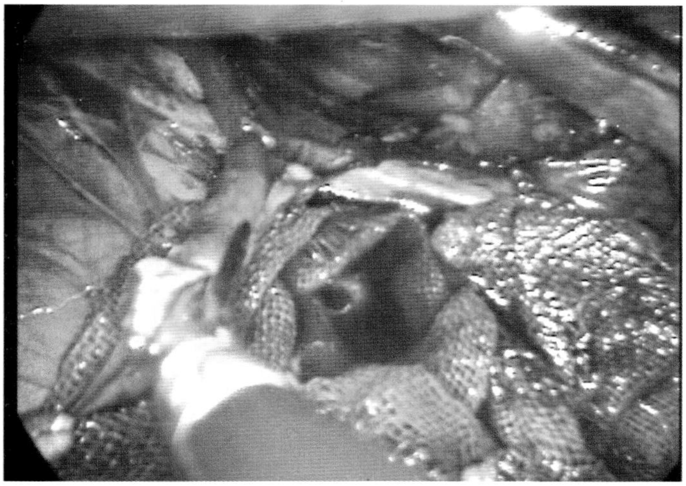

图 4-18-7　纵行切开远端输尿管 0.5 ~1cm

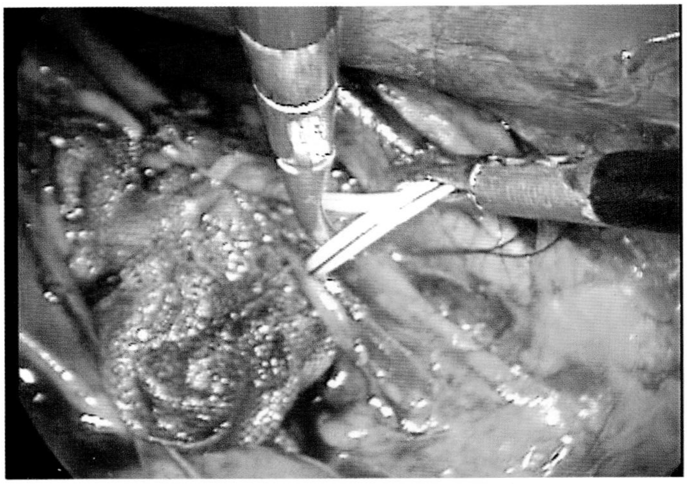

图 4-18-8 镜下放置双 J 管

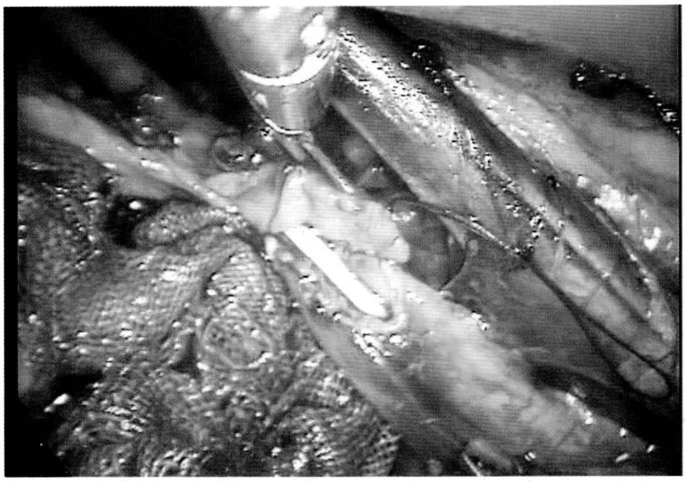

图 4-18-9 4-0 可吸收线间断缝合前壁

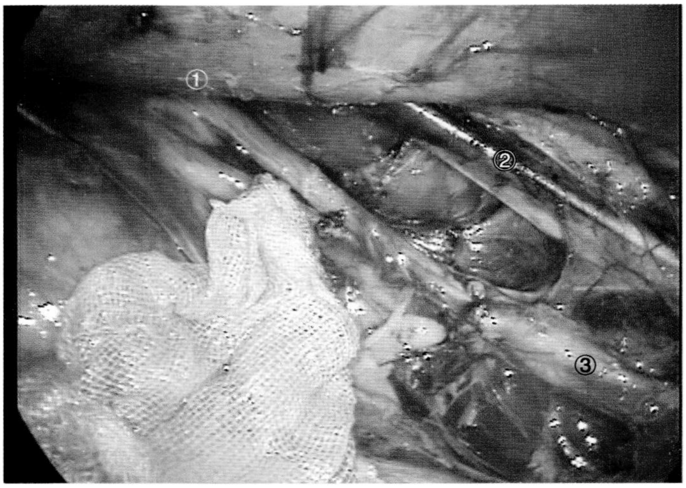

图 4-18-10 镜下确认输尿管端端吻合口无张力(①腰大肌;②下腔静脉;③输尿管)

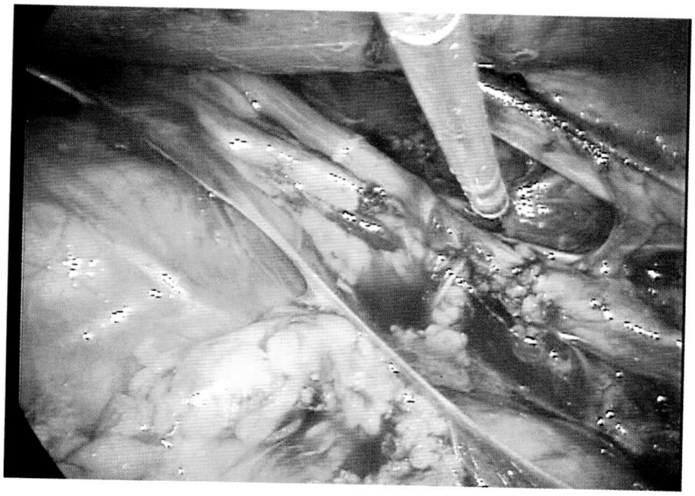

图 4-18-11 放置引流管 1 根

六、术中注意事项

1. 在腹腔镜放大的视野下，观察下腔静脉后段输尿管有明显狭窄，收缩功能差而导致梗阻，应该将该段输尿管切除，然后行端端吻合；如该段输尿管外观没有明显狭窄，蠕动正常，可予以保留，如该段输尿管与下腔静脉有粘连分离困难，可在下腔静脉两侧离断输尿管，将该段输尿管旷置。

2. 梗阻部位较高而接近肾盂时，可行肾盂输尿管断端吻合，如同离断肾盂成形术。

七、术后并发症及处理

1. 输尿管吻合口漏和狭窄　此类并发症最常见，术后如出现吻合口漏，应复查泌尿系平片，检查双 J 管位置是否正确；必要时保留尿管，充分引流尿液，延长引流管放置时间。如出现输尿管吻合口狭窄，可再次保留双 J 管，如无明显改善，可考虑再次手术治疗。良好的端端吻合、术中放置输尿管支架管，可减少此类并发症。

2. 下腔静脉损伤　下腔静脉小的属支（生殖静脉或腰静脉）损伤出血，可适当增加气腹压力并用纱布压迫止血，必要时可使用 Hem-o-lok 夹阻断；如果是下腔静脉比较明显的裂口，需提高气腹压力，用吸引器清理术野后，使用无损伤血管缝线在腔镜下修补；如腔镜下缝合技术不熟练，应果断中转开放手术修补。

（张　勇）

参考文献

1. Harrill HC. Retrocaval ureter. Report of a case with operative correction of the defect[J]. J Urol, 1940, 44: 450-457.
2. Bhandarkar DS, Lalmalani JG, Shivde S. Laparoscopic ureterolysis and reconstruction of a retrocaval ureter[J]. Surg Endosc, 2003, 17: 1851-1852.
3. Perimenis P, Gyftopoulos K, Athanasopoulos A, et al. Retrocaval ureter and associated abnormalities[J]. Int Urol Nephrol, 2002, 33: 19-22.
4. Simforoosh N, Nouri-Mahdavi K, Tabibi A. Laparoscopic pyelopyelostomy for retrocaval ureter without excision of the retrocaval segment: first report of 6 cases[J]. J Urol, 2006, 175, 2166-2169.
5. Bateson EM, Atkinson D. Circumcaval ureter: a new classification[J]. Clin Radiol, 1969, 20: 173-177.
6. Ramalingam M, Selvarajan K. Laparoscopic transperitoneal repair of retrocaval ureter: report of two cases[J]. J Endourol, 2003, 17: 85-87.

7. Dogan HS, Oktay B, Vuruskan H, et al. Treatment of retrocaval ureter by pure laparoscopic pyelopyelostomy: experience on 4 patients[J]. Urology, 2010, 75: 1343-1347.
8. XU DF, YAO YC, REN JZ, et al. Retroperitoneal laparoscopic ureteroureterostomy for retrocaval ureter: report of 7 cases[J]. Urology, 2009, 74: 1242-1245.
9. LI HZ, MA X, QI L, et al. Retroperitoneal Laparoscopic reteroureterostomy for retrocaval ureter: report of 10 cases and literature review[J]. Urology, 2010, 76: 873-876.
10. 张旭. 泌尿外科腹腔镜手术学[M]. 北京:人民卫生出版社, 2008:113-119.

第十九节 腹腔镜输尿管部分切除术后再吻合

腹腔镜输尿管部分切除术再吻合术用于治疗经输尿管镜及经皮肾镜不能处理的输尿管狭窄,包括先天性输尿管狭窄,炎症及手术损伤引起的术后狭窄。目前通常采用经腹膜外途径入路。

一、手术适应证

1. 输尿管损伤(钝性、穿透性或医源性损伤)。
2. 输尿管息肉。
3. 先天性或炎症、结石嵌顿所致输尿管狭窄。
4. 伴有肾功能不全或孤立肾的输尿管肿瘤患者。

二、术前准备

1. 术前行静脉肾盂造影或腹部 CTU,明确诊断并确定病变部位,肾功能不全者可采用逆行造影或 MRU。

2. 有肾功能损害者可于手术前行肾造瘘引流,待肾功能改善后手术。

三、手术器械

腹腔镜及显示系统、超声刀、电钩、分离钳、剪刀、吸引器、持针器及输尿管 D-J 管。

四、手术步骤

1. 麻醉和体位 气管插管全麻,留置导尿,取健侧卧位,腰部垫高。

2. 建立后腹腔和 Trocar 放置 于腋后线肋缘下一横指处切开皮肤 1.5~2cm,钝性分离肌肉至腰背筋膜,切开腰背筋膜进入腹膜后间隙,以手指向前内推开腹膜,置入扩张气囊,注气 500ml 扩张腹膜后间隙,留置 3~5 分钟后取出扩张气囊,分别取腋前线肋缘下一横指、腋中线髂嵴上方一横指处作 1cm 切口,分别置入 10mm Trocar,切口内置 10mm Trocar。腹膜后间隙成功建立后,注入 CO_2,气体压力维持在 10~15cmH_2O,经 Trocar 分别置入腹腔镜及操作器械。

3. 游离输尿管 清除腹膜外脂肪,体型肥胖者术中为获得较好的手术野,可将脂肪切除后取出体外。于腰大肌外侧缘纵形剪开 Gerota 筋膜,沿肾脏下极腰大肌前方找到输尿管,输尿管在镜下呈灰白色,质韧,有一种厚实感,无搏动,可有蠕动波出现,确认输尿管病变部位。

4. 输尿管局段切除再吻合 于病变部位上方扩张的输尿管以剪刀纵向切开,可见尿液流出,探查梗阻原因,然后将病变部位切除,远端及近端各距病变处 0.5~1.0cm,远端断端纵行劈开 0.5~1.0cm,用 4-0 可吸收线行端端吻合。先吻合后壁,置入双 J 管并调整好位置,再用同法吻合前壁。完善止血后,利用髂嵴上方的通道留置吻合口旁引流管。退出器械,关闭各切口并固定引流管。

五、术后处理

患者术后禁食 12 小时后改流质饮食,术后行 KUB 了解 D-J 管位置,术后连续两天 24 小时引流液少于 10ml，可拔除引流管。术后约 5～7 天拔除尿管，可出院，输尿管 D-J 管可于术后 4～8 周拔除。

六、术中注意事项

1. 输尿管病变的切除范围　输尿管息肉应达病变基底外 1.0cm 处，以防息肉的复发；输尿管狭窄者应尽可能切除狭窄段输尿管，以避免或减少术后输尿管再狭窄以及结石的复发；输尿管恶性肿瘤切除的范围应在保证输尿管吻合口无肿瘤且吻合无张力的情况下切除尽可能多的输尿管。

2. 必须保证吻合口在无张力的情况下进行吻合；必要时可适当游离肾脏以增加输尿管游离度。

3. 吻合口黏膜层需对合良好，吻合时注意输尿管不能轴向扭转和成角。

4. 吻合时应先吻合后壁，然后再吻合输尿管前壁，以便留置 D-J 管，可使用间断缝合或连续缝合，缝合组织不宜过多，针距不宜过密，以免术后血运不良影响切口愈合或出现狭窄。

七、术后并发症及处理

术后主要的并发症为尿漏和输尿管狭窄，尿漏多为吻合口对合不严密或局部组织坏死脱落所致，一般术后需保留输尿管 D-J 管，充分引流，可自愈。如出现输尿管吻合口狭窄，可再次保留双 J 管，如无明显改善，可考虑再次手术治疗。良好的端端吻合、术中放置输尿管支架管，可减少此类并发症。术后复查很重要，可选择静脉尿路造影或 CTU，如为肿瘤患者术后需定期进行随访。

（欧彤文）

第二十节　腹腔镜输尿管-膀胱吻合术

目前腹腔镜输尿管-膀胱吻合术的手术途径主要有经膀胱外途径和经腹腔途径。这里主要介绍经腹腔的腹腔镜输尿管-膀胱吻合术。

一、手术适应证

1. 各种原因造成的输尿管膀胱连接部狭窄，如盆腔手术、外伤及各种炎症性瘢痕所致输尿管口部或输尿管下段损伤。

2. 原发性、继发性中重度膀胱输尿管反流。前者如先天性输尿管膀胱连接部发育不良、先天性巨输尿管症；后者指继发于其他尿路病变，如先天性输尿管旁憩室、后尿道瓣膜、神经源性膀胱功能障碍等。

3. 原发性输尿管下段囊肿。

4. 膀胱肿瘤累及输尿管口或位于输尿管口周围，需将其一并切除者。

5. 各种输尿管-阴道瘘。

二、术前准备

通过 KUB+IVU、CTU 或磁共振水成像等明确诊断，尿动力学排除下尿路梗阻及神经源性膀胱；尿细菌培养加药敏试验，给予充分的抗感染治疗，必要时可给予膀胱镜下逆行插管或肾脏穿刺引流。

三、手术步骤

1. 体位及 Trocar 放置　仰卧位、患侧稍垫高 15°～30°。Trocar 位置设计 A：脐部下缘，10mm，放置腹腔镜；B 和 C：平脐两侧锁骨中线，分别为 5mm 和 10mm，10mm Trocar 一般放于患侧。必要时可视术中需要增加一个 5mm Trocar 于下腹部。

2. 寻找输尿管　于腹腔内观察髂血管的走行，沿结肠旁沟纵行切开后腹膜，向内牵开结肠，沿髂血管表面找到输尿管；沿输尿管跨髂血管处，分别向上下游离，于输尿管膀胱连接部切断输尿管，注意保护好输尿管的血运，然后从患侧的穿刺孔中拖出体外（图 4-20-1、图 4-20-2）。

3. 裁剪输尿管　用剪刀裁剪扩张输尿管，使输尿管近端周径 2cm，远端周径 1cm，裁剪输尿管长度约 5cm，用 4-0 可吸收缝线缝合。置入 6F 双 J 管并固定于输尿管远端。将裁剪后的输尿管放回腹腔。

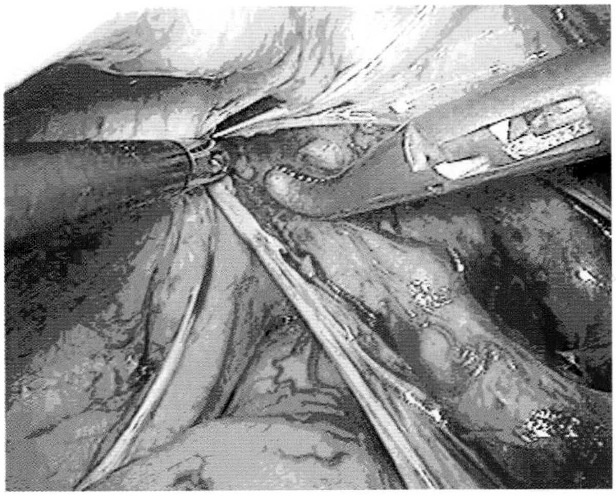

图 4-20-1　显露扩张的输尿管

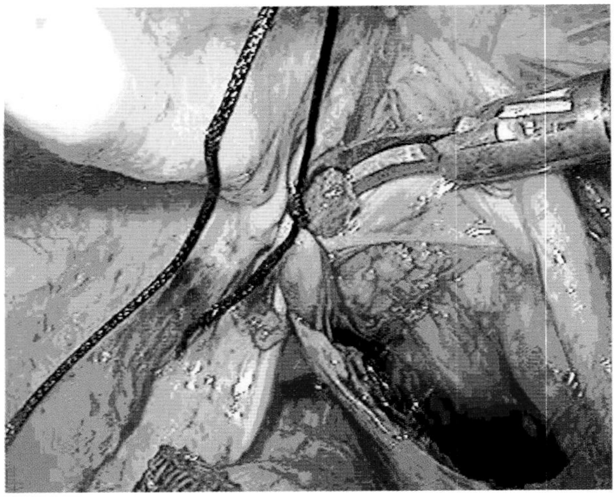

图 4-20-2　显露输尿管狭窄段并结扎离断

4. 膀胱隧道的建立　经尿道注入生理盐水 100ml，并夹闭导尿管。将膀胱一角提起，用 2-0 可吸收线将膀胱角固定于腰大肌附着处，选择吻合部位，纵行切开肌层至膀胱黏膜下层，长约 4cm，于开口远端提起膀胱黏膜，剪开周径约 1cm 的开口（图 4-20-3）。

5. 输尿管膀胱吻合　用 4-0 可吸收缝线将输尿管远端与膀胱黏膜缝合固定 2 针，然后将双 J 管置入膀胱，并剪断松解固定双 J 管的输尿管远端缝线，然后继续用 4-0 的可吸收缝线间断缝合输尿管与膀胱黏膜（图 4-20-4）。

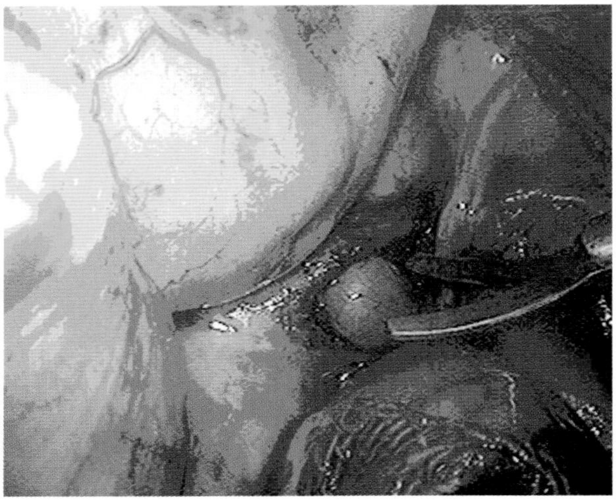

图 4-20-3　打开膀胱

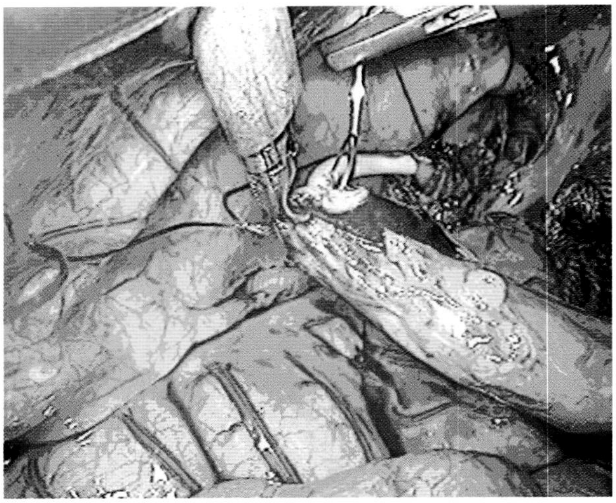

图 4-20-4　输尿管膀胱再植

6. 包埋输尿管　用 4-0 可吸收缝线沿膀胱纵向切口，连续缝合膀胱肌层，并将输尿管包埋于膀胱黏膜下，形成抗反流机制。如输尿管吻合后存在张力，可进一步向上松解输尿管（图 4-20-5）。

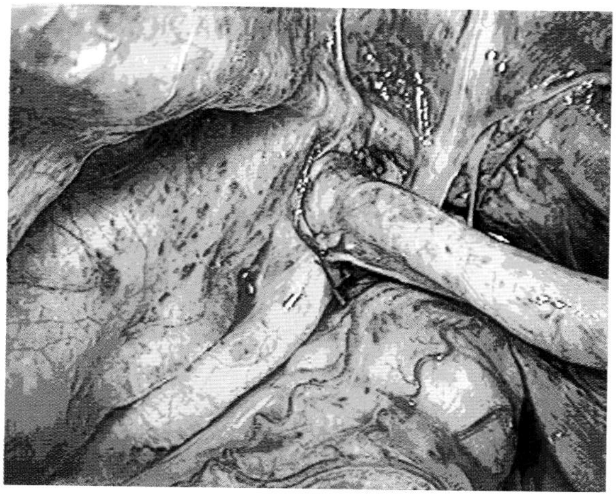

图 4-20-5　再植后的输尿管

7. 关闭后腹腔，置腹腔引流管。

四、术后处理

1. 保持支架导尿管和腹腔引流管通畅。

2. 术后给抗菌药物控制感染。

3. 术后无尿外渗一般 2 ~ 3 天拔除腹腔引流管，术后 7 天拔除导尿管，术后 6 ~ 8 周拔除双 J 管。术后 7 ~ 10 天拆线。

4. 术后嘱患者 3 ~ 6 个月复查 B 超，如有必要，行 IVU、膀胱镜、MRU 等进一步检查，以明确术后恢复情况，确定有无吻合口狭窄。对输尿管反流患者定期随访，以明确手术效果。

五、术中注意事项

1. 输尿管的游离　不可过度游离输尿管，注意保留输尿管浆膜层以保护输尿管的血运，避免术后输尿管远端坏死。估计好输尿管游离的长度，保证输尿管膀胱的无张力吻合，避免术后尿外渗的发生。注意吻合时应避免输尿管轴向扭曲。

2. 输尿管膀胱的吻合　膀胱壁吻合口宜钝性分离，大小以输尿管拉入膀胱时无阻力为宜，过小易发生狭窄，过宽易早期形成尿漏。不要将膀胱壁块状切除。膀胱输尿管的吻合口应设计在膀胱后壁，因为如果输尿管行走于膀胱侧壁，膀胱充盈时会使输尿管成角，影响尿液引流。腹腔镜下操作时，要充分利用气腹产生的空间和腹腔镜近距离的放大作用。保证输尿管无张力；输尿管要避免扭曲及成角。若输尿管内径较大，可作输尿管修剪缝合。一般输尿管外膜与膀胱黏膜间断缝合 2 针，然后对角间断缝合输尿管浆肌层与膀胱肌层，由外向内进针，打结力度适中，防止输尿管撕脱及坏死。常规留置双 J 管及尿管。

3. 腹膜的处理　精细缝合膀胱腹膜的目的是避免术后尿漏或渗出液对腹腔的影响。本手术在输尿管末端因为子宫动脉或膀胱侧韧带上的血管容易出血，因此应注意不损伤此血管，保证手术顺利进行。一旦发生出血，采用 2-0 或 3-0 可吸收线缝合止血较为可靠。女性附件容易影响术野的显露，可在附件外侧打开腹膜，向内游离附件，以减少手术难度。对于有开放手术史的病例，如果输尿管较短，即会向腹腔内突入，在隆起的长条索处打开腹膜即可发现输尿管，如果粘连明显，可于髂血管分叉处先找到输尿管再向下分离相对容易。

4. 对于有腹部开放手术史的患者　对于曾经行腹部开放手术，即使是开放式输尿管膀胱吻合手术的患者，腹腔镜手术并不是绝对禁忌，相反，其在处理再植术后再次狭窄病例更具优势。但是，其在气腹针穿刺建立气腹及放置 Trocar 需特别小心，防止损伤腹腔脏器。

六、术后并发症及处理

1. 输尿管膀胱吻合口再狭窄　肾盂输尿管吻合术后愈合受多种因素影响，手术后发生输尿管再狭窄情况时有发生，如何有效预防狭窄至关重要。尽管狭窄机制不完全清楚，但病理学上发现吻合口处输尿管壁黏膜层变薄或脱失，黏膜下层有时呈慢性炎症表现，肌层排列大多紊乱或变薄，并可见到黏膜下和肌层内腺样增生改变，有时可见到黏膜下灶性出血。这些改变有原发病变，也有继发病变，手术应彻底切除狭窄段。

为预防愈合时瘢痕挛缩导致的吻合口狭窄，应放置输尿管支架管。为防止尿囊肿形成、减少尿外渗，应该很好地引流尿液。一旦出现手术后吻合口狭窄，多表现为术后应用亚甲蓝或造影提示肾盂输尿管吻合口不通，肾盂内尿液不能进入输尿管。此时保持肾造瘘或肾盂造瘘的通畅非常重要。有些吻合口狭窄是局部组织水肿或瘢痕挛缩造成的，经过一段时间，组织水肿可能消退。但瘢痕挛缩所致狭窄有时要等到3个月以上，随着瘢痕软化而可能发生再通。

2. 尿漏 尿漏发生后，应积极寻找并去除病因，保持上尿路尿液引流通畅是消除尿漏的关键。处理上尿路尿漏的方法有逆行插管引流、缝合漏口以及肾造瘘，如无效可能需要肾切除。输尿管镜处理上尿路尿漏：在硬膜外麻醉下，取截石位，应用硬输尿管镜，手术全过程在电视监视系统下进行。对于输尿管内置D-J管者，考虑引流无效，先拔除引流管，然后插入导丝作为引导；顺导丝进入输尿管镜，然后在导丝引导下，水压扩张输尿管，边进镜边观察，发现血块及双J管异位者予以异物钳取出；发现输尿管狭窄者，先在镜下将导丝或硬膜外导管插过狭窄部位，试行将输尿管镜缓缓硬性通过狭窄部位，并起到扩张输尿管作用，如不能通过，即采用针形电极切开狭窄组织，再通过输尿管镜。输尿管镜进入肾盂后确认病因去除，有尿液流出后，留置双J管及导尿管。

（高振利 徐忠华）

参考文献

1. Fergany A, Gill I S, Abdel-Samee A, et al. Laparoscopic bladder flap ureteral reimplantation: survival porcine study[J]. J Urol, 2001, 166(5): 1920-1923.
2. Yohannes P, Chiou RK, Pelinkovic D. Rapid communication: pure robot-assisted laparoscopic ureteral reimplantation for ureteral stricture disease case report[J]. J Endourol, 2003, 17(10): 891-893.
3. Tan BJ, Rastinehad AR, Marcovich R, et al. Trends in ureteropelvic junction obstruction management among urologists in the United States[J]. Urology, 2005, 65 (2): 260-264.
4. 杨波，范治璐. 腹腔镜"漂浮法"输尿管膀胱再植的临床应用[J]. 临床泌尿外科杂志，2008, 23(10): 740-741.
5. 张大宏，刘 峰，丁国庆，等. 腹腔镜膀胱壁瓣法输尿管膀胱再植术[J]. 中华泌尿外科杂志，2006, 27(9): 593-595.
6. Andou M, Yoshioka T, Ikuma K. Laparoscopic ureteroneocystostomy[J]. Obstetries&Gyneeology, 2003, 102: 1183-1185.
7. Rassweiler JJ, Gozen AS, Erdogru T, et al. Ureteral reimplantation for management of ureteral strictures : a retrospective comparison of laparoscopic and open technique[J]. Eur Urol, 2007, 51(2): 512-523.
8. Lakshmanan Y, Fung L C. Laparoscopic extravesicular ureteral reimplantation for vesicoureteral reflux: recent technical advances[J]. J Endourol, 2000, 14: 589-593.
9. Vallancien G, Cathelineau X, Baumert H, et al. Complications of transperitoneal laparoscopic surgery in urology: review of 1311 procedures at a single center[J]. J Urol, 2002, 168: 23-26.

第二十一节 腹腔镜脐尿管切除术

脐尿管是膀胱顶部与脐部之间的纤维索带残迹，由于先天发育异常，可发生各种脐尿管畸形，包括：脐尿管未闭（A）、膀胱脐尿管瘘（B）、膀胱脐尿管憩室（C）和脐尿管囊肿（D）（图4-21-1）。治疗方法为手术切除病变的脐尿管。

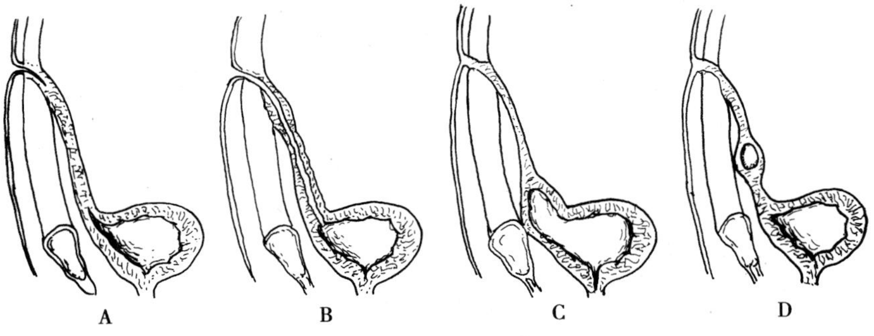

图4-21-1 脐尿管畸形的类型

一、手术适应证

1. 靠近膀胱端的脐尿管囊肿。
2. 较大的有并发症的脐尿管憩室。
3. 膀胱脐尿管瘘。

二、术前准备

术前存在脐尿管感染的患者需控制炎症后行手术治疗。

三、手术步骤

1. 消毒与铺巾　皮肤消毒前应清洗肚脐。

2. 置入套管　第一个套管（A）位于脐与剑突连线的中点，用 10mm 套管，作为腹腔镜通道。第二个套管（B）与第三套管（C）分别位于两侧腹直肌外缘脐上 3cm 水平，可根据患者体型调整，为 10mm 和 5mm 操作通道（图 4-21-2）。

3. 建立气腹　连接气腹机，将腹内压力调至 15mmHg，进入腹腔镜观察腹腔，证实无脏器损伤后，调整套管深浅并固定。其他套管在腹腔镜直视下穿入并固定。

4. 脐尿管切除　准确辨认脐尿管的位置，是手术的关键；通过脐尿管将输尿管导管插入膀胱，向窦道或囊肿内注入亚甲蓝，有利于术中定位；膀胱内注水充盈后，有利于脐尿管远端的确认与切除。

（1）游离脐尿管：顺腹膜平面用电凝钩分离，向腹壁方向钝锐性分离脐尿管，充分游离后，切断脐尿管，以抓钳提起已切断的脐尿管断端，向膀胱方向分离（图 4-21-3）。

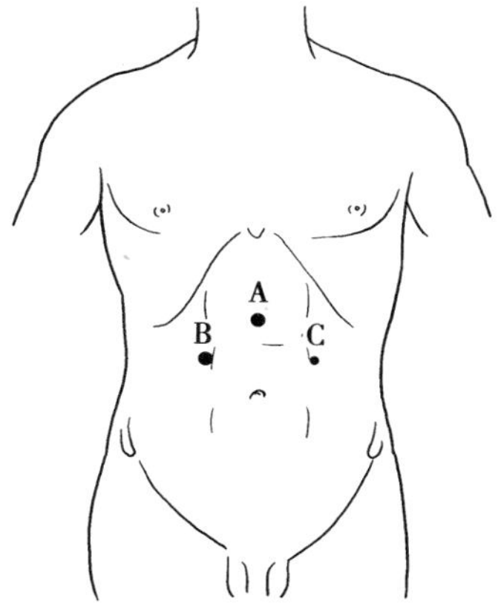

图 4-21-2　术中放置套管的位置示意

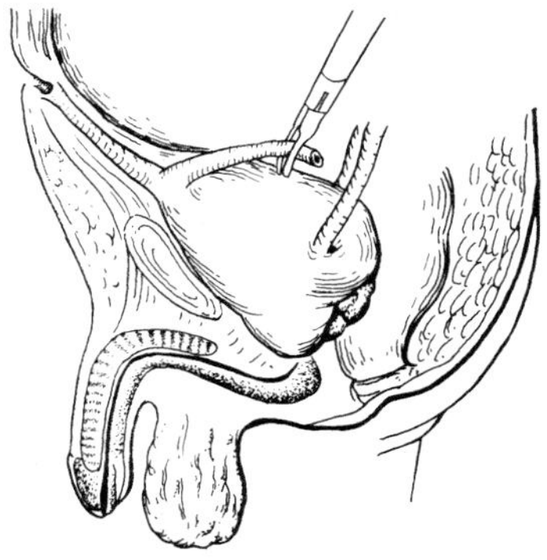

图 4-21-3　沿脐尿管断端，向膀胱方向分离

（2）切断脐尿管及缝合膀胱：游离至膀胱，用电凝钩或超声刀切断连接部及部分膀胱顶壁，用 2-0 可吸收线缝合膀胱。由导尿管向膀胱内注入生理盐水，直视下观察膀胱有无漏水。

（3）取出标本，盆腔内留置引流管一根，排出腹腔内 CO_2 气体，拔出套管，缝合切口。

四、手术并发症及处理

1. 血管损伤　多由穿入第一个套管所致，可损伤腹壁血管、肠系膜血管或髂血管等。如为大血管损伤，出血凶猛，应开腹止血。

2. 膀胱瘘　多数因膀胱缝合不牢固或尿管堵塞所致，应保证尿管引流通畅，多能自行愈合。如已拔出尿管需重新置入膀胱导尿管引流膀胱。

3. 肠穿孔　留置胃肠减压引流，抗炎治疗，经保守治疗不见好转，应剖腹探查。

4. 感染 需在围术期加强抗感染治疗。

五、术后处理

术后3～5天拔除盆腔内引流管,术后7天拔除尿管。术前存在感染者,行抗感染治疗。

（王平 李宁 李永智）

参考文献

1. Ashley RA, Inman BA, Routh JC, et al. Urachal anomalies: A longitudinal study of urachal remnants in children and adults [J]. J Urol, 2007, 178: 1615-1618.
2. McCollum MO, Macneily AE, Blair GK. Surgical implications of urachal remnants: Presentation and management [J]. J Pediatr Surg, 2003, 38: 798-803.
3. Madeb R, Knopf JK, Nicholson C, et al. The use of robotically assisted surgery for treating urachal anomalies [J]. BJU Int, 2006, 98: 838-842.
4. Yohannes P, Bruno T, Pathan M, et al. Laparoscopic radical excision of urachal sinus [J]. J Endourol, 2003, 17: 475-479.
5. Kojima Y, Hayashi Y, Yasui T, et al. Laparoscopic management for urachal cyst in 9-year-old boy [J]. Int Urol Nephrol, 2007, 39: 771-774.
6. Cadeddu JA, Boyle KE, Fabrizio MD, et al. Laparoscopic management of urachal cysts in adulthood [J]. J Urol, 2000, 164: 1526-1528.

第二十二节 腹腔镜膀胱部分切除术(含膀胱憩室切除术)

1993年Ferzli等人首次报道腹腔镜膀胱部分切除术,用于治疗膀胱子宫内膜异位症。根据病变位置的不同可采用经腹入路和腹膜外入路,位于膀胱前壁及前外侧壁的病变可用腹膜外入路,位于膀胱顶部及后底部的病变则常采用经腹入路。有时与膀胱镜联合应用,主要用于治疗膀胱良性病变。

一、手术适应证

1. 膀胱子宫内膜异位症,已形成赘生物,黏膜水肿,表面有滤泡,呈淡蓝色或略紫色者需行膀胱部分切除术。
2. 较大的血管瘤、平滑肌瘤等良性肿瘤,无法经尿道电切者。
3. 膀胱嗜铬细胞瘤。
4. 浸润肌层的膀胱尿路上皮癌,一般需行全膀胱切除术,但由于各种原因不能行膀胱全切除时,可行腹腔镜膀胱部分切除术。
5. 先天性膀胱憩室和继发性膀胱憩室。

二、术前准备

1. 术前作IVU、膀胱尿道造影或膀胱镜检查,了解病变的大小、形态、位置、与输尿管及尿道的关系等。如为输尿管旁病变应术前留置输尿管导管。
2. 感染性病变术前使用抗菌药物。
3. 术前1日低渣饮食,术前晚清洁灌肠,女性患者作阴道冲洗。
4. 如为膀胱憩室合并感染,术前用1/2000的苯扎溴铵或1/5000呋喃西林冲洗膀胱。
5. 如为膀胱嗜铬细胞瘤,应按常规口服酚苄明等药物控制血压,术前扩容。

三、手术步骤

患者采用仰卧位或膀胱截石位，在骶部垫一棉枕，两手臂固定于身体两侧（图 4-22-1a 截石位）。

（一）经腹入路手术

1. 套管位置及气腹建立　一般采用 4 个套管，第一个套管（A）位置为脐上 0.5cm 处，气腹针建立气腹，接上气腹机，注入 CO_2 气体，腹腔内压设定为 15mmHg。置入 10mm 套管，作为腹腔镜通道，插入腹腔镜，辨认腹腔内解剖标记。在直视下于第二、三穿刺点插入 12mm 套管，在第四穿刺点插入 5mm 套管，调整套管深浅并固定。第二（B）、三（C）套管位置分别在左右腹直肌旁，脐下 2～3cm 位置；第四套管（D）位置在患侧髂前上棘内上 2～3cm 处（图 4-22-1b）。

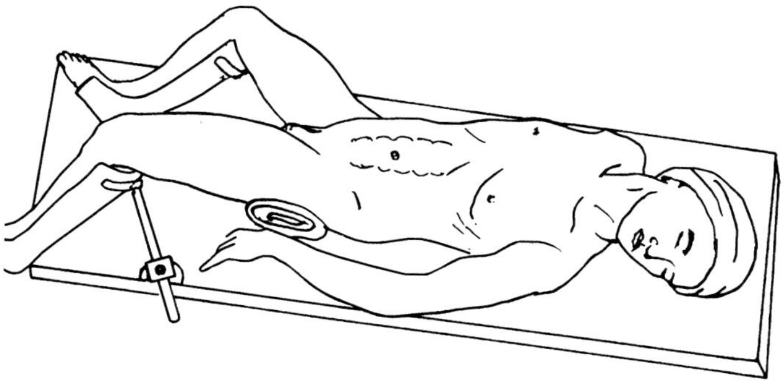

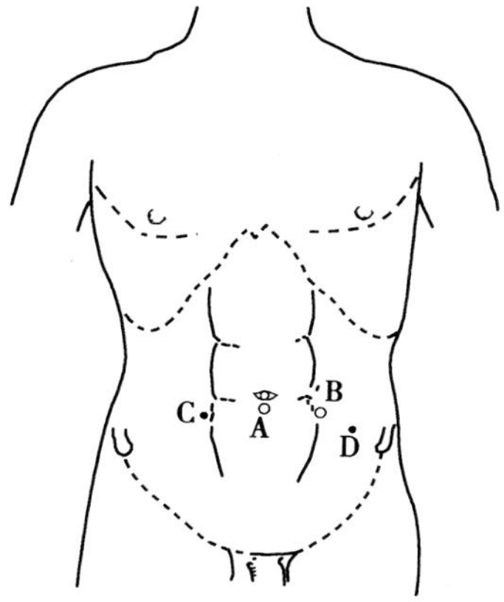

图 4-22-1
a. 腹腔镜膀胱部分切除的患者截石体位；b. 腹腔镜套管位置分布示意图

2. 切除部分膀胱壁及肿瘤　腹腔镜下辨认膀胱及其周围组织结构后，根据术前影像学或膀胱镜检查确定病变位置，选择切开膀胱壁的位置。如定位困难可由第二助手进入膀胱镜，在镜下找到病变部位，主刀用电凝钩在相应大致部位切开腹膜，钝性并锐性分离腹膜和膀胱之间的间隙，达到足够的范围。第二助手在膀胱镜下距离病损一定范围确定第一刀切入点，向腹腔方向顶起膀胱壁，主刀钳住顶起的膀胱壁后，第二助手退出膀胱镜，留置 F22 导尿管，开始膀胱部分切除（图 4-22-2）。

用电凝钩或超声刀切开膀胱壁，用钳提起需要切除的膀胱壁，环绕病损进行切除，如为膀胱肿瘤应距离肿瘤边缘 1cm 以上切除。如肿瘤靠近输尿管开口，需同时切除输尿管开口，并游离输尿管下段，切除肿瘤及膀胱输尿管后行输尿管膀胱种植术。将切除的膀胱壁及肿瘤放入标本袋内。

膀胱憩室的切除：利用膀胱镜的光源的透光作用，找到憩室位置，剪开憩室位置的腹膜，显露憩室（图 4-22-3、图 4-22-4）。如不能直接看到憩室位置，可根据憩室位置剪开膀胱与前腹壁之间或膀胱与直肠之间的腹膜，先显露膀胱前壁或后壁，再显露憩室位置（图 4-22-5）。用电凝钩或超声刀游离憩室表面至憩室口处，插入憩室内的膀胱镜及 Foley's 尿管有助于确定憩室开口位置。应贴近憩室游离，注意保护输尿管、输精管及精囊腺，女性应避免损伤子宫、子宫动脉及阴道壁。憩室完全游离后，退出憩室内的膀胱镜或气囊导尿管，沿憩室口切除憩室（图 4-22-6）。

3. 缝合膀胱壁：膀胱切缘用 2-0 可吸收线缝合，外加 3-0 缝线内翻缝合膀胱浆膜层（图 4-22-7）。经导尿管向膀胱内充水，直视下观察膀胱有无漏水。缝合切开的腹膜。

4. 如需行输尿管再植，可根据需要作抗反流或非抗反流吻合。直接吻合法：将输尿管末端修成斜口，插入双 J 管，在膀胱后顶部切开 1.5cm 切口，将输尿管末端与膀胱开口吻合，用 4-0 可吸收线作连续缝合或间断缝合。劈裂乳头吻合法：将输尿管末段 1cm 纵行剪开，外翻成半边乳头，插入膀胱壁后顶部开口，用 4-0 可吸收线缝合输尿管外膜肌层及膀胱壁 4～6 针。

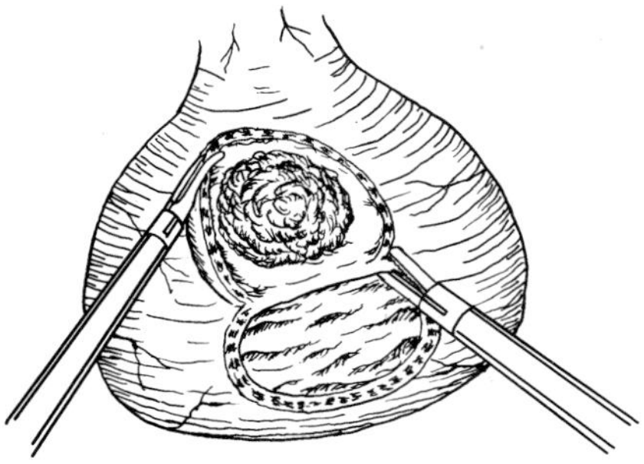

图 4-22-2　腹腔镜下切除膀胱壁示意图

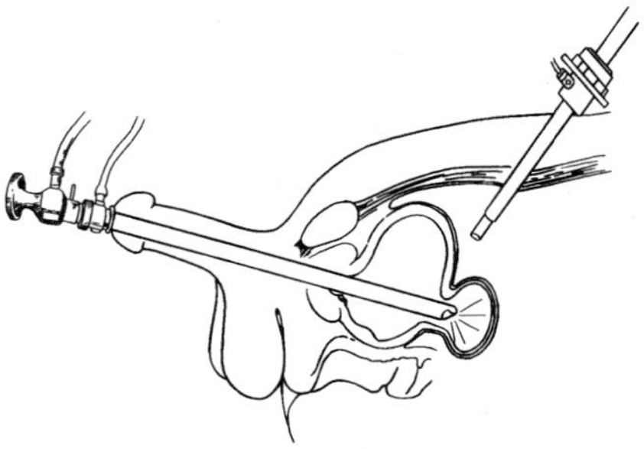

图 4-22-3　膀胱镜指引下确定切除的膀胱憩室范围

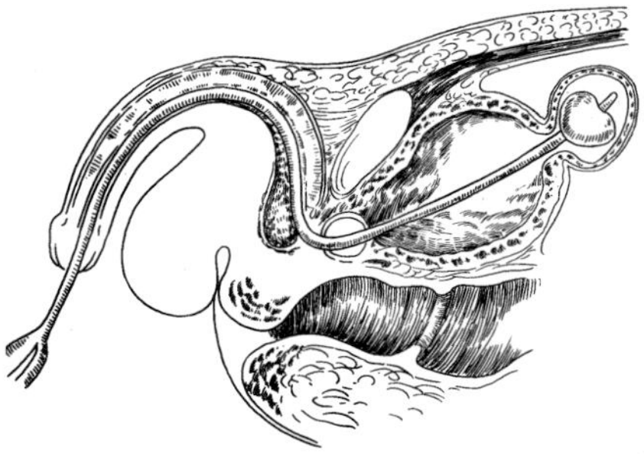

图 4-22-4　置入气囊导尿管到膀胱憩室引导手术方向

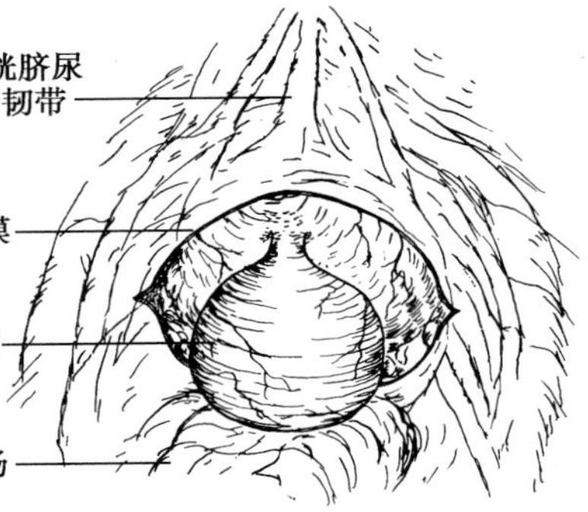

图 4-22-5　腹腔镜下膀胱憩室及周围解剖标记

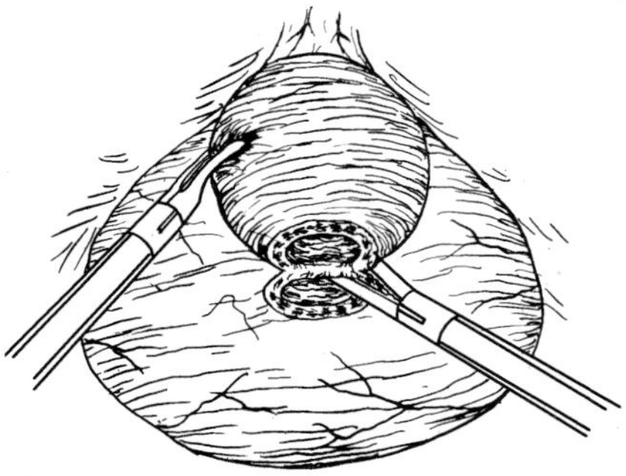

图 4-22-6　腹腔镜下切除膀胱憩室

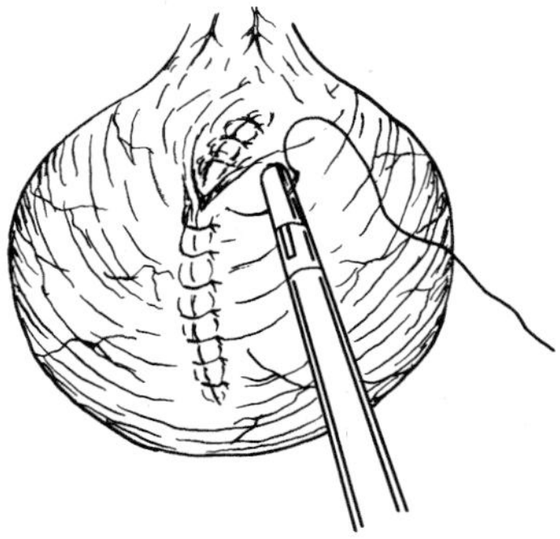

图 4-22-7　腹腔镜下缝合膀胱壁

5. 创面彻底止血，盆腔内留置引流管一条，用蒸馏水或抗肿瘤药冲洗盆腔，排出腹腔内 CO_2 气体，拔出套管，标本由 12mm 套管切口扩大后取出。缝合切口。手术完毕。

（二） 经腹膜外入路手术

1. 形成腹膜前间隙　在脐下缘切一个 15mm 左右的小口，切开皮肤、皮下组织及腹白线。用血管钳钝性分离腹直肌后鞘与腹膜之间的间隙。用手指沿腹直肌后鞘分离到弓状缘后，到达腹膜前间隙（图 4-22-8）。经小切口插入气囊导管至腹膜前间隙，注入空气 1000ml，压迫 3～5 分钟（图 4-22-9）。放掉气囊取出气囊套管，用手指引导下穿入第二、三套管，位置在左右腹直肌旁、脐下 2～3cm，分别插入 5mm 及 12mm 套管；经脐下小切口置入 10～12mm 套管。连接 CO_2 气体，压力设定在 12～15mmHg，置入腹腔镜。检查腹膜前间隙，在腹腔镜下用吸引管及超声刀进行分离，充分显露耻骨后间隙，分离时如见到纤维条索或小血管用超声刀切断，使腹膜前间隙形成宽大的操作空间，在腹腔镜监视下置入第四或第五套管，位置在髂前上棘内上方 2～3cm。

2. 切除部分膀胱壁及肿瘤　根据术前膀胱镜所见的肿瘤位置，或腹腔镜下所见膀胱壁的改变确

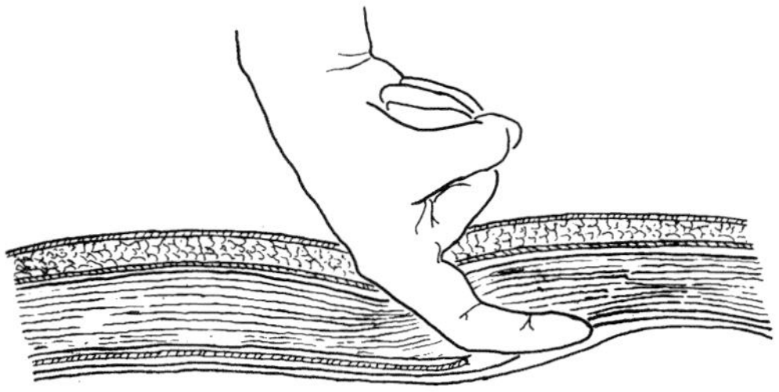

图 4-22-8　手指沿腹直肌后鞘分离腹膜前间隙

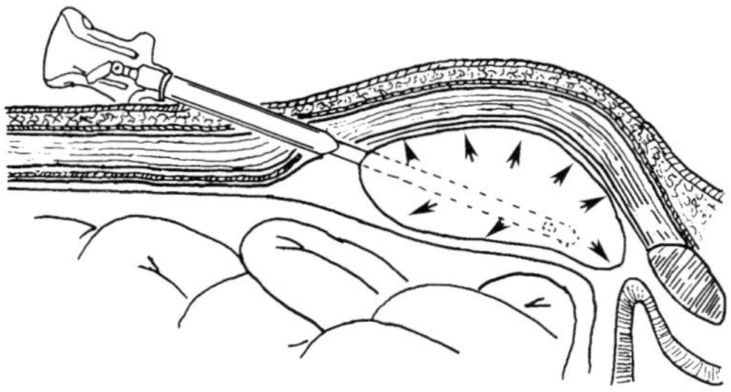

图 4-22-9　气囊扩张分离腹膜前间隙

定膀胱壁切开的位置，用电凝钩或超声刀切除肿瘤周围 1～2cm 的膀胱壁，将切除的组织置入标本袋内（图 4-22-10、图 4-22-11）。

膀胱憩室的切除方法与经腹入路相同。

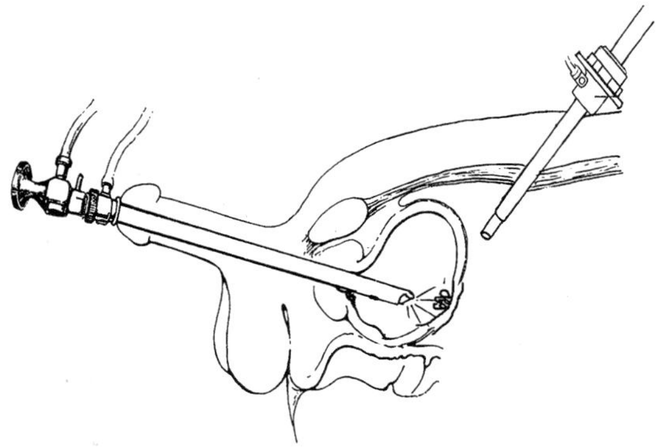

图 4-22-10　膀胱镜引导下确定切除膀胱壁范围

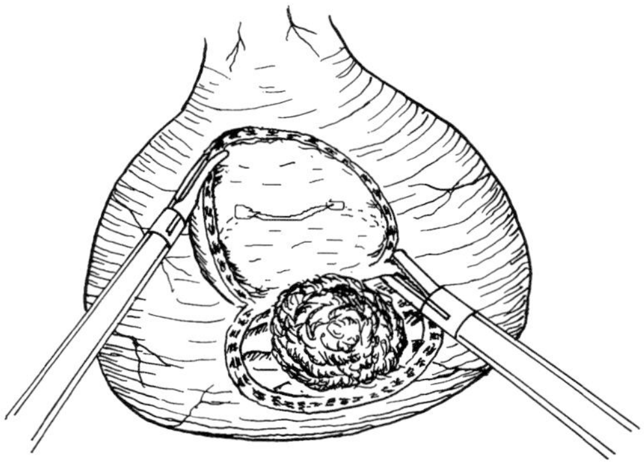

图 4-22-11　腹腔镜下切除肿瘤及周围的膀胱壁

3. 取出标本　经导尿管注入生理盐水，充盈膀胱，检查无渗漏后，用蒸馏水或抗肿瘤药冲洗膀胱前间隙，放置引流管 1 条，退出套管，扩大脐下切口取出标本。

四、术中并发症及处理

1. 血管损伤　多由穿入第一个套管时造成，可损伤腹壁血管、肠系膜血管或髂血管等。如为大血管损伤，出血凶猛，应即开腹止血。

2. 输尿管损伤　多在分离憩室时损伤，可行输尿管膀胱再植术。应留置输尿管支架引流管。

3. 子宫、阴道的损伤　可在腹腔镜下修补。

五、术后处理

1. 盆腔引流管术后 2～3 天拔除，术后停留导尿管 1 周，麻醉过后可进食及起床活动。

2. 膀胱瘘　多数因膀胱缝合不牢固或尿管堵塞所致，应保证尿管引流通畅，多能自行愈合。如已拔除尿管需要重新置入导尿管引流膀胱。

3. 肠穿孔　多为术中灼伤肠壁所致，可置胃肠减压后引流，抗炎治疗，经保守治疗不见好转，应剖腹探查。

（黄健　黄海）

第二十三节　腹腔镜根治性膀胱切除术

根治性膀胱切除术(radical cystectomy,RC)是肌层浸润型膀胱癌和高危(如多发性、复发性和低分化)非肌层浸润型膀胱癌的标准治疗,能够显著延长患者的生存期,患者的5年总体生存率达68%,10年生存率为66%。腹腔镜下膀胱全切除-下尿路重建术已经越来越被广泛接受了。目前热点主要是如何进一步改进技术以缩短手术时间、提高肿瘤疗效、减少并发症。

一、手术适应证及禁忌证

(一)　腹腔镜根治性膀胱切除术的适应证

1. $T_2 \sim T_{4a}$,$N_{0\sim X}$,M_0浸润性膀胱尿路上皮癌。

2. 高危非肌层浸润性膀胱癌以及膀胱非尿路上皮癌,如腺癌和鳞癌。

3. 多发、复发、广泛的乳头状癌,经腔内手术无法切除者。

4. T1G3 或 HG 膀胱癌,或伴发原位癌者。

(二)　尿流改道术适应证

膀胱切除后应根据患者情况选择尿流改道方式。

1. 对于肿瘤能根治性切除,对术后生活质量要求高者,可首选原位新膀胱手术。

2. 对于尿道有病变或肿瘤,有盆底或腹肌松弛,生活自理能力较差者可选择回肠通道术。

3. 对于肿瘤不能根治性切除,一般情况较差者应选择输尿管皮肤造口术。

4. 选择新膀胱手术需符合以下条件:

(1)尿道断端2cm内无肿瘤,即男性膀胱颈以下无肿瘤,女性膀胱三角区以下无肿瘤;术中作病理冰冻切片检查,证实尿道远侧断端无肿瘤。

(2)无明显前尿道狭窄。

(3)尿道括约肌功能良好。

(4)术前腹内压测定大于60cmH_2O,无膈肌裂孔疝、腹壁疝、腹壁肌松弛、盆底肌松弛等影响腹压的病变。

(5)无明显肠道病变,无肠切除史。

(6)肾代偿功能良好。

(三)　手术禁忌证

(1)肿瘤体积过大,手术显露困难,或肿瘤侵犯盆壁,直肠等周围组织器官无法切除者。

(2)严重的盆腔淋巴结转移,压迫血管神经难以切除者。

(3)腹腔盆腔多次手术,明显粘连难以显露者。

(4)过度肥胖。

(5)肺功能不全,不能代偿性排出过多二氧化碳的患者。

二、术前准备

1. 肠道准备　术前2~3天作肠道准备,从低渣、半流到全流饮食,同时服用泻药清洁肠道。口服肠道抗生素,如新霉素、链霉素等,补充维生素K。

2. 术前停留胃管,术前1小时静脉使用抗生素。

3. 女性患者术前3天开始用200ppm碘附溶液冲洗阴道,每天1~2次。

三、手术步骤

（一）腹腔镜根治性膀胱切除术

1. 男性腹腔镜根治性膀胱切除术

（1）体位和套管穿刺位置：患者仰卧位，双臂内收，于大腿部及肩部固定，头部降低 15°～20°（图 4-23-1、图 4-23-4）。消毒铺巾，然后停留导尿管。采用五点穿刺法：第一个套管（A）位置为脐上 0.5cm 处，气腹针建立气腹，接上气腹机，注入 CO_2 气体，腹腔内压设定为 15mmHg。置入 10mm 套管，作为腹腔镜通道，插入腹腔镜，辨认腹腔内解剖标记。在直视下于第二、三穿刺点插入 12mm 套管，在第四、五穿刺点插入 5mm 套管，调整套管深浅并固定。第二（B）、三（C）套管位置分别在左右腹直肌旁，脐下约 2～3cm 位置；第四（D）、五套管（E）位置在髂前上棘内上 2～3cm 处（图 4-23-2、图 4-23-3）。手术者经左侧第二、四套管操作。第一助手左手扶镜，右手经第三套管操作，第二助手经第五套管操作（图 4-23-5、图 4-23-6）。

（2）游离输尿管中下段：腹腔镜下探查腹腔，检查有无损伤，有无腹腔内转移。将视野转向右侧骨盆入口处，将回肠及乙状结肠向左上方牵开后可见搏动的右侧髂外动脉。在髂内外动脉分叉附近找到输尿管，沿输尿管行程向下剪开腹膜，用无创抓钳将输尿管提起并向下游离至膀胱壁外（图 4-23-7），暂不切断以减少尿路梗阻时间。左侧输尿管常常被乙状结肠覆盖，需游离乙状结肠外侧的粘连，将乙状结肠推向内侧显露其系膜根部才能找到，然后用与右侧相同的方法游离至膀胱壁外。

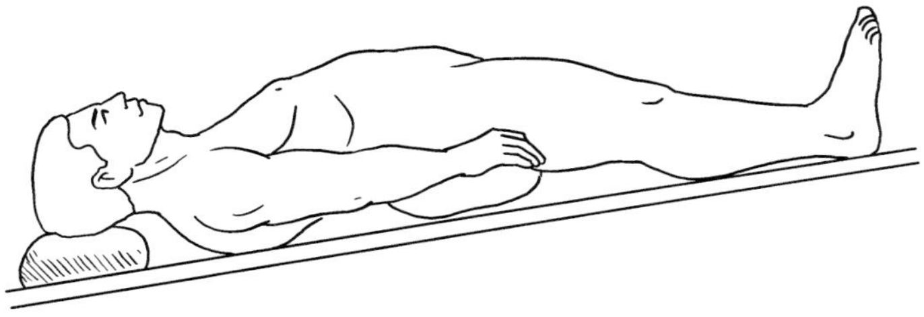

图 4-23-1　男性腹腔镜根治性膀胱切除术患者体位

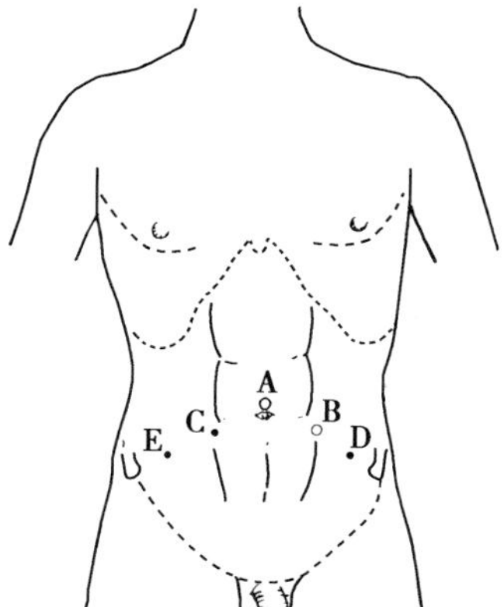

图 4-23-2　男性腹腔镜根治性膀胱切除术套管穿刺位置示意图

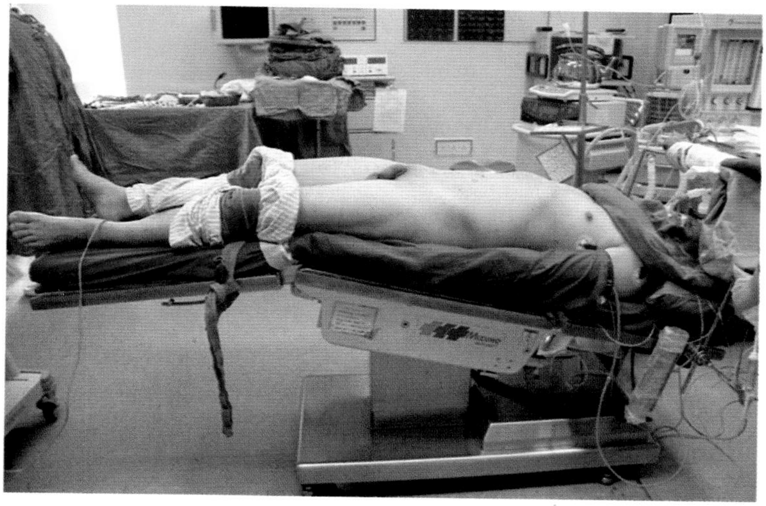

图 4-23-3　男性腹腔镜根治性膀胱切除术患者体位

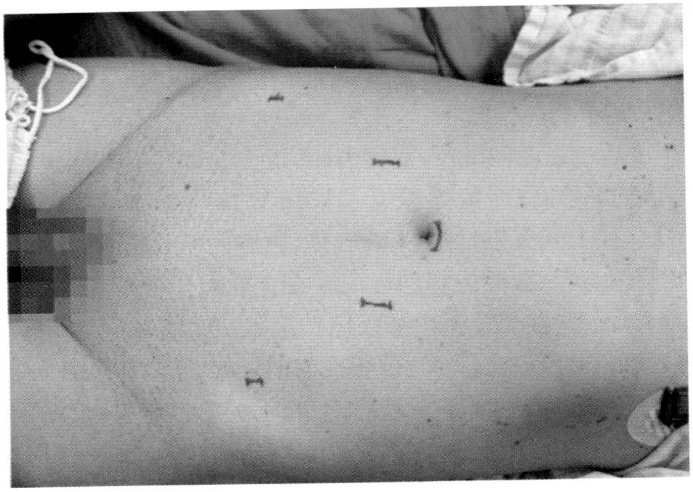

图 4-23-4　男性腹腔镜根治性膀胱切除术套管穿刺位置

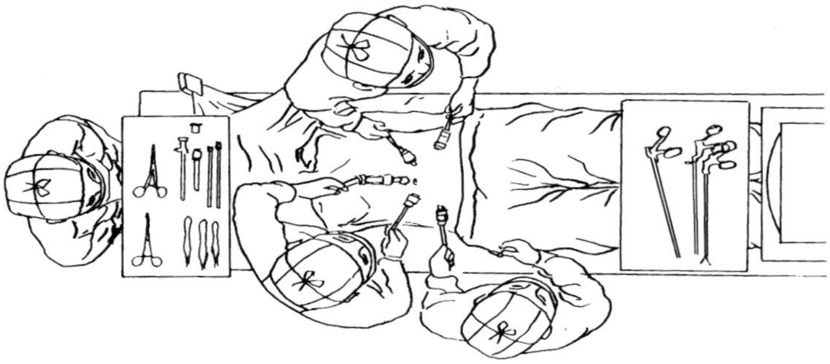

图 4-23-5　男性腹腔镜根治性膀胱切除术术者及助手位置示意图

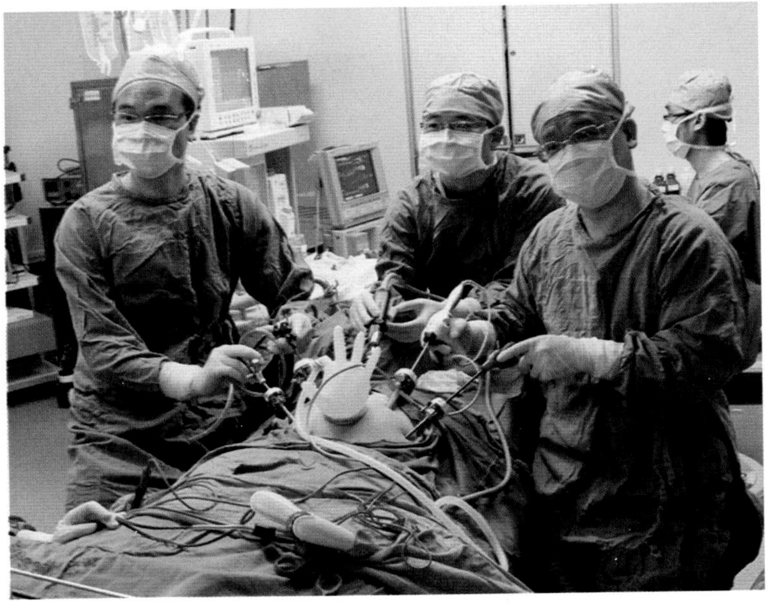

图 4-23-6　男性腹腔镜根治性膀胱切除术术者及助手位置

（3）盆腔淋巴结清扫：沿髂外动脉上方剪开腹膜及髂血管鞘，远端至血管穿出腹壁处，近端至髂总动脉分叉位置（图 4-23-8）。用超声刀切断跨过髂外动脉位置的输精管，从远端到近端清除髂外动脉前面及上、外、后方的淋巴组织，在髂外动脉的内下方找到髂外静脉，沿髂外静脉内下缘小心游离找到骨盆内侧壁。用吸引管钝性分离找到闭孔神经，及闭孔动脉、静脉，注意保护闭孔神经。沿髂内动脉向下游离，找到脐动脉，Hem-o-lok 钳夹后剪断，或用双极血管闭合系统切断脐动脉（图 4-23-9）。用超声刀分离髂内外血管分叉处及闭孔神经周围淋巴脂肪组织。如需行扩大盆腔淋巴结清扫，继续沿髂总动脉向上游离至腹主动脉分叉处，清除髂总血管周围及骶骨前的淋巴组织（图 4-23-10）。如需要行扩大淋巴清扫，可将骶前和淋巴组织一并清除（图 4-23-11）。

（4）游离输精管、精囊及前列腺后面：将肠管推向头侧，显露膀胱直肠陷窝，用电凝钩或超声刀横行打开腹膜，使腹膜开口与两侧已切开的腹膜切口相连（图 4-23-12）。在输精管外下方分离找到精囊，紧贴精囊外下方游离至前列腺基底部外侧。精囊底部外侧有精囊动脉，需电凝或超声凝固后切断（图 4-23-13）。将左右输精管、精囊向前牵引，横行切开狄氏筋膜，钝性分离前列腺后方（图 4-23-14、图 4-23-15）。

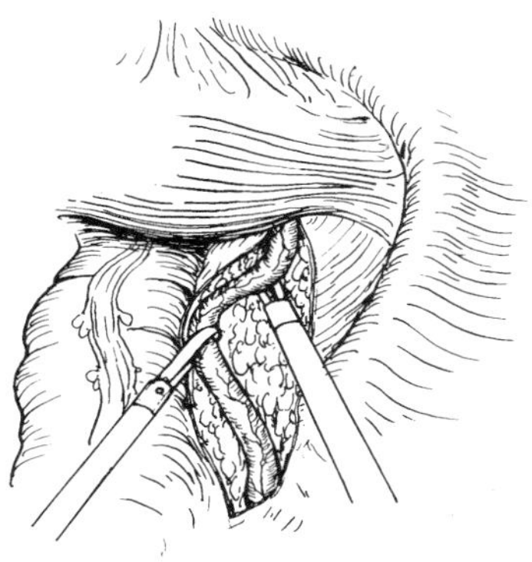

图 4-23-7　腹腔镜下游离输尿管

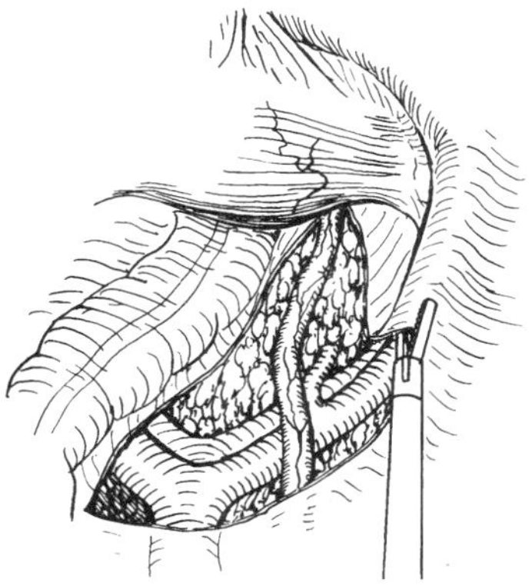

图 4-23-8　髂外淋巴结清扫示意图

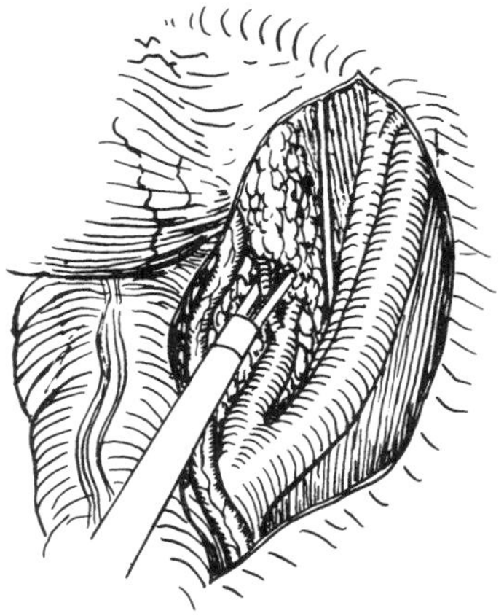

图 4-23-9　闭孔、髂内淋巴结清扫示意图

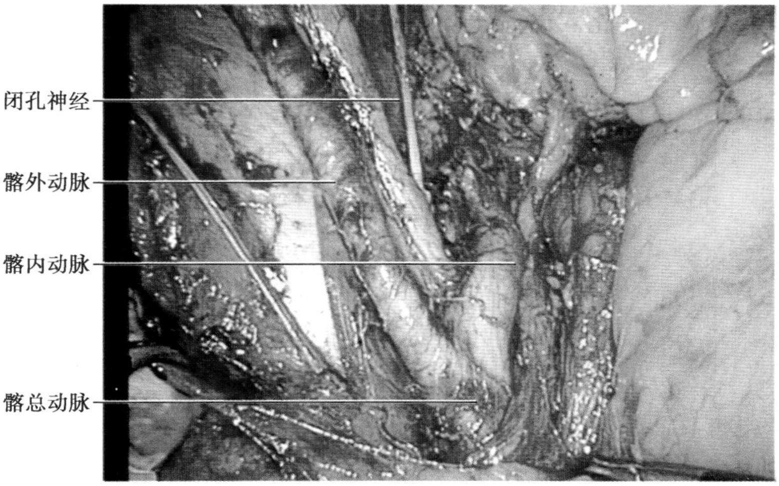

图 4-23-10　盆腔淋巴结清扫后血管及神经解剖关系

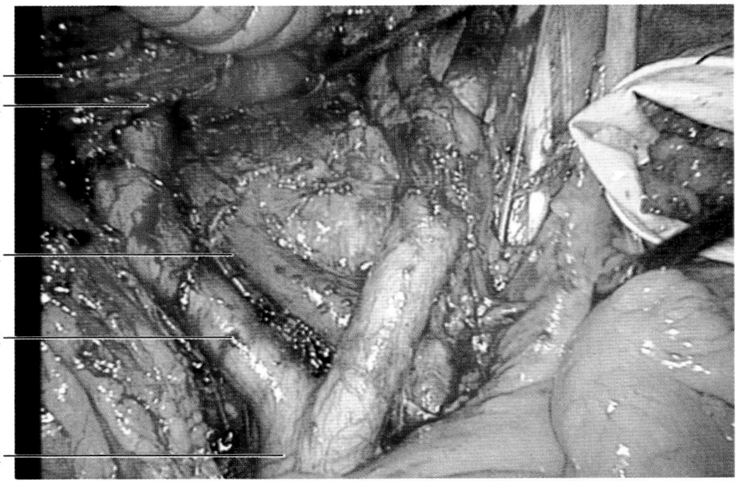

图 4-23-11　扩大淋巴清扫后血管及神经解剖关系

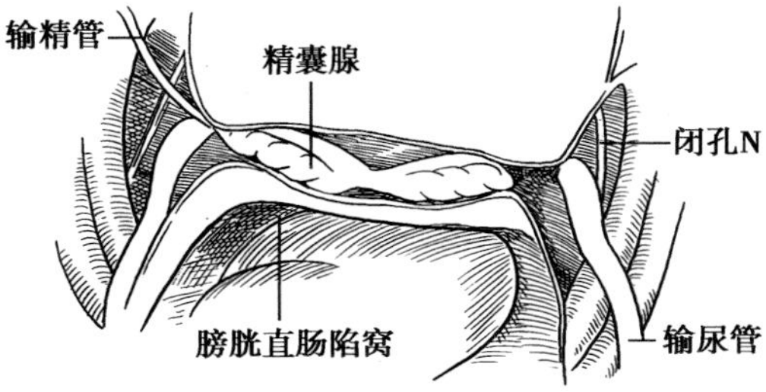

图 4-23-12　打开膀胱直肠陷窝前腹膜

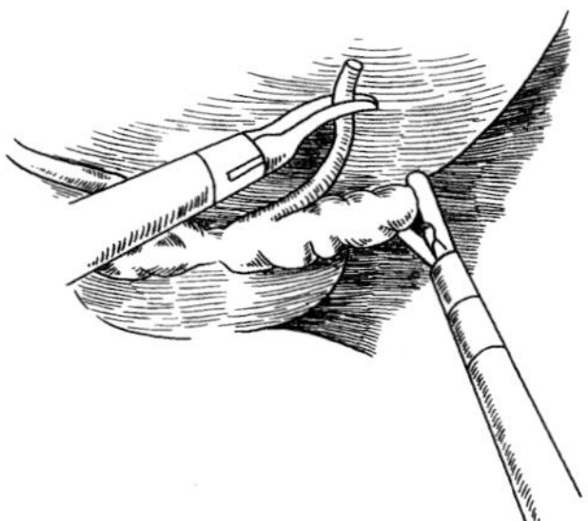

图 4-23-13　游离精囊及输精管

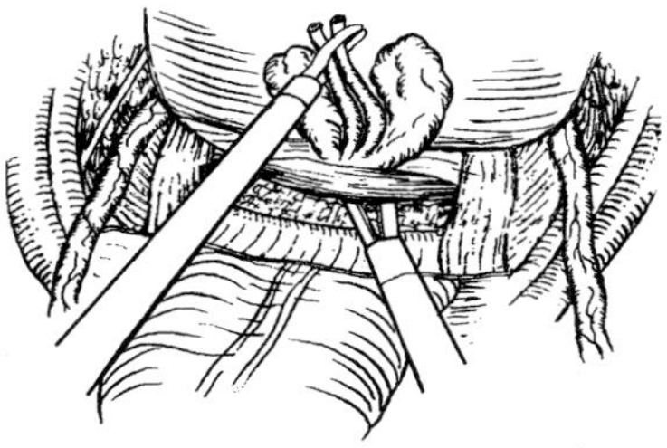

图 4-23-14　打开狄氏筋膜并分离前列腺后方

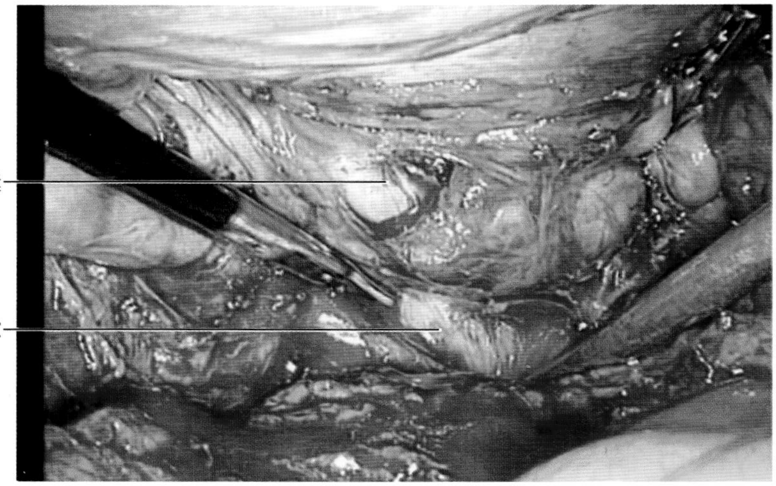

图 4-23-15　精囊及狄氏筋膜间隙解剖关系照片

(5) 游离膀胱前壁:将腹腔镜视野移至前腹壁,可见脐正中韧带及其两侧的旁正中韧带,如经导尿管注入生理盐水可帮助判断膀胱轮廓及其前方的腹膜返折。切断脐正中韧带、旁正中韧带及腹膜返折,与两侧已切开的腹膜切口会合(图 4-23-16)。向下钝性分离膀胱前间隙,显露耻骨前列腺韧带及盆筋膜返折(图 4-23-17)。

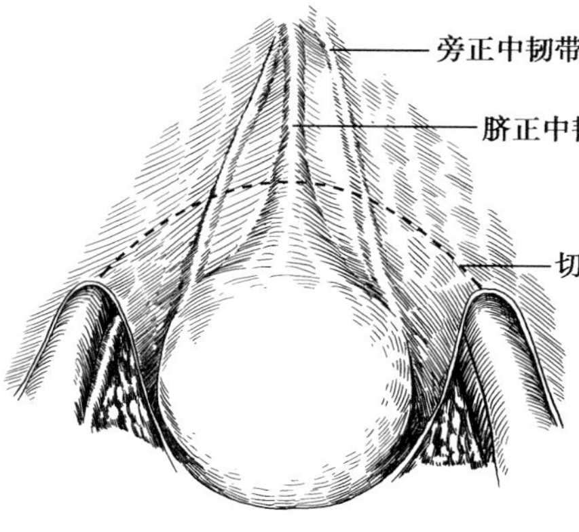

图 4-23-16 游离膀胱前壁

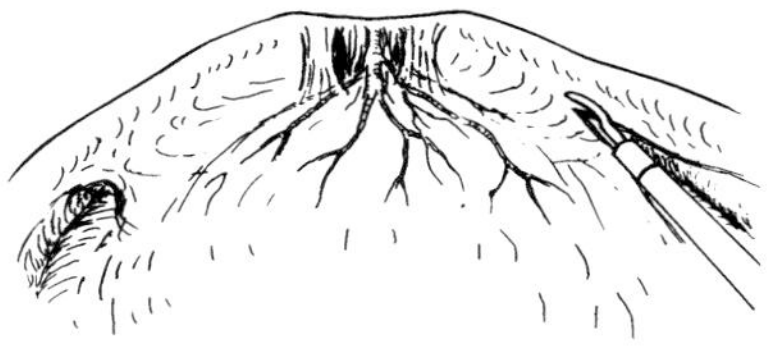

图 4-23-17 游离耻骨前列腺韧带及盆筋膜返折

(6) 缝扎阴茎背深血管复合体:用电凝钩或超声刀切开两侧盆筋膜返折和耻骨前列腺韧带,暴露前列腺尖部两侧,用 2-0 可吸收线由右向左缝扎阴茎背深血管复合体(图 4-23-18、图 4-23-19)。

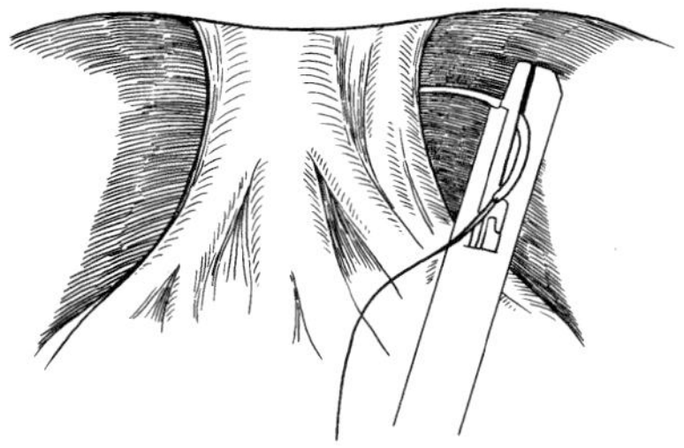

图 4-23-18 缝扎阴茎背深血管复合体

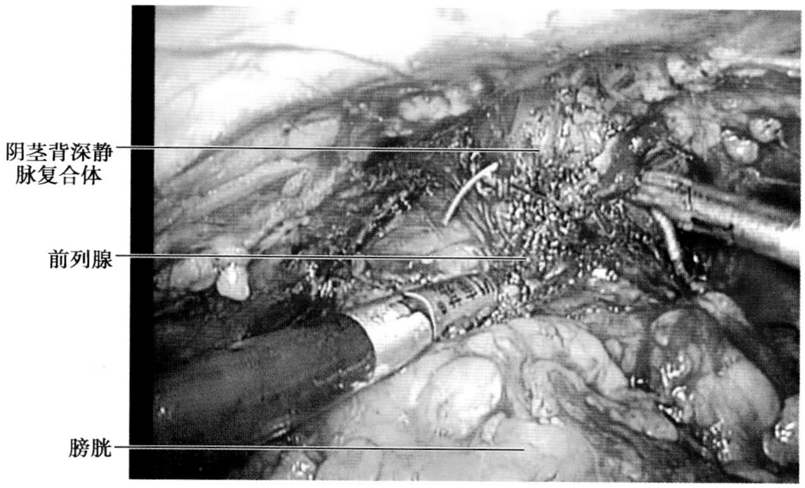

图 4-23-19 缝扎阴茎背深血管复合体照片

(7) 游离膀胱侧韧带及前列腺侧韧带:将膀胱推向内侧,输尿管可暂不切断,在其后方用超声刀或双极血管闭合系统分离膀胱侧韧带。到达前列腺基底部时将精囊提起帮助定位,紧贴前列腺外侧分离前列腺侧韧带(图 4-23-20、图 4-23-21)。如需保留神经血管束,则用 Hem-o-lok 钳夹后用剪刀剪断,可行筋膜内离断前列腺侧血管蒂。

(8) 离断尿道、切除膀胱前列腺:在缝扎线的近端切断阴茎背深静脉复合体,向下分离至前列腺尖部。紧贴前列腺尖部剪开尿道前壁,将导尿管拉起,用 Hem-o-lok 钳夹导尿管,在其远端剪断后向上牵引(图 4-23-22),剪断尿道后壁。将前列腺尖部翻起,紧贴前列腺背面将其剪断,将膀胱前列腺完全游离(图 4-23-23、图 4-23-24)。创面彻底止血,经尿道重新插入 20 号 Foley's 导尿管,气囊注水 20ml,用纱布压迫创面,牵拉 Foley's 导尿管,以减少创面渗血。

2. 女性腹腔镜根治性膀胱切除术

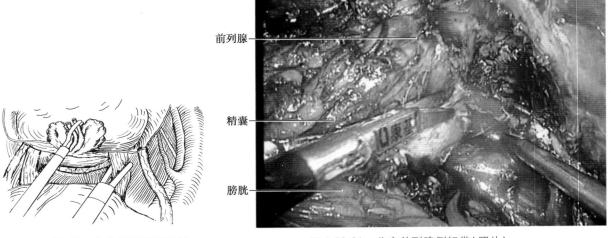

图 4-23-20　分离前列腺侧韧带

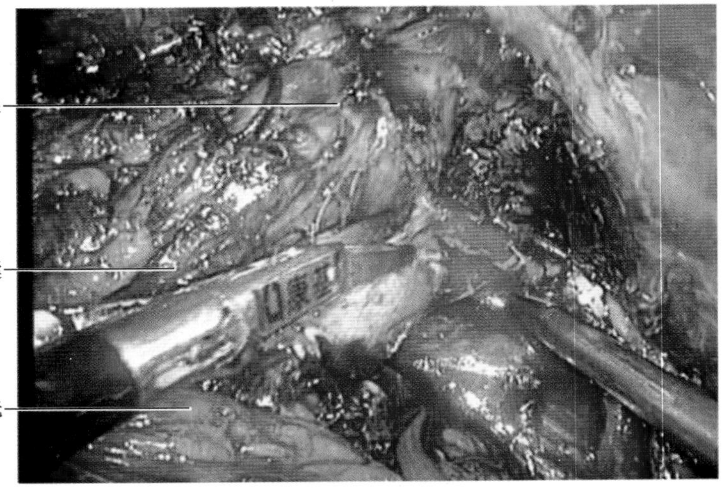

图 4-23-21　分离前列腺侧韧带(照片)

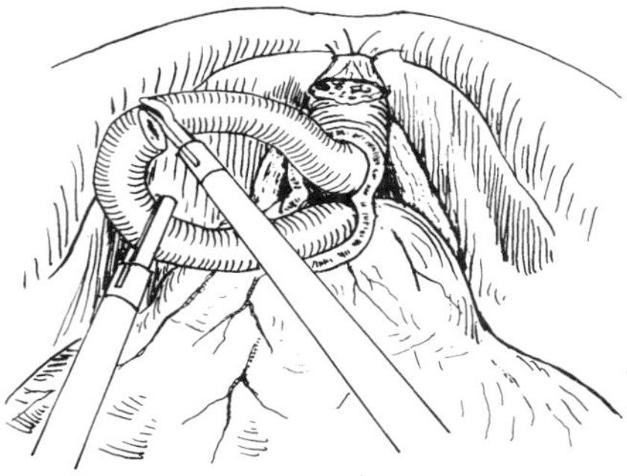

图 4-23-22　在前列腺尖部剪开尿道

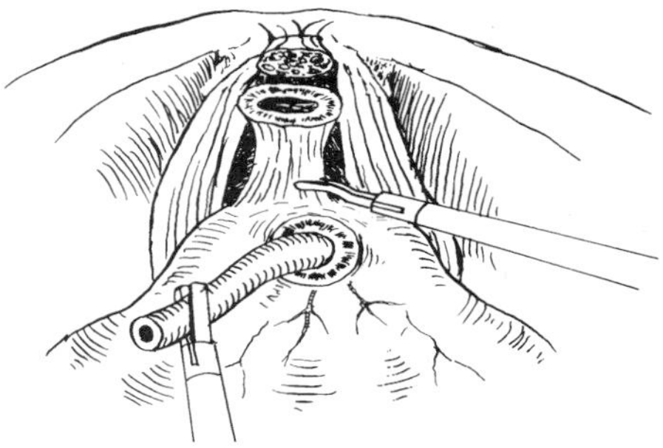

图 4-23-23　翻起前列腺尖部,完全游离膀胱前列腺

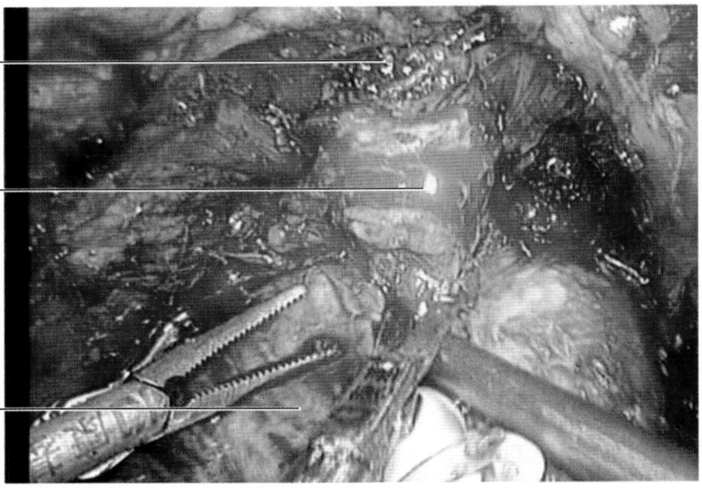

图 4-23-24　翻起前列腺尖部,完全游离膀胱前列腺(照片)

（1）体位和套管穿刺位置：患者仰卧位，屈膝并外展髋关节，于大腿部及肩部固定，头部降低 15°（图 4-23-25）。阴道冲洗后塞入碘方纱，套管位置与男性基本相同。

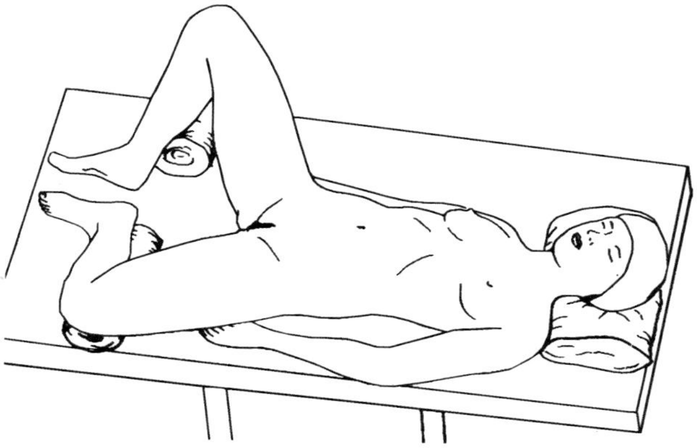

图 4-23-25　女性腹腔镜根治性膀胱切除术体位示意图

（2）游离输尿管：进入腹腔镜后先探查腹腔，检查有无损伤，有无腹腔内转移。辨认清楚输尿管的走向后，在髂总动脉分叉处提起覆盖在输尿管表面的腹膜，用电钩或超声刀切开腹膜，然后用无创伤抓钳将输尿管提起，向下分离至膀胱壁外，注意保留输尿管血供，暂不切断输尿管以减少尿路梗阻时间。

（3）盆腔淋巴结清扫：沿右髂血管表面切开腹膜及髂血管鞘，用双极血管闭合系统切断卵巢悬韧带。将输卵管、卵巢及阔韧带向内侧游离。用超声刀分离髂内、髂外血管周围淋巴脂肪组织，沿髂内动脉找到膀胱上动脉，用双极血管闭合系统或钛夹钳夹后切断，可以充分显露盆侧间隙，找到闭孔神经后，凝固切断闭孔动静脉，清除闭孔周围淋巴脂肪组织。（图 4-23-26）

（4）游离输卵管、卵巢：用抓钳提起子宫角，在输卵管伞及卵巢外侧切开卵巢韧带（图 4-23-27、图 4-23-28）。如需保留卵巢，则在卵巢的内侧游离阔韧带，并保留卵巢的血供，将卵巢向上翻起。

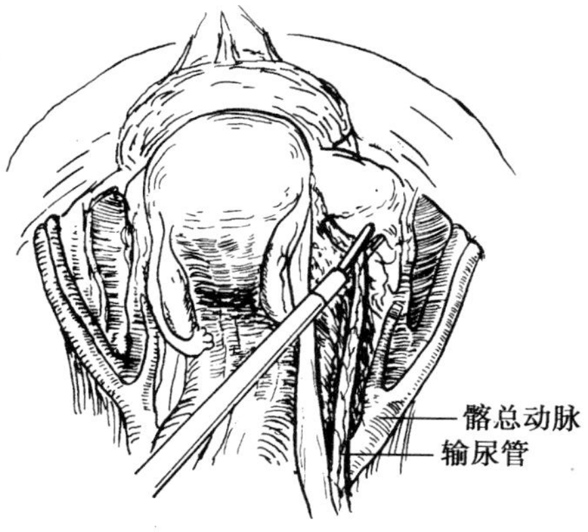

图 4-23-26　盆腔淋巴结清扫

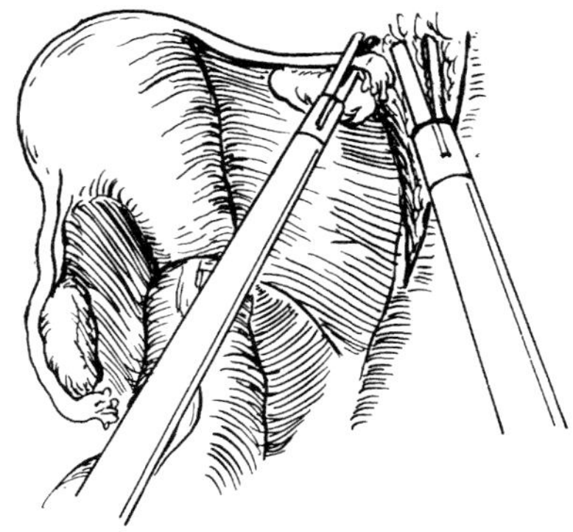

图 4-23-27　游离输卵管、卵巢

（5）分离子宫及膀胱：找到膀胱子宫陷窝，用电钩或超声刀横行切开腹膜，沿子宫前壁游离直至阴道前壁，将膀胱后壁与子宫分离，如肿瘤侵犯膀胱后壁及子宫阴道前壁，则不作分离。

（6）游离膀胱前壁：与男性膀胱全切术相同，将腹腔镜视野移至前腹壁，可见脐正中韧带及其两侧的旁正中韧带，如经导尿管注入生理盐水可帮助判断膀胱轮廓及其前方的腹膜返折。切断脐正中韧带、旁正中韧带及腹膜返折，与两侧已切开的腹膜会合。向下钝性分离膀胱前间隙，显露盆筋膜返折（图 4-23-17）。

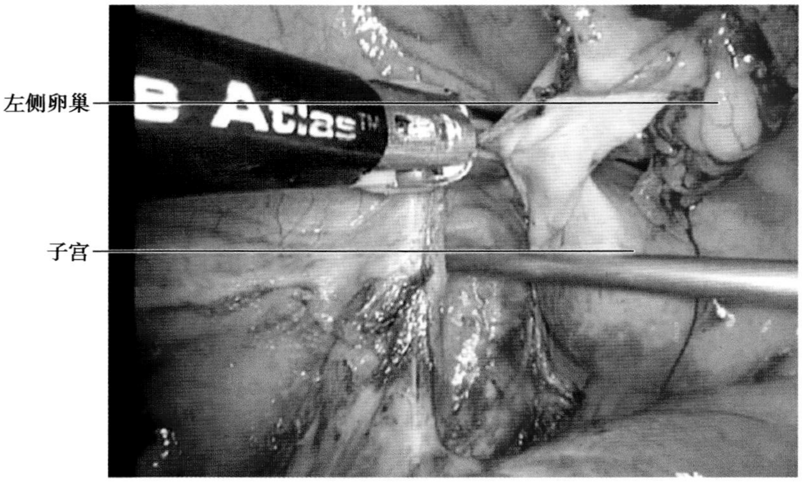

图 4-23-28 游离输卵管、卵巢(照片)

(7) 游离膀胱侧韧带:将输尿管下段提起,在膀胱壁外钳夹 Hem-o-lok 后切断。将膀胱拉向对侧,显露膀胱侧韧带,用超声刀或双极血管闭合系统分离至膀胱颈部两侧。

(8) 离断膀胱颈:牵拉气囊导尿管、判断膀胱颈位置,用超声刀在膀胱颈下方 0.5cm 处切开尿道前壁,将导尿管拉出,用抓钳钳夹后剪断,利用气囊牵引显露膀胱颈后壁,用电凝钩或超声刀切断(图 4-23-29)。继续向上游离膀胱后壁,将膀胱切除。

如肿瘤浸润尿道应提起膀胱颈、继续向下游离尿道,在尽可能低位切断尿道。

(9) 切除子宫及附件:用抓钳将两侧的阔韧带、输卵管和卵巢拉向前上方,显露子宫后方空间。于阔韧带基底部切开腹膜,切口横过子宫直肠窝底部腹膜返折(图 4-23-30、图 4-23-31),暴露直肠前壁与子宫颈后面(图 4-23-32)。将子宫拉向对侧,在靠近盆壁部位由电凝或超声刀切断主韧带(图 4-23-33、图 4-23-34),将子宫移向前方游离子宫颈后壁,此时子宫基本与盆壁完全分离。辨认子宫颈位置,用电凝钩环绕阴道穹隆切除子宫及附件(图 4-23-35、图 4-23-36)。此时,可见塞入阴道内纱布。如年轻患者,需保留子宫者,可分离子宫与膀胱间隙,将子宫保留。

(10) 取出膀胱与子宫:切除的膀胱及子宫标本可从阴道开口取出,也可在腹部脐下作一 5cm 切口取出。创面彻底止血,用生理盐水冲洗创面。

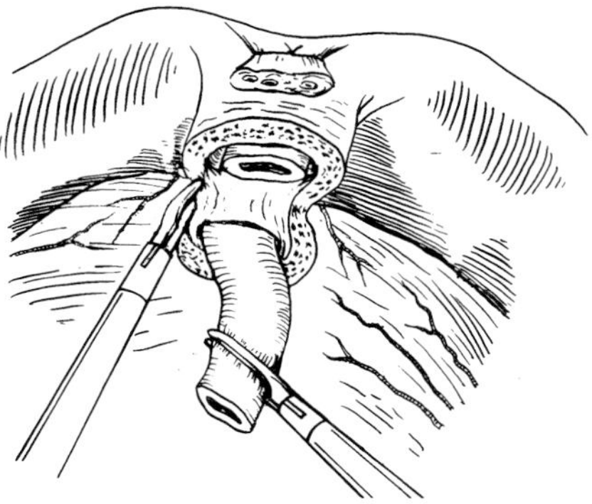

图 4-23-29 离断女性膀胱颈

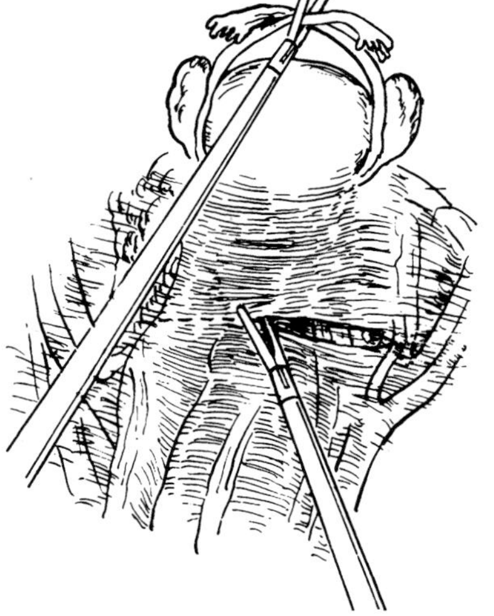

图 4-23-30 打开子宫直肠窝底部腹膜返折

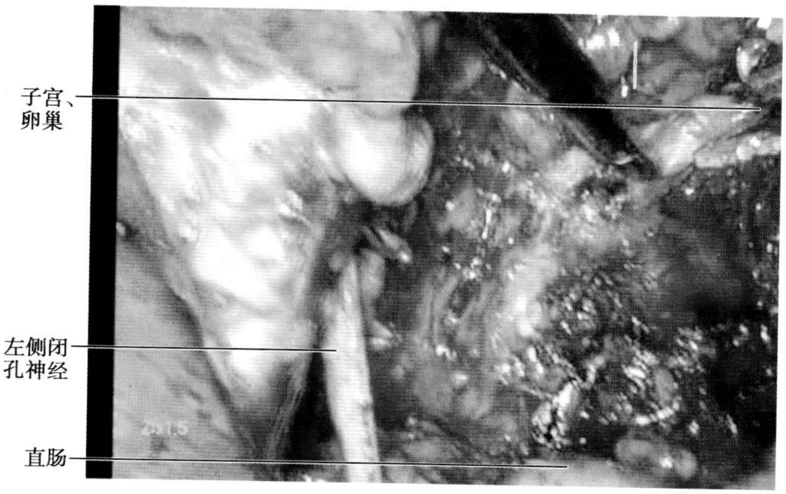

图 4-23-31 分离子宫后壁(照片)

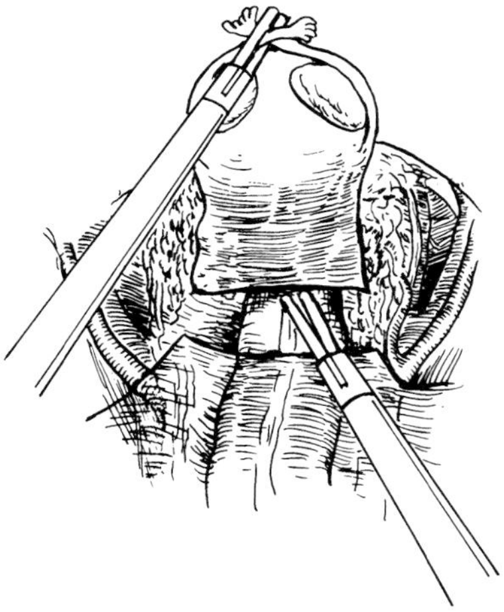

图 4-23-32 分离子宫后壁

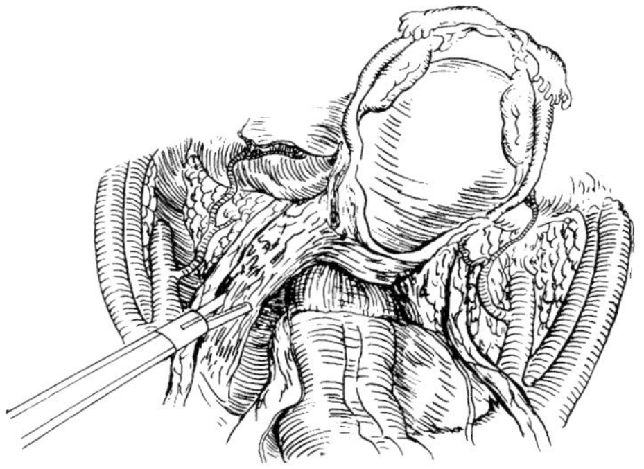

图 4-23-33 切断子宫主韧带示意图

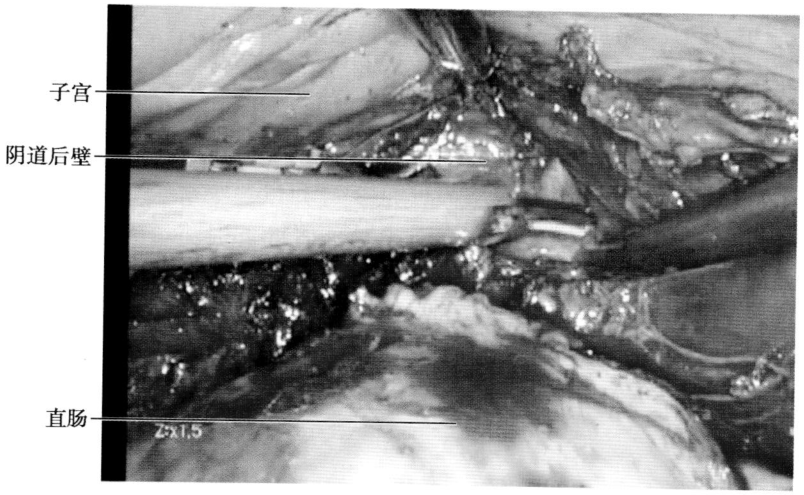

图 4-23-34 切断子宫主韧带(照片)

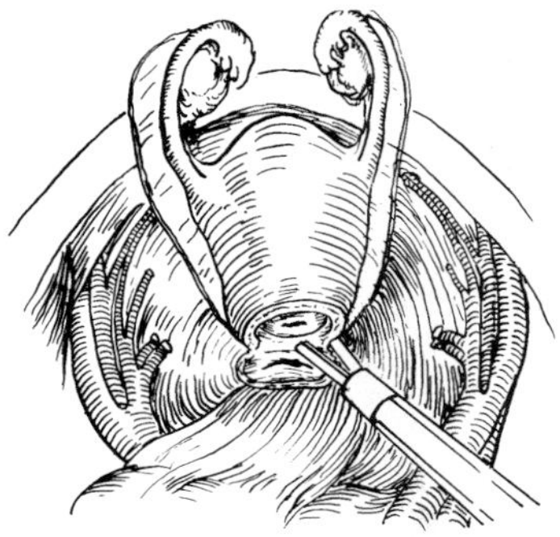

图 4-23-35 打开阴道穹隆切除子宫及附件

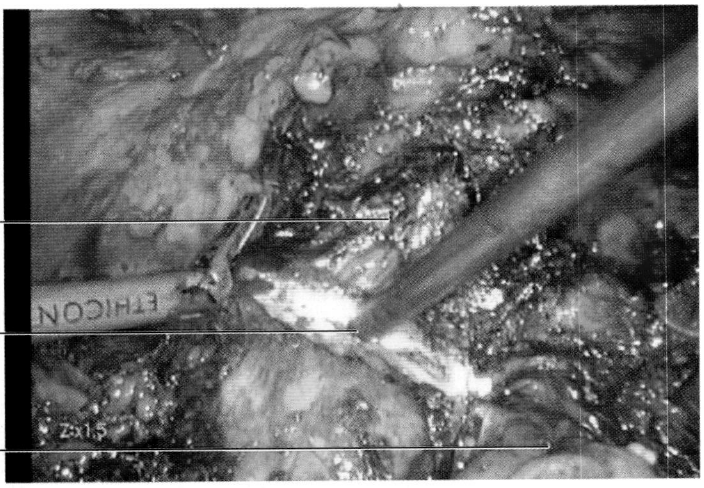

图 4-23-36 打开阴道穹隆切除子宫及附件(照片)

(11) 缝合阴道断端:用 2-0 可吸收线缝合阴道断端(图 4-23-37、图 4-23-38)。需保存性功能的患者,宜尽可能缩小阴道壁切除范围,用 3-0 肠线将阴道壁纵行缝合。肿瘤浸润膀胱三角区或尿道,须广泛切除阴道前壁者,将阴道后壁向前返折,与阴道口前缘缝合,并将两侧壁靠拢缝合,形成短腔阴道(图 4-23-39)。

(二) 尿流改道术

1. 原位回肠新膀胱术

(1) 形成贮尿囊:在下腹部正中线上作 5 ~6cm 切口,取出标本。将左右输尿管下段从切口引出,插入 7F 单 J 管引流尿液。将回肠拉至切口外,在距回盲肠交界 15cm 的近侧,隔离 40cm 回肠段(图 4-23-40)。纵行剖开该肠段后“M”形折叠,用 3-0 可吸收线作连续内翻缝合,形成贮尿囊(图 4-23-41、图 4-23-42)。

(2) 输尿管新膀胱种植:在贮尿囊后顶部两侧各戳一小口,将输尿管末端纵行劈开 0. 5cm,外翻形成劈裂乳头,将乳头插入贮尿囊内,用 4-0 可吸收线缝合 5 ~6 针固定输尿管外膜肌层及贮尿囊开口全层。输尿管支架引流由贮尿囊前壁穿出(图 4-23-43、图 4-23-44)。

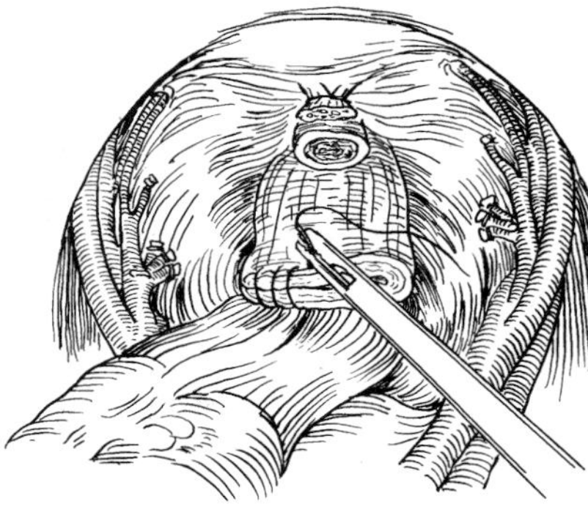

图 4-23-37 缝合阴道断端

(3) 贮尿囊-尿道吻合:于贮尿囊底部切开约 0. 8cm 的小孔,用单股可吸收线(2-0 5/8c)固定在小孔 3 点位置。贮尿囊回纳腹腔,缝合腹部壁切口。再次气腹,腹腔镜下作贮尿囊-尿道残端吻合。采用连续缝合,将已固定在贮尿囊上的单股可吸收线从 3 点钟位置缝合第一针,连续缝合后壁 3 针后,将导尿管放入新膀胱,注入 10ml 生理盐水入气囊,牵拉尿管的同时将缝线拉紧以减少张力。完成后壁吻合后,再缝合前壁(图 4-23-45、图 4-23-46)。检查吻合口无渗漏后放置盆腔引流。

2. 回肠通道术

(1) 左侧输尿管移至右侧:在腹腔镜下在乙状结肠系膜后方用钳子做钝性分离,形成一通道,将左侧输尿管游离后经此通道移至右侧。

(2) 标本取出:扩大穿刺套管 C 点切口约 4cm 并环状切除皮肤,将切除膀胱标本取出。同时从该切口将回肠提出,在距回盲部约 15cm 处游离并截取 15cm 长带蒂回肠,回肠端端吻合,恢复回肠的连续性。

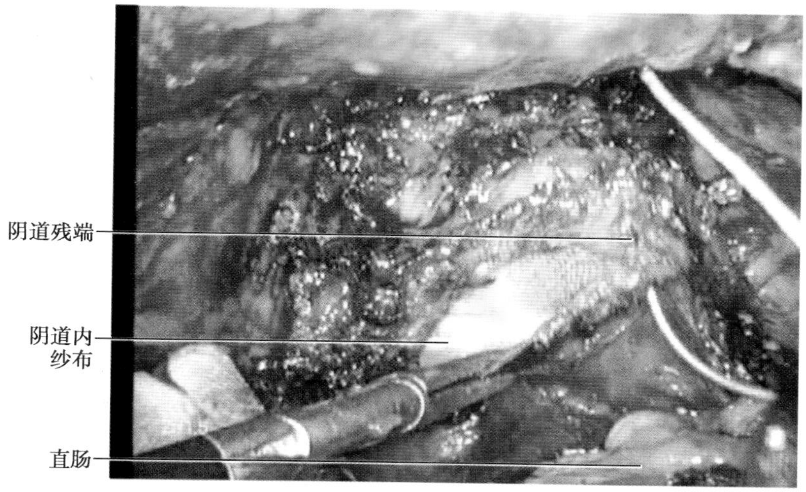

图 4-23-38　缝合阴道断端(照片)

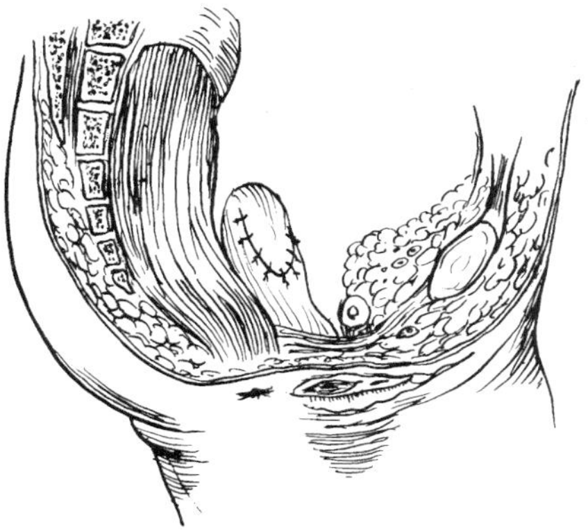

图 4-23-39　阴道成形示意图

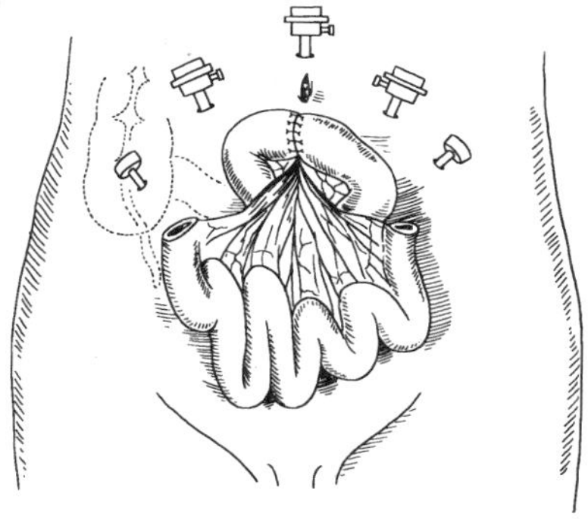

图 4-23-40　游离并隔断回肠示意图

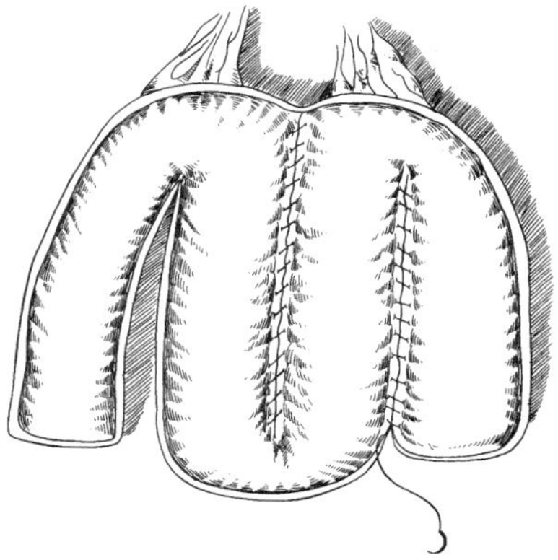

图 4-23-41　“M”形折叠示意图

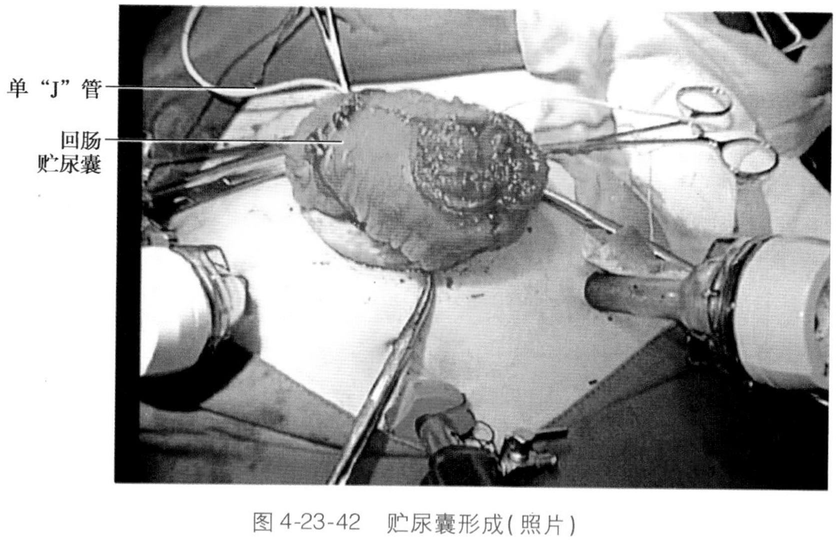

图 4-23-42　贮尿囊形成(照片)

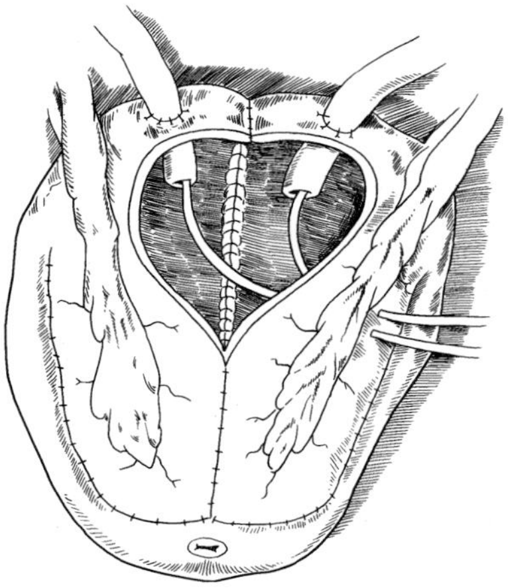

图 4-23-43　输尿管新膀胱种植示意图

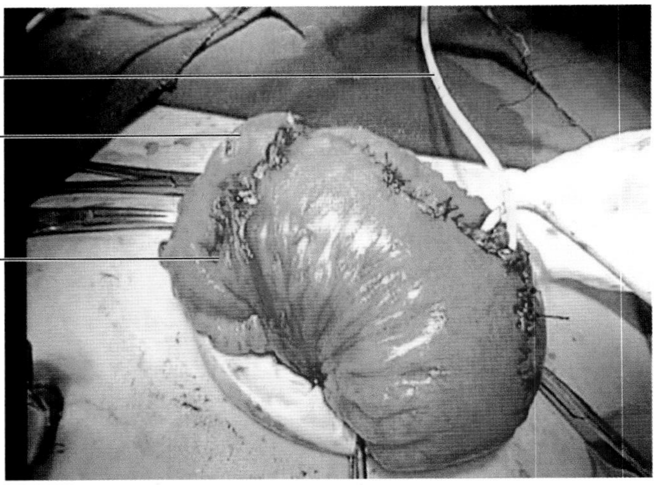

图 4-23-44　输尿管新膀胱种植(照片)

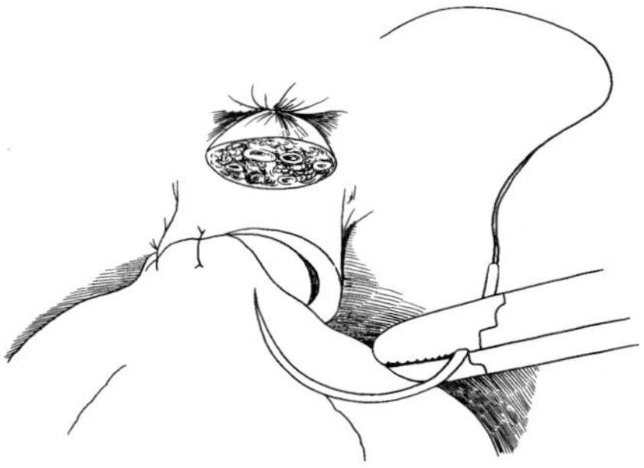

图 4-23-45　贮尿囊-尿道吻合示意图

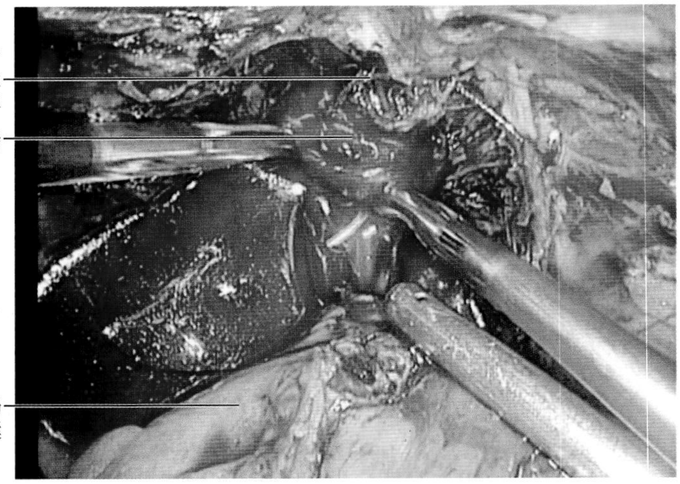

图 4-23-46　贮尿囊-尿道吻合(照片)

(3) 输尿管回肠吻合:以安尔碘冲洗游离回肠腔,在肠腔近端两侧各做一小切口,将输尿管断端修剪成斜口插入回肠切口中 1cm,用 4-0 可吸收线缝合输尿管外膜肌层与回肠创面全层,间断缝合 5 ~6针,输尿管支架管自肠腔远端开口引出。近端肠腔开口以 2-0 可吸收线闭合并包埋。

(4) 腹壁造口:将肠管和输尿管回纳腹腔,距离回肠远端 5cm 处浆膜层与腹膜缝合固定,并将对应位置肠浆膜与腹外斜肌腱膜用 3-0 可吸收线间断缝合,回肠开口端外翻,与皮肤间断缝合,形成乳头。输尿管支架管从通道口引出。

再次进镜检查输尿管、回肠通道与腹腔内脏器位置关系,避免内疝形成。

四、手术并发症及处理

1. 肠道并发症　由于术中隔离肠管后,重新进行肠吻合,可能发生肠瘘,吻合口狭窄,粘连性肠梗阻等并发症,同时应注意回肠穿过输尿管与新膀胱之间的间隙所引起的内疝。如发生肠瘘合并腹膜炎应积极手术,如为局限性肠瘘可引流盆腔及腹腔,3 ~4 周不能自行愈合者,应再次手术修补。不完全性肠梗阻可先作胃肠减压的保守性治疗,如不能缓解则需手术松解。内疝可同时引起肠梗阻及输尿管梗阻,应及时进行再次手术复位。

2. 新膀胱并发症 新膀胱可发生尿瘘、尿失禁、排尿困难、尿潴留等并发症。术后早期如发生新膀胱渗漏，盆腔引流液多，可牵引气囊导尿管，保证通畅引流新膀胱，多可自行愈合。拔除导尿管后早期多数患者有尿失禁，3～6个月后逐步恢复控尿能力。通过指导患者进行盆底肌训练，即反复收缩及松弛包括括约肌在内的盆底肌，达到增强外括约肌收缩力，紧闭尿道的目的。经数月的训练多数患者能恢复控尿。如术后发生排尿困难，残余尿量逐渐增多应作膀胱尿道造影及膀胱尿道镜检查，如发现有膀胱尿道吻合口瘢痕狭窄，可作内切开术，如因腹肌无力引起的残余尿增多，可采用定期自我导尿。

3. 输尿管并发症 输尿管新膀胱吻合可能发生梗阻、尿瘘等并发症，如支架引流管过早脱落后继发梗阻，可行经皮肾穿刺重新置入引流管。如发生输尿管新膀胱吻合口瘘应延迟拔除输尿管支架管，保持尿管通畅，多数患者可以恢复。

五、术后处理

1. 一般术后3～4天肠蠕动开始恢复，肛门排气排便后开始进食。

2. 注意保持引流管通畅，定期作新膀胱冲洗，避免黏液堵塞。

3. 如新膀胱尿道吻合口有张力或缝合不够理想，可于术后1～2天内作导尿管牵引，但牵引力不能过大，一般用300～500g重物即可。

4. Foley's导尿管及输尿管支架管在术后2周左右拔除。

5. 如有尿失禁，嘱患者行盆底肌锻炼，一般在1～2个月后可恢复控尿能力。

6. 术后1个月左右作B超或IVU及新膀胱造影检查了解双肾有无积液，有无输尿管反流及新膀胱尿瘘等。

（黄健 黄海）

参考文献

1. Gschwend JE. Bladder substitution[J]. Curr opin Urol,2003,13(6):477-482.
2. Cathelineau X, Arroyo C, Rozet F, et al. Laparoscopic assisted radical cystectomy: the Montsouris experience after 84 cases [J]. Eur Urol,2005,47(6):780-784.
3. 黄健，姚友生，许可慰，等. 腹腔镜下膀胱全切除原位回肠代膀胱术（附15例报告）[J]. 中华泌尿外科杂志，2004，25(3):175-179.
4. 黄健，黄海，姚友生，等. 腹腔镜与开放性膀胱全切原位回肠代膀胱术的疗效比较[J]. 中华泌尿外科杂志，2005，26(3):172-175.
5. HUANG J, XU KW, YAO YS, et al. Laparoscopic radical cystectomy with orthotopic ileal neobladder: report of 33 cases[J]. Chin Med J (Engl), 2005, 118(1):27-33.
6. Taylor GD, Duchene DA, Koeneman KS. Hand assisted laparoscopic cystectomy with minilaparomy ileal conduit: series report and comparison with open cystectomy[J]. J Urol, 2004, 172(4, Part 1 of 2):1291-1296.
7. YANG S, HUANG YH, OU YANG CM, et al. Clinical experience of laparoscopic -assisted radical cystectomy with continent ileal reservoir[J]. Urol Int, 2005, 74(3):240-245.
8. Beecken WD, Wolfram M, Engl T, et al. Robotic-assisted laparoscopic radical cystectomy and intra-abdominal formation of an orthotopic ileal neobladder[J]. Eur Urol, 2003, 44(3):337-339.
9. Menon M, Hemal AK, Tewari A, et al. Robot-assisted radical cystectomy and urinary diversion in female patients: technique with preservation of the uterus and vagina[J]. J Am Coll Surg, 2004, 198(3):386-393.
10. Guazzoni G, Cestari A, Colombo R, et al. Laparoscopic nerve and seminal-sparing cystectomy with orthotopic ileal neobladder: the first three cases[J]. Eur-Urol, 2003, 44(5):567-572.

第二十四节 腹腔镜隐睾下降睾丸固定术（含隐睾探查、切除术）

隐睾指出生后的男婴单侧或双侧睾丸未降至阴囊，而是停留在其正常下降过程中的任何一处，即阴囊内没有睾丸或仅有一侧有睾丸。隐睾的诊断和定位主要是通过触诊来实现，对于临床不能触到的睾丸，即使应用B超、CT等检查仍不能作出有效的定位诊断，因为腹腔内隐睾B超的定位特异性差，CT、MRI和血管造影等方法同样存在很多缺点。手术探查便成为诊断治疗隐睾的主要手段。无论腹腔型或腹股沟型隐睾，腹腔镜下均能充分游离精索血管及输精管，可使睾丸无张力牵拉至阴囊，一期行睾丸复位固定术，效果良好。腹腔镜下行睾丸复位固定术治疗隐睾症安全可行、创伤小、康复快，特别适合双侧腹腔型隐睾及双侧腹股沟型隐睾。

一、手术适应证

药物治疗没有下降的隐睾均应手术探查和治疗。对于体检未扪及的腹腔型隐睾症可在腹腔镜下探查。两性畸形患者可在腹腔镜下进行活检和切除。

二、术前准备

1. 术前应详细检查隐睾的位置，对侧睾丸体积大小，腹股沟及腹股沟外环口是否可触及包块以及外生殖器的外观和发育状况。
2. 常规行B超检查确认隐睾位置和睾丸大小、血流；双侧隐睾患者应测定性激素水平。
3. 术前1天剃去阴毛并尽量用肥皂水清洗局部皮肤。
4. 术前留置胃管、尿管。

三、手术步骤

1. 麻醉、患者体位　采用气管插管全身麻醉，头低脚高（20°～30°）平卧位。

2. 气腹制备和套管放置　第一穿刺点为脐下缘1cm，第二穿刺点、第三穿刺点位于脐与左右髂前上棘中内1/3交叉点，气腹内压保持在10～13mmHg。

3. 手术过程

（1）脐部穿刺口入镜进入腹腔内探查，对腹腔内隐睾，可直接于内环口附近找到隐睾，未探及睾丸者可找到内环口，透过半透明的腹膜找到呈蓝色的精索血管和呈白色的输精管（图4-24-1）。

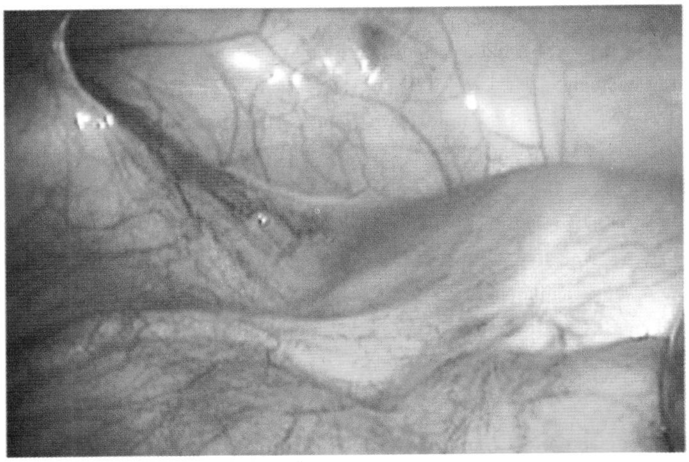

图4-24-1　观察盆腔解剖标志

（2）沿精索血管及输精管切开后腹膜找到睾丸（图 4-24-2），如精索血管、输精管为盲端，则应考虑为睾丸缺如。

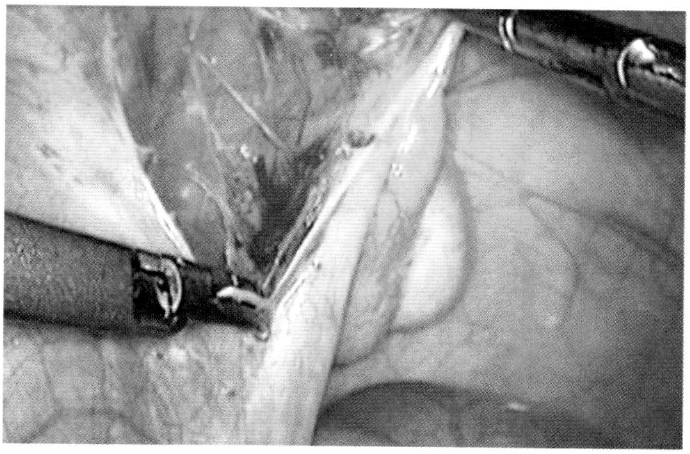

图 4-24-2 切开后腹膜找到睾丸

（3）充分游离松解精索，切断睾丸引带，充分游离睾丸血管，长度为 8～10cm，保证游离后睾丸血管有足够的长度，保证睾丸固定在阴囊内，睾丸血管无张力。最后分离输精管（图 4-24-3）。

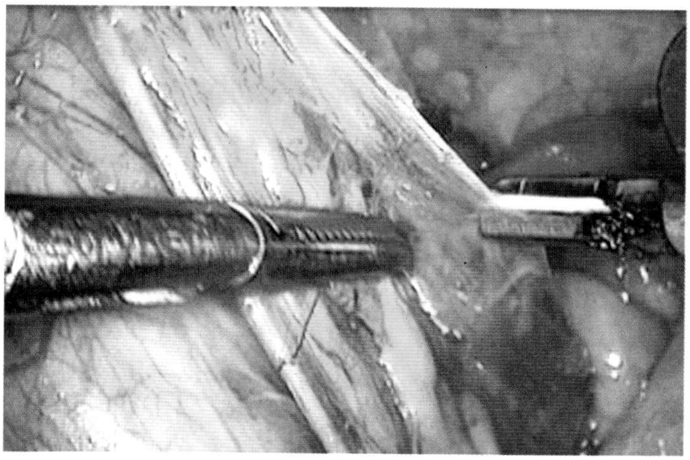

图 4-24-3 游离松解精索及输精管

（4）在患侧阴囊底部小切口，皮下扩张阴囊皮肤，在阴囊皮肤与肉膜间开成一宽松的可容纳睾丸的囊袋，显露阴囊肉膜，在腹腔镜指导下，用血管钳经内环口进入患侧阴囊处，并穿出切口，钳夹止血钳入腹腔，钳夹睾丸拉出阴囊（图 4-24-4）。

（5）常规缝合切开的腹膜或鞘状突。缝合关闭腹股沟内环口。将睾丸置于阴囊皮肤与肉膜之间的宽松间隙内，缝合固定阴囊，间断缝合阴囊皮肤切口。其睾丸发育差者，对侧睾丸正常，则行睾丸切除术。术野彻底止血后，逐一取出操作器械及工作套管，创可贴封闭皮肤切口。

四、术中并发症及处理

睾丸萎缩或上移：多为睾丸血管未游离至足够长度致张力太大或游离时损伤所致，睾丸固定在阴囊内因血管蒂张力过大导致睾丸萎缩或上移。

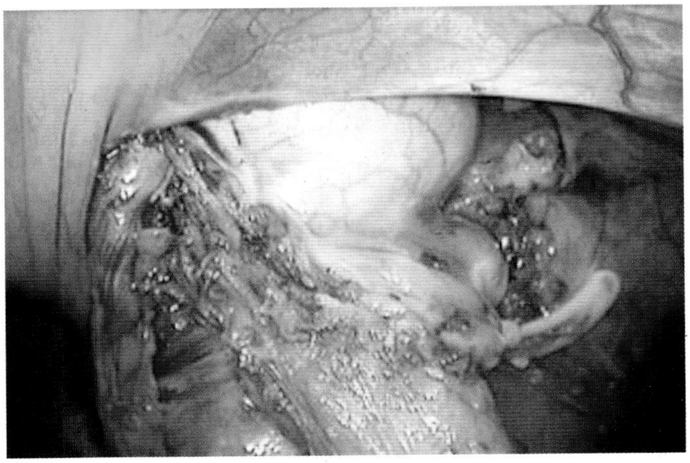

图 4-24-4　钳夹牵拉睾丸至阴囊

五、术后处理

术后 12～24 小时后可下床活动。术后 1 天拔除尿管、胃管，进半流食。术后给予抗生素 2～3 天。术后 1 周、1 个月和 6 个月随访患儿，检查睾丸的位置。术后 1 个月内不参加剧烈活动。

（袁建林　秦军）

参考文献

1. Castilho LN. Laparoscopy for the nonpalpable testis: how to interpret the endoscopic findings[J]. J Urol, 1990, 144(5): 1215-1218.
2. Chang B, Palmer LS, Franco I. Laparoscopic orchidopexy: a review of a large clinical series[J]. BJU Int, 2001, 87(6): 490-493.
3. Geuvbashian G1, Jednak R, Capolicchio JP, et al. Outcome of surgical management of non-palpable testes[J]. Urol Ann, 2013, 5(4): 273-276.
4. Mehendale VG, Shenoy SN, Shah RS, et al. Laparoscopic management of impalpable undescended testes: 20 years' experience[J]. J Minim Access Surg, 2013, 9(4): 149-153.
5. Nagabhushana M, Kamath AJ, Manohar CS. Laparoendoscopic single-site surgery in urology using conventional instruments: our initial experience[J]. J Endourol, 2013, 27(11): 1354-1360.

第二十五节　腹腔镜根治性前列腺切除术

腹腔镜前列腺癌根治术包括经腹腔及腹膜外两种途径。一般认为经腹膜外的途径更快捷；对腹腔干扰小，术后恢复快；如果发生术后漏尿，可以避免尿液漏入腹腔。经腹腔途径视野更开阔，更容易扩大淋巴结清扫范围。下面就两种途径的腹腔镜前列腺癌根治术作一介绍。

一、手术适应证和禁忌证

（一）手术适应证

1. 年龄在 70 岁以下或预期寿命>10 年。
2. 临床中危及低危局限性前列腺癌（分期≤T_{2b}，Gleason 评分≤7，PSA≤20ng/ml）。

3. 对于临床高危局限性前列腺癌患者是否行根治性手术尚有争议，若行手术治疗宜联合外放射或内分泌治疗。

4. 有闭孔淋巴结转移的前列腺癌是否行根治性手术尚有争议。如果有闭孔淋巴结转移，最好选择经腹腔途径，做扩大淋巴结清扫，淋巴结清扫范围包括髂外淋巴结、髂内淋巴结和闭孔淋巴结。

（二）手术禁忌证

1. 已有远处转移。
2. 预期寿命小于 10 年。
3. 直肠指检前列腺固定。

二、术前准备

1. 经腹途径术前留置胃管；

2. 术前作肠道准备：术前一天口服洗肠液 3000ml，术前当晚以及术日清晨各灌肠一次。术前 1 天补液 1500ml，包括 3g 氯化钾。

三、手术步骤

（一）麻醉选择与手术体位

全麻，仰卧位，腰部下垫一约 10cm 厚的软枕，头低脚高位 20°～30°（图 4-25-1）。消毒铺单后插入 16 号或 18 号双腔尿管。术者站于患者左侧，一助站于患者右侧，持镜者站于患者头侧。

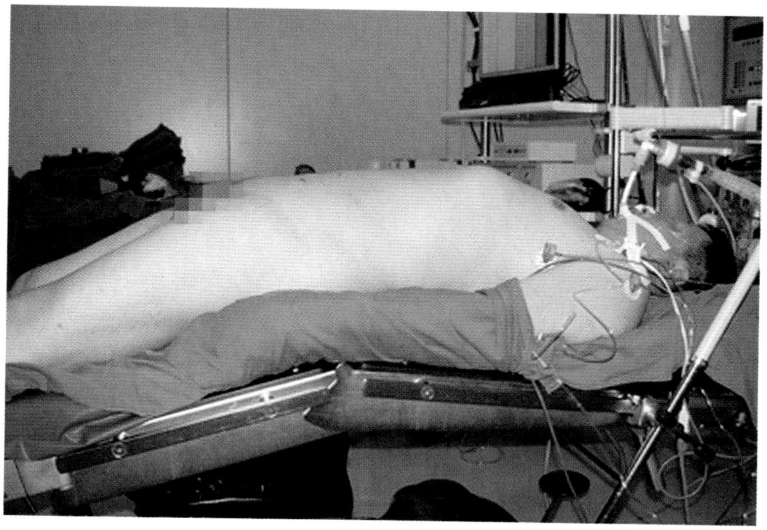

图 4-25-1　患者体位

（二）经腹膜外途径手术步骤

1. 穿刺器位置　于脐下缘作 4cm 左右弧形切口（切口与前列腺的最大直径相同），依次切开皮肤、皮下，横行切开腹直肌前鞘，在右侧腹直肌与其后鞘之间用中弯钳纵行分开此间隙，用甲状腺沟向下外提起腹直肌，尽量向下向外扩大此间隙；同法处理左侧；用 2 个甲状腺沟分别向上提起两侧腹直肌，用电刀在腹直肌与后鞘之间切开腹白线，越过半月线；然后在此间隙放入自制的气囊扩张器，注气 500～600ml，扩至耻骨结节，保留 3～5 分钟后，放气后拔出气囊扩张器；脐下弧形切口（图 4-25-2）在拟插入 10mm 的 Trocar 两侧各缝 2 针，用大角针 7 号线缝合皮肤、腹直肌前鞘，置入 10mm 穿刺器并以缝线固定，充气建立气腹，保持气腹压在 20mmHg，置入 30°腹腔镜，直视下于脐下 3cm 左右侧腹直肌旁分别穿入 5mm、12mm 穿刺器，右髂前上棘内上 3cm 处插入 5mm 穿刺器，固定穿刺器在合适深度，气腹压降至 12mmHg（图 4-25-3）。术中操作困难时左侧髂前上棘内上可加 1 个 5mm 的穿刺器。

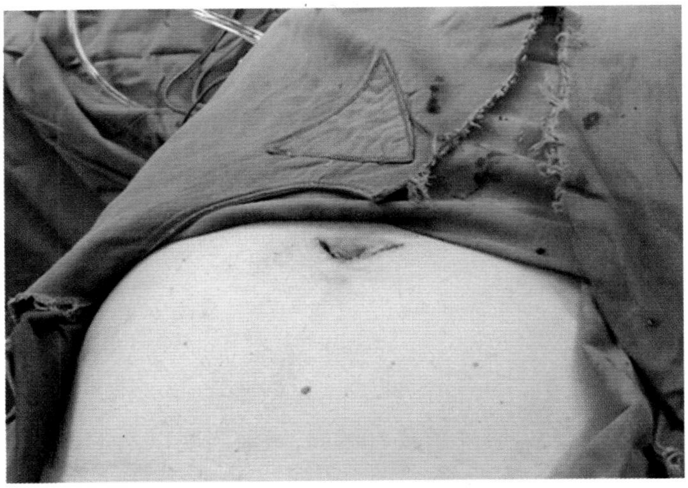

图 4-25-2　脐下弧形切口

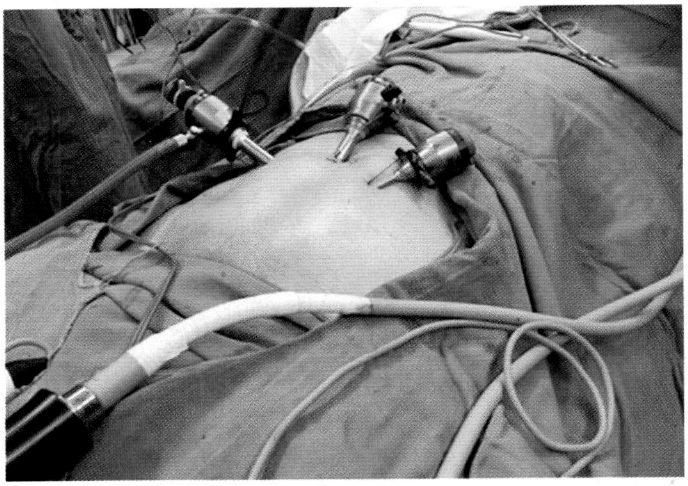

图 4-25-3　穿刺器的位置

2. 分离前列腺腹侧和两侧　耻骨后空间建立后，分离开膀胱前壁及两侧壁疏松组织，即可显露前列腺腹侧（图 4-25-4）；清除前列腺表面脂肪组织，向左侧深方分离可暴露左侧盆筋膜（图 4-25-5），同法显露右侧盆筋膜；在前列腺与肛提肌表面的盆筋膜前端常常有自然裂隙，用超声刀顺裂隙向下切开左侧盆筋膜或沿返折线切开（图 4-25-6、图 4-25-7），同法处理右侧，切开盆筋膜后可见少许疏松组织（图 4-25-8），紧贴前列腺将肛提肌向盆侧方向推开，暴露前列腺尖，悬韧带间距过宽时可切断部分悬韧带（图 4-25-9）。切进前列腺筋膜内时往往损伤前列腺表面的血管，引起出血。

3. 清除淋巴结　沿髂骨翼上方 1cm 左右向头侧方向游离，即可见髂外静脉，顺髂骨下方 3cm 左右向头侧分离，看到银白色束状物即闭孔神经，髂外静脉与闭孔神经之间的组织即为闭孔淋巴结，在旋髂深静脉上方用超声刀切断闭孔淋巴结下端，清除闭孔淋巴结（图 4-25-10、图 4-25-11）。如需做扩大淋巴结清扫，应选择经腹腔途径，具体清扫过程见膀胱癌根治术。

4. 缝扎阴茎背深静脉复合体　选用 2-0 的薇乔线（型号 345，针弧度为 3/8），线长 15cm（图 4-25-12），左手持弯钳从左侧腹直肌旁穿刺器进入手术野，右手持针持从右侧腹直肌旁穿刺器进入，这样的双手入路便于完成缝合；针持夹针的方法：反向夹针，针持与针呈 30°（图 4-25-13），针持上锁，在前列腺尖前方背静脉复合体与尿道交界处右侧入针（图 4-25-14），水平穿过，即可看到针尖（图 4-25-15），绕 3 圈打外科结结扎背深静脉复合体，再打第二、三个结（图 4-25-16）。

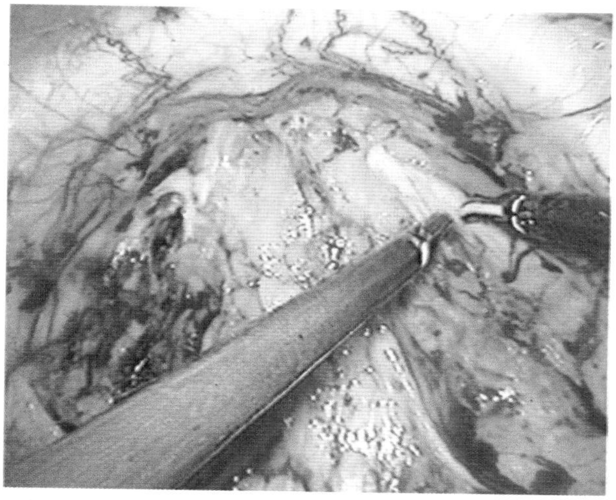

图 4-25-4　分离开膀胱前壁及两侧壁疏松组织

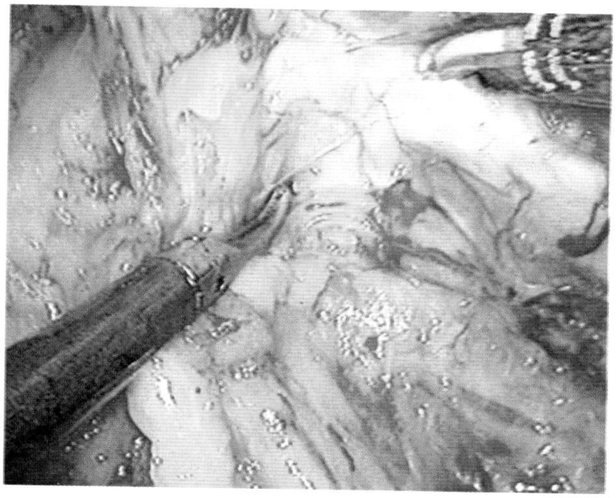

图 4-25-5　向左侧分离可暴露左侧盆筋膜及裂隙

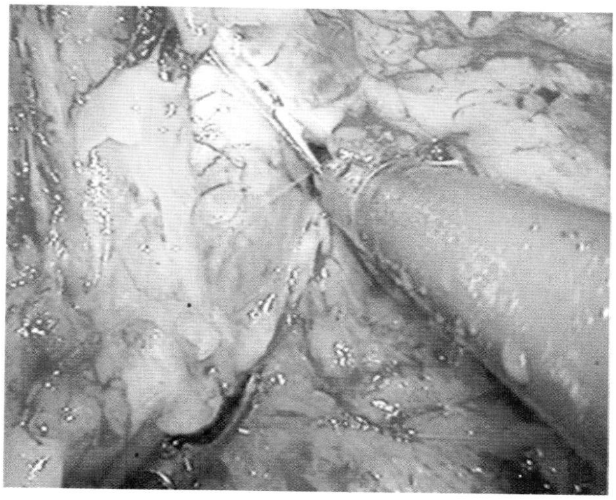

图 4-25-6　顺盆筋膜裂隙切开盆筋膜

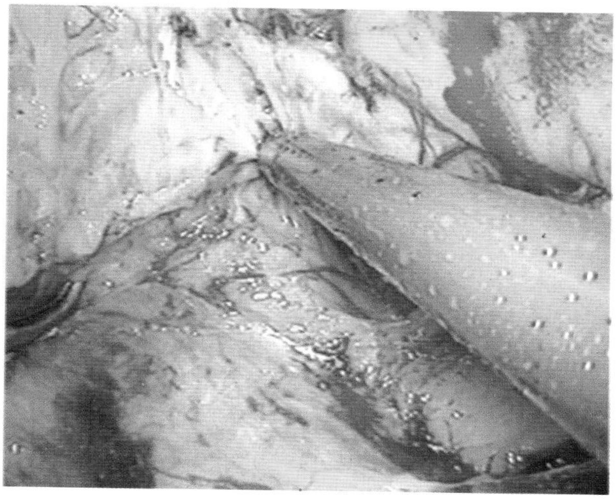

图 4-25-7　顺盆筋膜裂隙切开盆筋膜

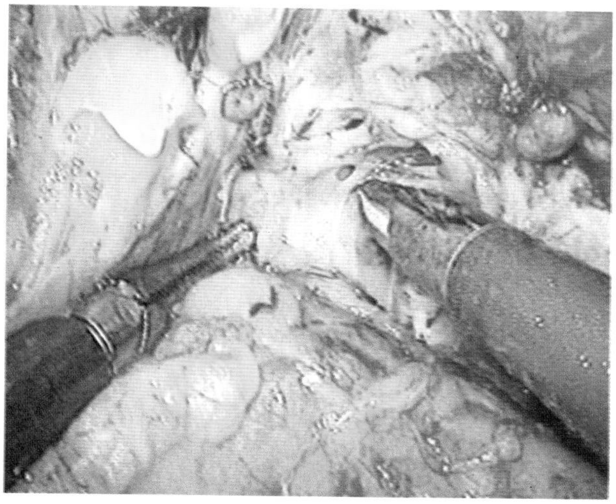

图 4-25-8　切开盆筋膜后可见少许疏松组织

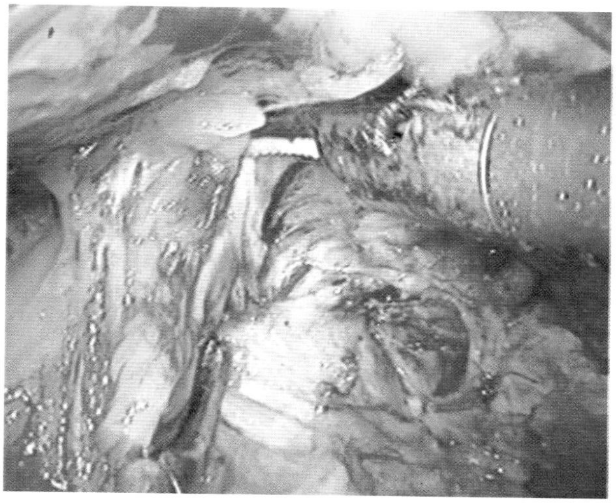

图 4-25-9　切断部分前列腺韧带，暴露前列腺尖部

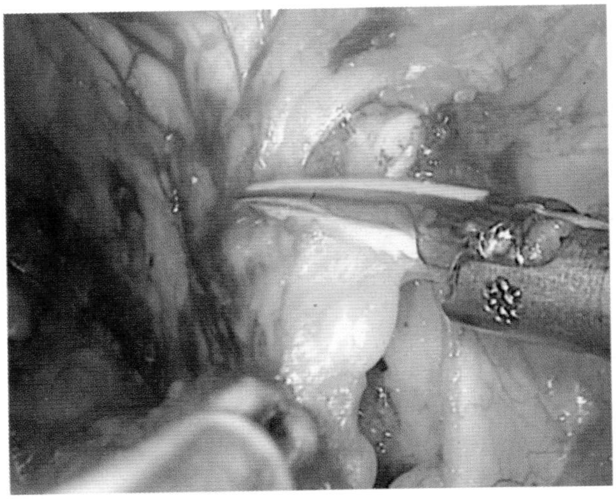

图 4-25-10 清除闭孔淋巴结

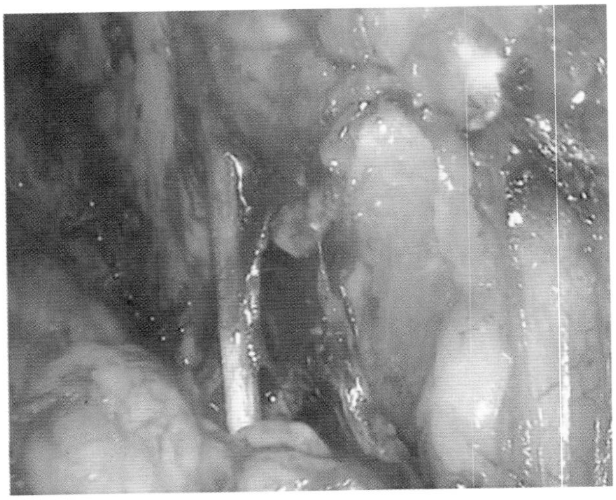

图 4-25-11 清除闭孔淋巴结

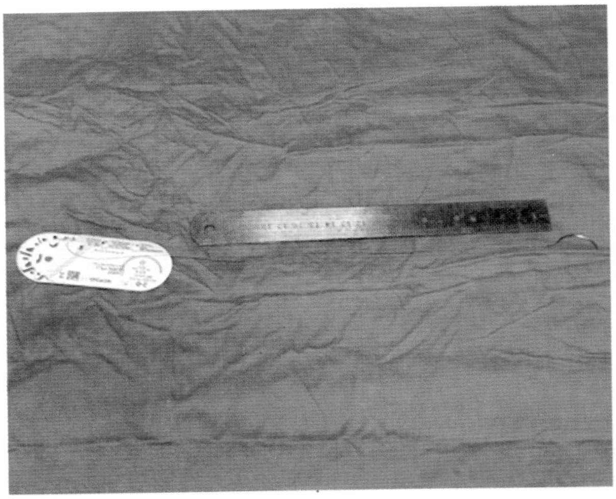

图 4-25-12 缝合阴茎背深静脉复合体的缝线

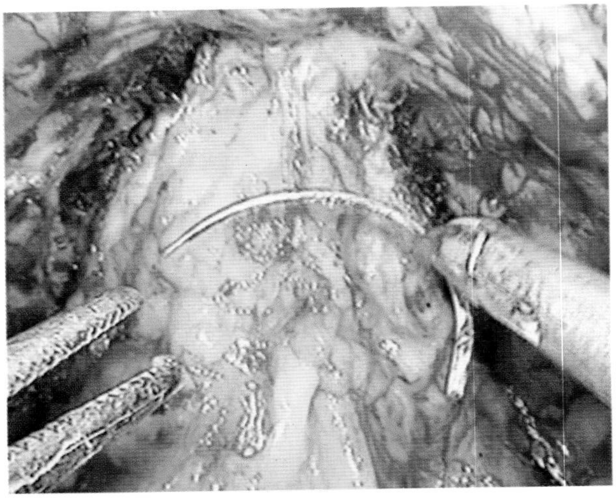

图 4-25-13 缝合阴茎背深静脉复合体的持针方法

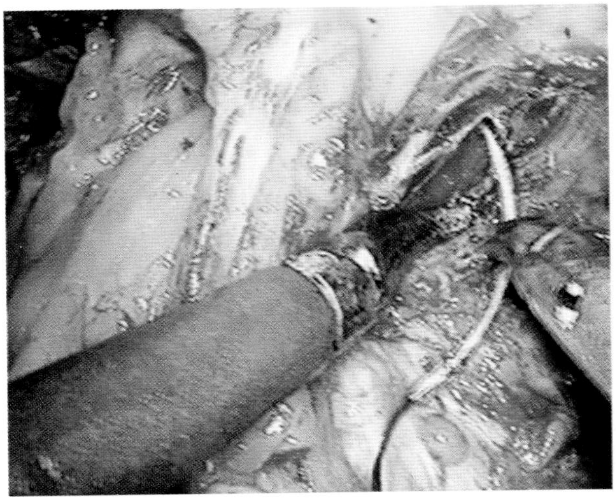

图 4-25-14 缝合阴茎背深静脉复合体的进针角度

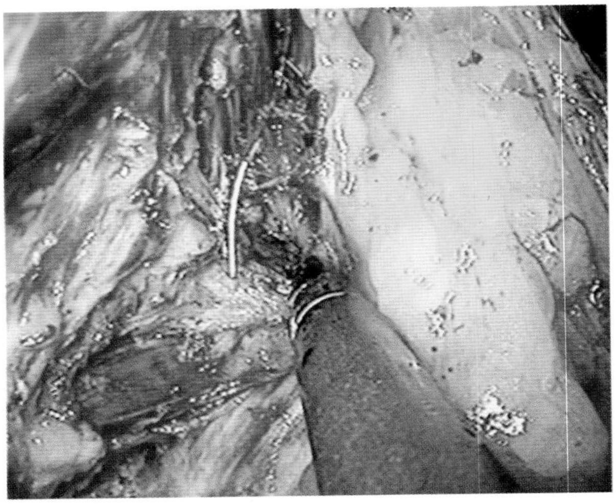

图 4-25-15 缝合阴茎背深静脉复合体的出针角度

5. 离断膀胱颈 牵拉尿管或牵拉膀胱壁能明显看到前列腺与膀胱的交界处，用超声刀紧贴前列腺轮廓，顺着膀胱颈肌纤维与前列腺之间分离，在前列腺部尿道两侧游离至尿管下方（图 4-25-17），在膀胱颈远端 1cm 切开前列腺部尿道（这样可以保留少量膀胱颈部尿道，改善术后控尿功能，但前列腺基底部肿瘤者应切除膀胱颈）（图 4-25-18）。将尿管提到膀胱外（图 4-25-19），用掰直的肝针从耻骨上（图 4-25-20）经皮垂直刺入手术野（图 4-25-21），针穿过尿管末端侧孔（图 4-25-22），再从腹壁垂直穿出（图 4-25-23、图 4-25-24），在体外提紧线用弯钳夹住，牵拉尿管，紧贴龟头用弯钳夹住（图 4-25-25），以抬高前列腺底部。紧贴前列腺切开膀胱颈两侧及后壁，使前列腺与膀胱完全分离（图 4-25-26）。顺前列腺与膀胱后壁之间向下分离即可看到输精管（图 4-25-27）。

6. 游离精囊与前列腺背侧 术者左手钳夹提起右侧输精管，注意用力适度，否则用力过大会拉断输精管，右手用超声刀锐性分离输精管周围，用超声刀切断输精管伴随血管（图 4-25-28），输精管右侧即精囊，精囊位于输精管末端的外上方，切断输精管（图 4-25-29）；用抓钳提起右侧精囊，超声刀紧贴精囊分离，精囊的外下方是精囊蒂（图 4-25-30），精准夹住血管，用超声刀慢档切断，也可上 Hem-o-lok 后切断。同样的方法处理左侧精囊。助手用弯钳提起双侧输精管和精囊，暴露其下方的 Denonvillier 筋膜（图 4-25-31），紧贴前列腺用超声刀切开 Denonvillier 筋膜，可见黄色疏松组织即直肠前脂肪，钝性结合锐性分离狄氏间隙至前列腺尖部，使前列腺后侧面与直肠分离。做前列腺癌根治术早期可放入一纱布条作为标记，便于识别解剖层次。

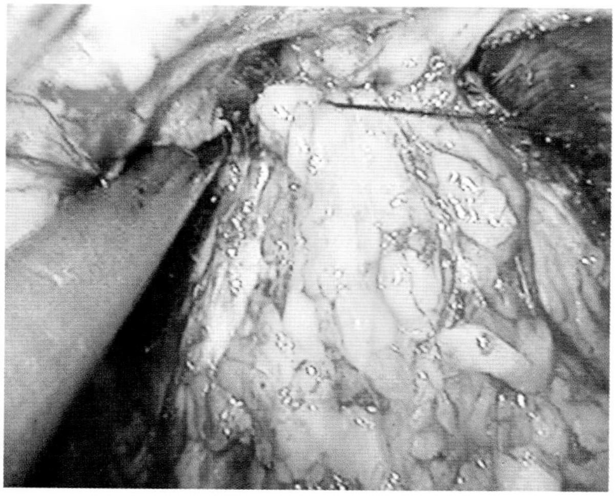

图 4-25-16 缝合阴茎背深静脉复合体并打结

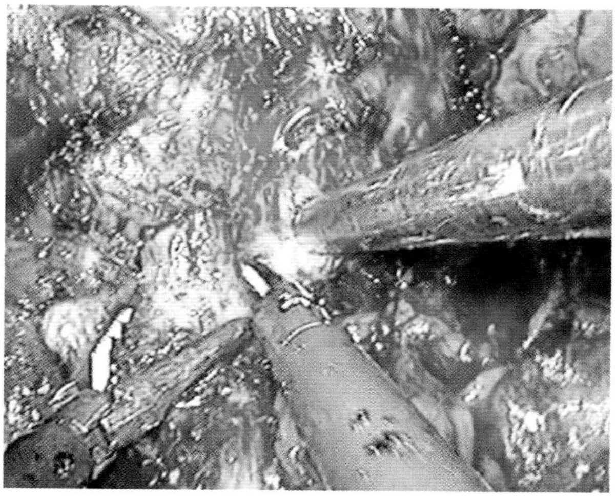

图 4-25-17 在前列腺部尿道两侧游离至尿管

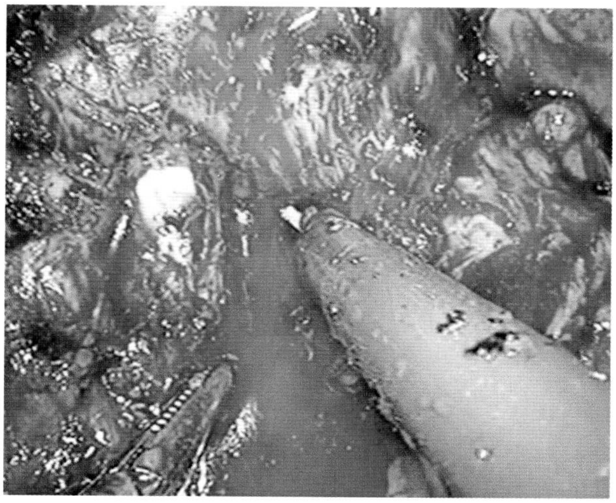

图 4-25-18 切开前列腺部尿道下方

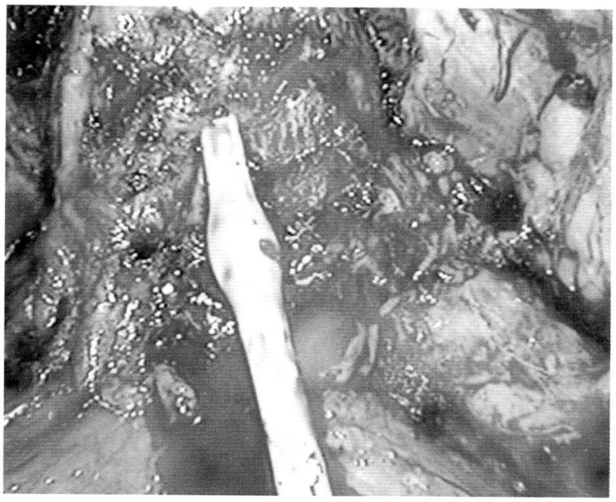

图 4-25-19 将尿管提到膀胱

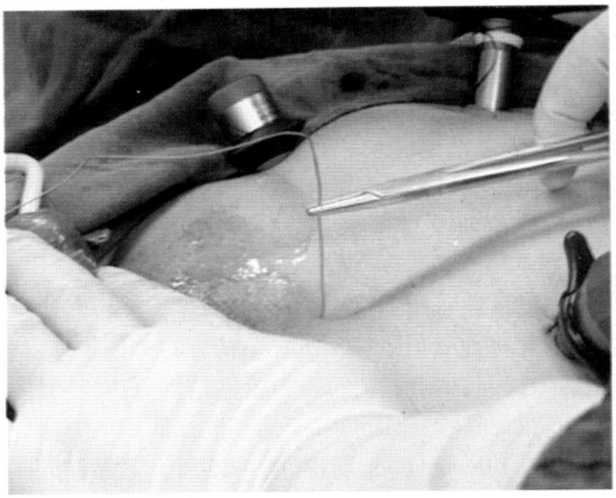

图 4-25-20 用掰直的肝针从趾骨上经皮垂直刺入手术野

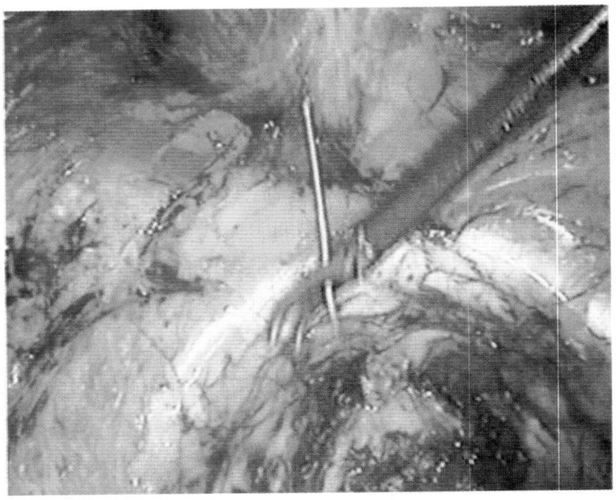

图 4-25-21 用掰直的肝针从趾骨上经皮垂直刺入手术野

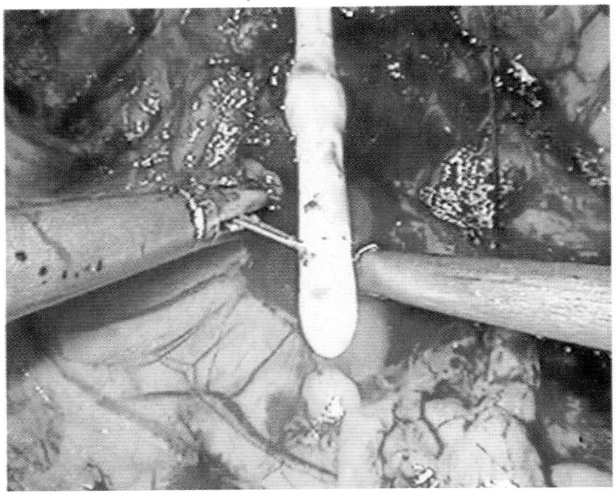

图 4-25-22 针穿过尿管末端侧孔

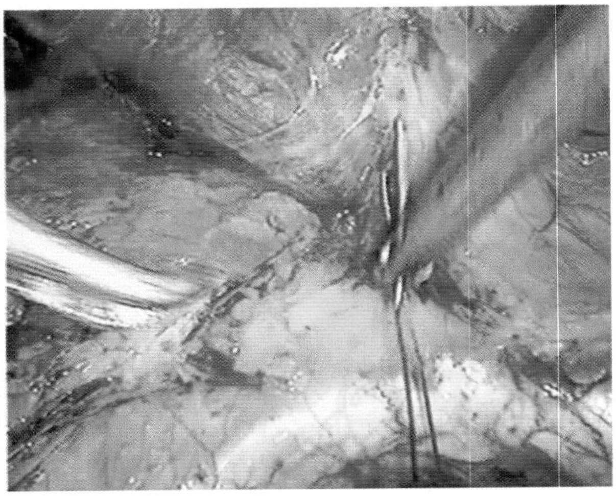

图 4-25-23 肝针从腹壁垂直穿出

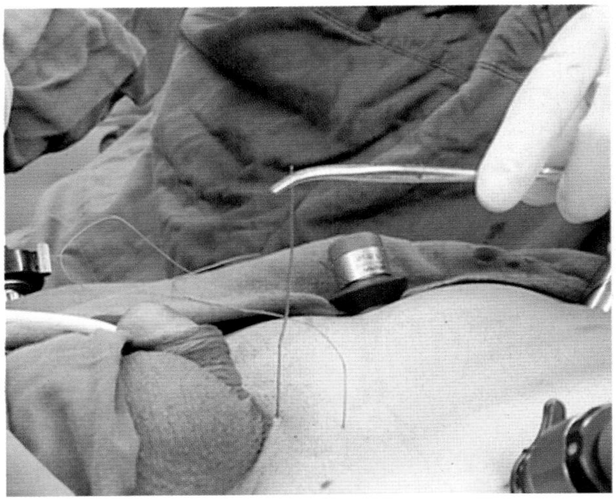

图 4-25-24 肝针从腹壁垂直穿出

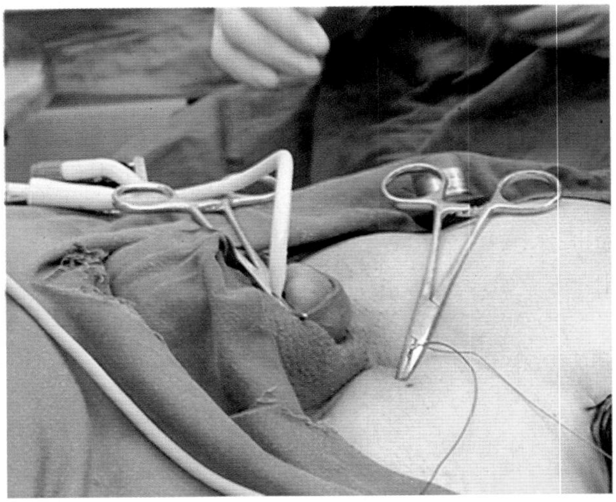

图 4-25-25 紧贴龟头用弯钳夹住线

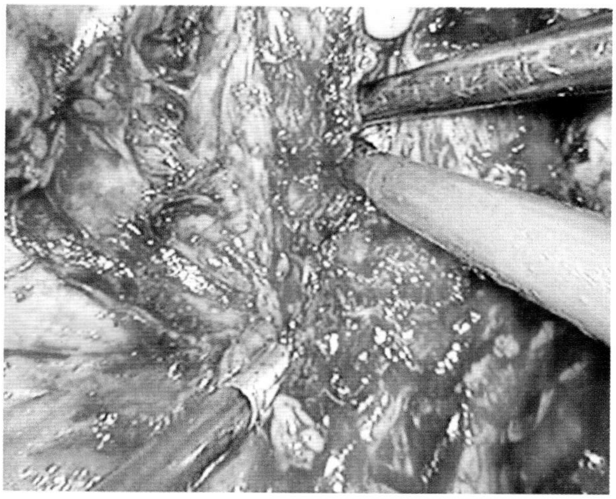

图 4-25-26　切开膀胱颈后壁

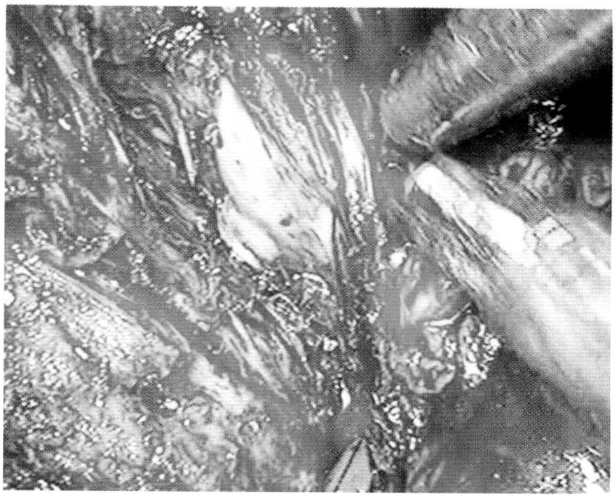

图 4-25-27　在前列腺与膀胱后壁间继续向下分离可见输精管和精囊

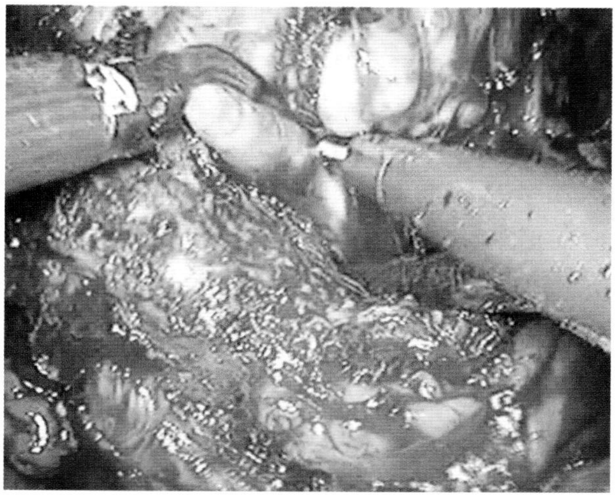

图 4-25-28　提起输精管，其外侧可见精囊

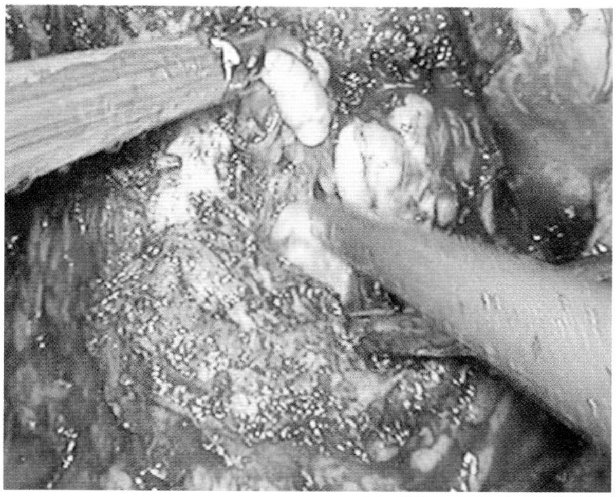

图 4-25-29　切断输精管

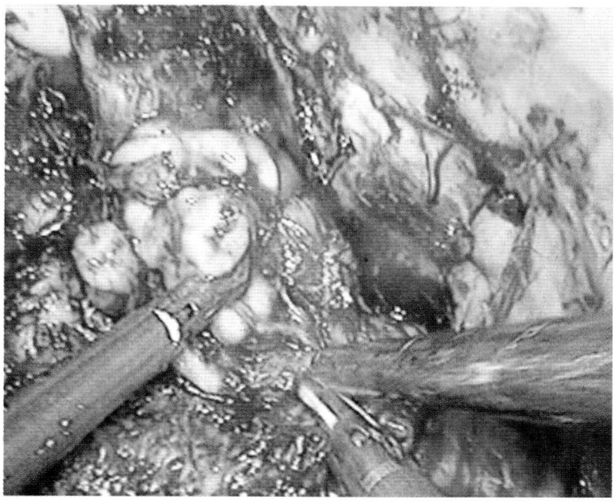

图 4-25-30　精囊外侧的精囊蒂

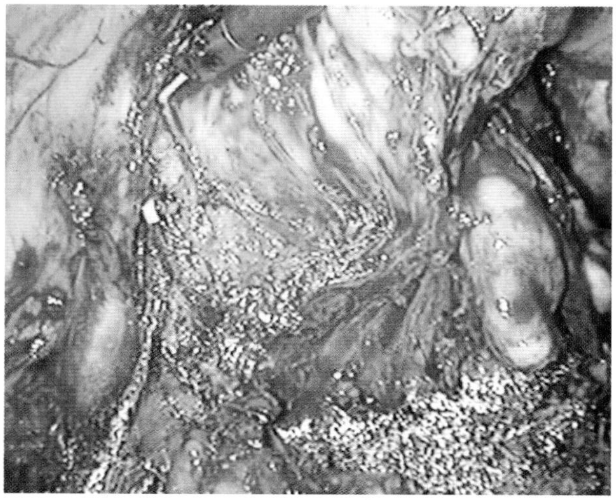

图 4-25-31　暴露 Denonvillier 筋膜

7. 处理前列腺侧后韧带（前列腺蒂）和切断尿道 顺精囊向右外分离，可看到白色前列腺包膜，分离至5点处，从前列腺右侧1点处剪开盆筋膜、前列腺筋膜至白色光滑的前列腺包膜（图4-25-32），在包膜与筋膜间分离至5点，用Hem-o-lok夹闭5点处前列腺蒂，在蒂远端剪刀剪断（图4-25-33），若前列腺表面出血，可用双极电凝止血，沿此间隙游离至前列腺尖，紧贴前列腺尖部分离前列腺尖的尿道（图4-25-34），紧贴前列腺尖部以远，尿道外括约肌以近0.5～1cm切开尿道前壁（图4-25-35），看到尿管，向远端拉尿管，使尿管尖与切开的尿道远端平齐（图4-25-36），然后提起前列腺切开尿道的两侧及后壁，此处尿道后壁与直肠紧邻（图4-25-37）。将前列腺完整切除后装入标本袋，收紧袋口线，线从左侧腹直肌旁穿刺器引出，取出穿刺器重新插入，使标本袋线位于组织与穿刺器之间，牵拉固定于腹壁（图4-25-38）。

8. 膀胱颈口与尿道吻合重建 选用3-0的5/8薇乔线连续全层缝合膀胱颈与尿道，线取约25cm长，末端打结，结与针之间夹一个Hem-o-lok（图4-25-39），插入18号尿道探子，从3点开始，先从膀胱外侧进针，再缝合尿道（图4-25-40、图4-25-41、图4-25-42），顺时针连续缝至7点，后壁一般缝合4针，然后拉紧线（图4-25-43），取出探子，插入18号双腔尿管（图4-25-44），连续顺时针缝合至2点（图4-25-45、图4-25-46），牵拉收紧3点处线尾，一般都能拉出2～3cm线（图4-25-47），可以减少漏尿发

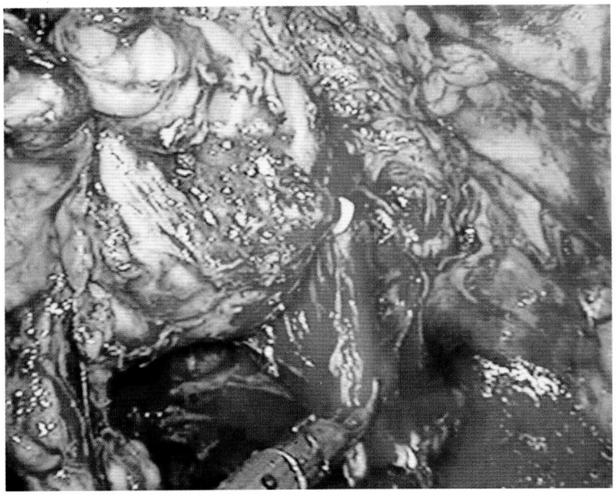

图4-25-32 剪开盆筋膜、前列腺筋膜至白色的前列腺包膜

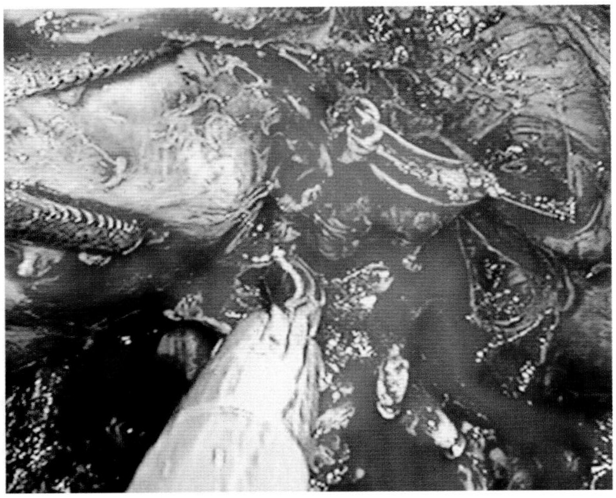

图4-25-33 用Hem-o-lok夹闭5点处前列腺蒂

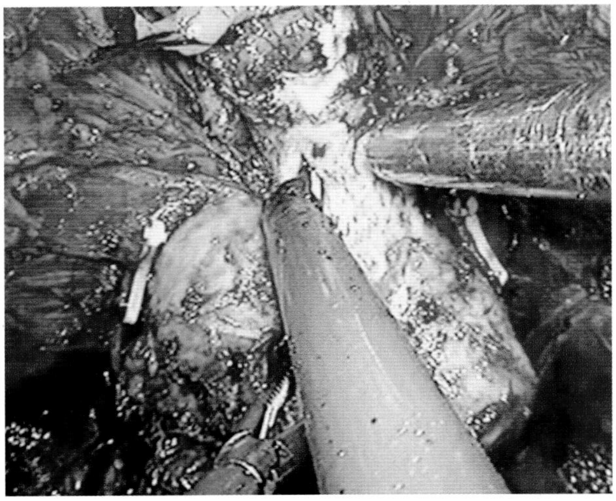

图4-25-34 紧贴前列腺尖部分离尿道

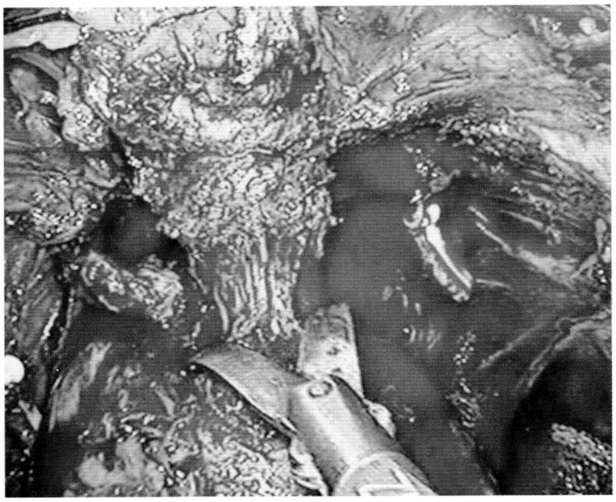

图4-25-35 切开尿道前壁

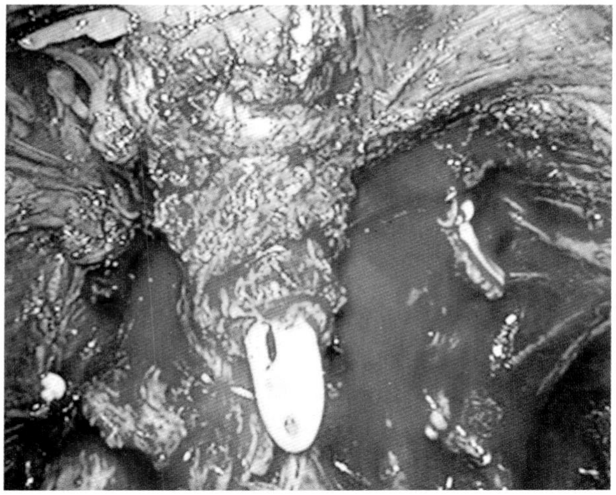
图 4-25-36　向外拉尿管至尿道远端

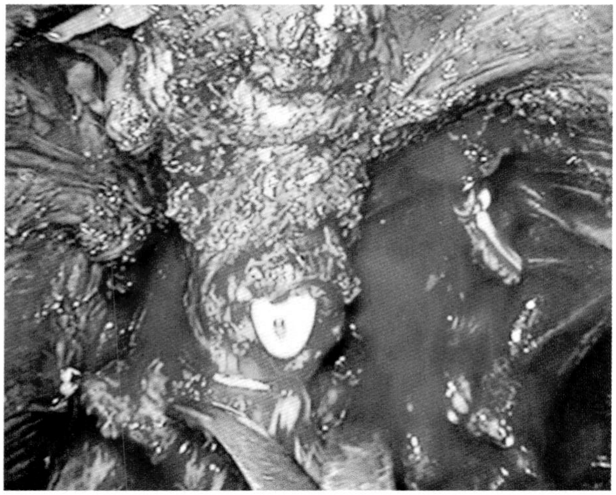
图 4-25-37　剪断尿道后壁

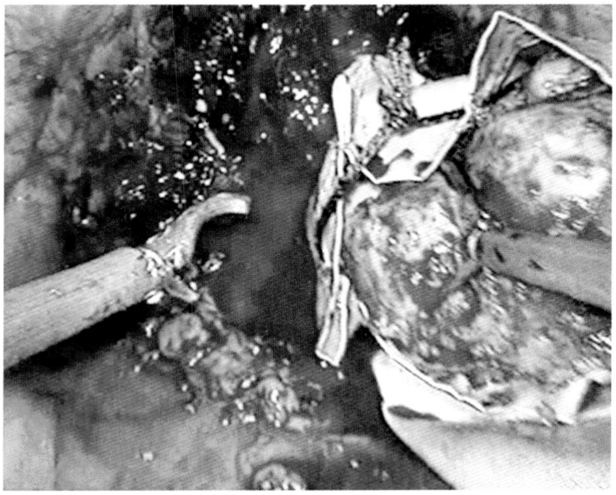
图 4-25-38　将前列腺标本装入标本袋

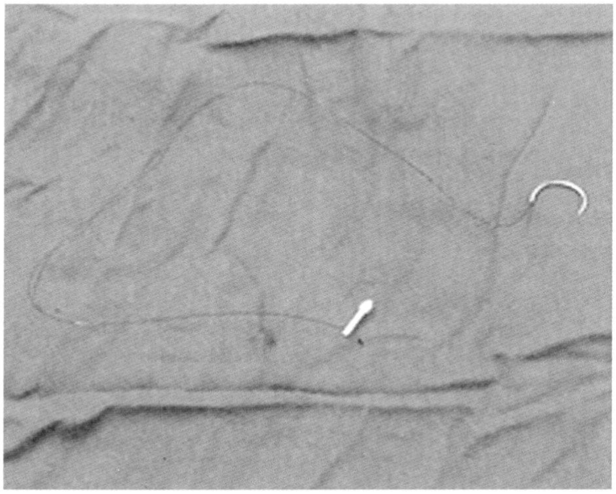
图 4-25-39　选用 3-0 薇乔线全层缝合膀胱颈与尿道内口，结与针之间夹一个 Hem-o-lok

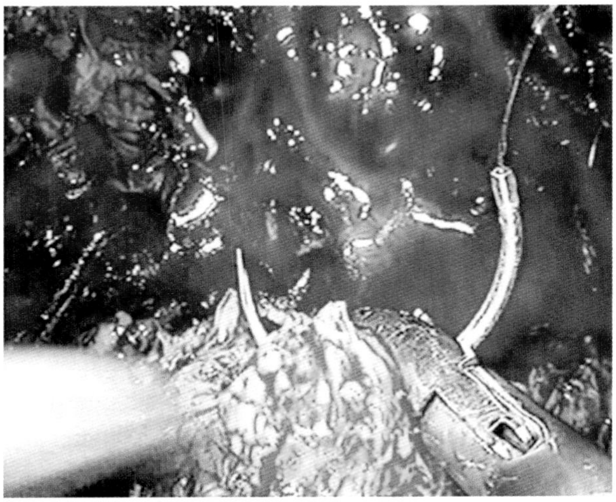
图 4-25-40　缝合膀胱颈与尿道内口

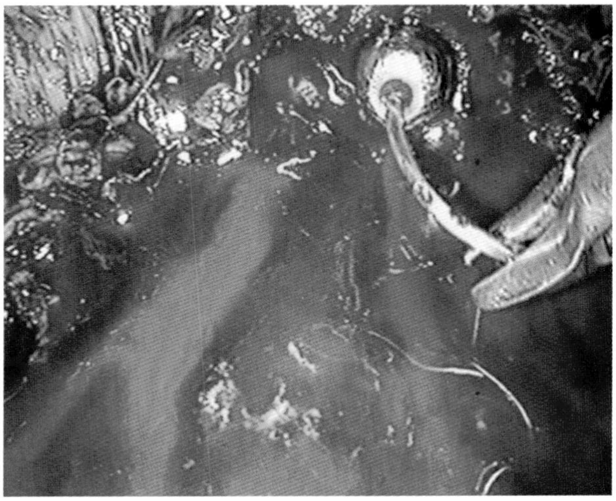
图 4-25-41　缝合膀胱颈与尿道内口

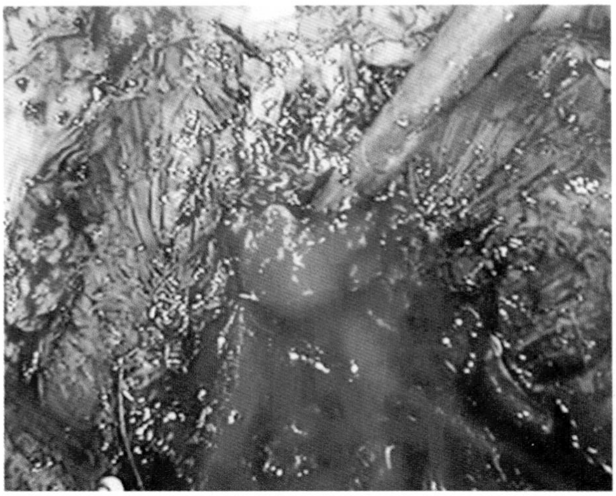

图 4-25-42 缝合膀胱颈与尿道内口

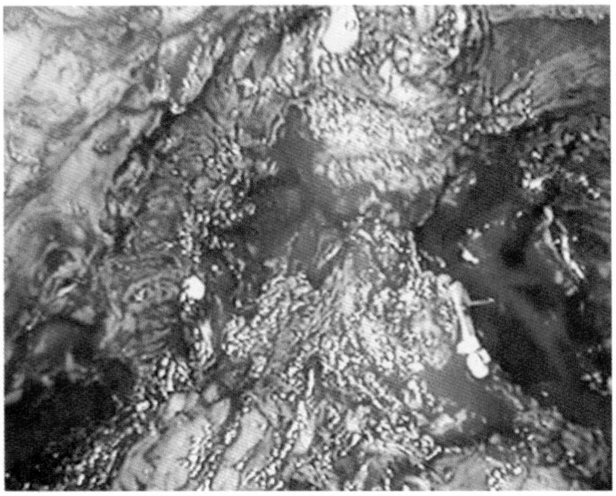

图 4-25-43 缝合 4 针后拉紧缝线

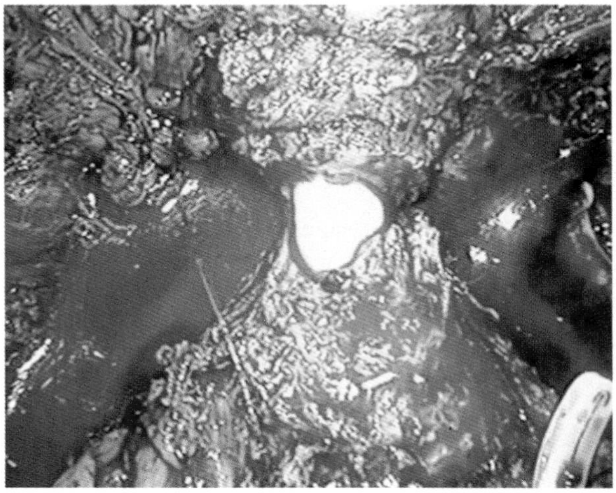

图 4-25-44 插入 18 号双腔尿管

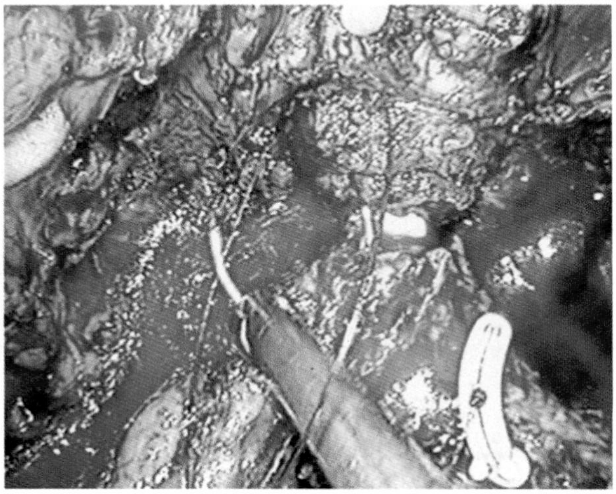

图 4-25-45 继续顺时针缝合膀胱颈与尿道内口

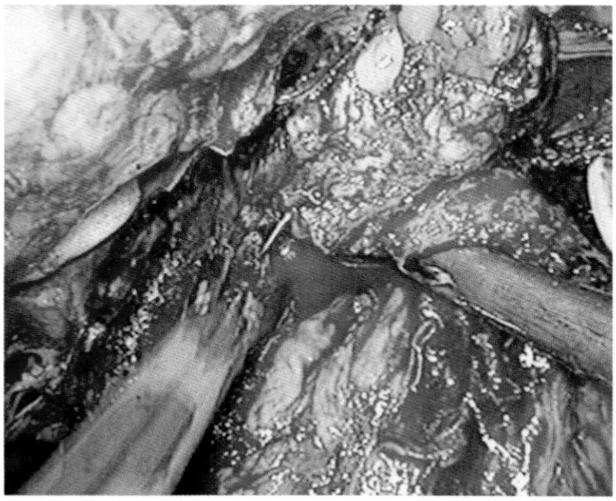

图 4-25-46 继续顺时针缝合膀胱颈与尿道内口

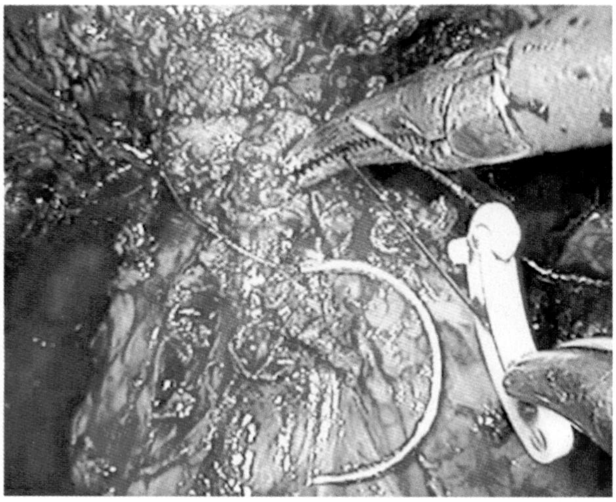

图 4-25-47 牵拉尾线

生率,用超声刀切去线上 Hem-o-lok(图 4-25-48)或剪除 Hem-o-lok 及线结(线尾较长时),线头与线尾打结(图 4-25-49)。向膀胱内注水 150ml,检查有无渗漏(图 4-25-50),如有渗漏,在渗漏处补缝至无渗漏;气囊内注入盐水 20ml,从右侧腹直肌旁 Trocar 插入盆腔引流管,左手的钳子夹住引流管,拔出右侧腹直肌旁 Trocar。取出脐下 Trocar,拆除缝线,提出标本袋线,牵出标本袋。

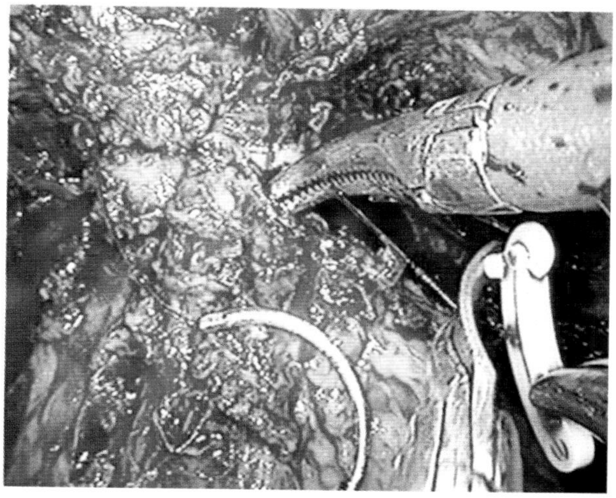

图 4-25-48 剪刀剪去 Hem-o-lok

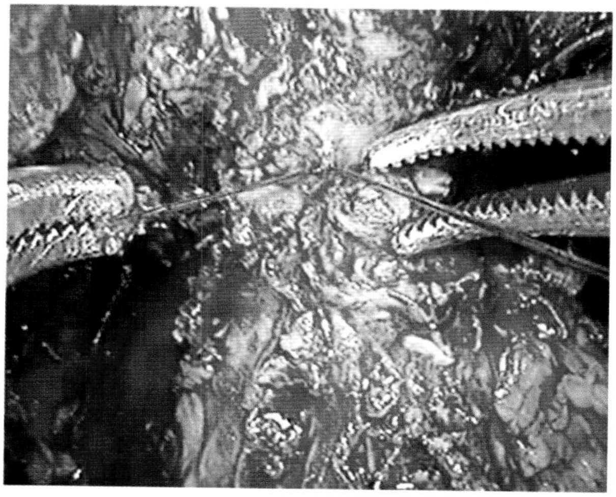

图 4-25-49 线头与线尾打结

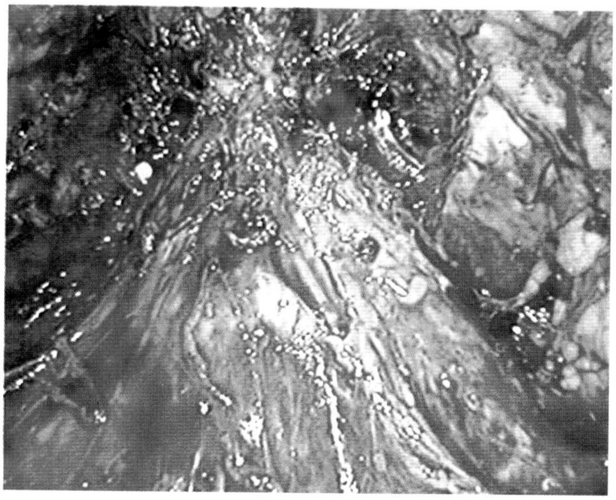

图 4-25-50 膀胱内注水检查有无渗漏

(三) 经腹腔途径手术步骤

腹腔镜前列腺癌根治术有腹膜外途径和经腹途径两种,经腹途径又分 Monstouris 和 Cleveland 方法,Cleveland 的方法虽然是经腹途径,除先游离膀胱前壁以外,其他步骤同腹膜外途径。如果患者体形肥胖,选择腹膜外途径较适合。

1. Monstouris 方法

(1) 穿刺器位置:一般穿刺 5 个点(图 4-25-51),第一点为脐下缘,先于脐下缘第一点处作一个 4cm 的弧形切口,切开各层组织入腹腔,应选择脐部逐层切开,直视下放入直径 10mm 的穿刺器,缝合切口并固定穿刺器,注入气体使腹腔压力达 20mmHg,避免插入穿刺器过程损伤肠管,放入腹腔镜,于左右侧腹直肌旁脐下 3cm 在腹腔镜引导下穿刺分别放入 12mm、10mm 穿刺器,在髂前上棘内上方 3cm 分别穿入 2 个 5mm 穿刺器,固定穿刺器在合适位置;气腹压降至 12mmHg。

(2) 分离输精管、精囊及狄氏间隙:于 Douglas 窝处剪开腹膜(图 4-25-52),紧贴膀胱分离即可找到输精管,术者左手钳夹提起输精管,注意用力适度,否则会拉断输精管,右手用超声刀锐性分离至精囊(图 4-25-53),精囊位于输精管末端的外上方,助手用吸引器和弯钳向下压肠管;如果寻找输精管有困难,可沿内环口内下方寻找,切开内环口下方腹膜,可见白色管状物即为输精管;另一种方法:在输精管跨过髂外动脉处找到输精管。同样的方法寻找对侧输精管。用抓钳提起左侧精囊,超声刀紧贴精囊分离(图 4-25-54),同样的方法游离右侧精囊。提起两侧精囊,紧贴精囊剪开或用超声刀切开 Denonvillier 筋膜,可见疏松组织即直肠前脂肪,钝性结合锐性分离狄氏间隙至前列腺尖部,使前列腺后侧面与直肠分离,进入前列腺直肠间隙(图 4-25-55)。

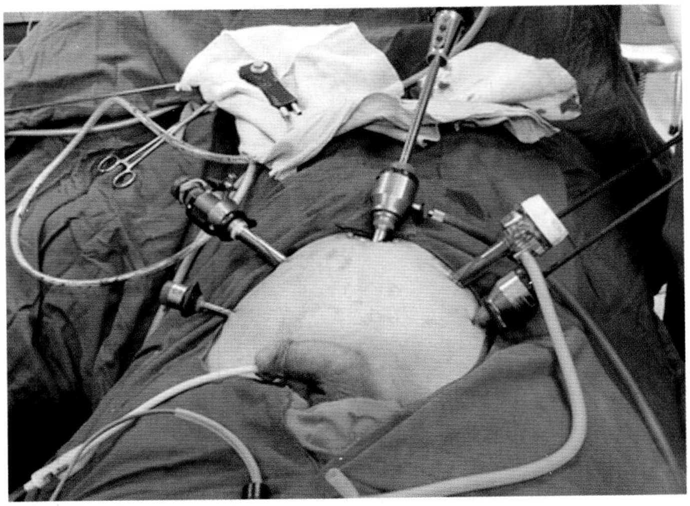

图 4-25-51　五个穿刺器的位置

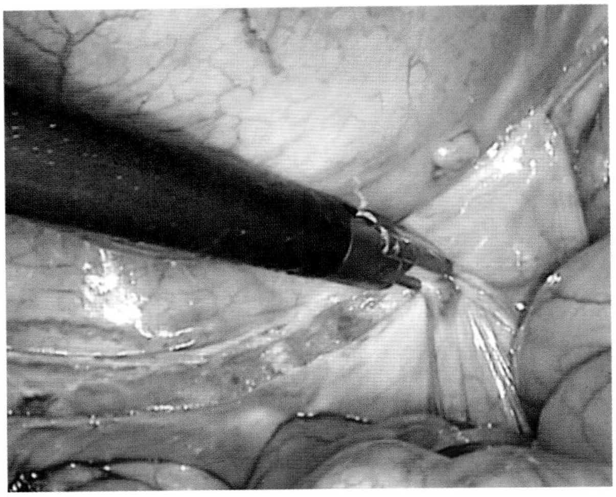

图 4-25-52　于 Douglas 窝处剪开腹膜

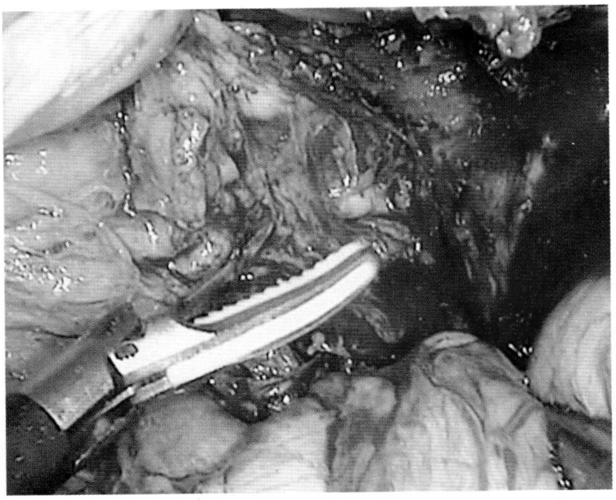

图 4-25-53　提起输精管分离至精囊

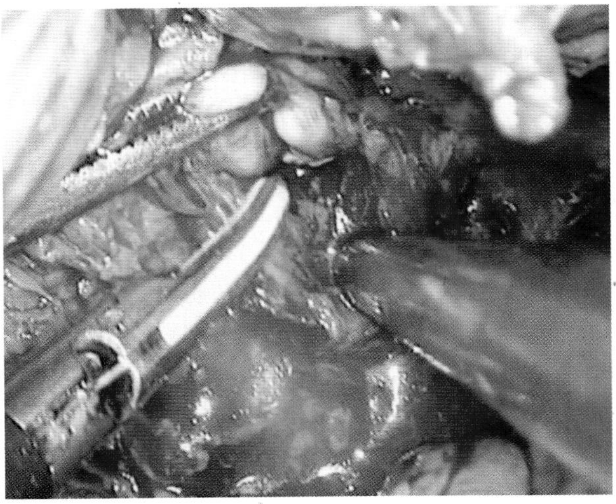

图 4-25-54　提起精囊，超声刀紧贴精囊分离

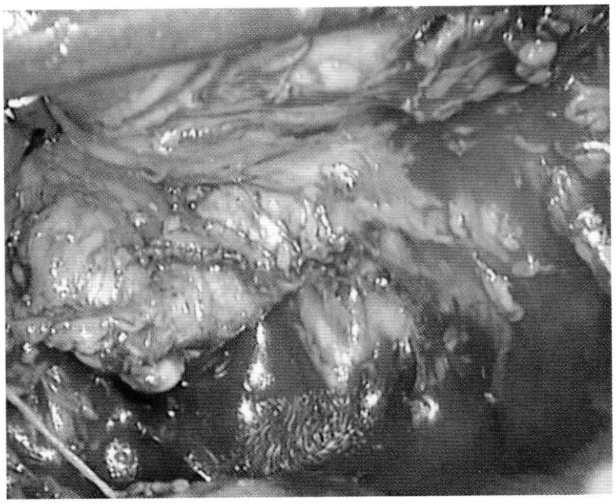

图 4-25-55　用超声刀打开狄氏筋膜可见直肠前脂肪

（3）游离膀胱前间隙：将30°腹腔镜旋转180°，视野移至前腹壁，膀胱内注入100ml生理盐水，使之适度充盈，可帮助显示膀胱轮廓及其前方的腹膜返折，可以看到脐正中襞（内为脐正中韧带）及其两侧的脐外侧襞（内为脐外侧韧带），切断脐正中韧带、脐外侧韧带及腹膜返折（图4-25-56），与两侧已切开的腹膜会合。向远端分离膀胱前间隙（图4-25-57），显露盆筋膜和耻骨前列腺悬韧带，剪断部分悬韧带，利于缝合背静脉复合体。如果患者间隙脂肪组织较多，可以切除多余的脂肪组织，有利于解剖层次的判断。这部分操作区域组织较疏松，层次感较好，也可以用电钩代替超声刀操作，提高分离的效率。

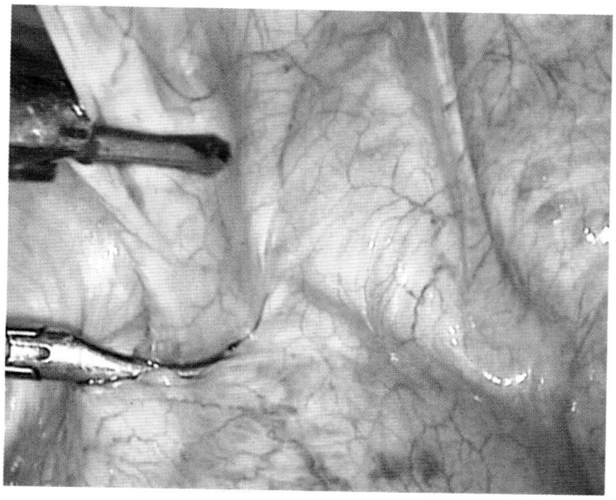

图4-25-56 切断脐正中韧带，进入膀胱前间隙

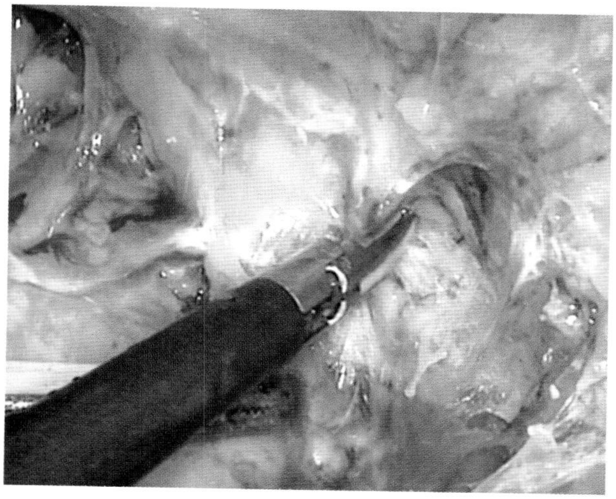

图4-25-57 向远端分离膀胱前间隙

（4）切开盆筋膜：同耻骨后前列腺癌根治术。

（5）处理阴茎背深静脉复合体：同耻骨后前列腺癌根治术。

（6）离断膀胱颈，横断尿道，膀胱颈口与尿道吻合重建：同耻骨后前列腺癌根治术。

2. Cleveland法 经腹腔途径，先暴露耻骨后间隙，其他步骤同腹膜外途径。

四、术后处理

1. 常规应用抗菌药物。

2. 术后无漏尿，尿管保留1周后拔除；如有漏尿，可尿管上绑一纱布并轻轻牵拉尿管，一般漏尿即停止。3～5天后去除牵拉，大部分患者无漏尿；如仍有漏尿，继续牵拉。停止尿漏后7天拔除尿管。

3. 耻骨后引流管在连续3天每天引流量少于20ml的情况下，可以拔除。

4. 术后4周首次测定前列腺特异性抗原（PSA），并结合病理情况以决定是否需要进一步的辅助治疗。

5. 术后病理切缘阳性者，其标准治疗尚存争议，常用的辅助治疗方式包括等待观察、放疗、辅助内分泌治疗以及联合治疗。

（1）等待观察：可减少治疗并发症，避免过度治疗，但也可能延误治疗，一般仅推荐低危患者、局灶或单部位阳性者使用。

（2）放疗：前列腺癌根治术后辅助放疗适用于根治术后高危患者，包括肿瘤包膜外侵犯、精囊侵犯、盆腔淋巴结转移以及切缘阳性。放疗又分为术后恢复控尿后早期进行的辅助放疗（adjuvant radiotherapy，ART）和生化复发后给予的挽救性放疗（salvage radiotherapy，SRT）。研究发现辅助放疗可能过度治疗，对于超过30%～50%的患者是不需要的；但是挽救性放疗可能会延误治疗，使高达90%可能存在微转移但并无临床复发的患者无法根治。近期三项大型前瞻性随机对照研究（EORTC 22911、

SWOG 8794 和德国 ARO 96-02/AUO AP 09/95）的结论是对于 pT_3 pN_0期患者且伴有切缘阳性、包膜切开和（或）精囊侵犯、术后 PSA 水平<0. 1ng/ml 者，有两种放疗方案可供选择：在控尿功能恢复后对前列腺床进行辅助放疗；或随访至生化或局部复发但 PSA<0. 5ng/ml 时进行挽救性放疗。目前大多数文献认为二者疗效相当。Johnstone 等研究发现具有盆腔淋巴结转移、精囊侵犯，以及 Gleason 评分≥8 分者出现远处转移的机会较高，因此辅助放疗更适合于切缘阳性且不伴上述高危因素的患者。

（3） 辅助内分泌治疗：前列腺癌根治术后辅助内分泌治疗的目的在于消灭切缘残余病灶，消灭残余的转移淋巴结和微小转移灶，从而提高患者长期存活率。目前主要适应证包括根治术后切缘阳性，盆腔淋巴结转移，术后病理证实为 T_3期（pT_3）或≤T_2期伴高危因素患者（Gleason>7，PSA>20ng/ml）。

（4） 联合治疗：一部分高危的前列腺癌根治术患者可能存在无法检测的微转移灶，因此单用辅助放疗并不能完全解决问题。而内分泌治疗是一种全身治疗手段，两者联合后理论上能使患者生化和临床复发的危险性降至最低。但联合治疗的效果尚存争议，一项系统性回顾研究证实，由于研究设计等统计学上的缺陷，根据目前研究尚不足以得出明确结论。目前唯一一项得到初步结论的前瞻性随机对照研究 RTOG 9601 证实联合治疗组显著改善了无 PSA 进展率（57% *vs* 40%，$P<0.0001$），降低了前列腺癌转移率（7. 4% *vs* 12. 6%，$P<0.04$）且没有明显的放疗副作用。尚需进一步随访以了解能否提高总体生存率。目前尚有数项针对联合治疗的前瞻性随机对照研究正在进行中，期望有一个明确的结论。

针对某一个具体患者，到底应该选择上述何种方案，一方面需要进一步的研究以获得更明确的答案，另一方面应考虑到患者的倾向性，最好能够多学科会诊，以获得最佳的个体化治疗方案。

五、术中并发症及处理

（一） 术中出血的预防和处理

由于盆腔静脉相互交通成网状，故在术中措施不当容易大出血。预防及处理措施：①从耻骨后向前列腺尖游离过程中，清除前列腺腹侧和悬韧带周围脂肪，避免切开盆筋膜时误伤血管。②切开盆筋膜处首选耻骨前列腺韧带旁的盆筋膜裂孔，顺此裂孔向下向上切开盆筋膜；若无裂隙，顺盆筋膜与肛提肌交界处切开盆筋膜，间隙恰当时沿前列腺筋膜和肛提肌筋膜之间的无血管区切开，稍偏向肛提肌亦可，切进前列腺筋膜下有丰富的血管，容易引起出血；如果损伤前列腺表面血管，用双极电凝即可止血。③前列腺尖部尿道侧方游离满意时，可看到背静脉复合体与尿道之间的浅沟。缝合阴茎背静脉复合体时，应沿此沟进针，进针过浅缝进复合体内会出血，过深会缝到尿道或尿管。出血时可在更深的正确平面再进针，“8”字缝合即可止血。怀疑缝合过深时应牵拉尿管证实其未被缝住。④在切耻骨前列腺悬韧带或缝合背深静脉复合体时，一旦阴茎背深静脉复合体明显出血，可用双极电凝止血；如果效果不好，不可用双极电凝反复止血，否则易造成术后尿失禁；双极电凝难于止血时，可提高气腹压至 20mmHg 止血或小块纱布压迫止血，切下前列腺后再局部缝合背深静脉复合体。

（二） 直肠损伤

直肠损伤最常见于游离前列腺尖部后方时，其次见于游离精囊时。主要有两种原因：后方粘连或分离层次不清，伤及直肠，一般术中可见直肠破口；超声刀或电刀热损伤，当时一般无破口，术后一周内因肠壁坏死出现肠瘘，表现为①发热；②尿液和引流液黄色浑浊、有粪渣或气体；③经尿管或引流管注入亚甲蓝液，由肛门流出蓝色液体；④肛门指检有时可触及瘘口。笔者行腹腔镜前列腺癌根治术 500 余例，损伤直肠 5 例，3 例术中发现，2 例术后发现。其中 4 例发生于前列腺尖部，1 例发生于游离精囊时。2 例术后出现肛门漏尿，瘘口距离肛门为 3cm 左右，应为游离前列腺尖部时损伤。总结原因为前列腺癌分期较晚，前列腺与直肠之间粘连较重，分离此间隙时损伤直肠。

预防措施：①经验不足时尽量选择低危、中危前列腺癌患者做根治术。②影像学检查前列腺癌侵及直肠、直肠指检前列腺质地坚硬且与直肠壁固定时不做根治术。③尽量紧贴精囊分离前列腺背侧，切开狄氏筋膜时，紧贴前列腺分开直肠与前列腺之间的间隙，可见直肠前脂肪，过分深入直肠下即损伤直肠。必要时可用剪刀锐性分离，避免过度使用超声刀或者双极电凝在直肠前壁止血。尽量游离至前列腺尖部。④切断前列腺侧韧带时找准层次，贴近前列腺游离。⑤在前列腺尖部离断尿道时，先剪开尿道前壁和两侧壁，由于尿道后壁紧邻直肠，下压尿道探子远端，使近心端尿道抬高，让尿道后壁尽量离开直肠，助手用器械将尿道和直肠间间隙分开并稍下压直肠，使尿道后壁外缘与直肠间有明显的层次，然后剪断尿道后壁。⑥如果直肠表面有明显出血，可用纱布压迫止血或缝扎止血，或用钛夹夹闭止血；创面小的渗血不处理，膀胱颈与尿道吻合后可起到压迫止血的作用。⑦在做前列腺癌根治术早期，可在分离狄氏间隙后，在此间隙中留置一块纱布，作为标记，有助于在切断前列腺尖部尿道时，避免损伤直肠。

直肠损伤的处理：①术中发现直肠损伤：分离前列腺背侧时切开直肠，暂时不修补，等前列腺完全切下以后，将前列腺移开前列腺窝，手术野开阔时再行修补，连续缝合直肠壁 2 层；术后禁食水，插入肛管或扩肛。笔者术中发现 3 例直肠损伤中，术中修补缝合 2 层，术后无尿瘘。②术后发现直肠损伤：肛门漏尿量<100ml，先禁食 1 周，插入肛管或扩肛，部分患者可自愈；若漏尿量较大，做降结肠造瘘，半年后修补尿瘘，成功后还纳降结肠。

（三） 输尿管口损伤

紧贴前列腺底部横断膀胱颈，避免膀胱颈口过大，过大有可能伤及输尿管口；中叶肥大时，紧贴中叶下缘与膀胱交界处切开膀胱颈，避免损伤输尿管口；在吻合时注意看清膀胱黏膜及输尿管口位置，不要缝上输尿管口，避免其损伤。输尿管口位置不易辨认时可静脉注射亚甲蓝辅助判断输尿管口位置。术后早期发现输尿管口损伤时，可再次缝合；也可先行患侧肾造瘘，待拔除尿管后再行输尿管镜手术处理输尿管损伤。

（四） 尿失禁

70%的患者术后 3 个月内发生一过性尿失禁，这是该手术最常见的并发症，多数患者 3～6 个月后逐渐恢复，少数 1 年内恢复。尿控主要与尿控复合体有关。控尿复合体主要包括四部分：①肌肉：包括膀胱颈处的内括约肌和前列腺尖部尿道的外括约肌，后者又包括外层的横纹肌和内层的平滑肌。②控尿神经：支配尿道横纹肌的神经为阴部神经的盆内支等，是阴部神经的分支，于前列腺尖部以远 0.3～1.1cm 尿道两侧 5 点和 7 点处进入尿道外括约肌。此处于术中如游离太远或反复电凝时损伤，可造成较严重的尿失禁。支配尿道外括约肌中的平滑肌和尿道黏膜的自主神经走行于神经血管束，所以保留神经血管束不仅对保留性功能起作用，对维持尿控特别是术后早期的良好尿控也有一定的作用。③支持结构：前方和侧方包括耻骨前列腺韧带和盆筋膜，后方包括狄氏筋膜、膀胱颈后唇和狄氏筋膜间的连接等。术中这些支持结构都受到不同程度的破坏，相同情况下破坏较少的筋膜内切除法尿控较好，恢复更快。④另外尿道和膀胱颈的血供、黏膜的丰盈性对控尿也有一定的作用。

保护控尿也主要通过保护控尿复合体的上述四个部分来实现。在游离前列腺尖部时，钝性推开肛提肌，避免损伤尿道外括约肌复合体；在离断前列腺尖部的尿道时，应在保证前列腺切缘阴性的前提下紧贴前列腺尖部离断尿道，尽量保留尿道和外括约肌长度，有 3 个意义：①可避免损伤尿道外括约肌复合体；②尿道长有利于控尿；③避免损伤支配外括约肌中横纹肌的控尿神经和 NVB。在保证切缘阴性的前提下紧贴前列腺切断膀胱颈，保留膀胱内括约肌，即保留膀胱颈法可以减少尿失禁的发生。在完整切除肿瘤的同时尽量保留神经血管束，不要破坏支配外括约肌横纹肌的阴部神经盆内支。保留或重建支持结构。前方重建：保留或仅部分切开耻骨前列腺韧带，膀胱颈前方与阴茎背静脉复合体的重建，筋膜内切除或侧方盆筋膜的重建等。后方重建：狄氏筋膜连续性的恢复，膀胱颈后唇和狄氏筋膜间连接的恢复等。前方重建和后方重建已在机器人辅助前列腺癌根治术中广泛应用，并被证实有助于控尿功能的恢复，在腹腔镜前列腺癌根治术中也可进行类似的操作。注意保护吻合口的血供。

前列腺癌根治术后尿失禁的治疗：包括非手术疗法和手术疗法。前者包括盆底肌功能训练和肾上腺素能 α 受体激动剂药物等。后者包括尿道黏膜下注射、吊带术或人工括约肌术。具体可咨询尿控专科医师。

（五）性功能障碍

为了保留患者的性功能，术中应注意保护神经血管束。游离前列腺侧后缘时，提起精囊，紧贴前列腺剪开前列腺侧后韧带，用钛夹夹闭出血点，减少或避免热游离，可以保护神经血管束。在部分早期低危病例中，可以在前列腺筋膜与前列腺包膜之间分离行筋膜内切除，以便更好地保留 NVB。目前已不是简单地将手术分为保留神经血管束或不保留神经血管束，而是根据肿瘤情况行单侧神经血管束的保留、部分保留或完全切除。一般认为筋膜内法可完全保留神经血管束、筋膜间法可部分保留神经血管束、筋膜外法则不保留神经血管束。Patel 等又根据机器人辅助前列腺癌根治术的方法，将神经血管束的保留分为 0 至超过 95% 的 5 级。

多项研究证实，前列腺癌根治术后勃起功能的恢复与患者手术时的年龄密切相关。对于年龄低于 50 岁的患者，术后勃起功能恢复率可达到 61% ～100% 。对于年龄在 50 ～70 岁的患者，勃起功能恢复率降至 70% ～85% ，其中对于行单侧保留神经手术的患者，恢复率为 47% ～58% ，而对于双侧保留者为 44% ～90% 。对于年龄大于 70 岁的患者，勃起功能恢复率降至更低，为 0 ～51% 。

（马潞林　王国良　张帆）

参考文献

1. 郭应禄. 前列腺增生及前列腺癌[M]. 北京：人民卫生出版社，1998：267-288.
2. 梅骅. 泌尿外科临床解剖学[M]. 济南：山东科学技术出版社，1998：342-377.
3. Kundu SD，Roehl KA，Eggener SE，et al. Potency，continence and complications in 3477 consecutive radical retropubic prostatectomies[J]. J Urol，2004，172：2227-2231.
4. Lowe BA. Preservation of the anterior urethral ligamentous attachments in maintaining post-prostatectomy urinary continence：a comparative study.
5. Poore RE，Schatloff O，Chauhan S，et al. Anatomic grading of nerve sparing during robot-assisted radical prostatectomy[J]. Eur J Urol，2012，61：796-802.
6. Ruckle HC，Zincke H. Potency-Sparing radical retropubic prostatectomy：a simplified anatomical approach[J]. J Urol，1995，153：1875.
7. Klein EA. Early Continence after radical prostatectomy[J]. J Urol，1992，148：92-95.
8. Lowe BA. Comparison of bladder neck preservation to bladder neck resection in maintaining post Prostatectomy urinary continence[J]. Urology，1996，48：889-893.
9. Guillonneau B，Cathelineau X，Doublet JD，et al. Laparoscopic radical prostatectomy：assessment after 550 procedu res[J]. Crit Rev Oncol Hematol，2002，43：123-133.

第二十六节　腹腔镜盆腔淋巴结清扫术

盆腔淋巴结清扫术在泌尿外科主要用于评估前列腺癌和膀胱癌的病理分期。目前常用的术式包括：①常规盆腔淋巴结清扫术，范围包括闭孔、髂内、髂外血管周围淋巴组织；②扩大盆腔淋巴结清扫术，清扫范围在常规盆腔淋巴结清扫术范围的基础上加上髂总淋巴结、骶前淋巴结以及腹主动脉分叉以下淋巴组织清扫；③局限性盆腔淋巴结清扫术，清扫范围包括前侧：髂外静脉的后缘；后侧：闭孔神经；头侧：髂外和髂内静脉汇合处；尾侧：耻骨韧带的髂耻分支；内侧：脐内侧襞；外侧：盆腔侧壁肌群；④改良的盆腔淋巴结清扫术，清扫髂内和闭孔淋巴结。目前观点认为，对膀胱癌需行常规或扩大的盆腔淋巴结清扫术，对前列腺癌一般只需行局限或改良的盆腔淋巴结清扫术。

腹腔镜盆腔淋巴结切除术广泛用于前列腺癌、膀胱癌等的分期诊断，具有创伤小、安全可靠、术后并发症少的优点。腹腔镜盆腔淋巴结清扫术可经腹腔或腹膜外途径。

一、手术适应证

1. 前列腺癌的分期诊断 传统的指标包括:①PSA>20ng/ml 或 CT 或 MRI 提示侵犯盆腔淋巴结;②判断临床分期;③或作为前列腺癌手术治疗的一个步骤。

2. 膀胱癌行根治性切除时,要求同时行常规或扩大淋巴结清扫,清扫的淋巴结数目与预后明显相关,术前影像诊断有淋巴转移者行淋巴结清扫仍有意义。

二、术前准备

1. 术前进行全身和泌尿系统的检查评估,了解各重要脏器的功能状况及肿瘤的临床分期,有无全身或局部的转移。

2. 术前 3 天口服抗生素行肠道准备,静脉补充营养。术前晚及次日晨清洁灌肠。术前常规备血。留置胃肠减压管及尿管。

3. 术前 2 小时预防性应用抗生素。

三、手术步骤

1. 麻醉、患者体位 气管内插管全麻,患者仰卧位,臀部垫高 10cm,头部降低 15°。

2. 气腹制备和套管放置 采用五点穿刺法:第 1 穿刺点(A),脐下或脐上边缘,切开法进入腹腔,插入直径 12mm 套管,充入 CO_2,压力 15mmHg,放置 15°腹腔镜,在直视下放置其他 4 个套管。第 2(B)、3(C)穿刺点分别在左右腹直肌旁、脐下 2 ~ 3cm 位置,第 4(D)、5(E)穿刺点在左右髂前上棘内上方 2 ~ 3cm 处。第 2、3 穿刺点插入 12mm 套管,其余的为 5mm 套管。手术者经左侧第 2、4 套管操作。第一助手左手扶镜,右手经第 3 套管操作,第二助手经第 5 套管操作。

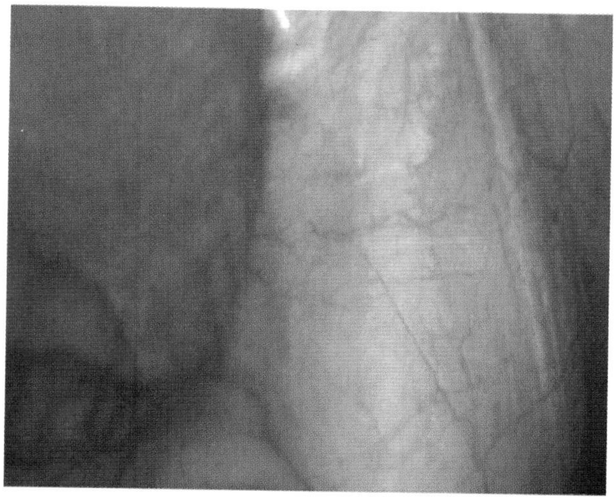

图 4-26-1 辨认腹腔内解剖标志

3. 手术过程

(1) 检查腹腔内情况,辨认膀胱脐尿管侧韧带、结肠、髂血管、精索血管、输尿管及内环等解剖标志(图 4-26-1)。

(2) 沿髂外动脉表面剪开后腹膜及髂血管鞘,远端至血管穿出腹壁处,近端至左右髂总动脉分叉位置(图 4-26-2)。

(3) 用超声刀切断跨过髂外动脉位置的输精管(在女性为子宫圆韧带),从远端到近端清除髂外动脉前面及上、外、后方的淋巴组织(图 4-26-3)。

(4) 同时在髂外动脉的内下方找到髂外静脉,沿髂外静脉内下缘小心游离找到骨盆内侧壁。用吸引管钝性分离找到闭孔神经及闭孔动脉、静脉,用 Hem-o-lok 夹闭并切断闭孔动、静脉,注意保护闭孔神经(图 4-26-4)。

(5) 用超声刀分离髂内外血管分叉处及闭孔神经周围淋巴脂肪组织,继续沿右髂总动脉向上游离至左右髂总动脉分叉处,清除右髂总血管周围及分叉下方的淋巴组织(图 4-26-5)。较粗大淋巴管应予结扎,以减少术后淋巴漏的发生。用相同的方法行左侧盆腔淋巴清扫。

(6) 术野彻底止血,检查无出血时,逐个拔出操作器械及工作套管,缝合或创可贴封闭皮肤切口。必要时可置盆腔引流管 1 根。

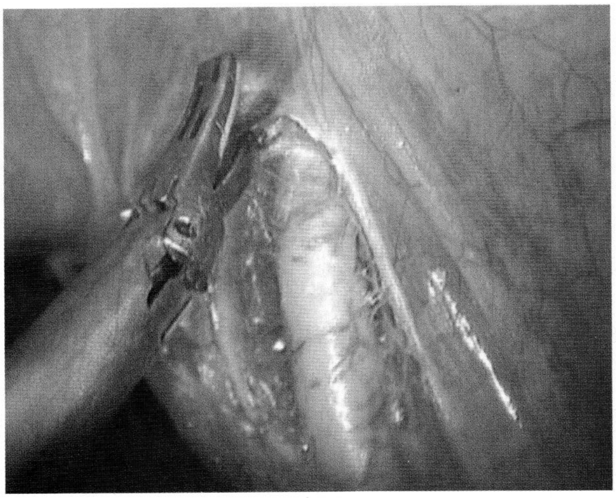

图 4-26-2 剪开后腹膜及髂血管鞘

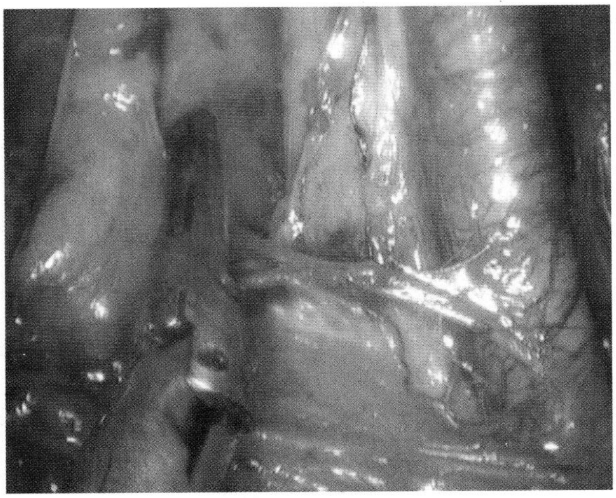

图 4-26-3 切断输精管或子宫圆韧带，清除髂外动脉周围淋巴组织

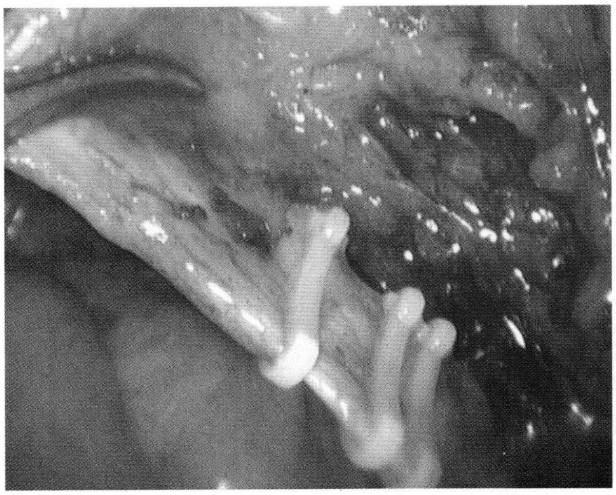

图 4-26-4 游离并切断闭孔动脉及静脉，保护闭孔神经

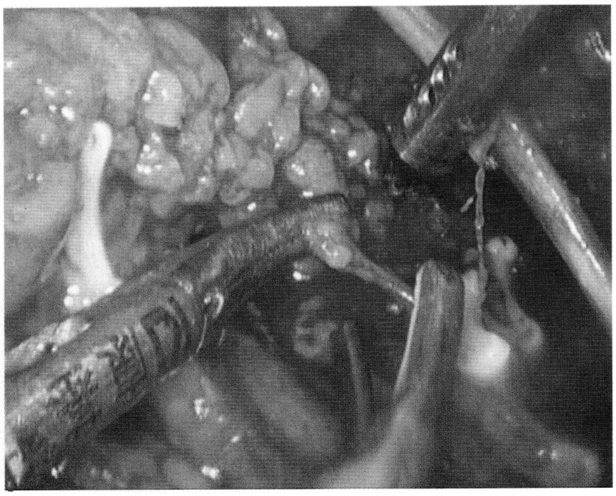

图 4-26-5 清除髂总血管周围及分叉下方的淋巴组织

四、术中并发症及处理

除一般腹腔镜并发症外，较常见的并发症有：

1. 血管损伤 由于分离时损伤血管引起，必要时中转开放手术。
2. 肠穿孔 多由于电灼伤肠管引起，可对症治疗，必要时中转开放手术。
3. 闭孔神经损伤 多为电灼伤引起，可导致单侧下肢内收障碍，一般 3 个月左右可自行恢复。

五、术后处理

1. 平卧 6～8 小时，次日可下床活动，进流质或半流饮食。
2. 按常规观察全身情况，注意观察有否腹部体征。
3. 观察盆腔引流管引流量，如 24 小时引流量少于 50ml 可考虑拔管。
4. 给予抗生素 2～3 天预防感染。

（袁建林 秦军）

参考文献

1. Eden CG, Zacharakis E, Bott S. The learning curve for laparoscopic extended pelvic lymphadenectomy for intermediate- and high-risk prostate cancer: implications for compliance with existing guidelines[J]. BJU Int, 2013, 112(3): 346-354.
2. Silberstein JL, Vickers AJ, Power NE, et al. Pelvic lymph node dissection for patients with elevated risk of lymph node nvasion during radical prostatectomy: comparison of open, laparoscopic and robot-assisted procedures[J]. J Endourol, 2012, 26(6): 748-753.
3. Touijer K, Fuenzalida RP, Rabbani F, et al. Extending the indications and anatomical limits of pelvic lymph node dissection for prostate cancer: improved staging or increased morbidity[J]? BJU Int, 2011, 108(3): 372-377.
4. Hellawell G, Ramírez-Backhaus M, Rabenalt R, et al. Prostatic biopsy undergrading: the feasibility of secondary laparoscopic pelvic lymphadenectomy[J]. Urol Int, 2010, 85(2): 139-142.
5. von Bodman C, Godoy G, Chade DC, et al. Predicting biochemical recurrence-free survival for patients with positive pelvic lymph nodes at radical prostatectomy[J]. J Urol, 2010, 184(1): 143-148.
6. Eden CG, Arora A, Rouse P. Extended vs standard pelvic lymphadenectomy during laparoscopic radical prostatectomy for intermediate-and high-risk prostate cancer[J]. BJU Int, 2010, 106(4): 537-542.
7. Shao P, Meng X, Li J, et al. Laparoscopic extended pelvic lymph node dissection during radical cystectomy: technique and clinical outcomes[J]. BJU Int, 2011, 108(1): 124-128.
8. Kaouk JH, Goel RK, White MA, et al. Laparoendoscopic single-site radical cystectomy and pelvic lymph node dissection: initial experience and 2-year follow-up[J]. Urology, 2010, 76(4): 857-861.

第二十七节　腹腔镜精囊切除术

精囊切除术主要应用于结核和血吸虫病引起的精囊包块、精囊脓肿和盆腔器官肿瘤的根治性手术中，如膀胱癌、前列腺癌、尿道癌或直肠癌的根治性治疗中。腹腔镜精囊切除术入路有经腹腔入路和经腹膜外入路两种。经腹腔入路通过切开膀胱后方腹膜直接到达精囊部位，进而将精囊自膀胱和前列腺周围游离切除，手术视野显露好，能仔细控制血管。而经腹膜外入路需要切开膀胱颈和前列腺基底间的潜在间隙，然后才能到达精囊。

一、手术适应证

腹腔镜精囊切除术主要应用于腹腔镜根治性前列腺切除术和腹腔镜根治性膀胱前列腺切除术中，是上述手术的常规步骤之一。其他适应证包括精囊的慢性炎症经保守治疗长期无好转、射精管阻塞、精囊囊性扩张、输尿管异位开口于精囊以及小的、较局限的精囊肿瘤。

二、术前准备

精囊慢性炎症者需术前应用抗生素；精囊切除术作为腹腔镜根治性前列腺切除术和腹腔镜根治性膀胱前列腺切除术中的常规步骤时，手术准备参加相关章节。

三、手术器械

常规腹腔镜器械包括腹腔镜操作通道、抓钳、剪刀、电钩、超声刀、施夹器等。根据术者习惯决定。

四、手术步骤

1. 仰卧呈头低脚高位。腹腔镜根治性前列腺切除术可以经腹腔或腹膜外途径。单纯精囊切除多采用经腹腔途径。

2. 手术操作时气腹压一般不高于 14mmHg。输精管位于腹膜外，离开腹股沟管内环口后立即和精索静脉分开，转向内下，越过髂外血管上方走向膀胱直肠陷凹（道格拉斯窝），很容易识别。在腹股沟管内环口内下 2cm，髂外动脉上方打开后腹膜，分离并横断输精管，再沿输精管尾侧断端切开腹膜至直肠膀胱陷凹，用超声刀切开覆盖膀胱直肠陷凹的腹膜（图 4-27-1）。

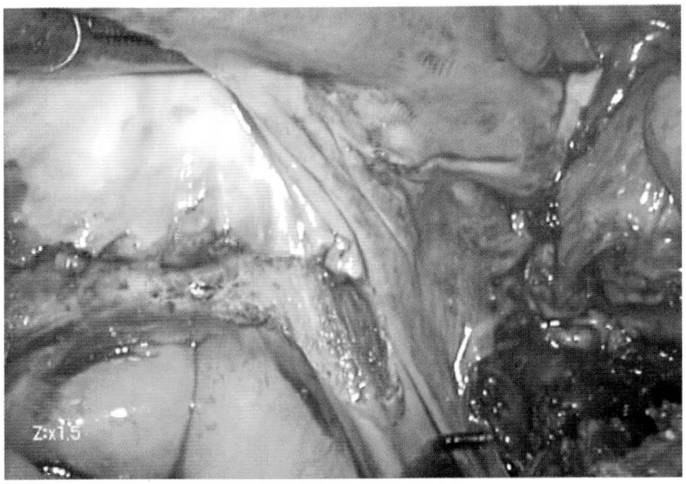

图 4-27-1　切开膀胱直肠陷凹

3. 提起输精管，分离其周围结缔组织，直至精囊。分离过程中注意紧贴精囊表面为相对无血管区，这样既保护了神经血管束，解剖也比较清晰（图 4-27-2）。

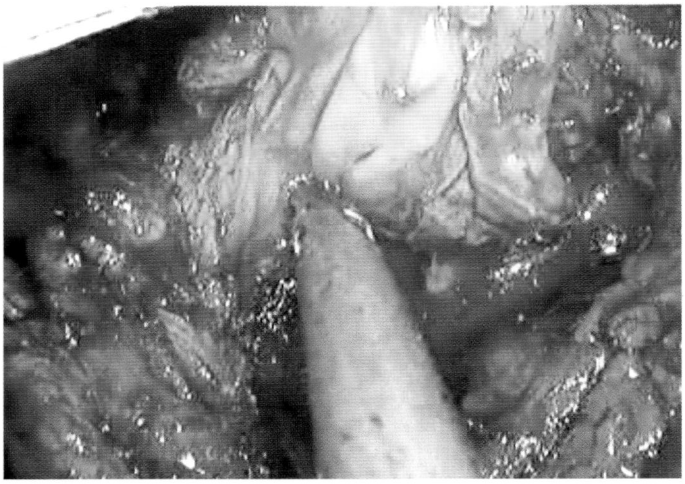

图 4-27-2　注意保护精囊外侧血管神经束

4. 分离两侧输精管至精囊后，在中线位置分离输精管壶腹部、精囊前筋膜及精囊后筋膜，直至其与前列腺后筋膜会合处。精囊前筋膜及精囊后筋膜为 Denonvilliers' 筋膜的组成部分，精囊后筋膜后方为直肠前脂肪及直肠。应用能量器械离断精囊外侧及顶端的血液供应，以防出血（图 4-27-3）。

5. 如果是实施根治性前列腺切除术或根治性膀胱切除术，应该进一步打开精囊后筋膜，将精囊和前列腺或膀胱整块切除。精囊囊肿或扩张的精囊应剥离至与前列腺结合点的下方后离断。对于有生育和性功能要求的患者，在除外恶性病变的情况下，可以单纯剥除精囊，或者切除大部分扩张的精囊，保留少许与输精管相连的精囊壁。

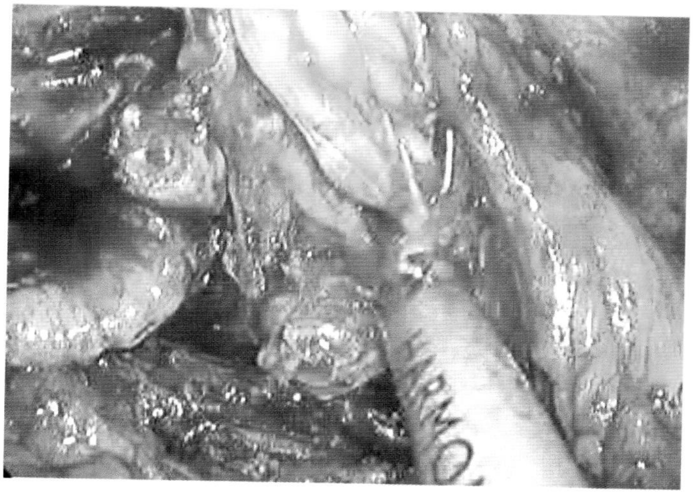

图 4-27-3 精囊顶端血管注意夹闭或用超声刀离断

五、术中注意事项

因可能损伤输尿管，膀胱直肠陷凹腹膜返折切口不可偏高。分离输精管时，注意尽量在精囊后筋膜和精囊之间进行分离，可最大限度防止直肠损伤。精囊与外侧的神经血管束毗邻，此时注意防止神经血管束的热或机械性损伤。精囊顶部有供应的小动脉，注意用钛夹夹闭或用超声刀离断。术中如果发生直肠损伤，需修剪伤口边缘，分两层缝合直肠破损处，手术结束后进行肛门括约肌扩张，留置肛管辅助排气。

六、术后处理

如果术中无直肠及其他肠道损伤，可早期恢复进食。术后引流管在引流量小于 50ml 后可以拔除。如无明显并发症，可准患者术后第 3 天出院。

七、术后并发症及处理

如果术中发生直肠破裂，直肠壁修补，术后持续应用杀灭需氧菌和厌氧菌广谱抗生素，并应用静脉全营养，适当延后进食时间。如果发生膀胱直肠瘘，必要时采取横结肠造瘘旷置直肠。

（朱刚 金滨 吴鹏杰）

参考文献

1. Smith AD, Badlani GH, Preminger GM, et al. Smth's Textbook of Endourology[M]. 3rd edition. USA. Blackwell Publishing Ltd, 2012: 1155.
2. 梅骅. 泌尿外科手术学[M]. 3 版. 北京：人民卫生出版社，2008: 431-435.
3. 郭应禄，李学松. Smith 腔内泌尿外科学[M]. 2 版. 北京：人民卫生出版社，2011: 1077.
4. AI-Ksnfsti A, Gill IS. Difficult Conditions in Laparoscopic Urologic Surgery[M]. USA. Springer London Dordrecht Heidelberg New York, 2011: 199.
5. Walz J, Burnett AL, Costello AJ, et al. A critical analysis of the current knowledge of surgical anatomy related to optimization of cancer control and preservation of continence and erection in candidates for radical prostatectomy[J]. Eur Urol, 2010, 57(2): 179-192.
6. Cherullo EE, Meraney AM, Bernstein, et al. Laparoscopic management of congenital seminal vesicle cysts associated with ipsilateral renal agenesis[J]. J Urol, 2002, 167: 1263-1267.

7. Valla JS, Carfagna L, Tursinin S, et al. Congenital seminal vesicle cyst: prenatal diagnosis and postnatal laparoscopic excision with an attempt to preserve fertility[J]. BJU Int, 2003, 91: 891-892.
8. Selli C, Cavalleri S, De Maria, et al. Robot-assisted removal of a large seminal vesicle cyst with ipsilateral renal agenesis associated with an ectopic ureter and a mullerian cyst of the vas deferens[J]. Urology, 2007, 71: 1226. e5-7.

第二十八节 腹腔镜腹股沟淋巴结清扫术

腹腔镜腹股沟淋巴结清扫术主要应用于阴茎癌及外阴癌等恶性肿瘤的治疗。本节主要以阴茎癌为例来介绍腹腔镜腹股沟淋巴结清扫术。

阴茎癌患者就诊时40%～60%可以触及腹股沟淋巴结肿大，其中约50%腹股沟淋巴结肿大是炎症反应性而不是转移性。在未触及区域淋巴结肿大的患者中，有20%伴有淋巴结转移。在随访中出现的肿大淋巴结几乎100%是转移性的。此外在有腹股沟淋巴结肿大的患者中，20%～30%伴有股深部淋巴结或盆腔淋巴结肿大转移。

切除阴茎癌原发病灶后经过4～6周的抗生素治疗后腹股沟区仍可触及肿大的淋巴结，需要进行区域淋巴结清扫术。因阴茎根部两侧腹股沟淋巴结有淋巴管交通，故一侧淋巴结转移可到对侧。因此术中冰冻切片显示腹股沟单个淋巴结阳性且无转移播散，需要进行双侧的腹股沟淋巴结清扫。对于有≥2个腹股沟淋巴结阳性的患者，还需要行盆腔淋巴结清扫。

传统腹股沟淋巴结清扫术后的并发症高达50%～100%，主要有皮肤感染、皮肤坏死、切口长期不愈、淋巴漏和下肢淋巴水肿等，严重影响手术效果和生活质量。腹腔镜腹股沟淋巴结清扫术是一种新型的手术，不仅能明显降低术后并发症，而且控瘤效果令人满意。

一、手术适应证

1. 切除阴茎癌原发病灶经过4～6周的抗生素治疗后，腹股沟区仍可触及肿大的淋巴结。
2. 腹股沟淋巴结活检证实有癌转移者。
3. 阴茎癌术后随访中新出现的肿大淋巴结者。
4. 阴茎癌为低分化。
5. 阴茎癌G3级及以上。
6. 肿瘤伴有血管及淋巴管浸润。
7. 不能坚持长期随访者。

二、术前准备

肿瘤局部有脓性分泌物者，需清创换药，一天两次，术前三天同时应用抗生素。

三、手术器械

常规器械包括：腹腔镜操作通道、分离钳、抓钳、剪刀、电钩、超声刀、施夹器等。根据术者习惯决定。

四、手术步骤

患者全麻后取仰卧位，双下肢外展45°。术者站立在患者的两腿之间，助手站在患者下肢的外侧，腹腔镜监视器置于患者肩部的两侧。用记号笔将两侧股三角边界标记，此倒三角形的上界是腹股沟韧带，内界为内收肌，外界为缝匠肌，两肌肉相交处为三角的尖部。

1. 第一个操作通道穿刺切口位于股三角顶端下方3～5cm。相当于腹股沟韧带中点垂直向下约

20cm处，尖刀片横行切开皮肤约1cm，提起切口周围皮肤，并用手指在切口周围皮下浅筋膜层（Camper筋膜）作游离，向两侧分离距离最好是5cm以上以便创建手术操作层面。在髂前上棘及外环这两点垂直向下，距第一切口平面以上约6cm处，股三角外侧标志线约3cm处切开皮肤，置入5mm操作通道，股三角内侧标志线外约3cm做切口置入10mm操作通道（图4-28-1）。

2. 置入操作通道后以15mmHg的压力向操作腔隙充入CO_2气体，快速建立操作区，然后将压力调整至5~10mmHg置入30°腹腔镜。

3. 用超声刀在皮下浅筋膜层继续扩大操作空间，从股三角的尖部开始在Camper氏筋膜和Scarpa氏筋膜之间向头侧分离。

4. 超声刀向上游离超过腹股沟韧带，达腹壁浅筋膜。将清扫的上界脂肪组织和淋巴结向下分离。

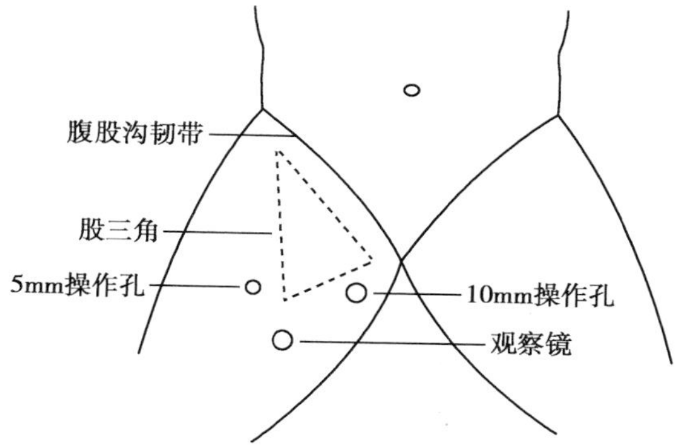

图4-28-1 三个操作通道分布示意图

5. 在腹股沟韧带下方，向下切除股外侧表面脂肪组织，暴露阔筋膜，紧贴阔筋膜表面向下切除皮下组织至耻骨结节下3cm左右，暴露隐静脉裂孔，显示大隐静脉。切开阔筋膜，向左右两侧分离，暴露长收肌和缝匠肌。

6. 清扫内侧为长收肌的内侧。股三角尖部内侧切断远端大隐静脉：分离出大隐静脉及分支并予以结扎或超声刀离断。也可以将大隐静脉结扎离断。清扫外侧为缝匠肌的外侧缘。清扫下界为股三角顶端。

7. 整块清扫移除阔筋膜以上表浅的腹股沟淋巴结的浅组淋巴结和脂肪。

8. 在三角区内打开股管的外鞘，游离出股管内的股动脉和股静脉，在大隐静脉汇入股静脉处夹闭并切除大隐静脉，将股管内的脂肪和淋巴组织清除，即清除腹股沟深组淋巴结和脂肪组织。

9. 从10mm操作通道的穿刺孔将清除的脂肪和淋巴组织取出。

10. 放置引流管并接引流袋，缝合穿刺孔。

五、术中注意事项

1. 如患者合并有下肢静脉曲张，术前应检查该侧下肢深静脉回流情况，如果合并有下肢深静脉阻塞，术中不能行大隐静脉结扎。

2. 转移淋巴结或伴有炎性肿大的淋巴结可能与血管粘连较紧，粗暴的操作会导致大量出血，术中沿正确平面按次序分离是手术成功的关键。

3. 手术过程中注意电凝及多结扎，尤其是大隐静脉周围淋巴管众多，断裂后易引起淋巴漏。因此术中尽可能选择电凝及结扎减少钝性分离及操作，以避免扯断细小淋巴管及血管引起的淋巴漏及出血。

4. 清扫淋巴结时深部应紧贴腹外斜肌筋膜和阔筋膜，浅层应紧贴皮肤，从腹外斜肌表面开始，用超声刀切割，将含有淋巴结、淋巴管、皮下脂肪等的组织从上而下切至腹股沟韧带，外侧至髂前上棘，内侧至耻骨结节，再继续向下切除筋膜表面脂肪组织，暴露阔筋膜，沿阔筋膜表面切开至耻骨结节下3cm左右，逐步分离，暴露隐静脉裂孔，显示大隐静脉。

5. 术毕应在股三角最低点放置引流管，接负压吸引，以充分引流，减少腹股沟区淋巴囊肿和皮下感染的发生。

六、术后处理

1. 术后早期切口用弹力绷带加压包扎，将引流管接负压吸引装置，以利于减少淋巴漏，缩短带引流管的时间以及促进创面愈合。

2. 术后鼓励患者早期下床活动，避免下肢静脉血栓形成。休息时尽量抬高下肢，减轻下肢水肿。

3. 预防切口感染、继发性出血。

4. 术后引流管引流少于20ml/d时拔除引流管。

七、术后并发症及处理

1. 阴囊、下肢淋巴水肿及淋巴漏　术后由于淋巴回流障碍，术后会出现阴囊及下肢水肿，通常在行走及活动后症状明显，也可能会出现长期水肿不退或象皮肿。术后早期切口用弹力绷带加压包扎，尽量抬高下肢，减轻下肢水肿。

2. 下肢静脉血栓　术后鼓励患者早期下床活动，并适当腿部肌肉按摩，减少使用止血药物，可减少下肢静脉血栓发生。

3. 皮肤坏死、皮肤蜂窝织炎及皮肤感染　术中尽可能保存皮肤的血液供给，术后早期切口用弹力绷带加压包扎。术前三天应用抗生素，术后使用抗生素预防伤口感染。

（夏术阶　邵怡）

参考文献

1. Malhotra SM, Rouse RV, Azzi R, et al. Is lymphadenectomy indicated in patients with T1 moderately differentiated penile cancer[J]? Can J Urol, 2009, 16(6): 4895-4899.
2. Sotelo R, Súnchez-Salas R, Carmona O, et al. Endoscopic lymphadenectomy for penile carcinoma[J]. J Endourol, 2007, 21(4): 364-367.
3. Tobias-Machado M, Tavares A, Silva MN, et al. Can video endoscopic inguinal lymphadenectomy achieve a lower morbidity than open lymph node dissection in penile cancer patients[J]? J Endourol, 2008, 22(8): 1687-1691.
4. Master VA, Jafri SM, Moses KA, et al. Minimally invasive inguinal lymphadenectomy via endoscopic groin dissection: comprehensive assessment of immediate and long-term complications[J]. J Urol, 2012, 188(4): 1176-1180.
5. Master V, Ogan K, Kooby D, et al. Leg endoscopic groin lymphadenectomy (LEG procedure): step-by-step approach to a straightforward technique[J]. Eur Urol, 2009, 56(5): 821-828.
6. Delman KA, Kooby DA, Rizzo M, et al. Initial experience with videoscopic inguinal lymphadenectomy[J]. Ann Surg Oncol, 2011, 18(4): 977-982.
7. 张大宏. 经腹腔入路泌尿外科腹腔镜手术操作技巧[M]. 北京：人民卫生出版社，2012：104-108.
8. 周学鲁，张继峰. 腹腔镜腹股沟淋巴结清扫术在阴茎癌治疗中的研究进展[J]. 中国微创外科杂志，2012，11：1048-1050.
9. 徐法仁，梁铁军，张大宏. 腔镜下阴茎癌双侧腹股沟淋巴结清扫术14例报告[J]. 中国微创外科杂志，2013，03：271-274.
10. 张杰秀，张炜(小)，宋日进，张炜(大). 腹腔镜下阴茎癌腹股沟淋巴结清扫术1例报道[J]. 南京医科大学学报(自然科学版)，2010，09：1375-1376.

第二十九节　单孔腹腔镜手术

随着患者对术后美容学效果期望的提高、腹腔镜手术技术和经验的增加以及相关设备的改善，外科医生们的不断努力，在不影响治疗效果的前提下，以进一步改善美容学结果。这些因素促成了单孔多通道系统和腹腔镜手术相关技术的发展，使得我们可以通过单切口实施腹腔镜手术。单孔腹腔镜手术是在标准腹腔镜手术的基础上发展起来的，是腹腔镜不断微创化发展的产物。

单孔腹腔镜手术指通过一个可以在术后整形恢复的皮肤切口来完成所有手术操作的手术。起初关于单孔腹腔镜手术有许多名称，在2008年，为避免名词方面的混淆，相关多学科达成一致，确立了

一个普遍接受的名称,命名为单孔腹腔镜手术(Laparo-endoscopic single site surgery,LESS),经脐的单孔腹腔镜手术命名为 U-LESS。也有泌尿外科医生应用机器人来辅助实施这种手术,被称为机器人-LESS(R-LESS)。

文献报道中也有将加辅助操作通道完成的手术称为 LESS,但与纯粹由单切口完成的 LESS 相比较,这种手术是否属于 LESS,尚存在争议。

作为标准腹腔镜手术的延伸,LESS 的目标是减少患者的术后不适、缩短恢复时间并改善术后美容学效果。LESS 手术的局限性是基本失去了操作器械的三角关系、器械的体内、体外相互干扰和有限的操作空间。

妇产科医生 Wheeless 在 1972 年首先报道了经脐下缘切口实施的单孔腹腔镜输卵管结扎术,开创了单孔腹腔镜手术的先河。文献记载的第一例泌尿外科 LESS 手术是 Rane 等 2007 年实施的经腰部单切口,应用 R-port 实施的无功能肾切除术。

我国泌尿外科领域单孔腹腔镜手术几乎与国外同时起步。国内第二军医大学长海医院率先于 2008 年 12 月完成了首例单孔腹腔镜下肾切除术。目前我国泌尿外科医生完成的泌尿外科 LESS 几乎涵盖了所有泌尿外科腹腔镜手术适应证。一些医疗中心已经常规开展 LESS 根治性前列腺切除术、根治性膀胱切除术、根治性肾切除、肾输尿管切除术、肾盂整形术、肾上腺切除、肾囊肿去顶减压术、精索静脉高位结扎术、隐睾切除术、盆腔淋巴结清扫术等手术。有些单位已经开展结合 LESS 的经自然通道腹腔镜手术。但到目前为止,尚无国内开展机器人辅助的 LESS 报道。

LESS 的获益方面最突出的是术后主观与客观的美容学效果。一般在脐部或腰部做一长 2.5 ~ 4cm 的切口,尤其是脐部切口,恢复后肚脐可很好地隐藏手术切口。其他的优势包括降低术后疼痛、降低术后切开并发症(感染、切开疝)和术后恢复较快。腹部中线切口最大程度减少了对皮神经的损伤,从而使伤口疼痛程度比标准腹腔镜轻。经脐切口只切开腹白线,不损伤肌肉组织,有利于术后尽快恢复,缩短住院时间。

自标准腹腔镜进展到 LESS 是一个充满挑战的过程。LESS 的挑战主要在如下几个方面:基本失去了腹腔镜手术器械三角分布的关系:LESS 术中器械相互距离较近,几乎平行,在操作时呈“筷子效应”,器械之间相互碰撞、相互妨碍对手术操作和解剖影响较大。尽管有可弯器械、预弯器械和带关节器械在一定程度上会减轻器械间相互影响,但并没有从根本上解决此问题。还是需要外科医生适应这种新的器械操作关系,更耐心地实施操作。

现阶段 LESS 术者必须学会从近乎于同轴角度操作器械实施手术,增加了手术难度,致使手术时间延长。学习曲线相对较长:对这种新的器械操作关系和有别于标准腹腔镜手术的腹腔镜视野均需要一定的时间来学习和适应。术野显露不佳:由于 LESS 手术一般采用 5mm 腹腔镜,在进光量上一定程度受限,其所取得的图像也受限。另外由于腹腔镜和操作器械都是通过一个单孔操作通道进出,相互影响、干扰几乎不可避免,使取得满意操作视野变得很困难,从另一个方面增加了手术难度。缝合打结更加困难:LESS 术中,即使是使用可弯器械,持针器与其他器械呈几乎平行相邻关系,很难有标准腹腔镜的三角关系,而且相互之间存在干扰,这使得 LESS 中的缝合与打结都十分困难。

尽管存在上述问题,这些年在 LESS 医生的努力下,我们在逐渐适应这种平行的器械操作关系并发现即使是平行的器械依然可以完成 LESS。缝合时需要更多的耐心。打结方面,利用绕针尾的技术,完全可以完成 LESS 中的打结。一些特殊缝线如带倒刺缝线的应用,减少甚至避免了术中打结的需求,使得 LESS 手术普及变为可能。

LESS 的实施一定不能以在肿瘤控制或功能恢复方面让步和增加并发症为代价。因而 LESS 的实施一定是在安全、保持与标准腹腔镜手术有可比性的治疗效果和并发症发生率的前提下进行。目前报道的 LESS 均符合上述原则,甚至并发症比标准腹腔镜手术更低。这需要 LESS 在有经验的、大的医疗中心,由有丰富标准腹腔镜手术经验的外科医生完成。

现阶段临床探索性应用研究结果显示 LESS 以其美容效果好,术后疼痛轻等方面的优势。

一、手术适应证和禁忌证

泌尿外科单孔腹腔镜手术(LESS)适应证和禁忌证与标准腹腔镜手术基本相同,与开放手术已经十分接近。具体请参阅腹腔镜手术适应证。

当然,单孔腹腔镜手术也有其独特的一些方面。根据目前的临床研究结果,单孔腹腔镜手术较之标准腹腔镜手术的优势主要体现在良好的体表切口美容效果和术后疼痛程度更轻等方面。对有潜在体表美容等要求的患者,单孔腹腔镜手术技术尤其适用。

与标准腹腔镜手术相类似,单孔腹腔镜手术要求气腹条件,严重心肺功能不全者应该慎重选择。既往的腹部、盆腔手术史可能导致腹、盆腔内严重粘连,术区放疗病史、过度肥胖者由于脂肪较多增加了手术操作的难度,腹围过大造成切口与手术部位距离较远手术器械较难企及也列为相对手术禁忌证。巨大占位性病变(例如直径超过 10cm)切除尽管有个案报道,但标本取出仍需要扩大切口至与开放手术切口大小相仿,应慎重考虑。

单孔腹腔镜手术属于新开展技术,选择患者时应该尽可能选择身体条件较好、并发疾病少、无或者只有一次前期手术史、愿意接受新手术方式、期待较好的体表美容效果和容易沟通的患者。

二、术前准备

签署手术知情同意书时应和患者进行良好沟通,特别要强调有需要中转标准腹腔镜手术或开放手术的可能性。手术器械准备方面,术者应针对不同的手术,准备相应的手术器械。

单孔腹腔镜手术切口很多选择在脐部,这里清洁程度不如体表,容易发生切口感染。建议术前针对脐部进行清洁和消毒以降低术后切口感染风险。

三、手术器械

LESS 技术处于发展阶段,针对 LESS 技术所开发的手术设备主要为解决器械与器械、器械与腹腔镜间的平行进出,几乎无手术器械三角分布关系,手术野遮挡等问题。

除显像系统和气腹机外,LESS 操作系统和手术器械与标准腹腔镜手术有很大不同。LESS 专用的操作器械有:各种商品化或自制的 LESS 操作系统;LESS 操作器械有直器械、可弯器械、预弯器械和关节器械等四种;LESS 腹腔镜:直腹腔镜和头部可弯的腹腔镜。

商品化的 LESS 操作平台有 TriPort/QuadPort、GelPort、AirSeal、Uni-X Port、SILS Port、EndoCone 和机器人辅助 LESS 中应用的 LESS 操作系统等(图 4-29-1、图 4-29-2)。

TriPort/QuadPort:TriPort 是相似的三通道(1 个 12mm 和 2 个 5mm)单孔操作平台,它们都允许腹腔镜和器械同时穿过。同样,它们有一个独立的气腹孔。四通道的 LESS 操作系统 QuadPort,它有 1 个 5mm、2 个 10mm 和 1 个 15mm 的通道,可允许 4 个器械同时进入腹腔操作。TriPort/QuadPort 通过一个 2.0~3.0cm 的切口放置在腹部,它由 2 个塑料环支撑起来,这两个塑料环一个在腹腔内,一个留在腹腔外,通过一个可滑动的塑料套连接起来。拉动该塑料套,引起两个塑料环相互靠近形成密闭的气腹。近来,又发展出了 TriPort-plus(图 4-29-3)。

GelPort(Applied Medical,Rancho Santa Margarita,CA,USA)由凝胶密封盖和双环切口保护器组成,密封盖和保护器通过一个简易门闩的方式连接起来,该设计使得术中既方便抽回平台又减少了漏气的可能性。这套系统更换器械不会影响气腹压力,且不干扰视觉的连续性。GelPort 有多个不同型号(5mm、10mm、12mm)的可插式操作通道供器械及腹腔镜进出腹腔(图 4-29-4)。

AirSeal port (SurgiQuest,Orange,CT,USA)由三部分组成:第一部分为 iFS,其作用为产生循环流动高流、压力传感气体;第二部分为三腔过滤管装置,其作用是连接 iFS 和入口套管,可使通道内产生空气屏障、进入 CO_2、有效排净烟雾、恒定气压等作用;第三部分为入口套管,可以由此插入操作器械。由于 AirSeal 采用的并不是阀门或气缸垫片结构,所以多个器械可以自由、方便地进出其通道,且操作时不会发生碰撞,能形成医生理想的操作三角,并能在术中取出较大标本。

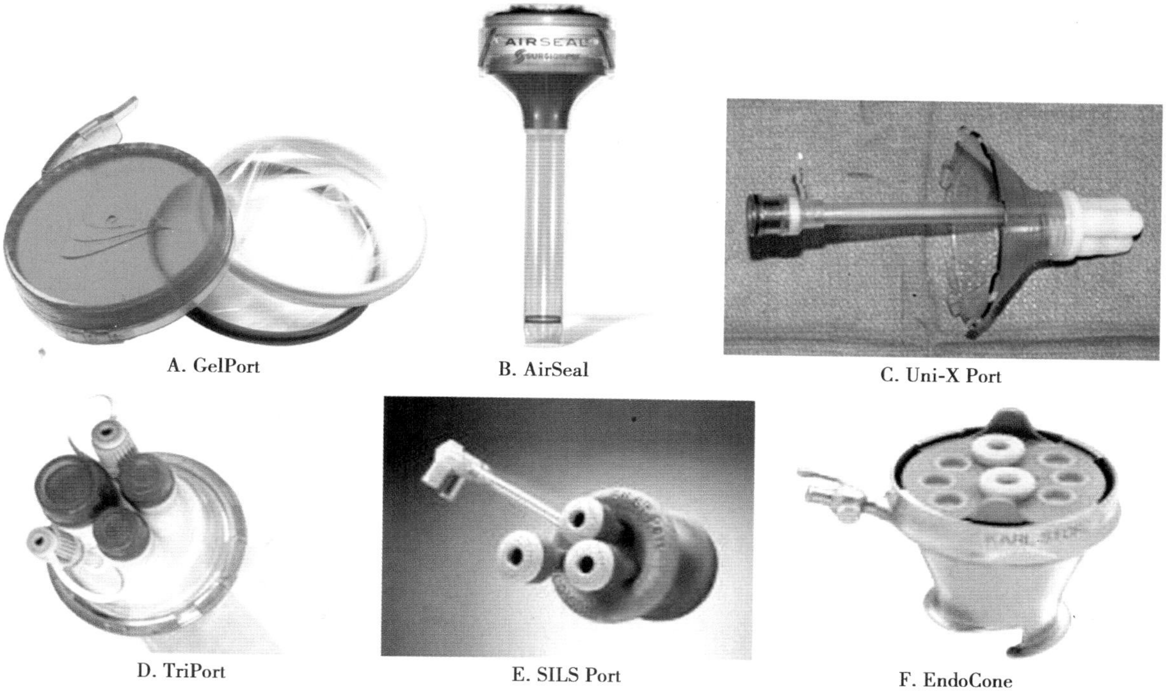

A. GelPort B. AirSeal C. Uni-X Port

D. TriPort E. SILS Port F. EndoCone

图 4-29-1 商品化的 LESS 操作系统

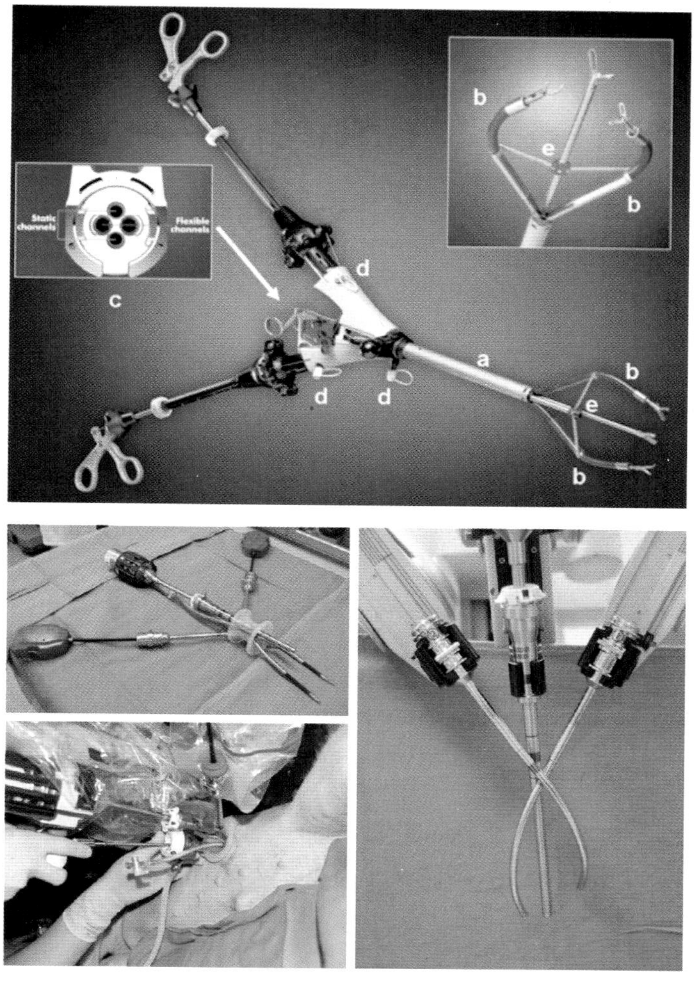

图 4-29-2 机器人辅助 LESS 中应用的 LESS 操作系统

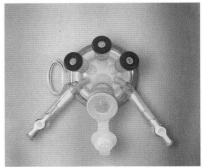

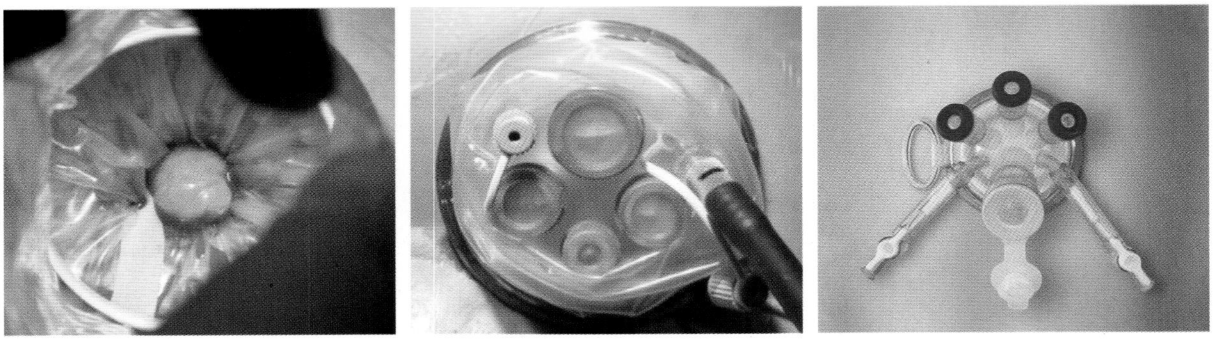

图 4-29-3 经脐置入的 QuadPort 及新研制的操作通道系统

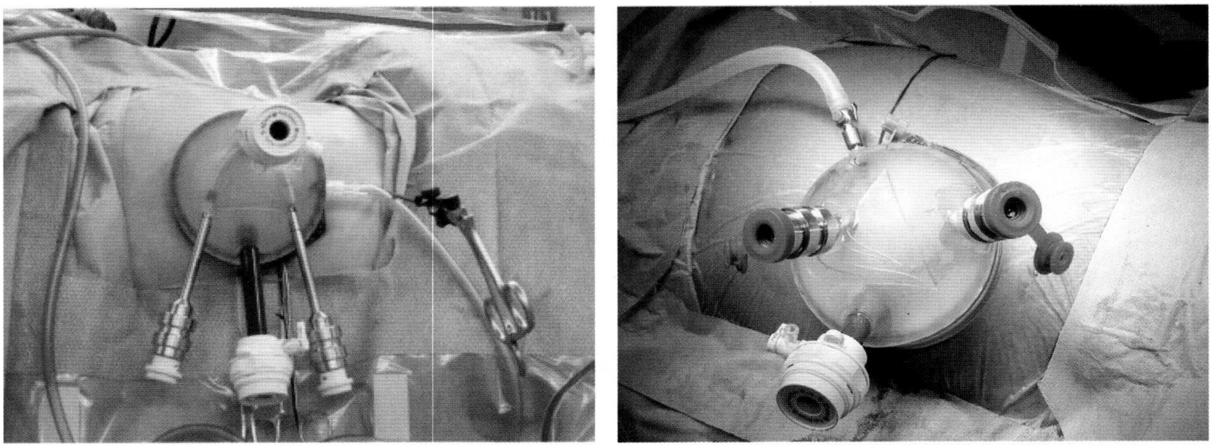

图 4-29-4 GelPort 由凝胶密封盖和双环切口保护器组成

Uni-X port(Pnavel Systems,Morganville,NJ,USA)包括一个多通道的入路平台。Uni-X 平台的直径为 20mm,带有 3 个分别用于腹腔镜和器械的柔性通道以及一个用于气腹的侧孔。Uni-X 平台采用切开方法安装,可进出常规腹腔镜器械或柔性关节器械在体内形成操作三角(图 4-29-5)。

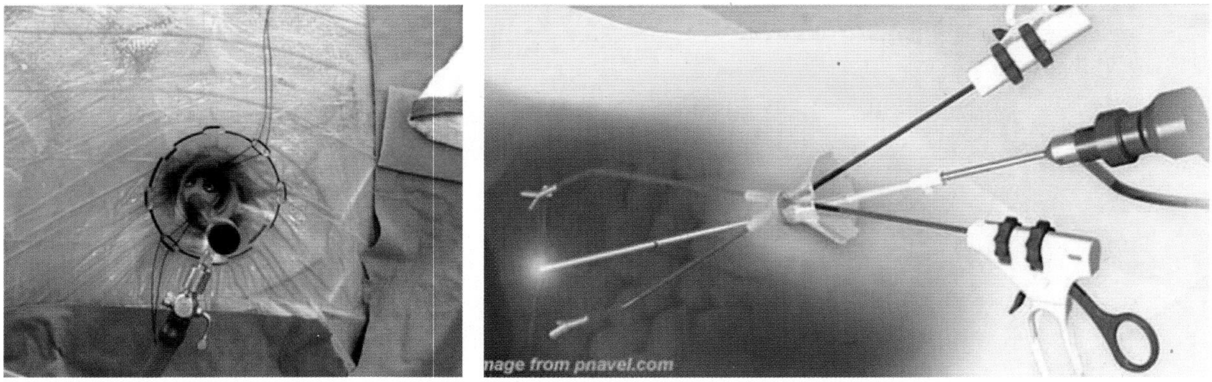

图 4-29-5 GelPort 由凝胶密封盖和双环切口保护器组成

SILS port 是一种聚合物平台,可插入 3 个 5mm 或 2 个 5mm、1 个 12mm 套管,同样包括一个单独的气腹通道。该系统由经 FDA 批准的 SILS 入路平台本身和一系列柔性关节器械组成,包括分离钳、持针器等。

EndoCone port(KarlStorz,Tuttlingen,Germany)呈沙漏形,远端体壁上呈单螺纹形状,近端体壁可拆卸,其上有供器械插入的 8 个通道。其中 6 个通道排列在平台外围表面,2 个更大的 12mm 通道在平台当中，所有通道均有防漏气装置。整个体壁采用卡口方式固定，当需从腹内取出大的标本时可方便地拆卸体壁，利于大标本的取出。还有一个通道和鲁尔接口阀门一起用于气腹，选择合适的阀门径向位置还可以减少器械间的冲突程度（图 4-29-6）。

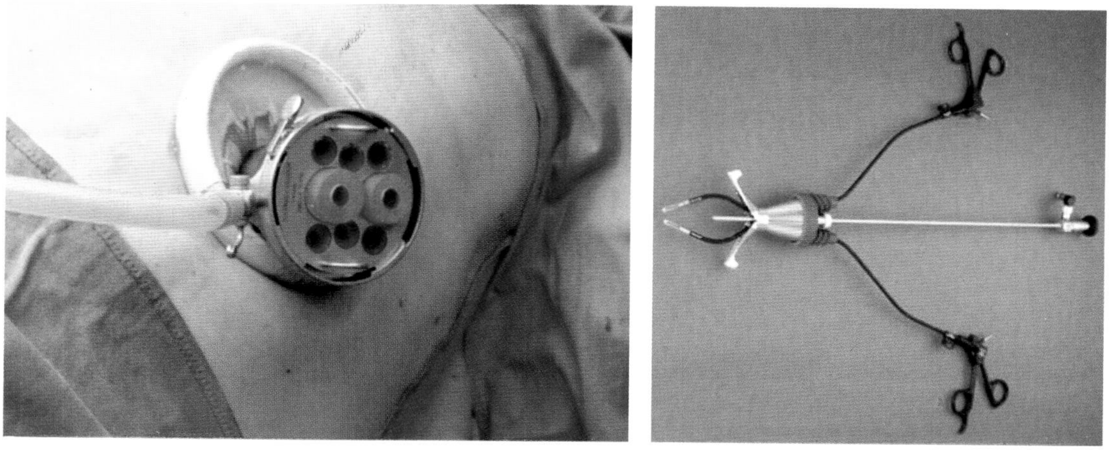

图 4-29-6　经脐切口置入的 EndoCone 和其与器械相互关系图示

自制 LESS 操作系统有多种，主要介绍以下两种：①“两环一套”操作系统，即内环、外环和外科无菌手套；②聚碳酸酯倒锥形装置+外科无菌手套。自制三通道的 LESS 操作系统由一个内径 3. 5cm，高 4. 0cm，外径 5. 5cm 的聚碳酸酯倒锥形装置和一个 7 号外科无菌手套制作而成。将手套套入装置内手套腕部用丝线固定于装置的外径边缘处，横行剪断手套中指、环指，拇指的远端部分，向指套内分别插入 13mm，5mm 和 11mm 操作通道，并分别用丝线将指套与操作通道固定，示指与小指指套分别用丝线于根部结扎以防漏气（图 4-29-7、图 4-29-8）。

机器人辅助 LESS 所用操作系统通常采用商品化 LESS 操作系统结合机器人特用操作通道的方式（图 4-29-9）。

LESS 术者选择器械的出发点是根据自己的手术习惯选择手术器械以尽量避免器械体内外相关干扰，便于建立操作三角关系。LESS 器械有标准直器械、标准直加长器械、可弯器械、带关节器械和预弯器械。

标准直器械为普通标准腹腔镜用器械。腹腔镜外科医生对其特性较熟悉，无学习曲线。缺点是无论体外还是体内器械间相互影响较大。建议采用旋转钮较小器械，以最大可能减少器械体外相互碰撞。加长标准直器械可以将操作两个器械的手在不同平面上错开，从而减少相互影响。但由于需要特殊定制，加长标准直器械常选择吸引器（图 4-29-10）。目前市场上有 45cm 的超声刀，比普通超声刀长 9cm，也是一个选择。我国学者以标准直器械为主，虽然操作要求更高，但可保证术者视觉和触觉的一致性，也免除了对器械的学习曲线。

带关节器械主要介绍以下几种：RealHand，Autonomy Lapro Angle 和 Dundee 柔性关节器械。RealHand（Novare Surgical Systems，CA，USA）可以像医生双手的运动，其手柄和终端由线连接起来，器械能够向任意目标方向运动，可高达 7 个自由度。该器械的柔性和操作准确性使得单孔手术中抓取、切割、缝合等动作变得更为简单。Autonomy Lapro Angle 柔性关节器械（Cambridge Endoscopic Devices Inc. ，Framingham，MA，USA）同样也能像医生双手的运动以及提供 7 个自由度。该器械手柄上装有器械终端定位机械系统和一个轴向旋转手柄，这使得操作者对器械终端的控制更为精确。转动该手柄器械终端可以绕轴进行 360°旋转，并且可在任意方向进行最高可达 90°的弯曲并锁定。Dundee 柔性关节器械通过一个特殊的传动机构可以完成轴向伸缩、弯曲、旋转等多个自由度的运动。该器械优点是只需一个传动机构，结构连接更为简单，缺点是精密传动机构的加工很困难，一次性使用，经济成本较高，不能有效、便捷地操控器械前端（图 4-29-11）。

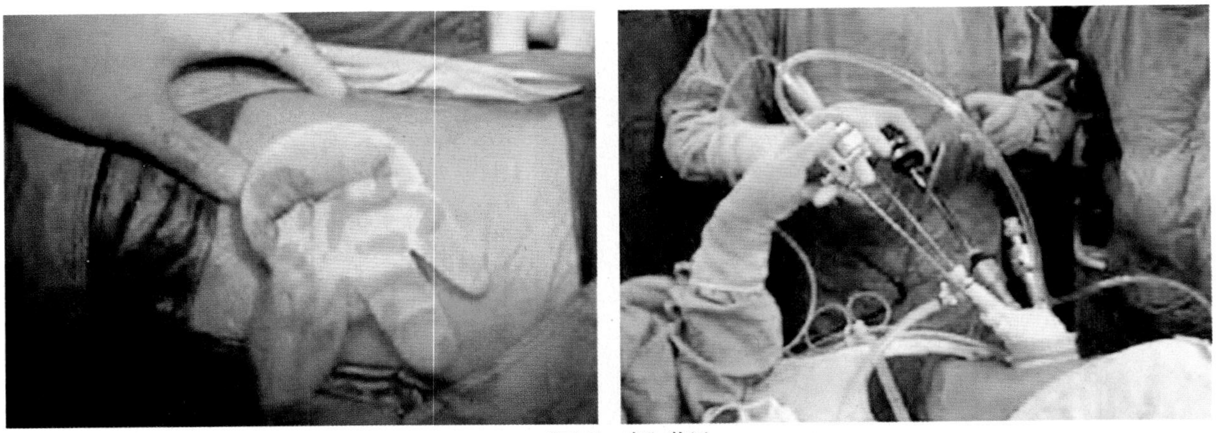

A. “两环一套”装置

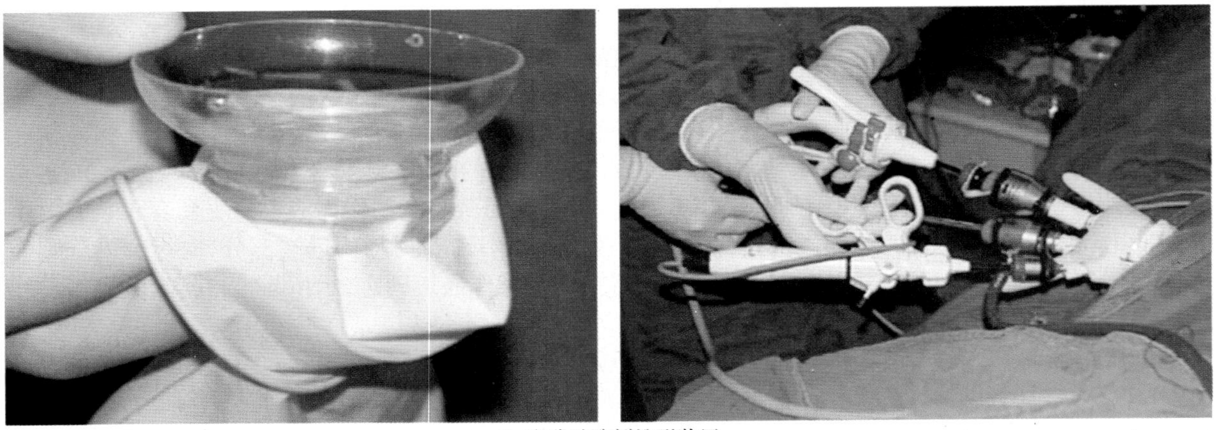

B. 聚碳酸酯倒锥形装置

图 4-29-7 自制 LESS 操作系统:“两环一套”操作系统和聚碳酸酯倒锥形装置+外科无菌手套

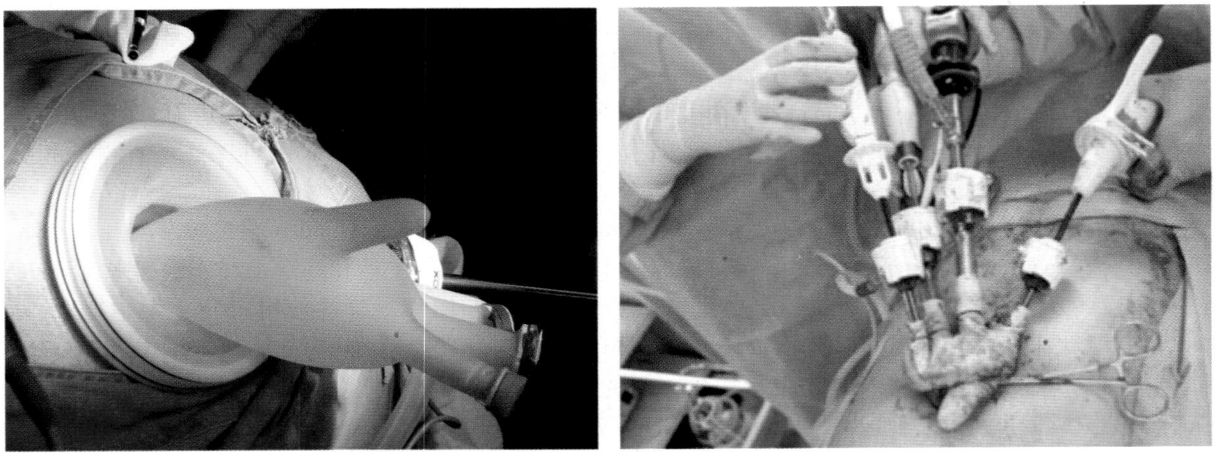

图 4-29-8 自制 LESS 操作系统操作示意图

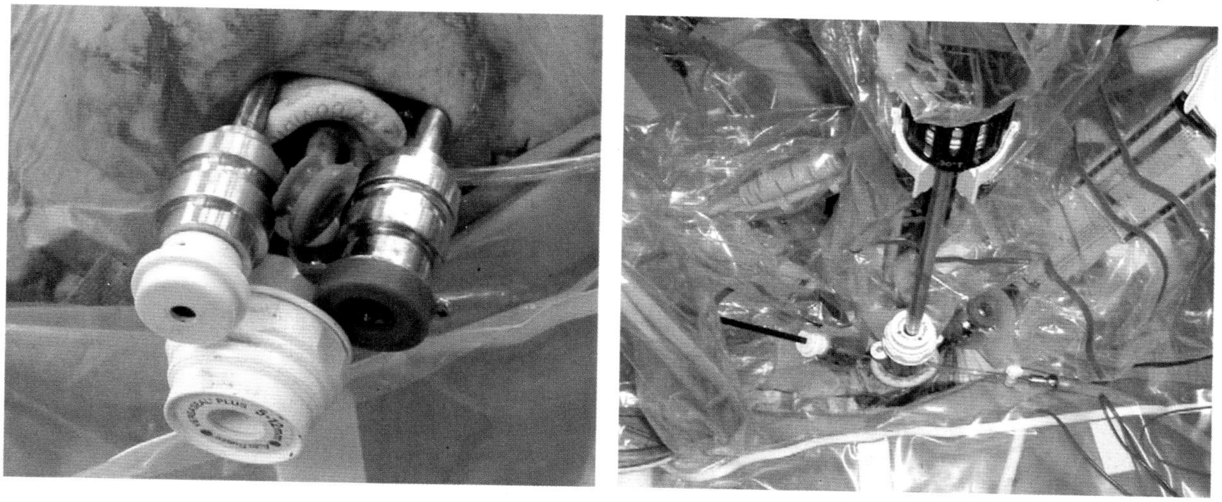

图 4-29-9　机器人辅助 LESS 的操作系统及机械臂的关系

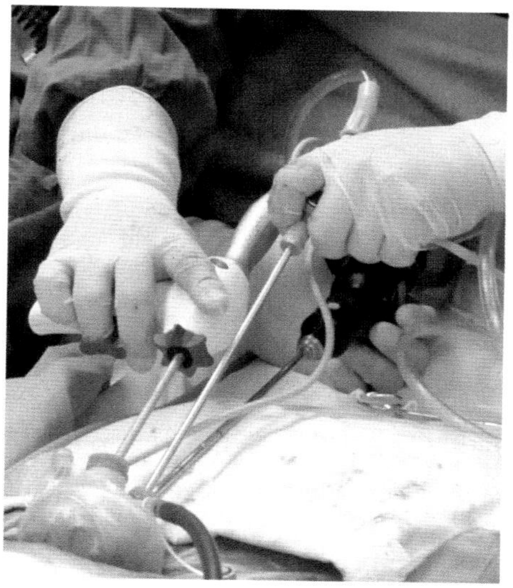

图 4-29-10　加长器械（吸引器）在 LESS 中的应用

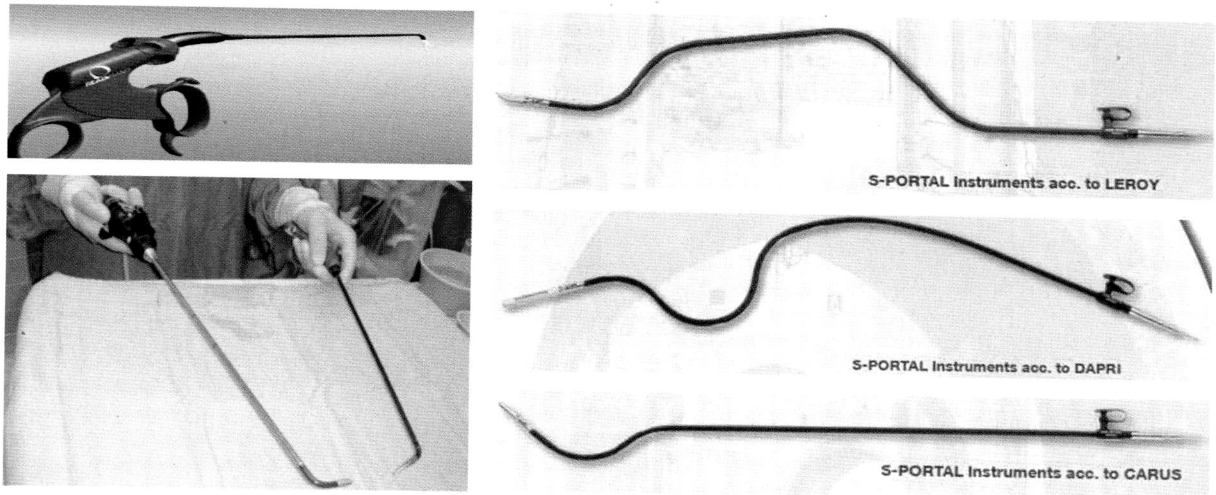

图 4-29-11　带关节 LESS 器械操作演示图及预弯 LESS 器械

带关节器械和可弯器械有助于建立小的操作三角，但器械张力有时不能满足需求，学习曲线也较长，欧美泌尿外科医生应用较多。

预弯 LESS 器械为操作杆体外部分和（或）体内部分在制造时已经设置的固定弯曲，以降低器械相互影响，便于体外和体内操作。预弯 LESS 器械通常比标准腹腔镜直器械要长。也有医生使用直器械联合可弯或预弯器械。通常为左手持可弯器械牵拉，右手直器械实施精确分离、切割（图 4-29-12）。

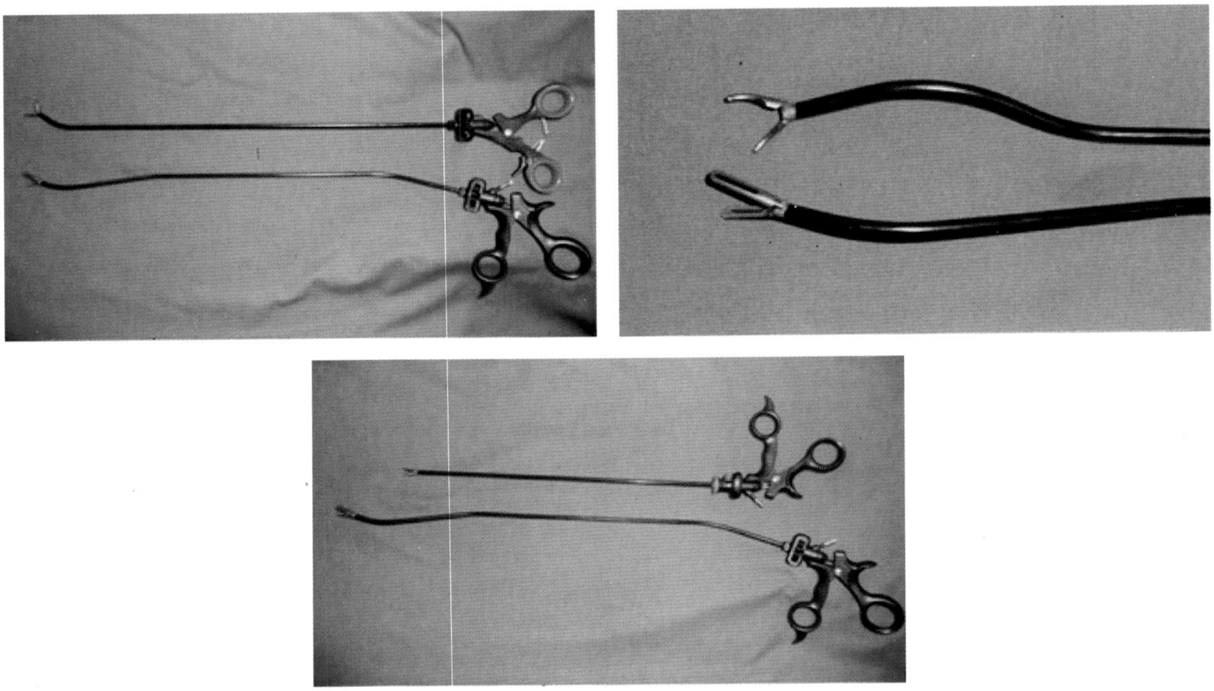

图 4-29-12　预弯 LESS 器械

LESS 腹腔镜，通常采用 5mm 腹腔镜，以尽可能减少对切口的占用。但也有用 10mm 腹腔镜以取得更好的手术视野图像。其中 5mm 直腹腔镜通常是加长的。采用腹腔镜和光源一体的方式更有利于降低体外腹腔镜与器械的相互干扰。头部可弯 5mm 腹腔镜，可通过手柄调节镜头上下，左右方向，以调整手术视野（图 4-29-13、图 4-29-14）。

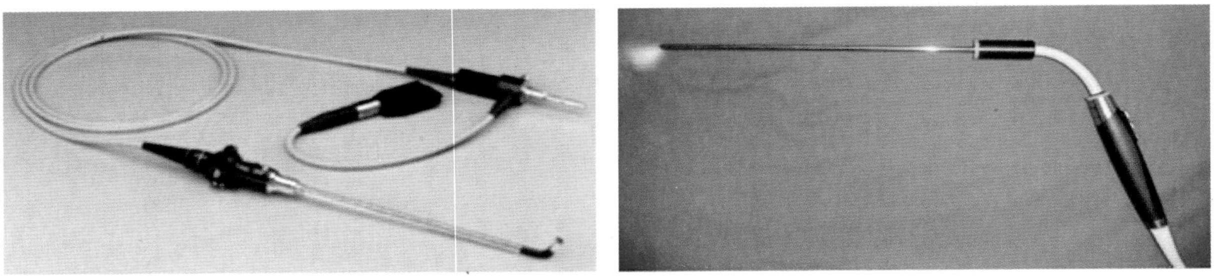

图 4-29-13　LESS 用直腹腔镜与头部可弯腹腔镜

四、手术步骤

（一）麻醉方式与体位

1. 单孔腹腔镜手术需采用全身麻醉。
2. 手术体位由所要进行的手术以及手术路径决定。经后腹膜腔肾上腺手术多采用侧卧位，腰部

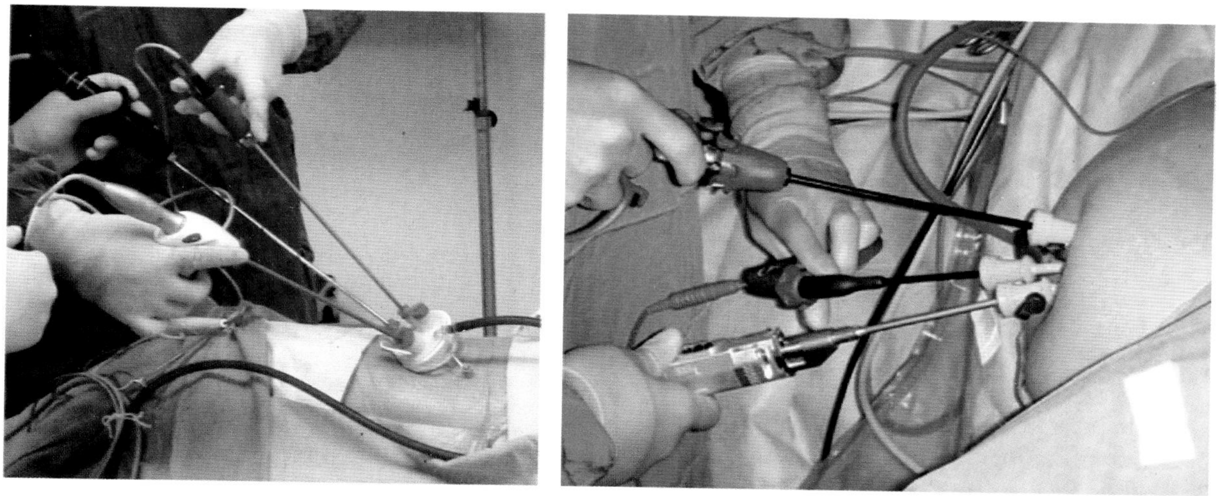

图 4-29-14　LESS 术中直腹腔镜与头部可弯腹腔镜的体外状况

垫高。经腹腔肾以及输尿管手术采用侧仰卧位，身体腰部平面与手术床夹角 60°～70°，更有利于肠道等坠向内侧。前列腺、膀胱等盆腔手术时采用仰卧头低脚高位。将患者与手术床接触的部位用软垫保护，以防压迫损伤。肢体防止过伸，以防肌肉、神经损伤。患者要妥善固定，建议放置肩托以防止术中患者滑落。

（二）单孔腹腔镜手术基本操作

1. 手术切口的选择

（1）经脐切口：中线腹壁由浅入深依次为皮肤、皮下组织、由腹直肌腱鞘融合形成的腹白线、腹横筋膜和腹膜构成。此路径并不经过肌肉，从而将损伤皮下神经和肌肉的机会降到最低，降低了发生术后切口疼痛并缩短手术恢复时间。根据手术操作部位的不同选择脐窝的不同边缘，如进行肾和肾盂手术时，在脐的患侧缘选择切口（图 4-29-15）。

（2）经腰切口：在行单孔腹腔镜肾上腺切除术时，有些术者选择腰部切口进行手术。通常选在患侧 12 肋尖下，横行切开 3.0～3.5cm，切开层次依次是皮肤、皮下、腹外斜肌、腹横肌、腹内斜肌进入腹膜后潜在间隙。笔者操作时肌肉采用钝性分开而非切断肌肉，能有效地减少对肌肉的损伤，从而降低术后疼痛和切口疝发生风险。腹膜后潜在间隙需要应用扩张气囊将这一潜在腔隙扩张后再置入操作通道。扩张气囊有制式的，亦可自制。有的制式气囊可通过中空内芯置入腹腔镜进行直视下扩张。通常建议扩张到 600～800ml，以取得良好的手术操作空间。笔者在处理此步骤时采用示指对腹膜后间隙进行充分扩张，亦可取得气囊扩张的效果（图 4-29-16）。

2. 手术操作　单孔腹腔镜手术操作和标准腹腔镜手术有许多不同。单孔腹腔镜手术中器械相互之间的距离很近，两手的器械无论在体内还是体外均容易互相干扰。这就需要术者更高技巧和更大的耐心，必要时可以使用预弯和可弯手术器械进行辅助。采用相对较小的手柄和旋转柄以尽可能减少体外器械间的相互干扰十分重要。持针器手柄更需要较小的、容易在手中进行旋转控制的产品。其次，手术过程中难有助手器械进行显露，需要充分利用重力和器官自牵引，更多时间要一只手进行显露，另一只手操作分离、切割。由于手术器械的活动空间有限，术者和持镜助手需要更默契的配合才能更好的完成手术。

（1）到达手术部位：利用超声刀、电钩等能量器械或剪刀沿正确的解剖层次游离，直达手术部位并进行良好的显露。

（2）控制血管，处理或切除病灶：处理血管，切除病灶。较粗的血管一般可以应用 Hem-o-lok 夹、钛夹或切割缝合器等控制。较细的可以利用超声刀、双极电凝等封闭切断（图 4-29-17）。

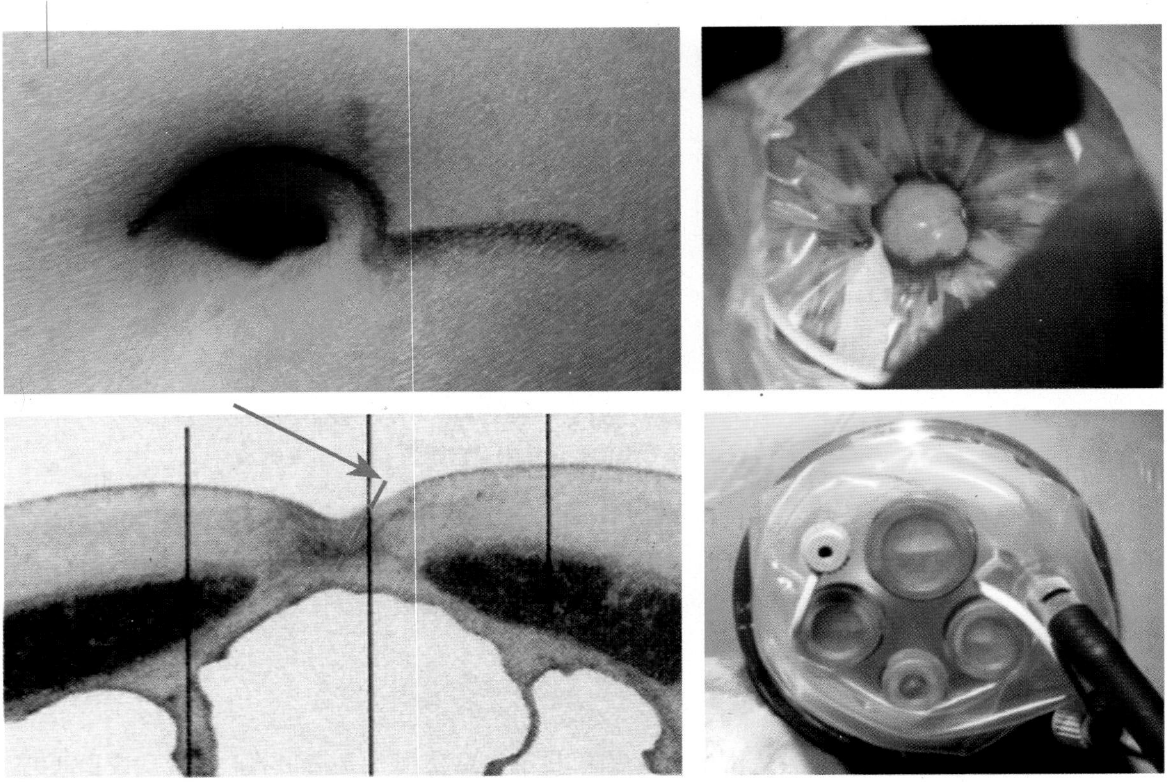

图 4-29-15 经脐切口解剖及放置单孔腹腔镜手术操作系统后

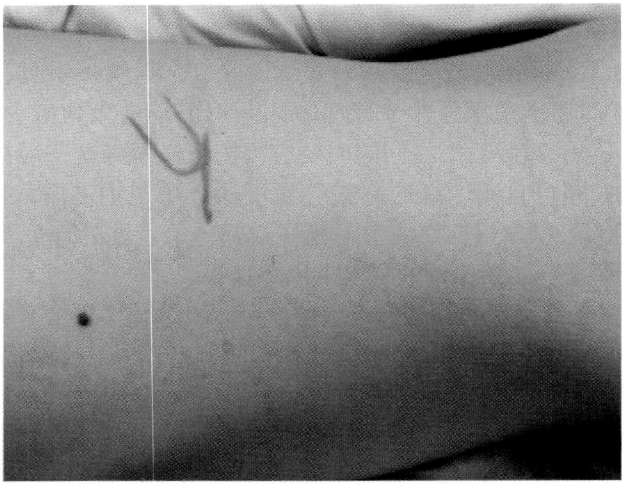

图 4-29-16 经腰切口位置

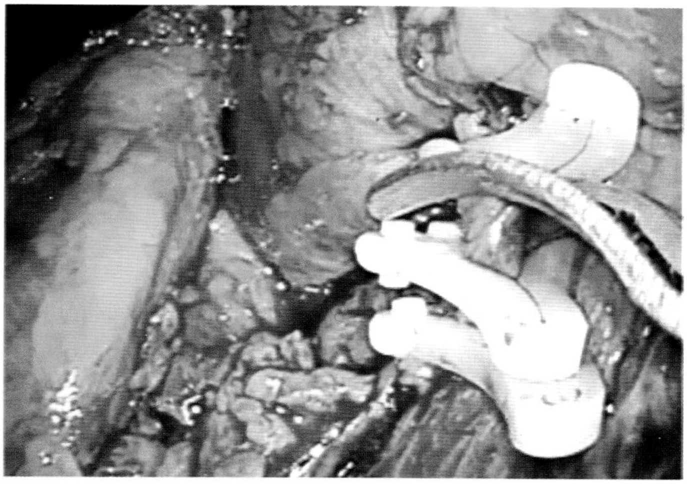

图 4-29-17 处理肾动脉，Hem-o-lok 夹结扎肾动脉后用剪刀离断

（3）重建：如根治性前列腺切除术或肾盂成形术，需要进行泌尿道的重建。单孔腹腔镜手术中缝合打结有相当大的难度，要求术者有娴熟的技术和良好的耐心。打结时利用绕针尾技术可以降低打结难度。也可以利用带倒刺免打结缝线，如 V-lok、Quill 缝线等，降低操作难度。有报道机器人辅助单孔腹腔镜技术在泌尿道的重建中可以显著降低操作难度。

（4）取出标本：经过操作通道或扩大的切口取出标本。小的标本装袋后不需要延长切口直接取出，而肾脏标本需要向脐上或下方适当延长切口 1～2cm 后取出。

（5）放置引流，关闭切口：引流管可以通过手术切口引出并予固定，将引流管紧靠切口的一极。腹膜尽量单独关闭，能减少粘连性肠梗阻发生的概率。皮肤建议采用可吸收缝线连续皮内缝合，愈合后切口瘢痕将隐藏在脐窝内。

五、术中注意事项

手术时器械间距近，要求动作更加协调一致、轻柔操作、避免暴力，否则容易出现因器械间相互碰撞而造成的副损伤。“视野外”损伤是指手术器械操作的过程或其一部分过程脱离视野，造成副损伤的情况，也是需要注意和尽量避免的。如果发生实质脏器损伤，而损伤范围小、出血少，可以在单孔腹腔镜下通过电凝、缝合等方式止血；对非视野内的不明出血，应及时找到出血点并作相应处理，必要时中转手术。单孔腹腔镜手术中血管损伤多是由于使用器械不当或对组织辨认不清等技术性因素引起腹腔内较大血管被刺破、撕裂、灼伤或误切等损伤。对损伤较轻或手术临结束时可经单孔腹腔镜进行修补。腹膜后大血管损伤，出血量大、速度快者，由于手术野不清，镜下止血效果差，甚至造成更严重的损伤，应及时中转为标准腹腔镜手术或开放手术进行修补。

目前报道的单孔腹腔镜手术术中并发症相对标准腹腔镜手术较少。这可能是目前实施单孔腹腔镜手术的术者多为有经验的腹腔镜手术医生有关。但依然需要十分谨慎对待单孔腹腔镜手术术中操作。将患者安全放在第一位，如果手术进行中患者发生并发症需要中转标准腹腔镜手术或开放手术应及时中转。

六、术后处理

不同手术的相应术后处理详见第四节。

七、术后并发症和处理

单孔腹腔镜手术的手术并发症与标准腹腔镜手术的并发症基本相同。建议参考标准腹腔镜手术的并发症及处理。

术后并发症方面，尽管单孔腹腔镜手术的切口很小，但仍有发生切口疝的风险，尤其是腹壁肌肉薄弱的患者，发生风险会增加。单孔腹腔镜手术切口很多选择在脐部，这里清洁程度不如体表，容易发生切口感染。建议术前针对脐部进行清洁和消毒以降低术后切口感染风险。

八、常用的泌尿外科单孔腹腔镜手术

（一） 单孔腹腔镜肾切除术

采用经脐经腹腔途径：患者取健侧90°卧位，脐部对准腰桥，可以不升起腰桥。术者位于健侧，监视器置于患侧。手术可采用制式操作系统，如Quadport。腹腔镜采用头部可弯曲的5mm EndoEYE腹腔镜或50cm长5.5mm直径30°直镜。取患侧脐缘切口，逐层分离出脐正中下之脐尿管，离断脐尿管，血管钳沿脐尿管腹白线缺损钝性进入腹腔并上下扩大腹白线切口。沿腹白线延长内切口至4～5cm。Quadport内环由推杆送入腹腔，收紧外套后，外环和内环卡紧腹壁，以防漏气。腹腔镜通过位于Quadport位置最低的5mm通道进出，以避免干扰器械操作。操作过程中采用加长10cm的标准直吸引器、标准腹腔镜器械或预弯腹腔镜器械，可采用45cm长超声刀以减少体外器械相互干扰。器械可以自10mm、12mm通道进出。Hem-o-lok施夹钳自12mm通道进出。操作时左手持分离钳，右手持超声刀。必要时左手用吸引器清理术野并协助牵拉。

手术先打开结肠旁沟腹膜返折线。下至髂血管水平，右侧上至结肠肝曲，左侧上至结肠脾曲，注意勿伤及肝、脾。打开后腹膜返折线后向内侧牵引结肠并分离侧方纤维连接和结肠、肾纤维连结。分离出左侧生殖静脉，为便于操作，将其结扎切断以进一步显露左肾静脉。在腰大肌前方分离出输尿管，牵引头侧输尿管以利显露肾门血管解剖是手术要点之一。也有术者自体外刺入直针，穿过肾及周围筋膜组织后再穿出体外，以牵引肾，更好显露术野。先解剖出肾静脉，识别肾动脉后，用超声刀打开肾血管鞘，直角钳分离。分别在肾动脉和肾静脉近心端夹2个中号Hem-o-lok夹，远心端夹1个中号Hem-o-lok夹，然后离断肾动脉和肾静脉。左侧注意识别、结扎肾上腺静脉和腰静脉。控制肾蒂后，在输尿管中段用Hem-o-lok夹结扎并离断输尿管。超声刀分离肾下极、肾脏内侧和后侧，游离肾上极，切除肾。将标本装入标本袋，取出Quadport。皮肤切口向头侧延长切口至5～6cm后将标本袋自切口取出。经脐部切口置入18F引流管，关闭肌腱，筋膜。皮肤切口采用皮内缝合以取得尽可能好的美容效果。

手术难点解析：

1. 与标准腹腔镜手术比较，术中操作角度不同以及缺乏助手牵拉组织显露是单孔腹腔镜肾切除术的难点。肾动、静脉的处理是一个关键，特别是右侧肾静脉注入下腔静脉，行程短，操作不慎极易损伤下腔静脉引起难以控制的大出血。

2. 经脐单孔腹腔镜手术术视野小，腹腔镜和各种器械进入腹腔后相互干扰，不利于器官的牵拉暴露。肾静脉较易显露，但是肾动脉寻找和处理较为困难，尤其患者肥胖或多支动脉时；在离断肾上极时，由于操作角度的问题，比较困难实施，需要较长操作时间和耐心（图4-29-18）。

术后处理：术后监测生命体征变化，了解有无内出血、副损伤等并发症。术后如无明显并发症，腹腔引流少于50ml可拔除引流管。

（二） 单孔腹腔镜肾输尿管切除术

患者体位、监视器位置和术者位置同上述单孔腹腔镜肾切除术。

采用经脐患侧脐旁切口。按上述单孔腹腔镜肾切除术所述置入单孔腹腔镜手术操作系统。

如上述单孔腹腔镜肾切除术的方法，在控制肾动脉后在输尿管病变部位以下用Hem-o-lok夹夹闭输尿管。然后切断肾动脉和肾静脉。游离整个肾后，沿输尿管分离输尿管至末端，并将其自膀胱上切除。也可同时切除部分膀胱。可采用连续缝合方式关闭膀胱切口。将切除之肾输尿管放入标本袋中自延长之脐部切口取出。如上述肾切除术的方法留置引流后关闭切口。皮肤切口采用皮内缝合（图4-29-19）。

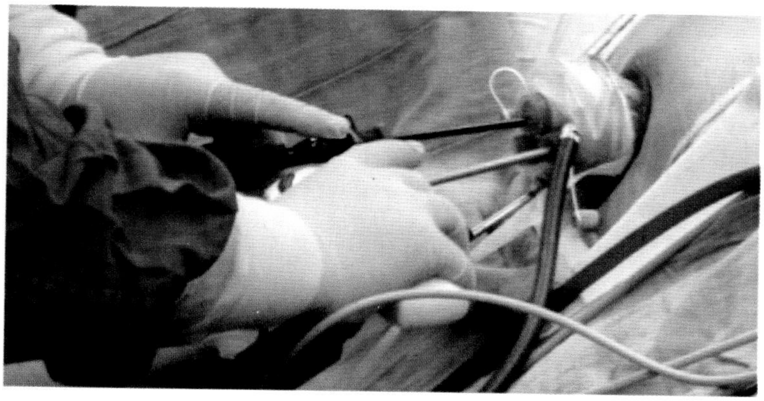

图 4-29-18 单孔腹腔镜肾切除术体外操作

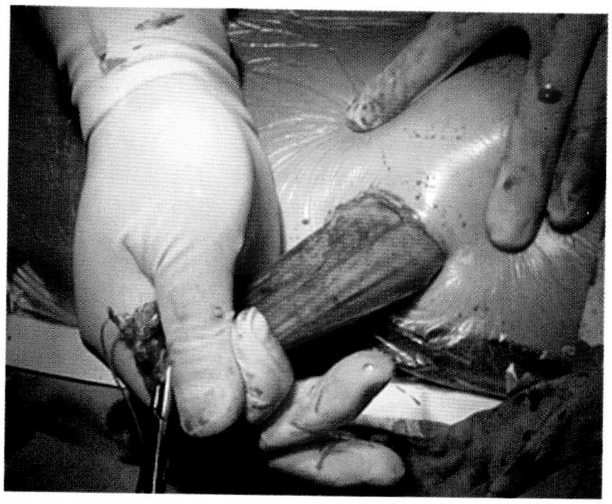

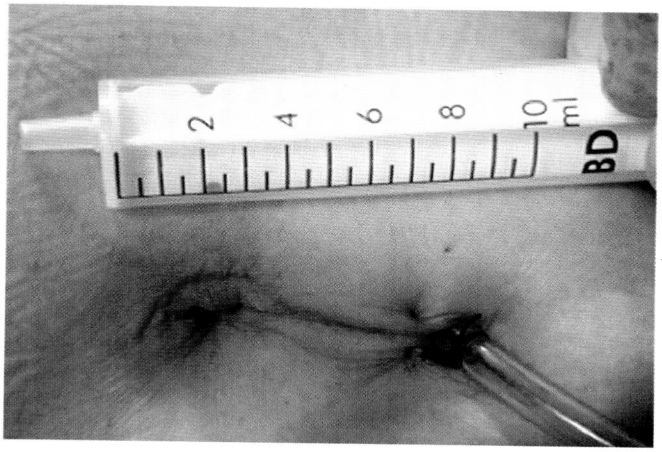

图 4-29-19 切除的肾标本自延长的脐部切口取出。皮内缝合后的脐部切口和引流管

手术难点解析：输尿管需慎重处理，处理不当易造成尿路上皮细胞癌细胞的播散和种植。建议在控制肾动脉后就可以夹闭输尿管。输尿管末段的处理方法很多，有学者提出联合应用经尿道电切镜处理输尿管口周围膀胱黏膜的方法，同时在输尿管导管引导下分离出壁内段输尿管。也有术者联合应用经膀胱针式腹腔镜和经尿道电切的技术来处理末端输尿管也取得了较好的效果，但较为繁琐。

术后处理：术后监测生命体征变化，了解有无内出血、副损伤等并发症。术后如无明显并发症，腹腔引流少于 50ml 可拔除引流管。

（三）单孔腹腔镜输尿管切开取石术

可采取脐切口经腹腔入路或腰部切口经后腹膜腔途径入路来完成手术。

脐切口经腹腔入路：患者取健侧 90°卧位，脐部对准腰桥，可以不升起腰桥。术者位于健侧，监视器置于患侧。如单孔腹腔镜肾切除术技术，置入单孔腹腔镜手术操作系统并建立气腹。经 2 个 5mm 通道分别置入腹腔镜和标准腹腔镜用分离钳。沿 Toldt 线用带电剪刀或超声刀切开升结肠外侧腹膜，沿结肠系膜与肾 Gerota 筋膜之间分离，向内侧牵引结肠。在腰大肌前方分离出输尿管，充分显露结石部位输尿管。用剪刀剪开输尿管壁，暴露结石，分离钳取出结石并装入乳胶指套内。沿预先留置的输尿管导管置入金属导丝达肾盂，撤除输尿管导管，沿导丝置入 7F 双 J 管。也可术中置入双 J 管。4-0 可吸收线间断缝合输尿管切口。先取出单孔腹腔镜手术操作系统，后取出标本。缝合关闭腹膜及腹直肌鞘，皮内缝合关闭皮肤切口，可不留置引流管。皮肤切口采用皮内缝合。

腰部切口经腹膜后途径入路：健侧 90°卧位，升起腰桥。于患侧腋中线与髂嵴上 3cm 水平线连线交界处作 3 ~ 3.5cm 的横行切口。钝性分开肌层、撑开腰背筋膜达后腹膜，示指推开后腹膜，气囊扩张建立后腹膜腔操作空间。经切口置入单孔腹腔镜手术操作系统，建立气腹，维持气腹压力在14mmHg。经5mm通道置入5mm可弯曲的腹腔镜或5mm直腹腔镜，另两个通道置入腹腔镜操作器械。沿腰大肌内侧缘找到输尿管并游离，并确定输尿管结石所在部位。患侧结石上方输尿管扩张明显及肾积水较多时，有发生结石位移可能时，在结石上缘输尿管钳夹一个金属钳将结石固定。切开输尿管，将结石完整取出。在导丝引导下置入双J管。以4-0可吸收线间断缝合输尿管壁。留置后腹膜腔引流管。

手术难点解析：

1. 术中确切留置双J管是单孔腹腔镜输尿管切开取石术的一个技术难点。为了放置输尿管双J管，可术前先在膀胱镜下预留输尿管导管，便于术中置入导丝并沿导丝放置双J管，应用此方法操作比较简便，置管顺利，且双J管位置满意。

2. 单孔腹腔镜输尿管切开取石术时，由于操作器械之间三角关系的丧失，加之腹腔镜和操作器械之间的相互干扰，体内缝合打结难度较大。有术者采用2mm的针式腹腔镜器械辅助完成腹腔镜下的缝合打结。

术后处理：监测生命体征，了解有无内出血、副损伤等并发症。术后如无明显并发症，术后1～2天若无尿漏即予拔除引流管。患侧输尿管内双J管于术后4～6周拔除。

（四）单孔腹腔镜肾囊肿去顶减压术

可采取脐切口经腹腔入路或腰部切口经后腹膜腔途径入路来完成手术。

经脐经腹腔途径：患者取健侧90°卧位，脐部对准腰桥，可以不升起腰桥。术者位于健侧，监视器置于患侧。取脐左/右侧缘弧形切口，长约3cm。如单孔腹腔镜肾切除术技术，置入单孔腹腔镜手术操作系统，建立气腹，设置压力为12mmHg。打开结肠旁沟，显露肾脏、分离肾周脂肪，找到肾囊肿。打开肾囊肿，吸尽囊液，去除大部分囊壁，囊壁切缘仔细止血。放置引流管自脐切口引出体外，逐层关闭切口。

腰部切口经后腹膜腔入路：患者取健侧90°侧卧位，术者位于背侧，监视器位于腹侧。于患侧腋中线与髂嵴上3cm水平线连线交界处作2～3cm的横行切口。钝性分开肌层、撑开腰背筋膜达后腹膜，示指推开后腹膜，气囊扩张建立后腹膜腔操作空间。经切口置入单孔腹腔镜手术操作系统，建立气腹，维持气腹压力在14mmHg。经5mm通道置入5mm可弯曲腹腔镜或5.5mm直腹腔镜，另两个通道置入腹腔镜操作器械。分离肾周脂肪，暴露肾囊肿部位找到肾囊肿。打开肾囊肿，吸尽囊液，去除大部分囊壁，囊壁切缘仔细止血。放置引流管自腰部引出体外，逐层关闭切口。

手术难点解析：

1. 有学者认为“过度肥胖”或“身高过长”是单孔腹腔镜手术的相对禁忌证。原因在于切口与操作目标距离过远，操作难度较大。选择后腹膜腔入路切口距离手术目标更近，操作相对容易。

2. 经脐入路单孔腹腔镜肾囊肿去顶减压术解剖标志清楚，视野清晰，可以同时处理双侧病变。但操作步骤较多，操作相对困难，当囊肿位于肾上极或肾背侧时由于操作距离最远，操作困难显得尤为明显。

术后处理：监测生命体征。术后如无明显并发症，引流少于50ml可拔除引流管。

（五）单孔腹腔镜肾盂输尿管成形术

可采取脐切口经腹腔入路或腰部切口经后腹膜腔途径入路来完成手术。

经脐经腹腔途径：患者取健侧90°卧位，脐部对准腰桥，可以不升起腰桥。术者位于健侧，监视器置于患侧。取脐左/右侧缘弧形切口，长约3.5cm。如单孔腹腔镜肾切除术，置入单孔腹腔镜手术操作系统，建立气腹，设置压力为12mmHg。分离结肠旁沟，在腰大肌前方找到输尿管。也有术者直接切开降结肠肠系膜分离出扩张之输尿管。逐渐向上游离输尿管，确定扩张的肾盂及输尿管狭窄处，剪刀剪除多余的肾盂及狭窄段组织，将输尿管、肾盂裁剪，呈斜行切口。沿输尿管切口置入双J管分别到达膀胱与肾盂。或沿事先留置的输尿管导管送入金属导丝，撤出输尿管导管，送入双J管。以4-0可吸收缝线将肾盂与输尿管间断缝合。腹腔留置引流管。

腰部切口经后腹膜腔入路：患者取健侧90°侧卧位，术者立于背侧，监视器位于腹侧。于患侧腋中线与髂嵴上3cm水平线连线交界处作3cm的横行切口。钝性分开肌层、撑开腰背筋膜达后腹膜，示指推开后腹膜，气囊扩张建立后腹膜腔操作空间。经切口置入单孔腹腔镜手术操作系统，建立气腹，维持气腹压力在 14mmHg。经 5mm 通道置入 5mm 可弯曲腹腔镜或 5.5mm 直腹腔镜,另两个通道置入腹腔镜操作器械。用超声刀切开肾周筋膜,游离肾周下极并于肾下极内侧找到扩张的肾盂,完全游离肾盂及输尿管上段。找到肾盂输尿管连接狭窄处,裁剪多余的肾盂,并去除狭窄段输尿管,沿输尿管切口置入双 J 管分别到达膀胱与肾盂。4-0 可吸收线间断缝合输尿管近端与肾盂最低点。置入引流管,逐层关闭切口(图 4-29-20)。

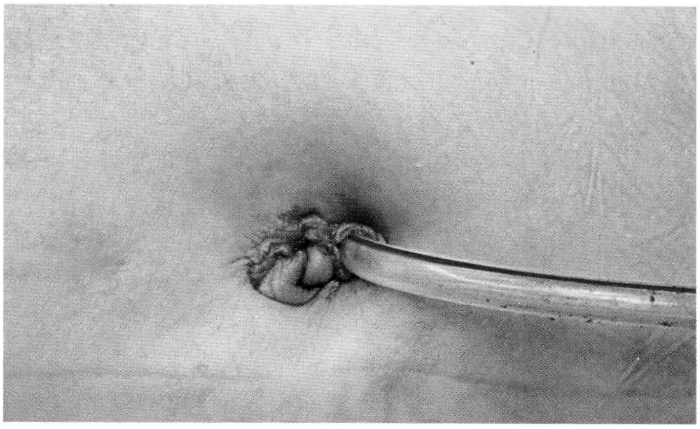

图 4-29-20 脐切口经腹腔途径单孔腹腔镜肾盂成型术后的切口及引流管

手术难点解析:

1. 选择放置双 J 管的时机比较重要。常规在缝合肾盂壁最低点与输尿管最低点后放置双 J 管,双 J 管放置后有利于引导正确地缝合肾盂输尿管后壁和前壁。

2. 在裁剪肾盂和输尿管壁上段时,可在不完全离断输尿管的前提下进行,从而确保吻合时不出现输尿管扭转。

3. 单孔腹腔镜肾盂整形术中的吻合难度很大,持针器的持针、进针、出针都与标准腹腔镜手术有很大区别,一定程度上增加了操作的难度。有术者在采用带倒刺缝线来进行连续缝合并免除打结。

术后处理:术后如无明显并发症,引流少于 50ml 可拔除引流管。患侧输尿管内双 J 管于术后 4 ~ 6 周拔除。

(六) 单孔腹腔镜输尿管膀胱吻合术

患者取平卧位,臀部垫高 30°。术前留置导尿管,膀胱内注水 100ml 后夹闭导尿管。

术者位于患者左侧,监视器置于脚部。取脐下缘切口,置入单孔腹腔镜手术操作系统,建立气腹,气腹压为 14mmHg。先观察膀胱和患侧输尿管。在患侧髂内、外动脉分叉处打开后腹膜,显露输尿管。沿输尿管走行方向切开后腹膜,分离输尿管至膀胱壁,于膀胱壁段处离断输尿管。于膀胱前外侧斜行分离膀胱肌层至黏膜外约 3cm 长并剖开肌层,于切口下端打开膀胱黏膜约 1cm 左右切口,吸尽膀胱内液体。充分游离输尿管下段,在无明显张力和无扭转的情况下将输尿管与膀胱黏膜吻合,4-0 可吸收线间断缝合上半部分,镜下置入双 J 管后缝合下半部分。2-0 可吸收线缝合膀胱肌层于输尿管前方约 2cm,冲洗创面,置引流管结束手术。

手术难点解析:采用输尿管膀胱黏膜对黏膜吻合并膀胱肌层包埋法,本法吻合口比较平整,不易发生尿漏和狭窄;肌层包埋输尿管约 2cm,以缩紧肌层,提高张力,且可部分压迫和折叠输尿管,有一定的抗反流作用。也有术者采用输尿管漂浮法将输尿管末端置入膀胱后将膀胱肌层和浆膜层分别与输尿管间断缝合。

术后处理:术后如无明显并发症,盆腔引流少于 50ml 可拔除引流管。患侧输尿管内双 J 管于术后 4 ~ 6 周拔除。

（七）单孔腹腔镜肾上腺切除术

可采取腰部切口经后腹膜腔途径入路或脐切口经腹腔入路来完成手术。目前国内报道的主要方式为经腰部切口经后腹膜腔途径入路。

腰部切口经后腹膜腔途径入路：患者取健侧卧位，升起腰桥。术者位于患者背侧，监视器置于头侧。于患侧第12肋尖下缘横行切开皮肤3cm，血管钳钝性分离肌肉及腰背筋膜。示指向腹侧推开腹膜和侧椎筋膜外脂肪。置入单孔腹腔镜手术操作系统，气腹压力14mmHg。自5mm通道置入5mm头端可弯腹腔镜。右手持5mm超声刀，左手持左弯钳操作，进一步清理侧椎筋膜外脂肪并扩大操作空间。用超声刀打开侧椎筋膜和Gerota筋膜。沿腰大肌、肾上极和侧腹膜后3个相对无血管间隙分离显露肾上腺。切除左侧肾上腺时，可在肾静脉上内侧显露肾上腺中央静脉；切除右侧肾上腺时，先找到下腔静脉，再沿下腔静脉分离肾上腺中央静脉。术中需控制肾上腺中央静脉时，先应用Hem-o-lok双重夹闭，再用剪刀离断中央静脉。不能清楚显露肾上腺中央静脉时，采取超声刀慢档进行切割离。切除标本自QuadPort通道取出。腹膜后间隙置入F6引流管，经切口引出（图4-29-21）。

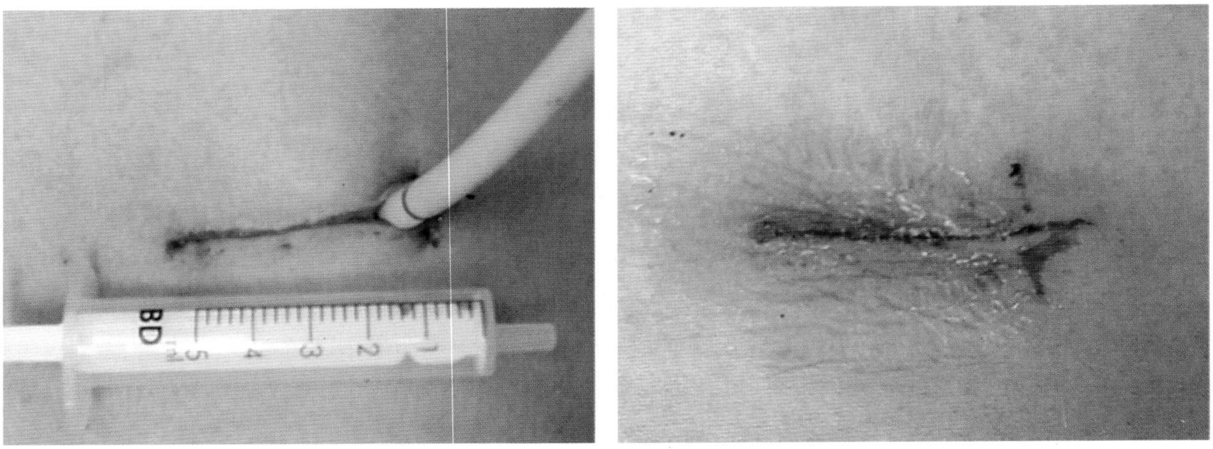

图4-29-21　腰部切口经后腹膜腔途经入路单孔腹腔镜肾上腺切除术后切口

脐切口经腹腔入路：患者体位，术者位置、显示器位置与单孔腹腔镜肾切除术基本相同。操作过程中采用加长10cm的标准直吸引器、标准腹腔镜器械或预弯腹腔镜器械，可采用45cm长超声刀以减少体外器械相互干扰。必要时左手用吸引器清理术野并协助牵拉。手术先打开结肠旁沟腹膜返折线。右侧上至结肠肝曲，左侧上至结肠脾曲。打开后腹膜返折线后向内侧牵引结肠并分离侧方纤维连接和结肠、肾纤维连结。左侧肾上腺切除术时，沿肾周筋膜与结肠系膜之间的无血解剖间隙，离断脾肾韧带，脾胃韧带。将脾和胰尾掀起后显露肾上腺。打开肾周筋膜，沿左肾静脉的上缘找到左肾上腺中央静脉，游离并离断。沿肾实质表面将肾上极与肾上腺分离，直至腰大肌。沿腰大肌表面游离肾上腺背侧。继续离断肾上腺与腹主动脉之间的组织，完整切除左侧肾上腺。右侧肾上腺切除术时，需要将肝脏牵引起来，以显露术野。可以采用腹腔镜用杆状拉钩牵引肝脏。离断部分肝脏三角韧带后，贴着肝脏下缘离断肝肾韧带，充分显露肾上腺组织。在尾状叶的下缘打开下腔静脉鞘，直至显露出右侧肾静脉。沿着下腔静脉的右侧缘游离并显露出右侧肾上腺中央静脉，离断，继续分离直至腰大肌表面。沿肾脏实质表面将肾上极与肾上腺分开。挑起肾上腺，沿腰大肌表面向上游离。最后离断肾上腺上极之结缔组织，切除肾上腺。用标本袋装取标本后，经脐切口取出。

手术难点解析：

1. 实施单孔腹腔镜肾上腺切除术时，操作过程中缺乏助手的牵拉显露，是手术操作难度增加的主要原因。

2. 经腹腔入路单孔腹腔镜肾上腺切除术选择脐部切口，难点是肾上腺位置较深，由于肝脏、脾脏的遮挡，显露肾上腺困难，并且脐部到肾上腺的距离相对较远，标准腹腔镜操作器械操作较为困难，加长器械可能会有帮助。

3. 经后腹膜入路的优势在于显露肾上腺路径直接、更易于游离并控制肾上腺中央静脉，且不干扰腹腔，避免了术后肠道并发症。

术后处理：监测生命体征，了解有无内出血、副损伤等并发症。术后如无明显并发症，引流少于50ml 可拔除引流管。

（八）单孔腹腔镜隐睾切除术

患者取平卧位。术者位于患者左侧，监视器置于脚部。

取患侧脐旁 3.5cm 切口，如单孔腹腔镜肾切除术中描述技术，分层进入腹腔，置入单孔腹腔镜手术操作系统，建立气腹，气腹压为 14mmHg。置入 5mm 头端可弯 0°腹腔镜，观察腹腔内脏器有无损伤，探查两侧腹股沟内环口，确定隐睾位置。若隐睾位于腹股沟管内环口尾侧以远，用超声刀在腹股沟内环口内侧 2cm 处打开后腹膜，分离出输精管。沿输精管向腹股沟分离至腹股沟管内环口，分离精索静脉，用 5mm Hem-o-lok 夹闭精索静脉并离断。用超声刀沿输精管和精索分离，游离隐睾周围组织，同时可在体外推挤隐睾，超声刀离断隐睾周围结缔组织，用 5mm Hem-o-lok 夹夹闭输精管后，完整切除隐睾。若睾丸位于腹腔内，打开后腹膜分离精索后，沿输精管用超声刀分离隐睾并切除。组织抓取钳夹取切除标本后，自 12mm 操作通道直接取出体外。用 3-0 可吸收线或带倒刺缝线连续缝合关闭内环口处后腹膜，以加固后腹膜和内环口。检查无活动性出血，撤出操作通道。逐层关闭脐部切口，皮肤行皮内缝合（图 4-29-22）。

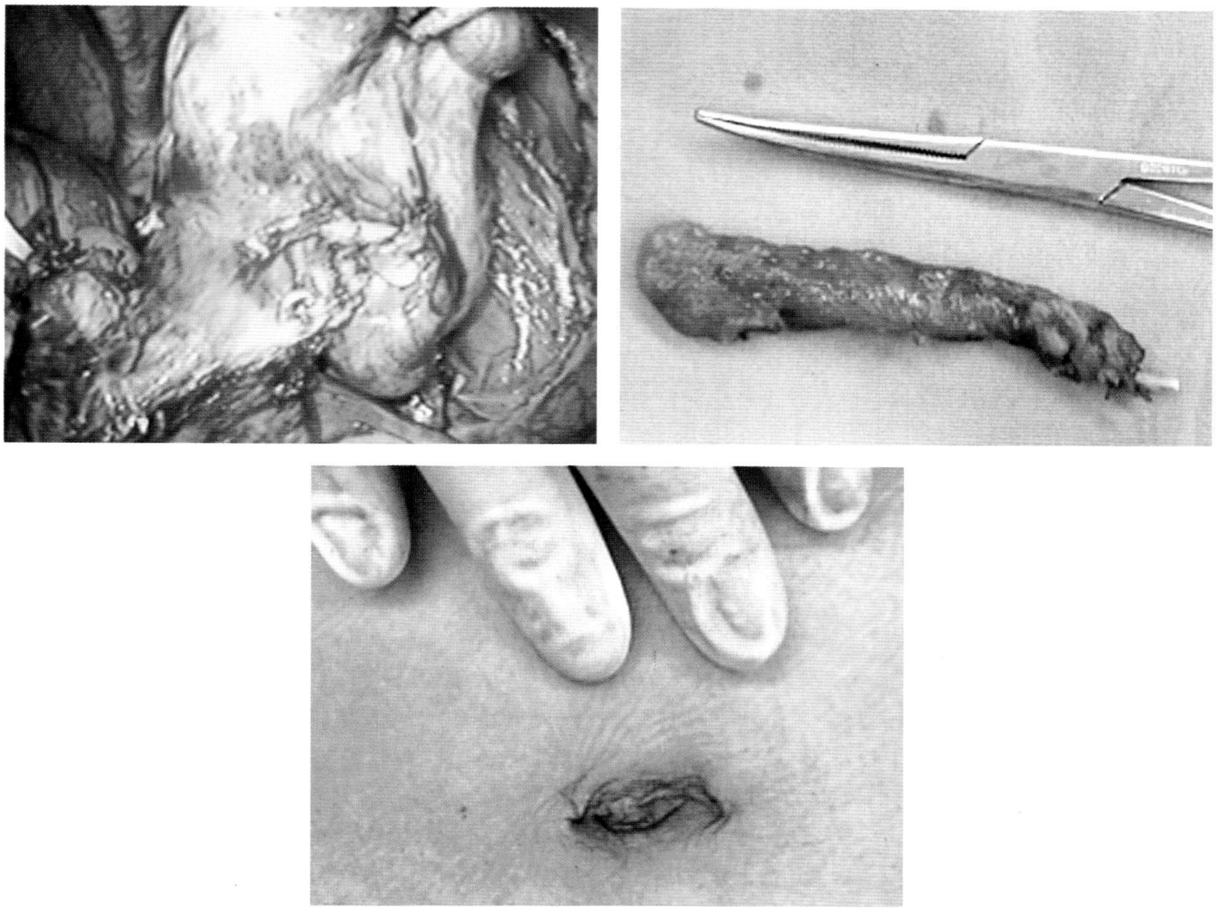

图 4-29-22　单孔腹腔镜隐睾切除术术中图像、切除标本及术后脐部切口

手术难点解析：

1. 手术时应注意沿腹膜后充分松解精索血管，再离断引带，将睾丸拖入腹腔后切除。

2. 术者和持镜助手之间的配合很重要，熟练的持镜者可以减少与术者的器械碰撞，并保证与术者协调一致，以减少术野晃动和图像丢失。

术后处理：监测生命体征变化，了解有无内出血、副损伤等并发症。术后如无明显并发症，可准患者术后第一天出院。

（九） 单孔腹腔镜精索静脉高位结扎术

患者取平卧位，术中采取头低脚高位。术者位于患者左侧，监视器置于脚部。

取患侧脐旁3.5～4cm切口，如单孔腹腔镜肾切除术中描述技术，分层进入腹腔，置入单孔腹腔镜手术操作系统，建立气腹，气腹压为14mmHg。置入5mm头端可弯0°腹腔镜。于患侧内环口头侧腹膜下寻找发自腹股沟内环口，沿侧后腹壁走行向头侧的精索内静脉（可牵拉患侧睾丸进一步证实）。左侧常会遇到降结肠与乙状结肠交界处结肠与后腹膜的生理性粘连，需要先松解开，才能观察到左侧精索静脉。在内环口头侧约2cm提起并剪开后腹膜1～2cm，分离出精索内静脉或整个精索血管束，上下游离1.0～1.5cm后，2个钛夹或5mm Hem-o-lok夹结扎已游离的精索内静脉或集束结扎精索血管束。若为两侧病变，可同时处理对侧。检查无活动性出血，撤出操作通道（图4-29-23）。

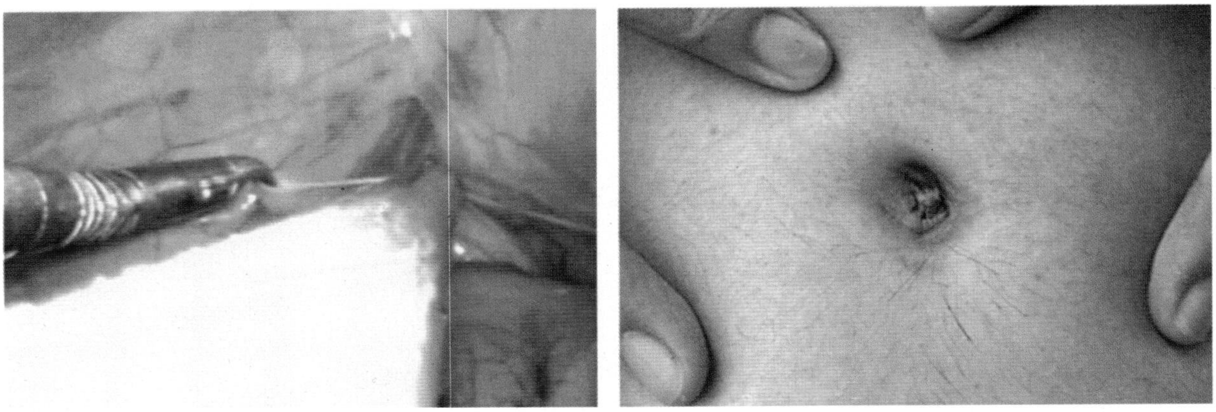

图4-29-23 单孔腹腔镜精索静脉高位结扎术中及术后切口

手术难点解析：

1. 在行单孔腹腔镜精索静脉高位结扎术时可采用头低位，小肠自然坠向头侧，术野显露清晰。

2. 有学者强调做保留睾丸动脉和淋巴管的精索内静脉高位结扎较之集束结扎高位精索后睾丸萎缩和睾丸鞘膜积液的发生率更低，但由于可能会漏扎伴行睾丸动脉的小静脉，有5%的复发率。也有文献报道了集束结扎精索血管其睾丸萎缩以及鞘膜积液发生率与高选择性精索静脉结扎无区别。

术后处理：术后如无明显并发症，可准患者术后第1天出院。

（十） 单孔腹腔镜根治性前列腺切除术

患者取平卧位，放置肩托，术中采取头低脚高位。术者位于患者头部，监视器置于脚部。

经腹膜外途径：切口取脐下缘4cm切口，达腹白线，切开腹白线进入腹膜外间隙，气囊扩张腹膜外间隙。置入单孔腹腔镜手术操作系统。也可采取经腹腔途径：切口取脐下缘4cm切口，如单孔腹腔镜肾切除术中描述技术，分层进入腹腔，置入单孔腹腔镜手术操作系统。气腹压为14mmHg。一般行顺行切除前列腺，精囊和输精管。具体手术步骤为扩展耻骨后间隙，清理前列腺筋膜外脂肪，切开盆底筋膜腱弓，结扎背深血管复合体，切开膀胱颈，分离精囊与输精管，离断前列腺尖部及尿道，留置F18导尿管，采用连续缝合吻合膀胱与远端尿道。耻骨后留置乳胶引流管自脐下缘切口引出。皮内缝合关闭切口（图4-29-24）。

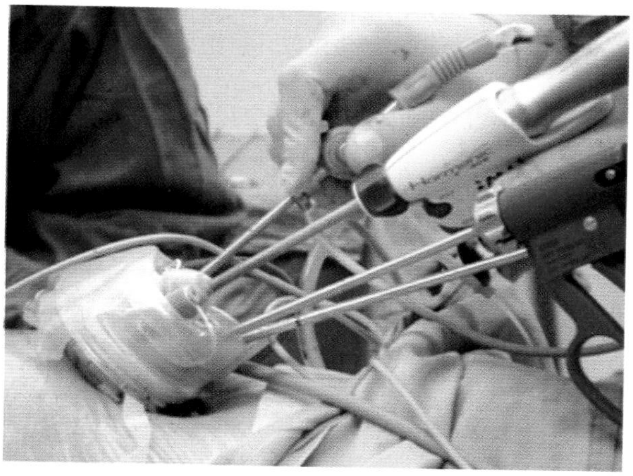

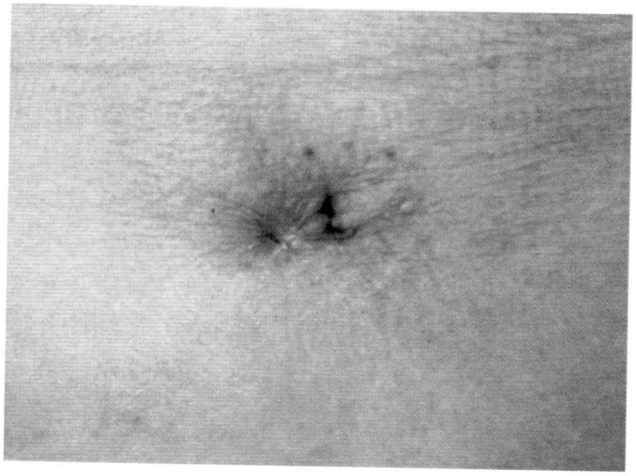

图 4-29-24　单孔腹腔镜根治性前列腺切除术体外操作器械关系及术后切口

手术难点解析：

1. 这是一个难度很大的手术，是否值得开展也存在较大争议。

2. 采用外环较大的 Quadport 可以增加体外器械间距离，建立器械间小的三角关系，从而利于 2 个直器械在较小的术野中逐步完成手术操作。

3. 膀胱尿道吻合时采用带倒刺缝线减少了缝合打结时间，是单孔腹腔镜手术技术发展的趋势。

术后处理：监测生命体征，了解有无内出血、副损伤等并发症。术后耻骨后引流管在引流量小于 50ml 后可以拔除。一般留置尿管 14 天。如无明显并发症，可准患者术后第 4 天出院。

（十一）单孔腹腔镜盆腔淋巴结清扫术

患者取平卧位，放置肩托，术中采取头低脚高位。术者位于患者头部，监视器置于脚部。

经腹腔途径：切口取脐下缘 4cm 切口，如单孔腹腔镜根治性前列腺切除术描述技术，分层进入腹腔，置入单孔腹腔镜手术操作系统。在髂血管分叉处切开腹膜，找到输尿管后用提起，将输尿管向下游离并牵向内侧以防损伤。切开髂外动脉血管鞘，沿髂外动脉向下切开血管鞘至腹股沟内环，然后向内分离，打开髂外静脉血管鞘，切除髂外血管周围脂肪及淋巴组织。于髂外静脉内下方钝性分离至盆壁，分离出闭孔神经及血管，超声刀清除闭孔神经周围脂肪淋巴组织。沿髂内动脉分离切除周围淋巴组织。同法进行另外一侧盆腔淋巴结清扫术。标本分组装入标本袋经操作通道取出。置入盆腔引流管自脐部切口引出。

术后处理：术后如无明显并发症，盆腔引流少于 50ml 可拔除引流管。

（朱刚　张亚群　吴鹏杰　刘圣杰）

参考文献

1. 朱刚，万奔，张亚群，等. 经腹腔途径单孔腹腔镜下肾切除术的临床研究[J]. 中华泌尿外科杂志，2012，33(10)：735-738.
2. 张树栋，马潞林，肖博，等. 经脐单孔腹腔镜在肾癌根治术中的应用[J]. 北京大学学报(医学版)，2011，43(4)：535-539.
3. 张旭，叶章群，何延瑜，等. 腹腔镜根治性肾输尿管切除术治疗上尿路肿瘤[J]. 临床泌尿外科杂志，2003，18(11)：653-655.
4. Gill I S, Soble JJ, Miller S D, et al. A novel technique for management of the en bloc bladder cuff and distal ureter during laparoscopic nephroureterectomy[J]. J Urol, 1999, 161:430-434.
5. 杨波，王辉清，孙颖浩，等. 经脐单孔多通道腹腔镜肾盂输尿管成型术[J]. 上海医学，2010，33(3)：214-215.
6. 张大宏，陈岳兵，丁国庆，等. 腹腔镜输尿管膀胱吻合术(附 17 例报告)[J]. 中华泌尿外科杂志，2004，25(11)：760-762.

7. 孙颖浩,那彦群. 单孔腹腔镜技术在泌尿外科发展中的难题和对策[J]. 中华泌尿外科杂志,2011,32:77-78.
8. 朱刚,张亚群,张耀光,等. 单孔腹腔镜下根治性前列腺切除术的初步经验[J]. 中华泌尿外科杂志,2011,32(3):209-211.
9. 井汉国,霍立志,袁守娴. 腹腔镜下高选择性精索静脉高位结扎治疗精索静脉曲张[J]. 中华泌尿外科杂志,2010,31(7):493-495.
10. 郭小林,张旭,马鑫,等. 腹腔镜精索静脉高位结扎术[J]. 临床泌尿外科杂志,2003,8(3):163-164.

第三十节　机器人辅助腹腔镜根治性前列腺切除术

一、手术适应证

预期寿命 8~10 年、临床低-中危局限性前列腺癌患者,肿瘤分期≤T_{2b},Gleason 评分≤7,PSA≤20ng/ml。

二、术前准备

术前进行肠道准备,术前 1 小时预防性使用抗菌药物,对深静脉血栓进行物理预防。

三、手术器械

大号可弯电剪刀(Hot Shears™ Monopolar Curved Scissors)、Maryland 双极钳(Maryland Bipolar Forceps)、大号无损伤钳(ProGrasp™ Forceps)、大号持针器(Large Needle Drivers)。

四、手术步骤

1. 患者取 30° Trendelenburg 体位,消毒铺单后留置 16F 双腔气囊导尿管。

2. Trocar 定位　A 点为镜头孔:前正中线脐上缘,横行切口,建立气腹,保持气腹压为 15mmHg;气腹充分建立后将 12mm 的 Trocar 置入腹腔,然后置入向上的 30°机器人镜头。B 点为 1 号臂:镜头孔与髂前上棘连线中点,置入 8mm 的机器人专用 Trocar。C 点为 2 号臂:腹直肌外缘平脐下 2cm,距离镜头孔 8~10cm,置入 8mm 的机器人专用 Trocar。D 点为 3 号臂:腋前线平脐水平,距离 2 号臂 8~10cm,置入 8mm 的机器人专用 Trocar。E 点为第 1 辅助孔:镜头孔与 1 号臂连线的中点延长线上,距离 1 号臂 8cm,置入 12mm 的 Trocar。F 点为第 2 辅助孔:髂前上棘内上 2~3cm,距离 1 号臂 8cm,置入 12mm 的 Trocar。所有 Trocar 置入在镜头直视下进行,后更换机器人镜头呈向下 30°(图 4-30-1)。

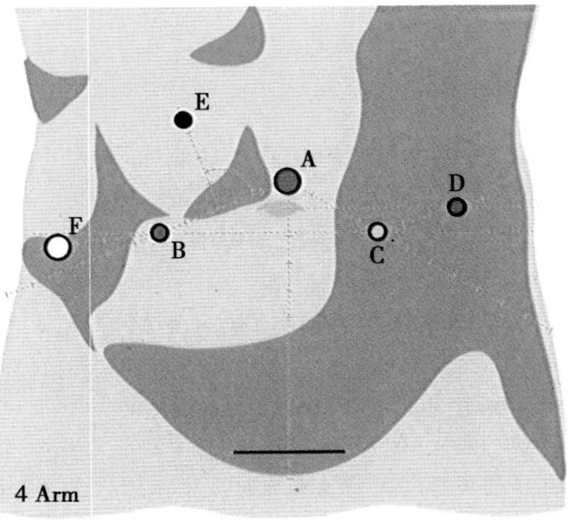

图 4-30-1　Trocar 位置模拟图

3. 于耻骨联合后方切开腹前壁下方腹膜皱襞处进入盆腔；无损伤钳抓住腹膜下方游离切缘，向头侧牵引（图 4-30-2）。

4. 分离膀胱前壁与耻骨，充分显露耻骨后间隙（图 4-30-3）。

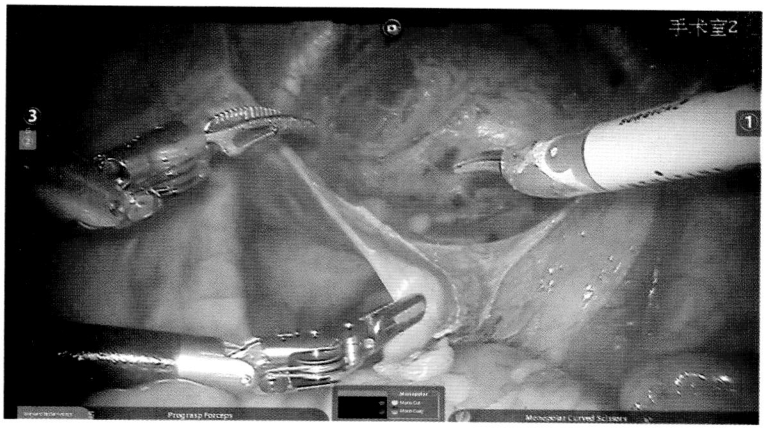

图 4-30-2 无损伤钳向头侧牵引腹膜游离缘

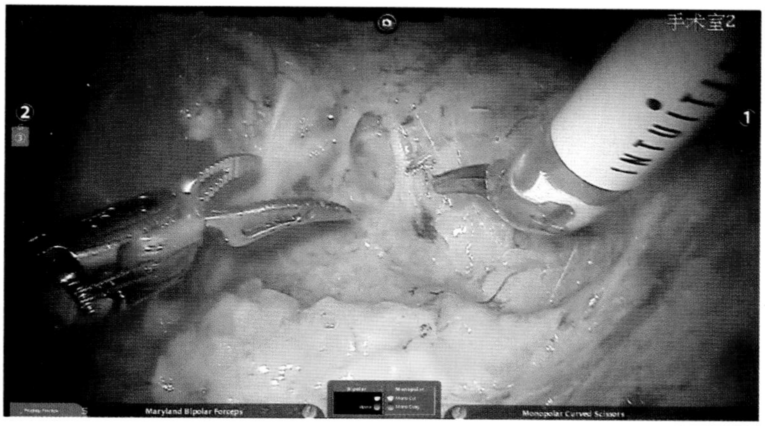

图 4-30-3 暴露耻骨后间隙

5. 打开盆底筋膜，充分暴露耻骨联合、阴茎背深静脉复合体、耻骨前列腺韧带、膀胱及前列腺前壁；于耻骨后间隙内沿尿道前表面使用 20cm 2-0 可吸收线从右向左缝扎阴茎背深静脉复合体；再次使用 25cm 2-0 可吸收线缝扎阴茎背深静脉复合体并同时进行耻骨后尿道悬吊（图 4-30-4、图 4-30-5、图 4-30-6、图 4-30-7）。

6. 移动导尿管，通过膀胱内气囊位置确定膀胱颈位置；于膀胱颈 11 点 ~ 1 点之间切开膀胱壁，暴露膀胱颈及膀胱内导尿管（图 4-30-8）。

7. 排空导尿管气囊，无损伤钳提起导尿管头部，向上方牵引，暴露膀胱颈侧壁及后壁，予以切开，进入直肠膀胱隐窝，充分游离双侧输精管及精囊腺；于前列腺基底部两侧逐步分离并结扎前列腺侧血管蒂（图 4-30-9、图 4-30-10、图 4-30-11）。

8. 提起输精管及精囊腺，显露 Denonvillier 筋膜；在双侧精囊腺根部下方约 2mm 处切开 Denonvillier 筋膜，分离前列腺后壁及直肠前壁，到达前列腺尖部后方（图 4-30-12）。

9. 于缝扎线近端切开阴茎背深静脉复合体，沿阴茎背深静脉复合体后方无血管间隙分离至前列腺尖部前方；充分游离尿道，于前列腺尖部垂直剪开尿道前壁；经尿道外口撤除导尿管，暴露尿道后壁，向近端保留少许尿道后壁，切断尿道（图 4-30-13、图 4-30-14）。

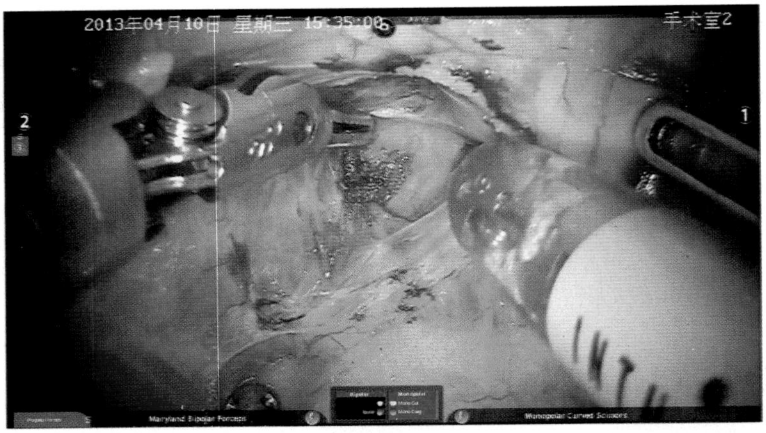

图 4-30-4　打开盆底筋膜

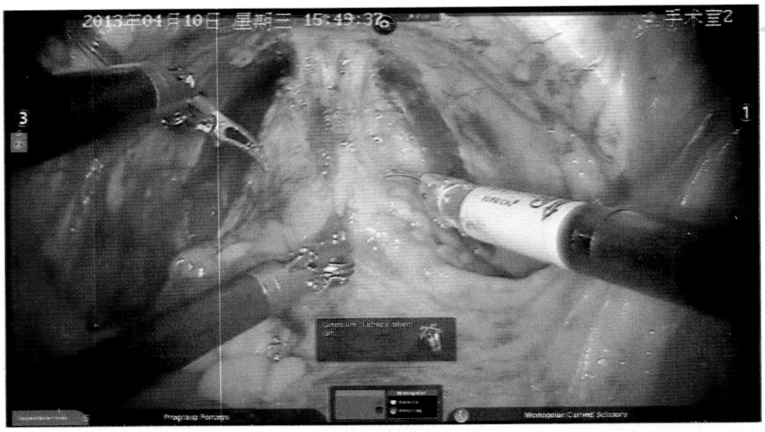

图 4-30-5　暴露阴茎背深静脉复合体、耻骨前列腺韧带、膀胱及前列腺前壁

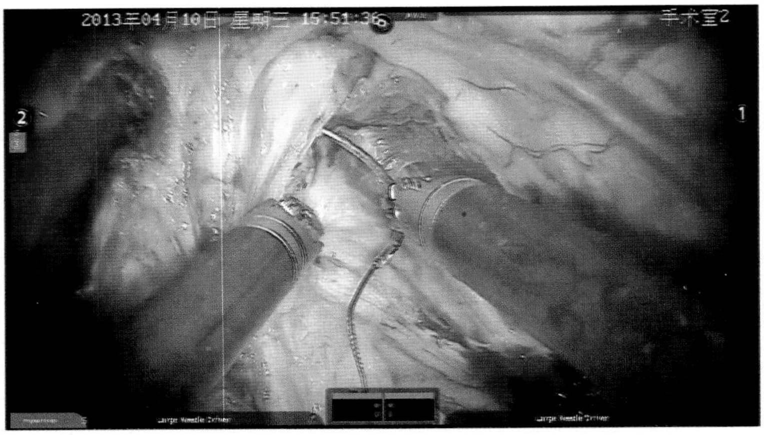

图 4-30-6　缝扎阴茎背深静脉复合体

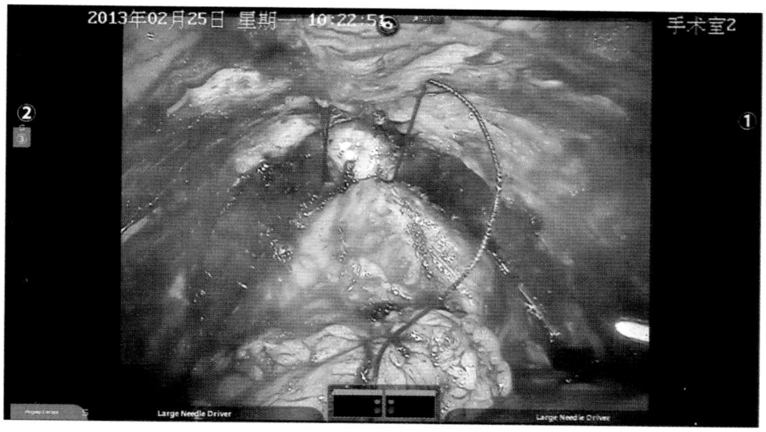

图 4-30-7 耻骨后尿道悬吊

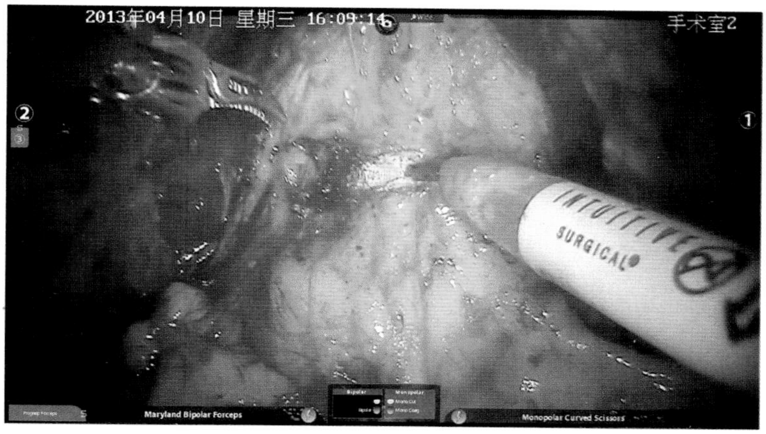

图 4-30-8 切开膀胱颈

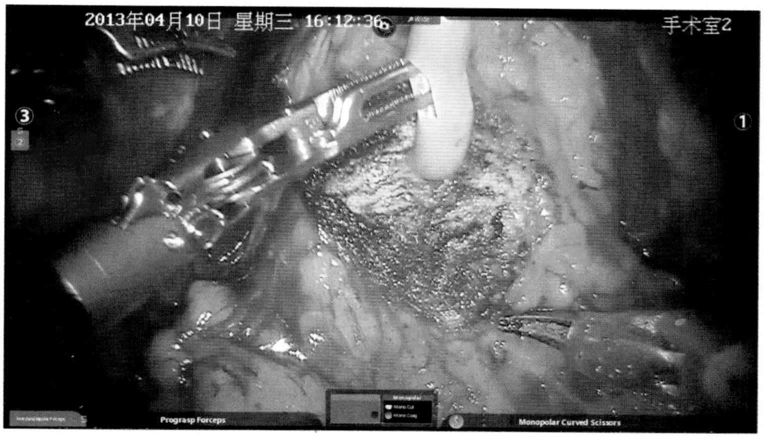

图 4-30-9 无损伤钳向上方牵引导尿管

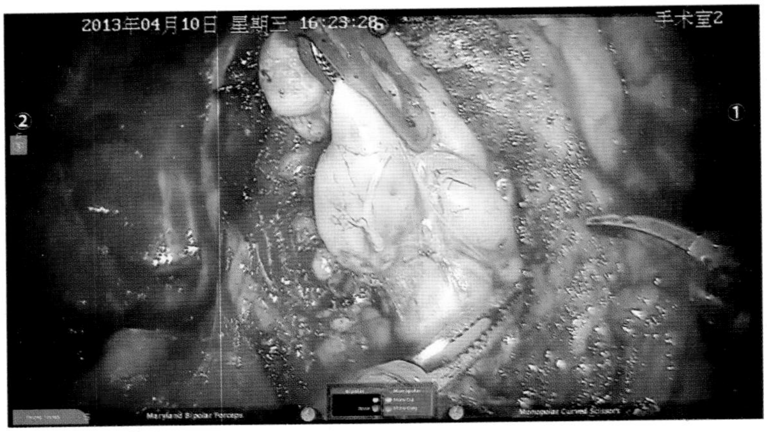

图 4-30-10　游离双侧输精管及精囊腺

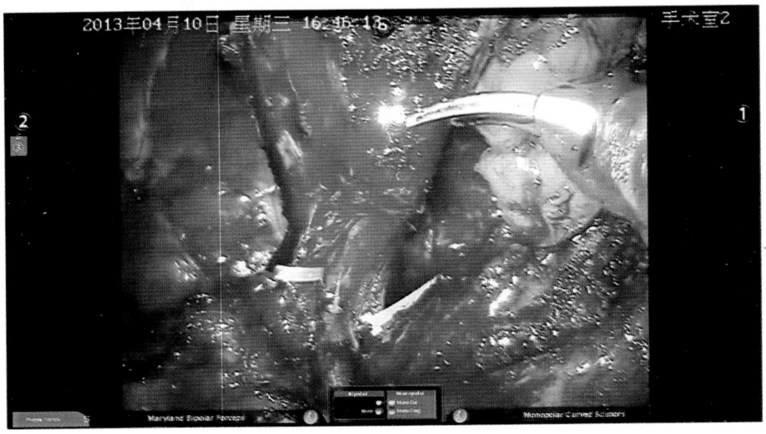

图 4-30-11　结扎前列腺侧血管蒂

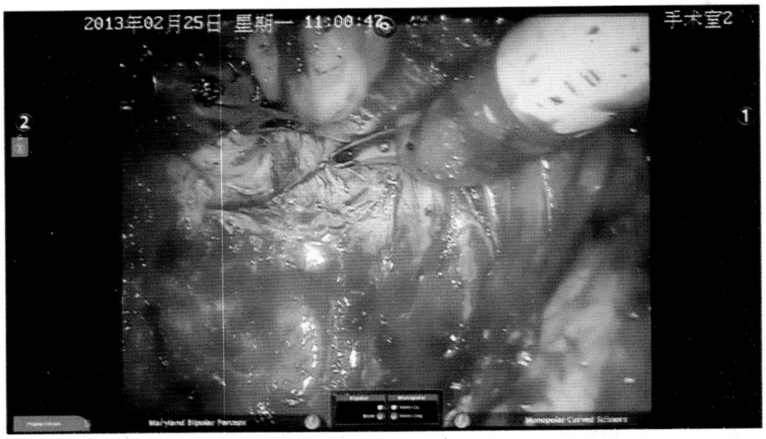

图 4-30-12　Denonvillier 筋膜内分离前列腺后壁及直肠前壁

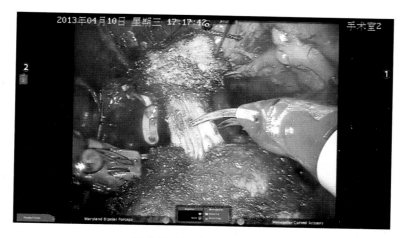

图 4-30-13　切开尿道前壁

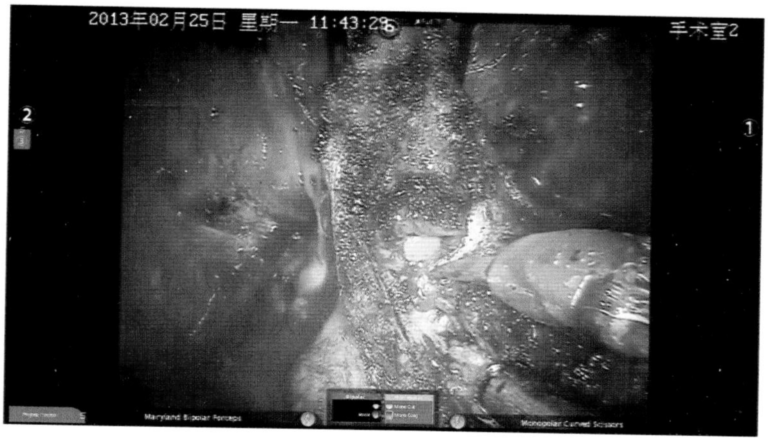

图 4-30-14　切断尿道

10. 贴近前列腺后方剪断直肠尿道肌，完全切除前列腺及双侧精囊腺，切除物装入标本袋；尿道断端及膀胱颈断端取标本送术中冰冻病理，确定切缘阴性。

11. 使用 2-0 可吸收线重建膀胱颈；使用 2-0 可吸收线将 Denonvilliers 筋膜的游离残端固定到尿道残端后方的内括约肌上，进行尿道后方筋膜重建（图 4-30-15）。

12. 使用 33cm 3-0 可吸收双针线连续缝合行膀胱颈尿道吻合，缝线暂不打结；经尿道外口重新插入 22F 三腔气囊导尿管，通过吻合口进入膀胱内，缝线打结，完成膀胱颈尿道吻合（图 4-30-16）。

13. 使用 2-0 可吸收线将膀胱表面前正中线区域的筋膜组织固定到耻骨前列腺韧带上，进行尿道前方筋膜重建（图 4-30-17）。

14. 打开双侧髂血管鞘，清除髂血管周围及闭孔周围淋巴组织，清除组织装入标本袋（图 4-30-18）。

15. 用吸引器洗净盆腔血液、尿液，降低气腹压力，仔细检查手术创面有无渗血，双侧盆腔放置引流管，取出标本，关闭切口。

五、术中注意事项

1. 对于体质指数>30 的患者，术中建立气腹之后，将患者置于头低脚高的 30°Trendeleburg 体位，会形成高气道压力，从而影响到患者术中生命体征。

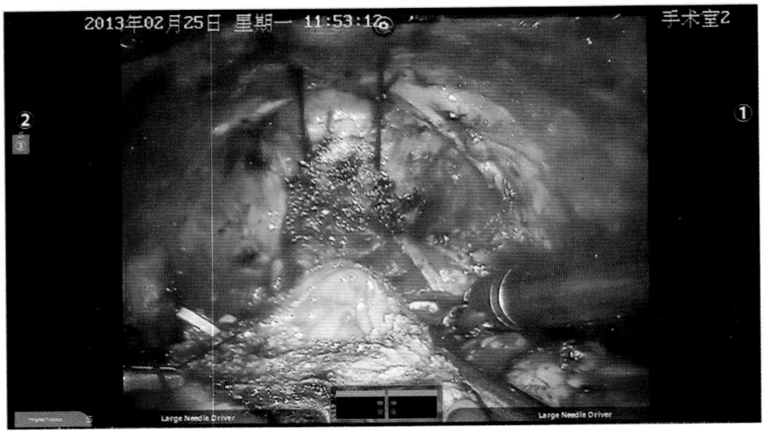

图 4-30-15　尿道后方筋膜重建

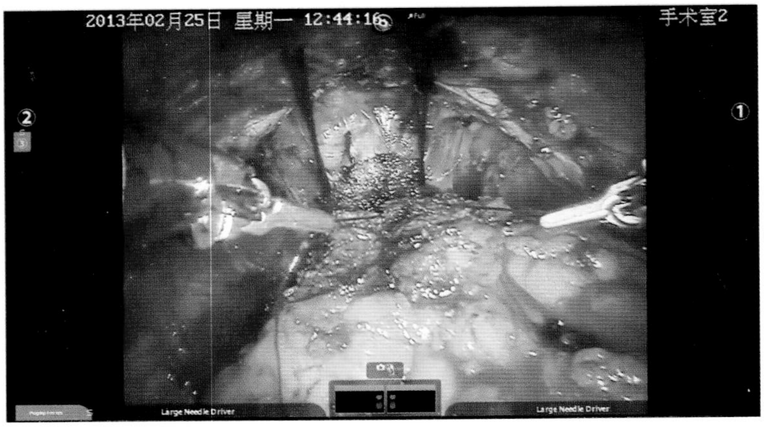

图 4-30-16　膀胱颈尿道吻合

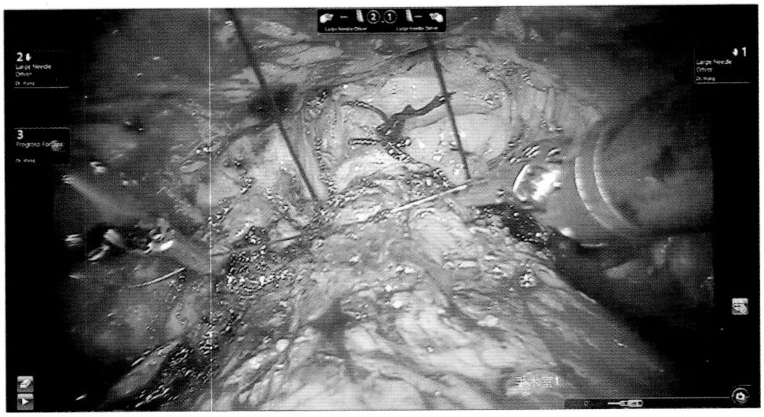

图 4-30-17　尿道前方筋膜重建

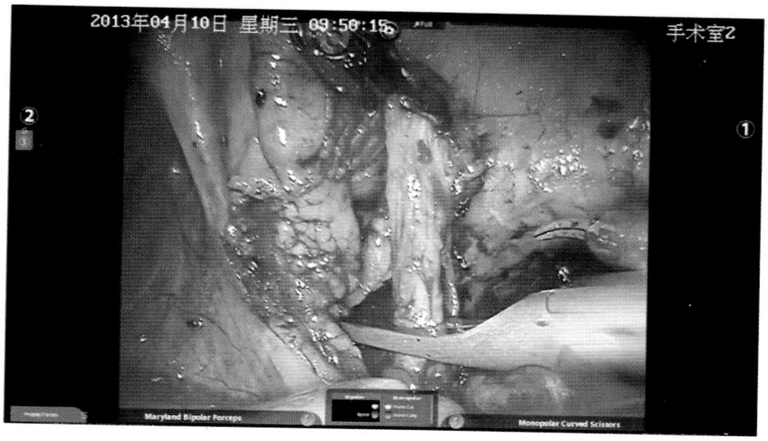

图 4-30-18 髂血管及闭孔淋巴组织清扫

2. 具有TURP或其他BPH手术史的患者，可能导致手术切缘的阳性率升高，具有BPH手术史患者的切缘阳性率相对于无手术史患者，可以从17.6%上升到35%。

3. 对于穿刺后6周或者TURP术后3个月内进行手术者，可能导致直肠损伤的发生率升高，直肠损伤通常发生于前列腺尖部分离时。

4. 在进行闭孔淋巴结清扫时，可能发生闭孔神经损伤。单侧损伤通常不会导致严重并发症，但是双侧闭孔神经损伤可引起行走困难。

六、术后处理

1. 术后1～3天根据胃肠道恢复情况恢复饮食。
2. 术后预防性应用抗生素防止感染。
3. 保持导尿管引流通畅，术后2周拔除导尿管；拔除导尿管后指导患者开始进行提肛功能锻炼。

七、术后并发症及处理

1. 尿失禁　术后1个月内早期尿失禁可高达80%，但通常为轻-中度尿失禁，通过提肛功能锻炼，术后3～6个月好转。术后12个月仍存在的尿失禁为完全性尿失禁，通常合并尿道外括约肌损伤，需要进一步手术处理。

2. 吻合口狭窄　通常在膀胱颈尿道端端吻合时黏膜对合不完全导致；如果发生吻合口狭窄，可首先通过尿道扩张术进行治疗，如果无效可以行尿道吻合口狭窄处切开，但可能导致尿失禁的发生。

（王林辉　孙颖浩）

参考文献

1. 梅骅，陈凌武，高新. 泌尿外科手术学[M]. 第3版. 北京：人民卫生出版社，2008.
2. Sun M, Trinh QD, Bianchi M, et al. A non-cancer-related survival benefit is associated with partial nephrectomy[J]. Eur Urol, 2012, 61: 725-731.
3. Tan HJ, Norton EC, Ye Z, et al. Long-term survival following partial vs radical nephrectomy among older patients with early-stage kidney cancer[J]. JAMA, 2012, 307(15): 1629-1635.
4. Benway BM, Bhayani SB. Surgical outcomes of robot-assisted partial nephrectomy[J]. BJU Int, 2011, 108: 955-961.
5. Mottrie A, De Naeyer G, Schatteman P, et al. Impact of the learning curve on perioperative outcomes in patients who underwent robotic partial nephrectomy for parenchymal renal tumours[J]. Eur Urol, 2010, 58: 127-132.
6. Sukumar S, Rogers CG. Robotic partial nephrectomy: surgical technique[J]. BJU Int, 2011, 108: 942-947.

7. Papalia R, Simone G, Ferriero M, et al. Laparoscopic and robotic partial nephrectomy with controlled hypoten-sive anesthesia to avoid hilar clamping: feasibility, safety and perioperative functional outcomes[J]. J Urol, 2012, 187: 1190-1194.
8. Sammon J, Petros F, Sukumar S, et al. Barbed suture for renorrhaphy during robot-assisted partial nephrectomy[J]. J Endourol, 2011, 25(3): 529-533.
9. Montorsi F, Wilson TG, Rosen RC, et al. Pasadena Consensus Panel. Best Practices in Robot-assisted Radical Prostatectomy: Recommendations of the Pasadena Consensus Panel[J]. European Urology, 2012, 62: 368-381.

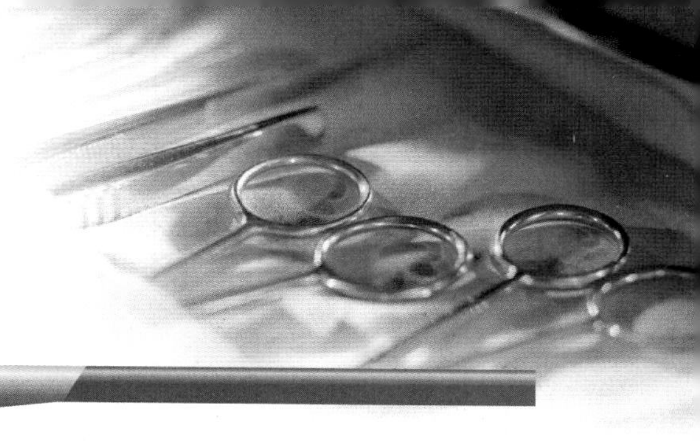

附录一

国家卫生计生委办公厅关于印发《内镜诊疗技术临床应用管理暂行规定》和普通外科等10个专业内镜诊疗技术管理规范的通知

各省、自治区、直辖市卫生计生委(卫生厅局),新疆生产建设兵团卫生局:

为加强内镜诊疗技术临床应用管理,规范内镜诊疗技术临床应用行为,促进内镜诊疗适宜技术的普及与推广,保障医疗质量和医疗安全,根据《医疗技术临床应用管理办法》、《医疗机构手术分级管理办法(试行)》,我委组织制定了《内镜诊疗技术临床应用管理暂行规定》(以下简称《暂行规定》)和普通外科、泌尿外科、胸外科、骨科、消化内科、小儿外科、儿科和耳鼻咽喉科8个专业内镜诊疗技术管理规范,对已经下发的妇科和呼吸内科2个专业内镜诊疗技术管理规范进行了修订,并制定了各专业四级内镜诊疗技术目录和三级内镜诊疗技术参考目录。现一并印发给你们(可在国家卫生计生委网站医政医管栏目下载),请遵照执行。

请各省级卫生计生行政部门按照《暂行规定》和各专业管理规范有关要求,组织开展本行政区域三、四级相关专业内镜诊疗技术准入管理工作,并于2014年5月31日前,将本行政区域准予开展三、四级相关专业内镜诊疗技术的医疗机构名单报我委医政医管局备案。我委将适时组织对各地准入管理工作开展情况的抽查工作。

2009年印发的《妇科内镜诊疗技术管理规范》和2012年印发的《呼吸内镜诊疗技术管理规范(2012年版)》同时废止。

联系人:医政医管局医疗质量处　李亚、马旭东
联系电话:010-68791875、68791876

国家卫生计生委办公厅
2013年12月27日
(信息公开形式:主动公开)

泌尿外科内镜诊疗技术

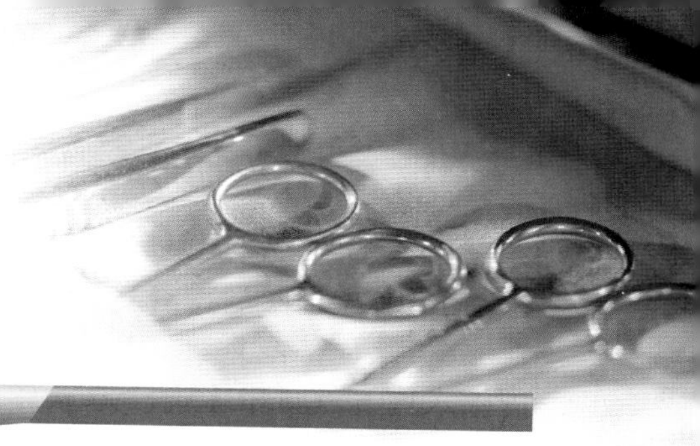

附录二

《内镜诊疗技术临床应用管理暂行规定》

第一章　总　则

第一条　为加强内镜诊疗技术临床应用管理，规范内镜诊疗技术临床应用行为，促进内镜诊疗适宜技术的普及与推广，保障医疗质量和医疗安全，根据《医疗技术临床应用管理办法》、《医疗机构手术分级管理办法(试行)》，制定本规定。

第二条　本规定所称内镜诊疗技术，是指医疗机构及其医务人员通过人体正常腔道或人工建立的通道，使用内镜器械在直视下或辅助设备支持下，对局部病灶进行观察、组织取材、止血、切除、引流、修补或重建通道等，以明确诊断、治愈疾病、缓解症状、改善功能等为目的的诊断、治疗措施。

第三条　内镜诊疗技术临床应用实行分级管理。

第四条　本规定适用于各级各类医疗机构内镜诊疗技术临床应用管理工作。

第五条　医疗机构开展内镜诊疗技术应当与其功能、任务相适应。

第六条　国家卫生计生委负责全国医疗机构内镜诊疗技术临床应用的监督管理。

县级以上地方卫生计生行政部门负责本行政区域内医疗机构内镜诊疗技术临床应用的监督管理。

第二章　分 级 管 理

第七条　按照《医疗机构手术分级管理办法(试行)》，根据风险性和难易程度不同，内镜诊疗技术分四级管理。三、四级内镜诊疗技术按照第二类医疗技术由省级卫生计生行政部门进行管理。

第八条　国家卫生计生委负责制订和发布各专业四级内镜诊疗技术管理目录和三级内镜诊疗技术管理参考目录，并根据内镜诊疗技术管理实际需要适时修订。

第九条　各省级卫生计生行政部门负责制订发布本行政区域各专业三级及以下内镜诊疗技术管理目录，可以根据本行政区域实际，增补三级内镜诊疗技术管理目录。

第十条　未经国家卫生计生委同意，各省级卫生计生行政部门不得向下调整三、四级内镜诊疗技术的管理级别。

第十一条　国家卫生计生委负责制订发布各专业内镜诊疗技术管理规范并组织实施。

第十二条　各省级卫生计生行政部门应当按照《医疗技术临床应用管理办法》和相关内镜诊疗技术管理规范要求，对本行政区域内开展相关内镜诊疗技术的医疗机构和相关人员实施准入管理。

第十三条　各省级卫生计生行政部门应当将本行政区域准予开展三、四级内镜诊疗技术的医疗机构名单按照要求向国家卫生计生委备案。

第十四条　医疗机构应当建立健全内镜诊疗技术分级管理工作制度，指定具体部门负责日常管理工作。

第三章　临床应用管理

第十五条　医疗机构开展内镜诊疗技术，应当具备以下条件：

（一）具有卫生计生行政部门核准登记的与开展相关专业内镜诊疗技术相适应的诊疗科目；

（二）具有与开展相关专业内镜诊疗技术相适应的辅助科室、设备和设施；

（三）具有相关专业内镜诊疗技术临床应用能力的执业医师；

（四）具有经过相关专业内镜诊疗相关知识和技能培训的、与开展内镜诊疗技术相适应的其他专业技术人员；

（五）具有内镜消毒灭菌设施和医院感染管理系统，并严格执行内镜清洗消毒技术相关操作规范和标准；

（六）经过卫生计生行政部门审核取得内镜诊疗技术临床应用资质；

（七）符合相关专业内镜诊疗技术管理规范规定的其他要求；

（八）具有与医疗机构级别相适应的制度管理和质量控制体系；

（九）符合省级以上卫生计生行政部门规定的其他条件。

第十六条　新建的二级以上医院或者新设置与开展相关专业内镜诊疗技术相适应诊疗科目的二级以上医院，拟开展四级内镜诊疗技术的，在符合相关专业内镜诊疗技术管理规范相关的人员、科室、设备、设施等条件的基础上，向省级卫生计生行政部门提出申请，由省级卫生计生行政部门组织临床应用能力评估通过后，可以试运行 1 年；试运行期满后 3 个月内，由省级卫生计生行政部门组织复核，复核通过后，方可继续开展相关诊疗工作。复核未通过，不允许开展相关诊疗工作，且 2 年内不得再次向省级卫生计生行政部门提出试运行申请。

第十七条　医疗机构与开展内镜诊疗技术相关的主要专业技术人员或者关键设备、设施及其他辅助条件发生变化，应当停止相应内镜诊疗技术临床应用，并向核发其《医疗机构执业许可证》的卫生计生行政部门报告。同时向准予其开展相应内镜诊疗技术的卫生计生行政部门申请重新审核，审核通过后方可继续开展。

第十八条　医疗机构应当严格遵守相关专业疾病诊疗规范、内镜诊疗技术操作规范和诊疗指南，严格掌握手术适应证和禁忌证。

第十九条　开展内镜诊疗技术应当由具有相应资质的本院在职医师决定，术者由符合管理规范要求的医师担任。

第二十条　开展内镜诊疗技术前，应当向患者或其法定监护人、代理人告知手术目的、手术风险、术后注意事项、可能发生的并发症及预防措施等，并签署知情同意书。

第二十一条　开展内镜诊疗技术前，应当确定手术方案和预防并发症的措施。术后制订合理的治疗与管理方案。

第二十二条　医疗机构应当建立内镜诊疗器材使用登记制度，器材使用应当符合国家相关规定。

第二十三条　医疗机构应当加强内镜诊疗质量管理，建立健全内镜诊疗后随访制度，并按照规定进行随访、记录。

第二十四条　县级以上地方卫生计生行政部门应当定期组织对行政区域内已经获得开展相关专业内镜诊疗技术资质的医疗机构和医师进行评估，包括病例选择、严重并发症发生率、死亡病例、疗效情况、医疗事故发生情况、术后病人管理、平均住院日、病人生存质量、病人满意度、随访情况和病历质量等。评估不合格的医疗机构或医师，暂停相关技术临床应用资质并责令整改，整改期不少于 6 个月。整改后评估符合条件者方可继续开展相关技术临床应用；整改不合格或连续 2 次评估不合格的医疗机构和医师，取消相关专业内镜诊疗技术临床应用资质。

第二十五条　省级卫生计生行政部门应当建立内镜诊疗技术临床应用质量管理与控制制度，依托相关专业质控中心开展质控工作，定期向医疗机构反馈质控结果。

第二十六条　鼓励利用信息化手段加强内镜诊疗技术临床应用质量管理与控制。

第四章　培 训 考 核

第二十七条　拟从事内镜诊疗工作的医师应当接受系统培训并考核合格。

第二十八条　国家卫生计生委负责四级内镜诊疗技术培训工作。指定或组建各专业四级内镜诊疗技术培训基地，统一编制培训大纲和教材，对拟开展四级内镜诊疗技术的医师进行培训。

第二十九条　各省级卫生计生行政部门负责三级内镜诊疗技术培训工作。指定或组建本辖区各专业三级内镜诊疗技术培训基地，按照各专业内镜诊疗技术管理规范要求和本省（区、市）统一编制的培训大纲、培训教材，对拟开展三级内镜诊疗技术的医师进行培训。

第三十条　二级及以下内镜诊疗技术培训工作由各省级卫生计生行政部门自行决定组织方式。

第三十一条　各级内镜诊疗技术培训基地应当制订培训计划，保证接受培训的医师在规定的时间内完成规定培训内容。

第三十二条　各级内镜诊疗技术培训基地应当按照要求对接受培训医师的理论知识掌握水平、实践能力操作水平进行定期测试、评估，保证培训效果。培训期满未能达到临床应用能力要求的，应当延长培训时间。

第三十三条　培训期满的医师应当按照规定参加考核，考核合格的方可申请从事内镜诊疗工作。

第三十四条　各级内镜诊疗技术培训基地应当为每位接受培训的医师建立培训及考核档案。

第三十五条　各省级卫生计生行政部门应当加强对地市级和县级医疗机构医师的培训，促进内镜诊疗适宜技术向基层普及与推广。

第五章　监督管理

第三十六条　县级以上地方卫生计生行政部门应当加强对本行政区域内医疗机构内镜诊疗技术临床应用情况的监督检查。

第三十七条　县级以上地方卫生计生行政部门应当建立医疗机构内镜诊疗技术临床应用安全评估制度，对于存在安全风险的医疗机构，应当立即责令其停止开展。

第三十八条　医疗机构在申请相应级别内镜诊疗技术临床应用过程中弄虚作假的，卫生计生行政部门不得准予其开展相应级别内镜诊疗技术；已经准予开展的，应当立即责令其停止开展。

第三十九条　医疗机构不得擅自开展卫生计生行政部门废除或者禁止开展的内镜诊疗技术，以及应当经卫生计生行政部门批准方能开展的内镜诊疗技术。对于擅自开展的医疗机构，卫生行政部门应当立即责令其改正；造成严重后果的，依法追究医疗机构主要负责人和直接责任人责任。

第六章　附　　则

第四十条　本规定由国家卫生计生委负责解释。

第四十一条　本规定自印发之日起施行。

泌尿外科内镜诊疗技术

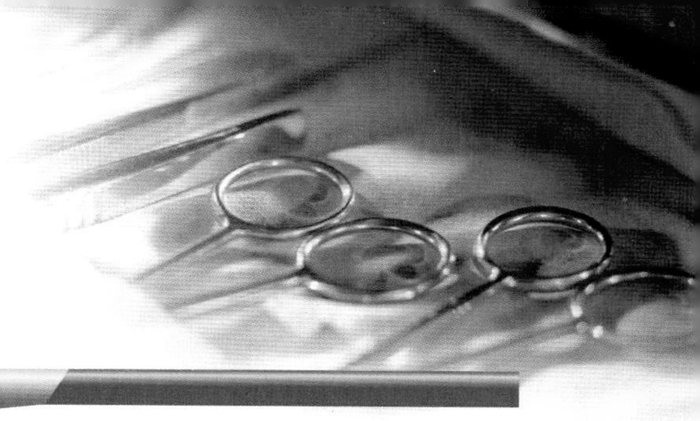

附录三

《内镜诊疗技术临床应用管理暂行规定》解读

近期，国家卫生计生委办公厅印发《内镜诊疗技术临床应用管理暂行规定》（以下简称《暂行规定》）和普通外科等10个专业内镜诊疗技术管理规范。现对《暂行规定》和相关管理规范有关要点解读如下：

一、背景情况

以内镜为代表的微创诊疗技术的出现，有效缓解了外科领域出血、疼痛和感染问题，现已成为我国医疗机构众多临床专业日常诊疗工作中不可或缺的重要技术手段，为保障人民群众身体健康和生命安全发挥了重要作用。但内镜诊疗技术涉及到临床诸多专业领域，部分技术专业性很强，操作复杂，风险高、难度大，各地在内镜诊疗技术临床应用水平、内镜医师培养等方面发展不均衡，这给内镜诊疗技术的临床应用和推广带来一定程度上的安全隐患。

为加强内镜诊疗技术临床应用管理，规范内镜诊疗技术临床应用行为，促进内镜诊疗适宜技术的普及与推广，保障医疗质量和医疗安全，我委组织制定了《内镜诊疗技术临床应用管理暂行规定》和普通外科、泌尿外科、胸外科、骨科、消化内科、小儿外科、儿科和耳鼻咽喉科8个专业内镜诊疗技术管理规范，对已下发的妇科和呼吸内科2个专业内镜诊疗技术管理规范进行了修订，并制定了各专业四级内镜诊疗技术目录和三级内镜诊疗技术参考目录。

二、主要内容

《暂行规定》全文6章41条，包括总则、分级管理、临床应用管理、培训考核、监督管理和附则。重点规定了以下内容：

（一）将内镜诊疗技术实施分级管理。文件要求，内镜诊疗技术分四级管理，三、四级内镜诊疗技术按照第二类医疗技术由省级卫生计生行政部门进行管理。国家卫生计生委负责制订和发布各专业四级内镜诊疗技术管理目录和三级内镜诊疗技术管理参考目录，并根据内镜诊疗技术管理实际需要适时修订；负责制订和发布各专业内镜诊疗技术管理规范并组织实施。各省级卫生计生行政部门负责制订发布本行政区域各专业三级及以下内镜诊疗技术管理目录，可以根据本行政区域实际，增补三级内镜诊疗技术管理目录。

（二）建立健全内镜诊疗技术准入管理体系。文件明确了拟开展内镜诊疗技术的医疗机构诊疗科目、科室设备、人员、消毒灭菌、质量控制等相关准入条件。各省级卫生计生行政部门应当将本行政区域准予开展三、四级内镜诊疗技术的医疗机构名单按照要求向国家卫生计生委备案。新建的二级以上医院或者新设置与开展相关专业内镜诊疗技术相适应诊疗科目的二级以上医院，拟开展四级内镜诊疗技术的，需向省级卫生计生行政部门提出申请，通过临床应用能力评估和复核方可正式开展相关诊疗工作。

（三）建立完善内镜诊疗技术培训体系。文件要求，拟从事内镜诊疗工作的医师应当接受系统培训并考核合格。国家卫生计生委负责四级内镜诊疗技术培训工作，指定或组建各专业四级内镜诊疗技术培训基地，统一编制培训大纲和教材，对拟开展四级内镜诊疗技术的医师进行培训。各省级卫生计生行政部门负责三级内镜诊疗技术培训工作。二级及以下内镜诊疗技术培训工作由各省级卫生计生行政部门自行决定组织方式。

（四）建立内镜诊疗技术临床应用质量控制体系。省级卫生计生行政部门应当建立内镜诊疗技术临床应用质量管理与控制制度，依托相关专业质控中心开展质控工作，定期向医疗机构反馈质控结果。鼓励利用信息化手段加强内镜诊疗技术临床应用质量管理与控制。

一同印发的管理规范覆盖10个专业、13种类型的内镜诊疗技术，基本涵盖了目前应用内镜诊疗技术的专业领域，在《暂行规定》的基础上，对各专业各类型的内镜诊疗技术管理提出了明确要求。

《暂行规定》和相关管理规范的出台，将对进一步规范内镜诊疗技术临床应用行为，促进内镜诊疗适宜技术的普及与推广发挥重要作用。

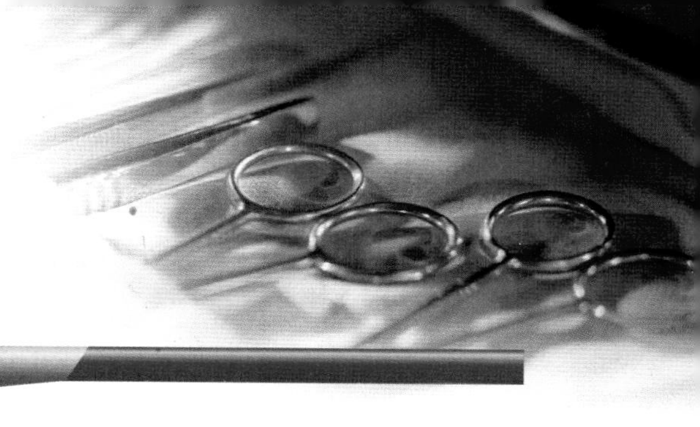

附录四

《泌尿外科内镜诊疗技术管理规范》(2013 年版)

为加强泌尿外科内镜诊疗技术临床应用与管理,规范泌尿外科内镜临床诊疗行为,保证医疗质量和医疗安全,根据《医疗技术临床应用管理办法》,制定本规范。本规范为医疗机构及其医师开展泌尿外科内镜诊疗技术的基本要求。

本规范所称的泌尿外科内镜诊疗技术主要包括用于泌尿及男性生殖系统疾病诊疗的腹腔镜技术、经尿道内镜技术和经皮肾镜技术等诊疗技术。

一、医疗机构基本要求

(一) 医疗机构开展泌尿外科内镜诊疗技术应当与其功能、任务相适应。

(二) 具有卫生计生行政部门核准登记的与开展泌尿外科内镜诊疗技术相适应的诊疗科目,有与开展泌尿外科内镜诊疗技术相关的辅助科室和设备,并满足下列要求:

1. 临床科室

二级及以上医院,其中三级医院设有泌尿外科,二级医院外科设有泌尿外科病房或专业组。每年收治泌尿外科患者不少于 400 例,完成泌尿外科手术不少于 200 例。

2. 手术室条件要求

(1) 包括术前准备室、手术室、术后观察室以及门诊手术室等。

(2) 有满足泌尿外科内镜诊疗工作需要的内镜设备和相关器械、耗材。

(3) 配备心电监护仪(含血氧饱和度监测功能)、除颤仪、简易呼吸器等急救设备和急救药品。

3. 设有麻醉科、心血管内科、呼吸内科等专业科室或专业医师,有满足泌尿外科内镜麻醉必需的设备、设施,具备泌尿外科内镜麻醉技术临床应用能力以及并发症综合处理和抢救能力。

(三) 有不少于 2 名经过泌尿外科内镜诊疗相关知识和技能培训,具备泌尿外科内镜诊疗技术临床应用能力的执业医师和其他专业技术人员。

(四) 有内镜消毒灭菌设施,医院感染管理符合要求。

(五) 拟开展风险高、过程复杂、难度大,按照四级手术管理的泌尿外科内镜诊疗技术(附件 1)的医疗机构,在满足以上基本条件的情况下,还应满足以下要求:

1. 三级医院,开展泌尿外科诊疗工作不少于 5 年,近 5 年累计完成泌尿外科内镜手术不少于 2000 例,其中累计完成按照四级手术管理的泌尿外科内镜手术不少于 500 例或累计完成按照三级手术管理的泌尿外科内镜手术(附件 2)不少于 800 例。技术水平在本地区处于领先地位。

2. 具备满足危重患者救治要求的重症监护室。

3. 具备满足实施按照四级手术管理的泌尿外科内镜手术需求的临床辅助科室、设备和技术能力。

二、人员基本要求

（一）医师

1. 拟开展泌尿外科内镜手术的医师，应当同时具备以下条件：

（1）取得《医师执业证书》，执业范围与开展泌尿外科内镜技术相适应的临床专业。

（2）具有5年以上泌尿外科疾病诊疗工作经验，具备主治医师以上专业技术职务任职资格。目前从事泌尿外科诊疗工作，累计参与完成泌尿外科内镜手术不少于200例。

（3）经过泌尿外科内镜诊疗技术系统培训并考核合格。

2. 拟独立开展按照四级手术管理的泌尿外科内镜手术的医师，在满足上述条件的基础上，还应满足以下条件：

（1）开展泌尿外科诊疗工作不少于10年，具有副主任医师以上专业技术职务任职资格。累计完成泌尿外科内镜手术不少于500例；其中按照三级手术管理的泌尿外科内镜手术不少于250例。

（2）经国家卫生计生委指定的四级泌尿外科内镜诊疗技术培训基地系统培训并考核合格。

3. 本规范实施前，符合省级卫生计生行政部门确定的相关条件和标准的医师，可以不经过培训，但须经泌尿外科内镜诊疗技术临床应用能力审核而开展按照三级及以下手术管理的泌尿外科内镜诊疗工作。

4. 本规范实施前，具备下列条件的医师，可以不经过培训，但须经泌尿外科内镜诊疗技术临床应用能力审核而开展按照四级手术管理的泌尿外科内镜手术工作。

（1）具有良好的职业道德，同行专家评议专业技术水平较高，并获得2名以上本专业主任医师书面推荐，其中至少1名为外院医师。

（2）在三级医院从事泌尿外科内镜诊疗工作不少于10年，具有副主任医师以上专业技术职务任职资格。

（3）近5年累计完成泌尿外科内镜手术不少于500例，其中每年独立完成按照四级手术管理的泌尿外科内镜手术不少于50例。

（4）泌尿外科内镜技术的适应证选择符合要求。近3年内未发生过二级以上与开展泌尿外科内镜手术相关的负主要责任的医疗事故。

（二）其他相关卫生专业技术人员

应当经过泌尿外科内镜诊疗技术相关专业系统培训并考核合格。

三、技术管理基本要求

（一）严格遵守泌尿外科疾病诊疗规范、泌尿外科内镜诊疗技术操作规范和诊疗指南，严格掌握手术适应证和禁忌证。

（二）泌尿外科内镜诊疗技术开展由具有泌尿外科内镜诊疗技术临床应用能力的、具有主治医师以上专业技术职务任职资格的本院在职医师决定，实施按照四级手术管理的泌尿外科内镜诊疗技术由具有副主任医师以上专业技术职务任职资格的本院在职医师决定，术者由符合本规范要求的医师担任。术前应当确定手术方案和预防并发症的措施，术后制订合理的治疗与管理方案。

（三）实施泌尿外科内镜手术前，应当向患者或其法定监护人、代理人告知手术目的、手术风险、术后注意事项、可能发生的并发症及预防措施等，并签署知情同意书。

（四）加强泌尿外科内镜诊疗质量管理，建立健全泌尿外科内镜诊疗后随访制度，并按规定进行随访、记录。

（五）省级卫生计生行政部门应当将准予开展按照四级手术管理的泌尿外科内镜手术的医疗机构报国家卫生计生委备案。

四、培训

拟从事泌尿外科内镜诊疗工作的医师应当接受系统培训并考核合格。其中从事按照三、四级手术管理的泌尿外科内镜诊疗工作的医师应当分别接受不少于 6 个月的系统培训。

（一）培训基地

国家卫生计生委指定四级泌尿外科内镜诊疗技术培训基地，各省级卫生计生行政部门指定本辖区三级泌尿外科内镜诊疗技术培训基地，并组织开展相应培训工作。

四级泌尿外科内镜诊疗技术培训基地应当具备以下条件：

1. 三级甲等医院。

2. 开展泌尿外科诊疗工作不少于 5 年，具备按照四级手术管理的泌尿外科内镜手术临床应用能力。泌尿外科开放床位不少于 60 张。

3. 近 5 年累计收治泌尿外科患者不少于 10 000 例，每年完成泌尿外科内镜手术 1000 例以上（其中腹腔镜手术不少于 150 例，经尿道内镜手术不少于 700 例，经皮肾镜手术不少于 150 例），其中每年完成按照四级手术管理的泌尿外科内镜手术不少于 300 例（其中腹腔镜手术不少于 50 例，经尿道内镜手术不少于 200 例，经皮肾镜手术不少于 50 例）。

4. 有不少于 4 名具备按照四级手术管理的泌尿外科内镜手术临床应用能力的指导医师，其中至少 2 名具有主任医师专业技术职务任职资格。

5. 有与开展泌尿外科内镜诊疗技术培训工作相适应的人员、技术、设备和设施等条件。需具备泌尿外科内镜诊疗技术模拟培训场地及设施。

6. 近 3 年举办过全国性泌尿外科内镜或泌尿外科微创诊疗技术相关专业学术会议或承担泌尿外科内镜或泌尿外科微创诊疗技术相关的国家级继续医学教育项目。

（二）按照四级手术管理的泌尿外科内镜手术医师培训要求

1. 在指导医师指导下，参与完成按照四级手术管理的泌尿外科内镜手术不少于 35 例（其中腹腔镜手术不少于 10 例，经尿道内镜手术不少于 15 例，经皮肾镜手术不少于 10 例）。

2. 在指导医师的指导下，接受培训的医师应参与对患者全过程的管理，包括术前评价、诊断性检查结果解释、与其他学科共同会诊、泌尿外科内镜诊疗操作、操作过程记录、围术期处理、重症监护治疗和术后随访等。

在境外接受泌尿外科内镜诊疗技术培训 6 个月以上，有境外培训机构的培训证明，并经国家卫生计生委指定培训基地考核合格后，可以认定为达到规定的培训要求。

附件:1. 四级泌尿外科内镜诊疗技术目录
2. 三级泌尿外科内镜诊疗技术参考目录

附件1

四级泌尿外科内镜诊疗技术目录

一、经尿道内镜诊疗技术

(一) 经尿道巨大前列腺切除术(>60g)

(二) 输尿管镜输尿管肿瘤切除术

(三) 软性输尿管镜肾结石激光碎石术

(四) 肾盂输尿管连接部狭窄内切开术

(五) 软性输尿管镜碎石取石术

二、经皮肾镜诊疗技术

(一) 孤立肾经皮肾镜术

(二) 肾铸型结石及多发性肾结石经皮肾镜术

三、腹腔镜诊疗技术

(一) 腹腔镜肾上腺肿瘤(≥5cm)切除术

(二) 腹腔镜肾上腺全切或次全切除术

(三) 腹腔镜肾上腺嗜铬细胞瘤切除术

(四) 腹腔镜供肾取肾术

(五) 腹腔镜肾切除术

(六) 腹腔镜肾实质切开取石术

(七) 腹腔镜马蹄肾峡部分离术

(八) 腹腔镜根治性肾切除术

(九) 腹腔镜根治性肾输尿管切除术

(十) 腹腔镜肾部分切除术

(十一) 腹腔镜重复肾重复输尿管切除术

(十二) 腹腔镜肾盂成形术

(十三) 腹腔镜肾蒂淋巴管结扎剥脱术

(十四) 腹腔镜腹膜后淋巴结清扫术

(十五) 腹腔镜肾盂切开取石术

(十六) 腹腔镜肾固定术

(十七) 腹腔镜输尿管部分切除术后再吻合术

(十八) 腹腔镜腹膜后肿物切除术

(十九) 腹腔镜输尿管切开取石术

(二十) 腹腔镜输尿管-膀胱吻合术

(二十一) 腹腔镜腔静脉后输尿管整形术

(二十二) 腹腔镜隐睾下降睾丸固定术

(二十三) 腹腔镜膀胱部分切除术(含腹腔镜膀胱憩室切除术)

(二十四) 腹腔镜根治性膀胱切除术

(二十五) 腹腔镜根治性前列腺切除术

(二十六) 腹腔镜盆腔淋巴结清扫术

(二十七) 腹腔镜脐尿管切除术

（二十八）腹腔镜精囊切除术
（二十九）腹腔镜下腹股沟淋巴结清扫术
（三十）单孔腹腔镜手术
（三十一）机器人辅助腹腔镜手术

附件 2

三级泌尿外科内镜诊疗技术参考目录

一、经尿道内镜诊疗技术

(一) 经尿道前列腺切除术(≤60g)(含电切除、气化、激光剜除)

(二) 经尿道前列腺支架置入术

(三) 经尿道膀胱肿瘤切除术(含电切、激光)

(四) 经尿道膀胱病变黏膜切除术(含腺性膀胱炎,黏膜白斑病变黏膜切除术)

(五) 经尿道输尿管膨出切开术

(六) 经尿道尿道狭窄内切开术

(七) 经尿道膀胱颈口切开术

(八) 输尿管镜输尿管狭窄内切开术

(九) 输尿管镜(软、硬镜)检查术

(十) 输尿管硬镜碎石取石术

(十一) 输尿管镜输尿管扩张术

(十二) 精囊镜检查技术

二、经皮肾镜诊疗技术

经皮肾镜取石术(单发性肾盂结石、输尿管上段结石,异物取出)

三、腹腔镜诊疗技术

(一) 腹腔镜精索静脉高位结扎术

(二) 腹腔镜肾囊肿去顶减压术

(三) 腹腔镜肾上腺肿瘤切除术(<5cm)

(四) 腹腔镜隐睾切除术

注:四级以外的腹腔镜手术和经皮肾镜手术均为三级手术。

泌尿外科内镜诊疗技术

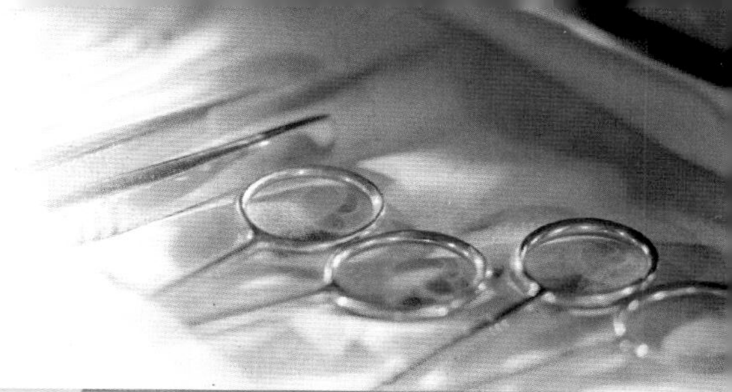

附录五

《医疗质量管理办法》(第 10 号)

《医疗质量管理办法》已于 2016 年 7 月 26 日经国家卫生计生委委主任会议讨论通过，现予公布，自 2016 年 11 月 1 日起施行。

主任：李斌

2016 年 9 月 25 日

医疗质量管理办法

第一章　总　　则

第一条　为加强医疗质量管理，规范医疗服务行为，保障医疗安全，根据有关法律法规，制定本办法。

第二条　本办法适用于各级卫生计生行政部门以及各级各类医疗机构医疗质量管理工作。

第三条　国家卫生计生委负责全国医疗机构医疗质量管理工作。县级以上地方卫生计生行政部门负责本行政区域内医疗机构医疗质量管理工作。

国家中医药管理局和军队卫生主管部门分别在职责范围内负责中医和军队医疗机构医疗质量管理工作。

第四条　医疗质量管理是医疗管理的核心，各级各类医疗机构是医疗质量管理的第一责任主体，应当全面加强医疗质量管理，持续改进医疗质量，保障医疗安全。

第五条　医疗质量管理应当充分发挥卫生行业组织的作用，各级卫生计生行政部门应当为卫生行业组织参与医疗质量管理创造条件。

第二章　组织机构和职责

第六条　国家卫生计生委负责组织或者委托专业机构、行业组织（以下称专业机构）制订医疗质量管理相关制度、规范、标准和指南，指导地方各级卫生计生行政部门和医疗机构开展医疗质量管理与控制工作。省级卫生计生行政部门可以根据本地区实际，制订行政区域医疗质量管理相关制度、规范和具体实施方案。

县级以上地方卫生计生行政部门在职责范围内负责监督、指导医疗机构落实医疗质量管理有关规章制度。

第七条　国家卫生计生委建立国家医疗质量管理与控制体系，完善医疗质量控制与持续改进的制度和工作机制。

各级卫生计生行政部门组建或者指定各级、各专业医疗质量控制组织（以下称质控组织）落实医疗质量管理与控制的有关工作要求。

第八条　国家级各专业质控组织在国家卫生计生委指导下，负责制订全国统一的质控指标、标准和质量管理要求，收集、分析医疗质量数据，定期发布质控信息。

省级和有条件的地市级卫生计生行政部门组建相应级别、专业的质控组织,开展医疗质量管理与控制工作。

第九条 医疗机构医疗质量管理实行院、科两级责任制。

医疗机构主要负责人是本机构医疗质量管理的第一责任人;临床科室以及药学、护理、医技等部门(以下称业务科室)主要负责人是本科室医疗质量管理的第一责任人。

第十条 医疗机构应当成立医疗质量管理专门部门,负责本机构的医疗质量管理工作。

二级以上的医院、妇幼保健院以及专科疾病防治机构(以下称二级以上医院)应当设立医疗质量管理委员会。医疗质量管理委员会主任由医疗机构主要负责人担任,委员由医疗管理、质量控制、护理、医院感染管理、医学工程、信息、后勤等相关职能部门负责人以及相关临床、药学、医技等科室负责人组成,指定或者成立专门部门具体负责日常管理工作。其他医疗机构应当设立医疗质量管理工作小组或者指定专(兼)职人员,负责医疗质量具体管理工作。

第十一条 医疗机构医疗质量管理委员会的主要职责是:

(一)按照国家医疗质量管理的有关要求,制订本机构医疗质量管理制度并组织实施;

(二)组织开展本机构医疗质量监测、预警、分析、考核、评估以及反馈工作,定期发布本机构质量管理信息;

(三)制订本机构医疗质量持续改进计划、实施方案并组织实施;

(四)制订本机构临床新技术引进和医疗技术临床应用管理相关工作制度并组织实施;

(五)建立本机构医务人员医疗质量管理相关法律、法规、规章制度、技术规范的培训制度,制订培训计划并监督实施;

(六)落实省级以上卫生计生行政部门规定的其他内容。

第十二条 二级以上医院各业务科室应当成立本科室医疗质量管理工作小组,组长由科室主要负责人担任,指定专人负责日常具体工作。医疗质量管理工作小组主要职责是:

(一)贯彻执行医疗质量管理相关的法律、法规、规章、规范性文件和本科室医疗质量管理制度;

(二)制订本科室年度质量控制实施方案,组织开展科室医疗质量管理与控制工作;

(三)制订本科室医疗质量持续改进计划和具体落实措施;

(四)定期对科室医疗质量进行分析和评估,对医疗质量薄弱环节提出整改措施并组织实施;

(五)对本科室医务人员进行医疗质量管理相关法律、法规、规章制度、技术规范、标准、诊疗常规及指南的培训和宣传教育;

(六)按照有关要求报送本科室医疗质量管理相关信息。

第十三条 各级卫生计生行政部门和医疗机构应当建立健全医疗质量管理人员的培养和考核制度,充分发挥专业人员在医疗质量管理工作中的作用。

第三章 医疗质量保障

第十四条 医疗机构应当加强医务人员职业道德教育,发扬救死扶伤的人道主义精神,坚持"以患者为中心",尊重患者权利,履行防病治病、救死扶伤、保护人民健康的神圣职责。

第十五条 医务人员应当恪守职业道德,认真遵守医疗质量管理相关法律法规、规范、标准和本机构医疗质量管理制度的规定,规范临床诊疗行为,保障医疗质量和医疗安全。

第十六条 医疗机构应当按照核准登记的诊疗科目执业。卫生技术人员开展诊疗活动应当依法取得执业资质,医疗机构人力资源配备应当满足临床工作需要。

医疗机构应当按照有关法律法规、规范、标准要求,使用经批准的药品、医疗器械、耗材开展诊疗活动。

医疗机构开展医疗技术应当与其功能任务和技术能力相适应,按照国家关于医疗技术和手术管理有关规定，加强医疗技术临床应用管理。

第十七条　医疗机构及其医务人员应当遵循临床诊疗指南、临床技术操作规范、行业标准和临床路径等有关要求开展诊疗工作，严格遵守医疗质量安全核心制度，做到合理检查、合理用药、合理治疗。

第十八条　医疗机构应当加强药学部门建设和药事质量管理，提升临床药学服务能力，推行临床药师制，发挥药师在处方审核、处方点评、药学监护等合理用药管理方面的作用。临床诊断、预防和治疗疾病用药应当遵循安全、有效、经济的合理用药原则，尊重患者对药品使用的知情权。

第十九条　医疗机构应当加强护理质量管理，完善并实施护理相关工作制度、技术规范和护理指南；加强护理队伍建设，创新管理方法，持续改善护理质量。

第二十条　医疗机构应当加强医技科室的质量管理，建立覆盖检查、检验全过程的质量管理制度，加强室内质量控制，配合做好室间质量评价工作，促进临床检查检验结果互认。

第二十一条　医疗机构应当完善门急诊管理制度，规范门急诊质量管理，加强门急诊专业人员和技术力量配备，优化门急诊服务流程，保证门急诊医疗质量和医疗安全，并把门急诊工作质量作为考核科室和医务人员的重要内容。

第二十二条　医疗机构应当加强医院感染管理，严格执行消毒隔离、手卫生、抗菌药物合理使用和医院感染监测等规定，建立医院感染的风险监测、预警以及多部门协同干预机制，开展医院感染防控知识的培训和教育，严格执行医院感染暴发报告制度。

第二十三条　医疗机构应当加强病历质量管理，建立并实施病历质量管理制度，保障病历书写客观、真实、准确、及时、完整、规范。

第二十四条　医疗机构及其医务人员开展诊疗活动，应当遵循患者知情同意原则，尊重患者的自主选择权和隐私权，并对患者的隐私保密。

第二十五条　医疗机构开展中医医疗服务，应当符合国家关于中医诊疗、技术、药事等管理的有关规定，加强中医医疗质量管理。

第四章　医疗质量持续改进

第二十六条　医疗机构应当建立本机构全员参与、覆盖临床诊疗服务全过程的医疗质量管理与控制工作制度。医疗机构应当严格按照卫生计生行政部门和质控组织关于医疗质量管理控制工作的有关要求，积极配合质控组织开展工作，促进医疗质量持续改进。

医疗机构应当按照有关要求，向卫生计生行政部门或者质控组织及时、准确地报送本机构医疗质量安全相关数据信息。

医疗机构应当熟练运用医疗质量管理工具开展医疗质量管理与自我评价，根据卫生计生行政部门或者质控组织发布的质控指标和标准完善本机构医疗质量管理相关指标体系，及时收集相关信息，形成本机构医疗质量基础数据。

第二十七条　医疗机构应当加强临床专科服务能力建设，重视专科协同发展，制订专科建设发展规划并组织实施，推行“以患者为中心、以疾病为链条”的多学科诊疗模式。加强继续医学教育，重视人才培养、临床技术创新性研究和成果转化，提高专科临床服务能力与水平。

第二十八条　医疗机构应当加强单病种质量管理与控制工作，建立本机构单病种管理的指标体系，制订单病种医疗质量参考标准，促进医疗质量精细化管理。

第二十九条　医疗机构应当制订满意度监测指标并不断完善，定期开展患者和员工满意度监测，努力改善患者就医体验和员工执业感受。

第三十条　医疗机构应当开展全过程成本精确管理，加强成本核算、过程控制、细节管理和量化分析，不断优化投入产出比，努力提高医疗资源利用效率。

第三十一条 医疗机构应当对各科室医疗质量管理情况进行现场检查和抽查,建立本机构医疗质量内部公示制度,对各科室医疗质量关键指标的完成情况予以内部公示。

医疗机构应当定期对医疗卫生技术人员开展医疗卫生管理法律法规、医院管理制度、医疗质量管理与控制方法、专业技术规范等相关内容的培训和考核。

医疗机构应当将科室医疗质量管理情况作为科室负责人综合目标考核以及聘任、晋升、评先评优的重要指标。

医疗机构应当将科室和医务人员医疗质量管理情况作为医师定期考核、晋升以及科室和医务人员绩效考核的重要依据。

第三十二条 医疗机构应当强化基于电子病历的医院信息平台建设,提高医院信息化工作的规范化水平,使信息化工作满足医疗质量管理与控制需要,充分利用信息化手段开展医疗质量管理与控制。建立完善医疗机构信息管理制度,保障信息安全。

第三十三条 医疗机构应当对本机构医疗质量管理要求执行情况进行评估,对收集的医疗质量信息进行及时分析和反馈,对医疗质量问题和医疗安全风险进行预警,对存在的问题及时采取有效干预措施,并评估干预效果,促进医疗质量的持续改进。

第五章 医疗安全风险防范

第三十四条 国家建立医疗质量(安全)不良事件报告制度,鼓励医疗机构和医务人员主动上报临床诊疗过程中的不良事件,促进信息共享和持续改进。

医疗机构应当建立医疗质量(安全)不良事件信息采集、记录和报告相关制度,并作为医疗机构持续改进医疗质量的重要基础工作。

第三十五条 医疗机构应当建立药品不良反应、药品损害事件和医疗器械不良事件监测报告制度,并按照国家有关规定向相关部门报告。

第三十六条 医疗机构应当提高医疗安全意识,建立医疗安全与风险管理体系,完善医疗安全管理相关工作制度、应急预案和工作流程,加强医疗质量重点部门和关键环节的安全与风险管理,落实患者安全目标。医疗机构应当提高风险防范意识,建立完善相关制度,利用医疗责任保险、医疗意外保险等风险分担形式,保障医患双方合法权益。制订防范、处理医疗纠纷的预案,预防、减少医疗纠纷的发生。完善投诉管理,及时化解和妥善处理医疗纠纷。

第六章 监督管理

第三十七条 县级以上地方卫生计生行政部门负责对本行政区域医疗机构医疗质量管理情况的监督检查。医疗机构应当予以配合,不得拒绝、阻碍或者隐瞒有关情况。

第三十八条 县级以上地方卫生计生行政部门应当建立医疗机构医疗质量管理评估制度,可以根据当地实际情况,组织或者委托专业机构,利用信息化手段开展第三方评估工作,定期在行业内发布评估结果。

县级以上地方卫生计生行政部门和各级质控组织应当重点加强对县级医院、基层医疗机构和民营医疗机构的医疗质量管理和监督。

第三十九条 国家卫生计生委依托国家级人口健康信息平台建立全国医疗质量管理与控制信息系统,对全国医疗质量管理的主要指标信息进行收集、分析和反馈。

省级卫生计生行政部门应当依托区域人口健康信息平台,建立本行政区域的医疗质量管理与控制信息系统,对本行政区域医疗机构医疗质量管理相关信息进行收集、分析和反馈,对医疗机构医疗质量进行评价,并实现与全国医疗质量管理与控制信息系统互连互通。

第四十条 各级卫生计生行政部门应当建立医疗机构医疗质量管理激励机制,采取适当形式对医疗质量管理先进的医疗机构和管理人员予以表扬和鼓励,积极推广先进经验和做法。

第四十一条 县级以上地方卫生计生行政部门应当建立医疗机构医疗质量管理情况约谈制度。对发生重大或者特大医疗质量安全事件、存在严重医疗质量安全隐患,或者未按要求整改的各级各类医疗机构负责人进行约谈;对造成严重后果的,予以通报,依法处理,同时报上级卫生计生行政部门备案。

第四十二条 各级卫生计生行政部门应当将医疗机构医疗质量管理情况和监督检查结果纳入医疗机构及其主要负责人考核的关键指标,并与医疗机构校验、医院评审、评价以及个人业绩考核相结合。考核不合格的,视情况对医疗机构及其主要负责人进行处理。

第七章 法律责任

第四十三条 医疗机构开展诊疗活动超出登记范围、使用非卫生技术人员从事诊疗工作、违规开展禁止或者限制临床应用的医疗技术、使用不合格或者未经批准的药品、医疗器械、耗材等开展诊疗活动的,由县级以上地方卫生计生行政部门依据国家有关法律法规进行处理。

第四十四条 医疗机构有下列情形之一的,由县级以上卫生计生行政部门责令限期改正;逾期不改的,给予警告,并处三万元以下罚款;对公立医疗机构负有责任的主管人员和其他直接责任人员,依法给予处分:

(一)未建立医疗质量管理部门或者未指定专(兼)职人员负责医疗质量管理工作的;

(二)未建立医疗质量管理相关规章制度的;

(三)医疗质量管理制度不落实或者落实不到位,导致医疗质量管理混乱的;

(四)发生重大医疗质量安全事件隐匿不报的;

(五)未按照规定报送医疗质量安全相关信息的;

(六)其他违反本办法规定的行为。

第四十五条 医疗机构执业的医师、护士在执业活动中,有下列行为之一的,由县级以上地方卫生计生行政部门依据《执业医师法》、《护士条例》等有关法律法规的规定进行处理;构成犯罪的,依法追究刑事责任:

(一)违反卫生法律、法规、规章制度或者技术操作规范,造成严重后果的;

(二)由于不负责任延误急危患者抢救和诊治,造成严重后果的;

(三)未经亲自诊查,出具检查结果和相关医学文书的;

(四)泄露患者隐私,造成严重后果的;

(五)开展医疗活动未遵守知情同意原则的;

(六)违规开展禁止或者限制临床应用的医疗技术、不合格或者未经批准的药品、医疗器械、耗材等开展诊疗活动的;

(七)其他违反本办法规定的行为。

其他卫生技术人员违反本办法规定的,根据有关法律、法规的规定予以处理。

第四十六条 县级以上地方卫生计生行政部门未按照本办法规定履行监管职责,造成严重后果的,对直接负责的主管人员和其他直接责任人员依法给予行政处分。

第八章 附 则

第四十七条 本办法下列用语的含义:

(一)医疗质量:指在现有医疗技术水平及能力、条件下,医疗机构及其医务人员在临床诊断及治疗过程中,按照职业道德及诊疗规范要求,给予患者医疗照顾的程度。

(二)医疗质量管理:指按照医疗质量形成的规律和有关法律、法规要求,运用现代科学管理方法,对医疗服务要素、过程和结果进行管理与控制,以实现医疗质量系统改进、持续改进的过程。

(三)医疗质量安全核心制度:指医疗机构及其医务人员在诊疗活动中应当严格遵守的相关制

度,主要包括:首诊负责制度、三级查房制度、会诊制度、分级护理制度、值班和交接班制度、疑难病例讨论制度、急危重患者抢救制度、术前讨论制度、死亡病例讨论制度、查对制度、手术安全核查制度、手术分级管理制度、新技术和新项目准入制度、危急值报告制度、病历管理制度、抗菌药物分级管理制度、临床用血审核制度、信息安全管理制度等。

(四)医疗质量管理工具:指为实现医疗质量管理目标和持续改进所采用的措施、方法和手段,如全面质量管理(TQC)、质量环(PDCA循环)、品管圈(QCC)、疾病诊断相关组(DRGs)绩效评价、单病种管理、临床路径管理等。

第四十八条　本办法自2016年11月1日起施行。

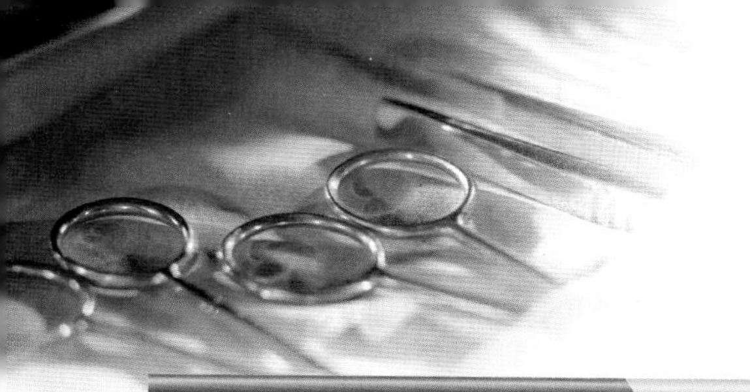

附录六

《医疗质量管理办法》解读

一、为什么要制定《医疗质量管理办法》?

医疗质量直接关系到人民群众的健康权益和对医疗服务的切身感受。持续改进质量,保障医疗安全,是卫生事业改革和发展的重要内容和基础,对当前构建分级诊疗体系等改革措施的落实和医改目标的实现具有重要意义。

多年来,在党中央、国务院的坚强领导下,在各级卫生计生行政部门和医疗机构的共同努力下,我国医疗质量和医疗安全水平呈现逐年稳步提升的态势。但是,医疗质量管理工作作为一项长期工作任务,需要从制度层面进一步加强保障和约束,实现全行业的统一管理和战线全覆盖。《办法》旨在通过顶层制度设计,进一步建立完善医疗质量管理长效工作机制,创新医疗质量持续改进方法,充分发挥信息化管理的积极作用,不断提升医疗质量管理的科学化、精细化水平,提高不同地区、不同层级、不同类别医疗机构间医疗服务同质化程度,更好地保障广大人民群众的身体健康和生命安全。

为进一步规范医疗服务行为,更好地维护人民群众健康权益,保障医疗质量和医疗安全,我委组织制定了《医疗质量管理办法》,并于 2016 年 7 月 26 日经国家卫生计生委委主任会议讨论通过颁布,自 2016 年 11 月 1 日起施行。

二、《医疗质量管理办法》主要内容是什么?

《办法》共分 8 章 48 条。在高度凝练总结我国改革开放以来医疗质量管理工作经验的基础上,充分借鉴国际先进做法,重点进行了以下制度设计:

(一) 建立国家医疗质量管理相关制度。

一是建立国家医疗质量管理与控制制度。确定各级卫生计生行政部门依托专业组织开展医疗质量管控的工作机制,充分发挥信息化手段在医疗质量管理领域的重要作用。二是建立医疗机构医疗质量管理评估制度。完善评估机制和方法,将医疗质量管理情况纳入医疗机构考核指标体系。三是建立医疗机构医疗安全与风险管理制度。鼓励医疗机构和医务人员主动上报医疗质量(安全)不良事件,促进信息共享和持续改进。四是建立医疗质量安全核心制度体系。总结提炼了 18 项医疗质量安全核心制度,要求医疗机构及其医务人员在临床诊疗工作中严格执行。

(二) 明确医疗质量管理的责任主体、组织形式、工作机制和重点环节。明确医疗机构是医疗质量的责任主体,医疗机构主要负责人是医疗质量管理第一责任人。要求医疗机构医疗质量管理实行院、科两级责任制,理顺工作机制。对门诊、急诊、药学、医技等重点部门和医疗技术、医院感染等重点环节的医疗质量管理提出明确要求。

(三) 强化监督管理和法律责任。进一步明确各级卫生计生行政部门的医疗质量监管责任,提出医疗质量信息化监管的机制与方法。同时,在鼓励地方建立医疗质量管理激励机制的前提下,明确了医疗机构及其医务人员涉及医疗质量问题的法律责任。

三、18项医疗质量安全核心制度分别是什么？医疗质量管理工具包括哪些？

医疗质量安全核心制度是指医疗机构及其医务人员在诊疗活动中应当严格遵守的相关制度，主要包括：首诊负责制度、三级查房制度、会诊制度、分级护理制度、值班和交接班制度、疑难病例讨论制度、急危重患者抢救制度、术前讨论制度、死亡病例讨论制度、查对制度、手术安全核查制度、手术分级管理制度、新技术和新项目准入制度、危急值报告制度、病历管理制度、抗菌药物分级管理制度、临床用血审核制度、信息安全管理制度等。

医疗质量管理工具是指为实现医疗质量管理目标和持续改进所采用的措施、方法和手段，如全面质量管理（TQC）、质量环（PDCA循环）、品管圈（QCC）、疾病诊断相关组（DRGs）绩效评价、单病种管理、临床路径管理等。

52检